U0344054

神内病例拍案惊奇

复旦大学附属华山医院罕见病中心组织编写

主审 ◎ 赵重波

主编 ◎ 章 悦 王 蓓

中南大学出版社
www.csupress.com.cn
·长 沙·

编者名单

主审　赵重波　复旦大学附属华山医院神经内科

主编　章　悦　复旦大学附属华山医院神经内科

王　蓓　复旦大学附属静安区中心医院神经内科

编者　（按姓氏首字拼音顺序排名）

初曙光　上海市东方医院同济大学附属东方医院医学影像科

杜聿洁　杜克大学富卡商学院

还　逍　复旦大学附属华山医院神经内科

罗苏珊　复旦大学附属华山医院神经内科

罗琰文　吉利德（上海）医药科技有限公司

孙一忞　复旦大学附属华山医院神经内科

翁　柠　贵州中医药大学第二附属医院神经内科

卫　杰　中国人民解放军海军第九零五医院

于　沁　复旦大学附属华山医院宝山院区急诊科

插图　陈欣然

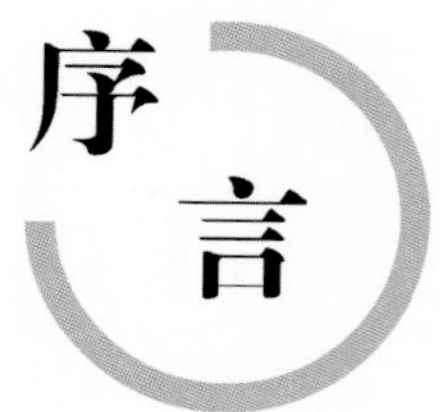

序言

信息时代，与临床医学知识相关的学习渠道越来越趋向扁平化，我们可以很方便地通过网络数据库检索各种医学论文，寻求目标问题的科学解答。然而，即使面对浩瀚如海的医学文献，绝大多数临床医生最喜爱且津津乐道的依然是临床病例分析。与100多年前诸多临床神经病学前辈一样，通过一个个具体的病例直观地认识疾病的病理生理、临床表现、辅助检查和治疗转归，从中磨炼诊断思路和提升对疾病的整体认知，依然是内科医生精进临床专业能力的不二法门。

好的临床病例分析固然需要翔实丰富的临床资料，但仅仅按"八股文"的范式进行堆砌是不足以吸引人的，行文的呆板和缺乏逻辑的分析常是一些病例分析的硬伤，读起来枯燥且不友好，让人望而生畏。其实疾病的诊断犹如侦探破案，在寻求"真凶"的过程中跌宕起伏，有时甚至是离奇且匪夷所思，每当一个病例的诊断经过百转千折之后尘埃落定，无不使阅读者脑洞大开，收获满满。柯南·道尔可以把夏洛克·福尔摩斯经手的案件写得那么逻辑缜密，引人入胜，充满娱乐性，如果临床病例分析的写法予以一定程度的借鉴，势必能增加趣味性和可读性。

阅读这本书，会让你感觉作者是柯南·道尔的忠实粉丝，是把神经科疑难病例还原至真实世界的"侦探"，将捕捉到的各种重要临床细节，通过演绎法结合有据可循的临床医学认知去解释病例的临床现象，由此形成诊断或指导获取最终诊断的检查。通过这种方式，本书的案例既有通俗的病情描述，也有严谨的医学文献表述，更有逻辑缜密的递进分析。有时用病例的诊断结果映射出某种社会现象或生活哲理，反映出作者宽纵集成的"T"型知识结构，在产生阅读专业快感之余，不禁令人拍案称奇。

尽管现在的临床医生都努力向研究型医生转型，但会看病、看好病依然是我们安身立命的"基石"，拓展迭代的临床认知、培养缜密的诊断思维、精进卓越的诊疗能力，是我们终身努力的方向。很高兴章悦医生坚持临床为本，笔耕不辍，总结了这些精彩的病例，把有灵魂的临床思考展现给我们，希望大家能从中获益。

赵重波

2021年1月26日

前言

神经病学一直是内科系统里比较复杂的学科，而所谓的复杂不仅在于解剖结构、病理生理、神经影像、遗传基因，更在于集齐于一身的神经科疾病。而这一点也正是其神秘而有趣的地方。

毕业后进入临床，遇见的每个案例，我都会去思考为什么会这样，我会拿着手机把每个有趣的片子拍下来，认真地记录下其发生发展的过程。积累无疑是成长必备的环节，当然这其中有甜也有苦，我会为了没有尽早发现问题而自责懊恼，也会为了找出元凶而骄傲自豪。相信每位临床医生都会有相同的经历，只是坚持多久的问题。庆幸，我一直在路上。复旦大学附属华山医院神经科无疑给了我很好的平台，有前辈的谆谆教诲，有同辈们的无私帮助，也有后浪们的奋进奔跑，更重要的是全国人民的认可和兄弟单位的支持。这几年，我遇到的案例也越来越有挑战性。

为了帮助更多的患者尽早找到“元凶”，2018 年 4 月我开始着手开通“章悦的公众号”，我没有刻意追求少见病，而是选择了更具迷惑性的案例，尽可能地用最朴实的语言还原当时的场景和想法，希望同行和患者能够记得住、认得出。时至今日，已两年有余，很庆幸，也很感恩能得到大家的喜爱和认可，在院领导的支持和同事们的帮助下，正式推出《神内病例拍案惊奇》。推出本书的初衷，是为了纪念每一位与疾病抗争的平凡的患者，也是为了医者经验的传承。本书包含公众号所有的案例，同时还附有每个案例近期的随访结果，争取给大家展示每个完整的故事。疾病是人们在适应环境、抵抗“外敌”侵入的过程中应运而生，每个患者都有一部搏斗史，希望每位医者都能用心去挖掘，去帮助。

为本书顺利出版付出的每一位，在此表示衷心的感谢。由于水平有限，书内可能存在疏漏和错误，诚挚地希望读者批评指正。

章 悦

2021 年 12 月 4 日

目录

通过一个病例更新一个认知：无论有没有癫痫发作，囊虫钙化灶周围都可以出现水肿带，传统上认为处于钙化期的脑囊虫其钙化灶周围不水肿的观念是不恰当的。

1. “死去活来”的脑囊虫

今天要讲述的是 1 例脑囊虫病患者的故事，这个案例颠覆了我之前对囊虫的认识。

症状

患者，男性，47 岁，2017 年 11 月因癫痫反复发作被送到华山医院北院急诊。患者 1 年前曾在华山医院感染科被诊断为囊虫病，且进行了彻底的驱虫治疗，但一直没有从驱虫治疗中获益，1 年多以来反复出现癫痫发作，影像学检查则表现为此起彼伏的水肿(图 1–1)。

首先复习一下囊虫的相关知识(图 1–2)：此处只挑跟人类有关的说。囊虫感染人类有两条途径：

一是吃了米猪肉，最终结果是肠道里长虫。这种虫子叫绦虫，呈长条形，一节一节的。虫节里是虫卵，虫节随着排出的粪便污染环境。

二就是“吃屎”了，当然不是说故意去吃，而是指不小心中招(误食绦虫虫卵污染的食物或蔬菜)。在广大的农村，施肥用的农家肥就可能带有虫卵。据患者回忆，小时候在农村生活时的确生吃过田里拔出来的萝卜。虫卵到达肠道后突破肠壁进而引起全身播散，脑袋便是虫子经常光顾的地点之一，从而导致脑囊虫病。

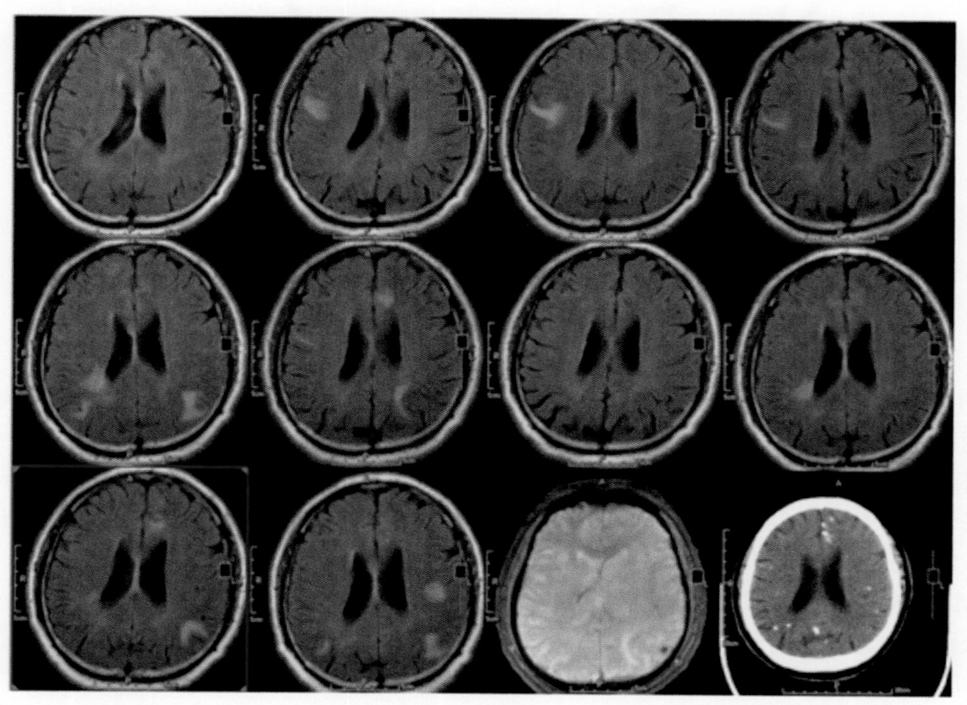

上 2 排和第 3 排的前 2 张，是 1 年以来同一层面的头颅 MRI 的 FLAIR 相，提示此起彼伏的水肿；最后 2 张是头颅 SWI 和 CT，看起来像是钙化。

图 1–1　头颅影像

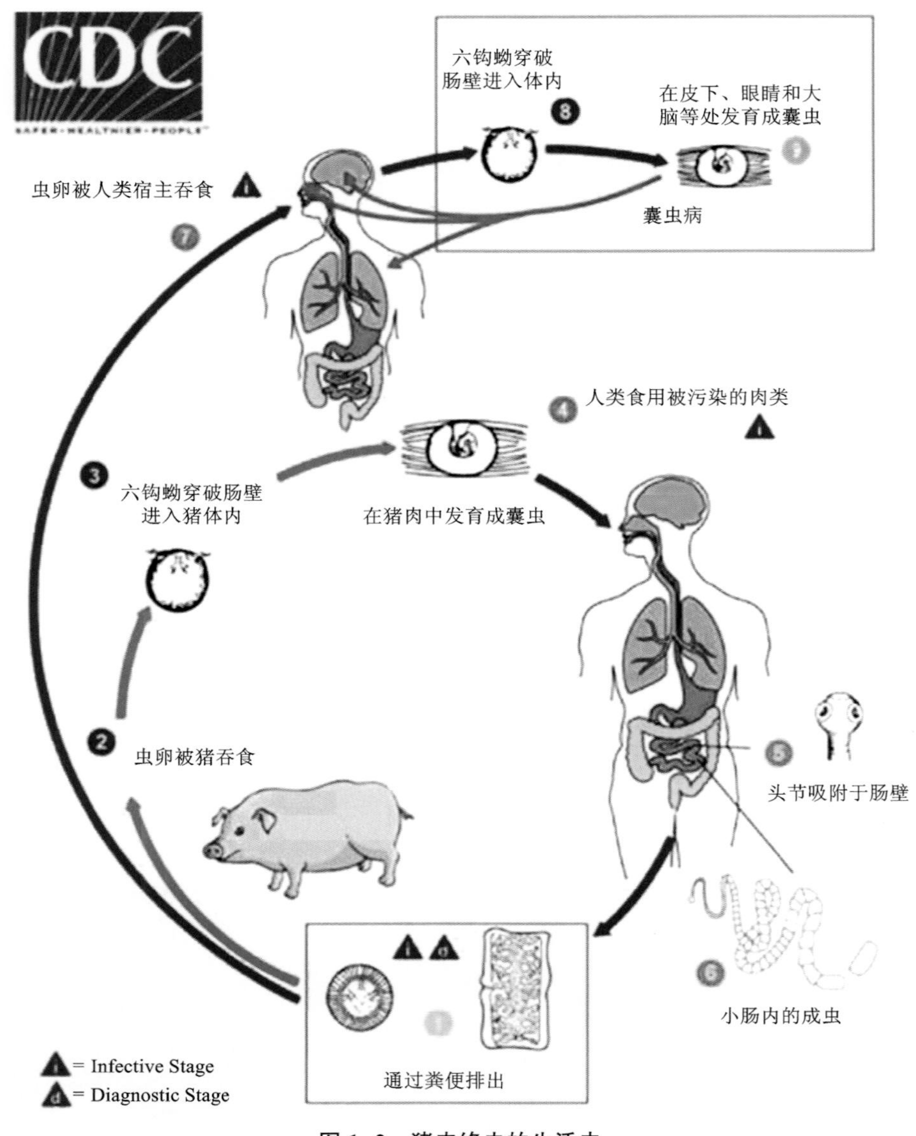

图 1–2　猪肉绦虫的生活史

（来源于 https://www.dpd.cdc.gov/dpdx）

进入脑内的囊虫的生命周期分为亚临床期、活动期、死亡期和钙化期。

①亚临床期：人体产生一层膜对虫体进行包绕，两者相安无事，又称共存期。影像上见有头节的囊虫病灶，周边无水肿。

②活动期：虫体释放代谢产物引起脑组织变态反应，有临床症状。影像上可见病灶周围水肿。

③死亡期：虫体死亡产生大量抗原和毒素，人体产生强烈的抗原反应，出现典型临床症状，病灶周围水肿明显。

④钙化期：虫体死亡被吸收形成钙化，免疫反应消失，临床表现减轻或消失。影像上可见钙化，但无水肿带。

影像学上相对应的可分为活虫期、胶样期、结节—肉芽肿期和钙化期。脑囊虫的生存期通常为 3~5 年。

值得注意的细节问题

患者最近 1 年里前后做了多次影像学检查，初曙光教授很肯定地说这是囊虫。从影像角度来说，我认同是囊虫，但从临床角度看，我又不认同这是囊虫，至少不认同是活的囊虫。因为其中有很多值得揣摩的细节问题。

追溯病史，患者20多岁的时候已经发现有脑内囊虫，而囊虫的寿命通常在5年以内，虽有存活30年的报道，但毕竟少见，即便有一条囊虫特别长寿，但也不会满脑子的虫。

根据患者1996年的病史资料，当时的CT上就见到了钙化，可以认定当时虫子已死，加之对患者进行了驱虫治疗，此后20年一直风平浪静，囊虫不可能20年后死而复生。即便假设以往治疗不正规，但近1年患者在华山医院感染科接受了两轮正规的驱虫治疗，囊虫生存的概率究竟还能有多大？

患者在叙述病史的时候提到了一个很重要的细节：此前患者在复旦大学附属静安区中心医院住院时，医生仔细比对了患者1年来的多次头颅影像图片，发现水肿都是围绕钙化点此起彼伏地出现的，但是钙化灶的数量并未增加。这是一个十分重要的而又矛盾的发现，钙化是否就是死亡？水肿此消彼长是否就是囊虫的死去活来？（看病是个功夫活，需要剥丝抽茧，前后比对，反复核实，左右推敲，医生分析病情的人工不亚于千锤百炼的章丘铁锅，但这背后的过程患者往往是不知道的。）

提出假设

带着这些疑惑，我们提出了3种可能性：①又吃进了新的虫卵，这个可能性理论上最小，新的囊虫进入脑内一定是另辟战场，怎么会如此精确地踏着前人的足迹前行？②死虫没有吸收完全，仍可产生免疫反应，理论上有可能，不过没查文献前不敢下结论。③借尸还魂。以往的文献报道过各类细菌借着脑内其他病灶，比如脑出血或者胶质瘤形成脓肿，我们称之为寄居蟹理论。

三者之中按可能性的大小排序的话，我们的排序是②>③>①；但是从临床实践出发，按危险程度排序的话则是③>①>②。一旦开始免疫抑制治疗，借尸还魂的病原体有可能会暴发。此患者在静安区中心治疗时使用过激素和CTX（环磷酰胺），但此后癫痫还是反复发作，所以寄居蟹理论像幽灵一样在我脑海中挥之不去。

向左还是向右？

为了安全起见，建议患者行脑活检术，但过程并不顺利，不是患者癫痫复发了，就是脑外科医生临时有事不能手术，活检一拖再拖，在此期间，我们一直在思考患者的诊断哪种假设可能性最大，并不断查阅文献。

一篇来自秘鲁疫区的大宗病例分析显示，110例有症状且颅内有钙化的患者随访32个月，24例患者出现癫痫并在5天内行头颅MRI，其中12例有钙化周围水肿；24例未出现癫痫者，行头颅MRI，有2例出现钙化周围水肿。结论提示：无论有无癫痫发作，囊虫钙化灶周围都可以出现水肿带，传统上认为钙化周围不水肿的观念是错误的。钙化周围水肿形成的原因目前并没有很好的解释。一种假设认为，人体会对钙化的虫体产生免疫反应。有研究者对引起水肿的钙化灶进行了活检，发现病灶内的头节依然可以分辨，说明虫体并没有完全吸收，还存在免疫原性。另一种假设认为这和癫痫发作有关。

后来，患者的情况逐渐好起来，影像学检查虽然出现了新的水肿，但原有的水肿基本消失。治疗上用了小剂量的地塞米松，并没有使用抗生素，这也使得寄居蟹理论的可能性越来越小。

经服用小剂量激素和骁悉（吗替麦考酚酯），患者病情稳定后出院，后来进行了脑活检手术，病理诊断：脑囊虫，未培养出细菌结核或真菌。

此病例仍在继续随访中。

后记

下面这道题目是国内某医学考试的考题，错误就是这样一代代传下来的……

填空题 | 2016年

下列脑实质型脑囊虫病CT特点的描述，正确的是

A. 多发钙化型：钙化周围水肿明显，增强扫描呈明显强化

B. 多发小囊型：在半球区有多发散在小圆形或卵圆形低密度影

C. 多发结节型：增强扫描低密度影出现结节或环状强化

D. 单发大囊型：脑内圆形、椭圆或分叶状的低密度影

E. 急性脑炎型：全脑肿胀，脑室小，增强扫描无强化

正确答案

B，C，D，E

而正确的打开方式是这样的：

Table 1　Features of perilesonal edema around T. solium-calcified granulomas

1. Common
2. Intermittent
3. Usually, but not always, associated with symptoms
4. Symptoms mostly seizures can be focal neurological abnormalities or severe headaches
5. Involvement of a subset of calcifications
6. Can be recurrent
7. Edema frequently resolves in 4–6 weeks
8. Predictors include presence of increasing number of enhancing calcified cysts and a visualizable scolex seen on gradient echo MRI sequences
9. Pathophysiology, natural history, and long-term sequelae largely unstudied
10. No proven treatment other than antiepileptic medication
11. Abrupt withdrawal of corticosteroids may lead to symptomatic episodes

参考文献

[1] Nash TE, Pretell J, Garcia HH. Calcified cysticerci provoke perilesional edema and seizures[J]. Clin Infect Dis Actions., 2001, 33(10): 1649–1653.

[2] Theodore Nash. Edema surrounding calcified intracranial cysticerci: clinical manifestations, natural history, and treatment[J]. Pathog Glob Health, 2012, 106(5): 275–279.

[注：该病例已被《欧洲发射学杂志》旗下 Eurorad 病例库收入。URL：https://www.eurorad.org/case/16742 ISSN：1563–4086]

潜水带来的对于神经系统的主要危害有气压伤、减压病、氧中毒、潜在卵圆孔未闭开放形成右向左分流增加导致脑栓塞以及血管损伤(动脉夹层)等，罕见情况下可能与脑动脉瘤形成有关，但有待进一步证据支持。

2. 都是潜水惹的祸

科里有个同事说要学潜水，我告诉她要慎重考虑，因为潜水很危险。这是我最近遇到的一个案例。

患者，女性，职业：专职的潜水教练。2018 年 3 月 10 日在进行潜水培训时，潜完水突发意识障碍，肢体抽动，舌头咬伤，数分钟后清醒。显然，这是一次癫痫发作。此后患者每天感觉头痛头晕，脖子酸痛，萎靡不振，3 月 15 日遂来华山医院神经内科就诊。我的第一反应是会不会是动脉夹层？因为我曾经听王教授查房时说过，他有 1 例患者是潜水员，曾发生过多次颈动脉夹层。

当时因为病房床位爆满，所以我建议患者到附近的医院先办住院。入院后完善检查，当天下午就出了结果，答案是动脉瘤(图 2-1)。做了腰穿，脑脊液放出来全是血性液体，即蛛网膜下隙出血。

因为以前不了解潜水，所以见到此患者时本人没有任何思路，除了想到王教授提及的案例外，没有其他更多的鉴别诊断，所以我特地将潜水可能对神经系统的危害做了一些梳理。

潜水带来的对于神经系统的主要危害有气压伤、减压病、氧中毒和血管损伤，其他不严重的或者因果关系不明确的损害有头痛、认知功能障碍、性格行为改变、颅内无症状性病灶等，本文不展开讨论。

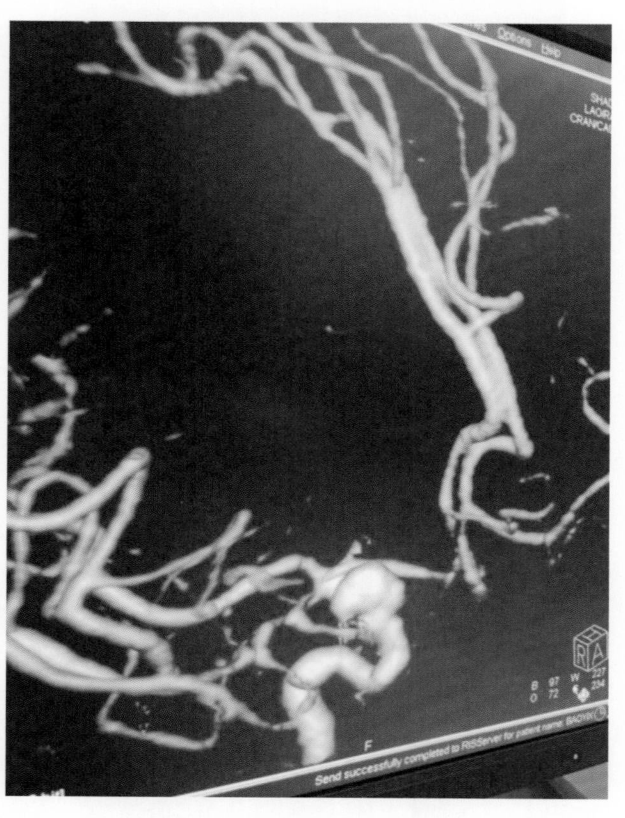

结果显示左侧颈内动脉未见显影，右侧颈内动脉远端见动脉瘤，并伴有多根血管狭窄。

图 2-1　头颅血管造影(CTA)

气压伤

首先来复习一下中学的医学知识：人类生活在地球表面，时刻承受着空气对我们的压力，即大气压，其大小为 1013 kPa。我们对此已习以为常，没有任何感觉。但到了水下就不一样了。当我们跳水时第一感觉就是胸口被压住了，这就是水对我们身体的额外压力。当我们潜入水下 10 米，水就会额外给我们身体带来 1013 kPa 的压力，根据玻意耳定律，在定量定温下，理想气体的体积与气体的压强成反比，所以随着压力的增大，气体的体积就会相应地缩小(图 2-2)。

比如潜到水下 40 米，水面上的大气球里的气体体积可以压得只有原来的 1/5。如果这个时候突然把气球放开，让它回到水面上，气球里的气体体

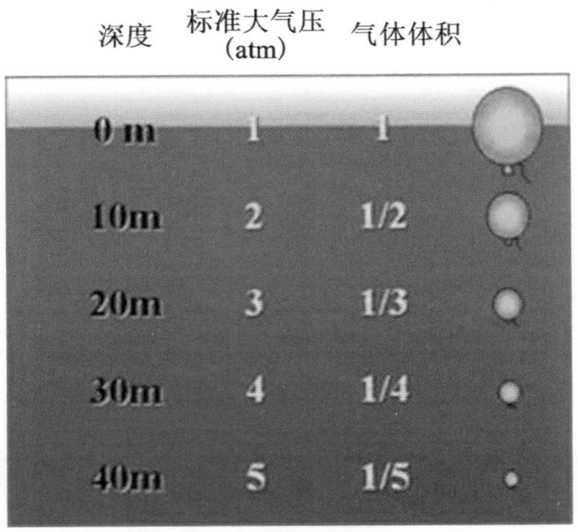

深度	标准大气压（atm）	气体体积
0 m	1	1
10m	2	1/2
20m	3	1/3
30m	4	1/4
40m	5	1/5

水平面上的气压为 1 个大气压，气球每往水下潜 10 m，受到外界的压力就会增加一个大气压，而根据玻意耳定律，气体的体积和其所受的压力相乘为一恒定数值，所以越往下潜，气球的体积越小。

图 2–2　气体的压强与体积

积会突然膨胀 5 倍，这无疑是一次大爆炸，如果把气球换做人的话……（图 2–3）。

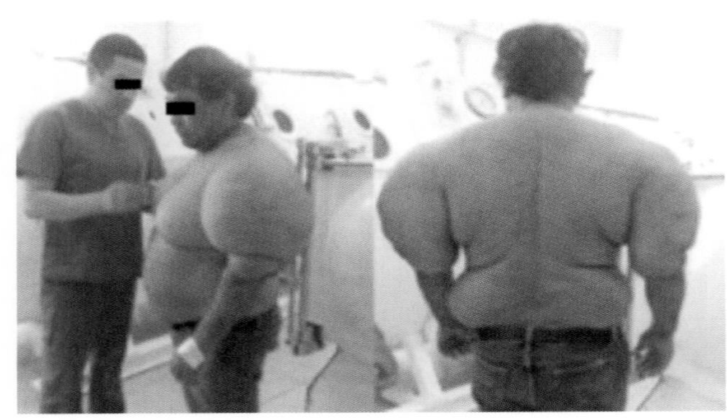

秘鲁 1 名潜水员出水过快，皮肤下产生大量气肿。

图 2–3　皮下气肿

潜水导致的气压伤就是基于上述这个原理，是由于潜入或浮出水面过快导致的。它通常发生在人体出口狭窄的空腔脏器，比如耳道和肺（口腔虽然也是空腔，但无奈嘴巴太大），潜入过快导致空腔内气体急剧压缩，空腔壁上的血液或者体液大量渗出；浮出过快会导致空腔内气体急剧膨胀，胀破空腔，这种反应随着深入、潜出而立竿见影。

耳分为外耳、中耳和内耳。中耳：鼓膜破裂导致耳聋，严重的可胀破面神经管骨质导致周围性面瘫。内耳：半规管破裂导致眩晕。

肺：胸腔是人体最大的空腔脏器，当胸腔内的气体膨胀时空气破入血管可导致脑气体栓塞，存在心房卵圆孔未闭者尤其应小心，其发病急骤，通常在浮出水面 5 分钟内出现。最常见的症状是全身性症状——意识障碍，其他表现有癫痫、偏瘫、视力障碍和视觉障碍等。脑气栓的出现通常和不正确的潜水习惯有关，当水下罐装空气快耗竭时，人通常会急着浮出水面，并且在浮出过程中不熟练的潜水者会习惯性的屏气，这样就非常危险。脑气栓通常可在几分钟到几小时内缓解，治疗上不适用常规的抗血小板药物，而应该使用高压氧舱，增加气压以使脑血管中的泡泡体积缩小以利于排出。

减压病

空气中的主要成分是氮气（78%）和氧气（21%），氮气不溶于水，氧气能略微溶于水（30 ml/L）；氮气不能和血液中的血红蛋白结合，而氧气能和血红蛋白结合；氮气不能被细胞组织利用消耗，而氧气可以被细胞组织利用。所以当外界气压很高时，氮气被很不情愿地挤入人体组织中去，但一直在伺机逃脱以寻求报复。如果此时外界压力突然降低，组织器官里的氮气就会被释放进入血液，而氮气也不受血液待见，所以就只能在血液当中形成一个一个气泡，如同开了一瓶可乐一样（图 2–4），这就是减压病的原理。

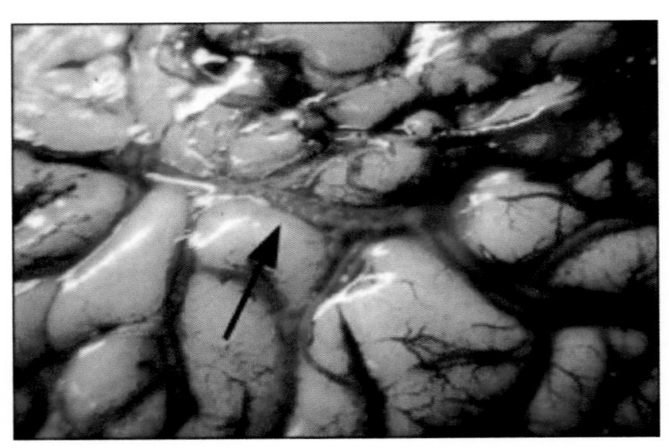

尸检大脑，蓝色的是脑表面的静脉血管，血管里（黑箭头指向）可以看到一个个气泡。

图 2–4　减压病

减压病累及全身多个脏器，包括神经系统（脑、脊髓、外周神经及血管），其中脊髓受累表现最为严重，可导致截瘫，累及大脑的症状和空气栓塞类似。减压病和空气栓塞有时很难区别，两者可伴随存在。因为组织向血管释放气体需要一定的时间，减压病通常发生在浮出水面的30~60分钟，而不像气体栓塞那么急。减压病的治疗方案和空气栓塞相似，要注意的是，患者不可使用直升机进行转运，否则在高空中气压变得更低，血液中更容易形成气泡。

氧中毒

在水下吸入罐装氧气，肺里的氧分压升高。过高的氧分压容易产生肺水肿，这也是我们平时使用呼吸机不能长时间输纯氧的原因。过高的氧分压也会对神经系统产生危害，潜水者有可能出现头晕、恶心和癫痫。如果潜水人员在水里发生癫痫将十分危险，救援者进退两难，且捞人不能太快，捞快了会发生上述的气压伤和减压病。

动脉夹层

据相关文献报道，潜水和动脉夹层有明确的因果联系，受累血管有颈动脉、椎动脉和主动脉等，但具体机制不清，可能与水下高压压迫颈部血管、在水里转动脖子及气体栓子破坏血管壁有关。

动脉瘤

此例患者初诊时，我曾认为应该是血管夹层，但最后的结果出乎意料，是颅内血管的动脉瘤。类似的病例确实很少，我能查到的文献资料中仅有1例有类似情况，现转载如下。

患者，男性，47岁，因氧气耗竭急速升上水面，患者昏迷40分钟后苏醒，但出现剧烈头痛，在当地按照气压伤治疗。2天后患者回国入住当地医院，CT检查发现蛛网膜下隙出血，遂行DSA检查发现大脑前交通动脉上有一个8 mm×14 mm大小的动脉瘤（图2–5），其发病机制并不清楚。

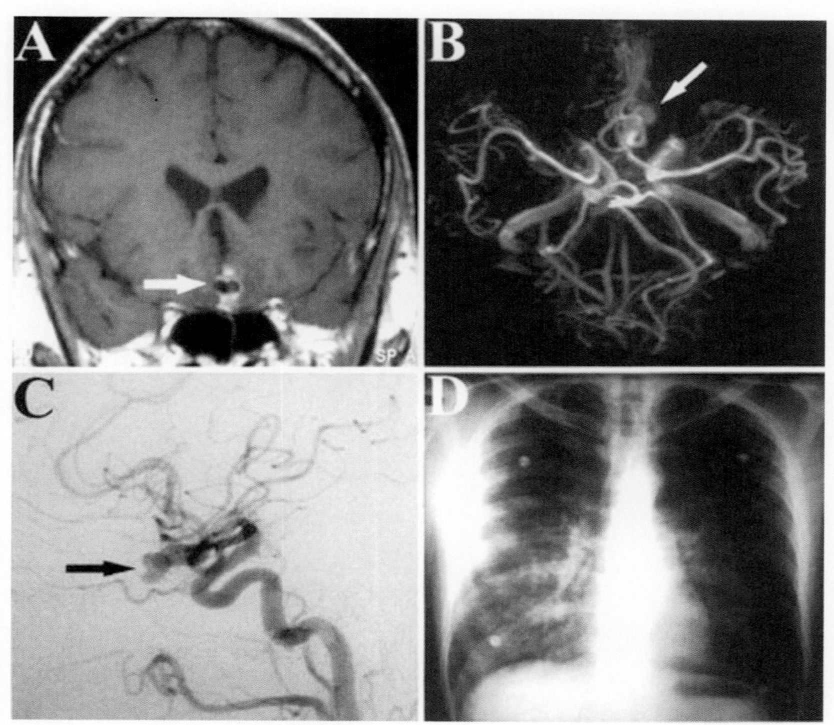

A、B和C分别是MRI的T1相、MRA和DSA，都提示大脑前交通动脉上的动脉瘤。

图2–5　头颅影像

后记

跑步伤膝盖，游泳伤耳朵，跳水伤眼睛，运动总有潜在受伤的风险。而说到潜水运动大家就比较陌生了。近几年参与这项运动的人逐渐增多。但需要提醒的是，它是一项潜在风险很高的运动，神经内科医生需要对潜水的危害有所了解，才不至于像我一样遇到此类患者时手足无措。

潜水初学者也应当对此项运动有所敬畏，决定潜水前要对自己的身体状况有正确的评估；下水后务必要听从专业人员指挥，不能擅自行动；结束潜水后要继续观察自己的身体状况，如有不适要及时去医院就诊。

希望这篇文章没吓坏我的同事，客观来说，潜水是一项挺好的运动。

参考文献

[1] Newton HB. Neurologic complications of scuba diving. Am Fam physician[J]. 2001, 63(11): 2211-2218.

[2] Hafner F, Gary T, Harald F, et al. Dissectionof the internal carotid artery after SCUBA-diving: a case report and review of the literature [J]. Neurologist, 2011, 17(2): 79-82.

[3] James R, Hayman JA. Fataldissecting aneurysm of the aorta in a diver[J]. Pathology, 1986, 18(3): 345-348.

[4] Reichardt KA, Nabavi A, Barth H, et al. Barotrauma as a possible cause of aneurysmal subarachnoid hemorrhage. Case report[J]. Journal of Neurosurgery, 2003, 98(1): 180-182.

医生过去没有被新技术取代，将来也不会被新技术所取代，对于新鲜事物临床医生应该抱着拿来主义的态度，使其为我们所用。我们不仅是这些新技术的拥有者，更是它们的驾驭者。

3. “叨叨叨”的价值

华山医院神经内科传统上十分重视病例的诊断流程，定位定性必不可少，然而很多人要问，在神经影像如此发达的年代，定位诊断有什么价值？拍一个片子全看到了，还听你在这里叨叨叨？我今天要说的是一个临床定位指导影像的案例。

患者，男性，39 岁，因进行性双下肢无力 1 个月，加重数天在外院住院，但诊断不清。家属在介绍病情时我很纳闷，按常理当地医院应该会让患者完善磁共振（MRI）检查，但是实际上患者并没有做 MRI 检查。家属解释说，患者体重有 300 多斤，没法做 MRI 检查。家属进一步讲述病情，患者首先因为腿部无力而就诊于骨科，完善腰部 CT 未发现骨科问题而转神经内科。当地医生建议患者来华山医院，因为医疗设备好，也许能做 MRI。为此我特意咨询了影像科，结果发现我们的设备仪器也承受不了这么胖的身体。尽管如此，但还是将患者收入院。

MRI 对体重是有限制的，这一点本人之前也没想到。一般的 MRI 是滚筒式的机器（图 3-1），标准

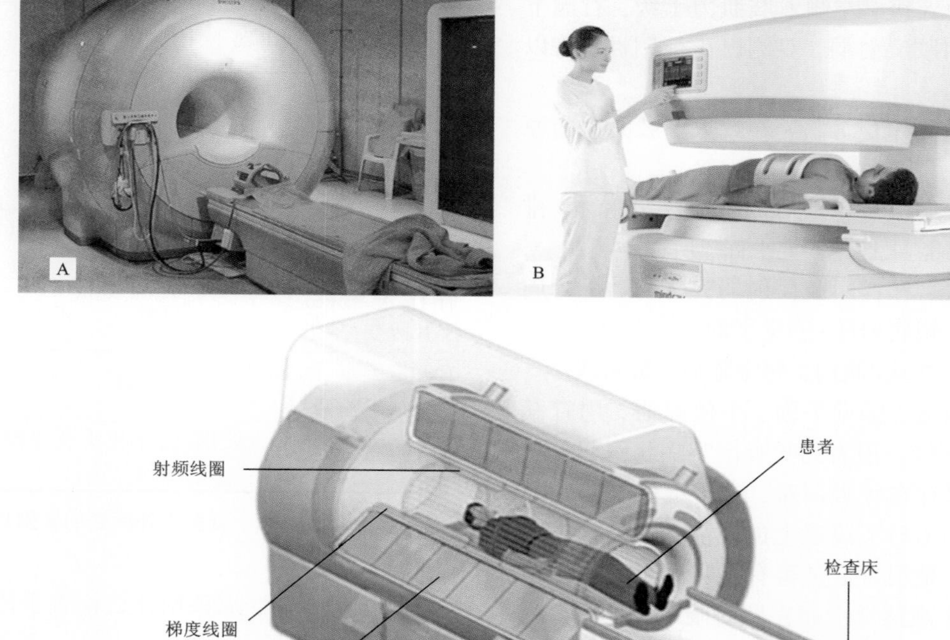

A. 常规的滚筒式磁共振机器；B. 垂直场强磁共振；C. 磁共振机器的结构图，外面是一张检查床，其承重上限为 159 kg，检查的时候检查床缓缓地进入检查孔，孔的直径为 60 cm。

图 3-1　磁共振机器外观和结构图

的检查床能承受的最大重量是 159 kg，标准的机器的孔径为 60 cm。所以肥胖者有可能会把床压垮是一方面，另一方面是由于孔径的限制，肥胖者有可能无法进入机器，即便勉强塞进去，患者的身体也不可避免地会接触到机器，这样一来成像质量会下降。发达国家很早以前就感受到了肥胖对公共卫生带来的沉重压力，制造 MRI 机器的厂家为了迎合肥胖者，也制造了特殊的 MRI 机器，国外一些厂商设计了承重上限为 250 kg，孔径为 70 cm 的机器，这样非标准 MRI 的花费无疑是巨大的。或者，干脆采用垂直场强 MRI(图 3-1)，其承重上限为 250 kg，不过这种 MRI 强度弱，所以操作的时间长，患者舒适程度差，伪影也比较多。

此例患者因 1 个月前突然感觉右腿无力，走路有点瘸，随后几天逐渐好转，但同时出现左侧下肢发麻无力，在 1 个月内逐步加重。入院前 1 周已经无法行走，伴小便困难且逐步加重。自述腰腹部近肚脐处有绳子勒紧的感觉，骨科完善了腰椎检查无异常。近几日患者病情加重，呼吸稍感困难。查体：双上肢肌力 5 级，左侧下肢肌力 1 级，右侧下肢肌力 3 级，四肢反射弱，双侧巴氏征阳性，脐以下深浅感觉减退。

我们首先进行定位分析，导致双下肢无力的原因有很多。

①头：旁中央小叶导致对侧下肢无力麻木+排便障碍，但不可能身上有感觉平面，所以被否决。

②周围神经：患者四肢反射弱，这点是符合周围神经的，但双侧病理征+感觉平面，被否决。

③神经肌肉接头/肌肉：感觉障碍，被否决。

④脊髓：截瘫、感觉平面、小便障碍，用脊髓解释简直天衣无缝。患者的呼吸困难症状引起了我们的注意。如果存在呼吸困难，这个定位是非常高的，通常是颈 4(C4)节段以上的病变，但刻意去问了患者，他又不是很肯定是否有呼吸困难。体格检查时虽然患者主观感觉平面在肚脐眼水平，但客观的针刺和棉签碰触觉界面隐隐约约在乳头上下，乳头到肚脐这一段的皮肤患者感觉好像不太灵敏。所以我们从以上证据得出的结论：脊髓病变位置可能在 C4 以上，不排除更高位(C4 以上)的可能。患者病程呈亚急性，症状左右不对称，小便障碍出现在后期，感觉障碍下半身首先确定，上半身可疑或者是在病程后期出现，符合脊髓外病变的特点。仔细的体格检查发现，双侧巴氏征阳性，但左侧更为明显；乳头水平以下感觉减退，但浅感觉减退以右侧为著，深感觉以左侧明显，因此符合脊髓半切综合征的表现，这也是髓外病变的特点(图 3-2)。所以综合起来，病变位置可能在 C4 以上的脊髓外。但还不能肯定，我们需要辅助检查来证实。

	髓内病变	髓外硬膜内病变	硬膜外病变
早期症状	多为双侧	自一侧，很快进展为双侧	多从一侧开始
神经根痛	少见，部位不明确	早期常用，剧烈，部位明确	早期可有
感觉障碍	分离性	传导束性，开始为一侧	多为双侧传导束性
痛温觉障碍	自上向下发展，头侧重	自下向上发展，尾侧重	双侧自下向上发展
脊髓半切综合征	少见	多见	可有
节段性肌无力和萎缩	早期出现，广泛明显	少见，局限	少见
锥体束征	不明显	早期出现，多自一侧开始	较早出现，多为双侧
括约肌功能障碍	早期出现	晚期出现	较晚期出现
棘突压痛、叩痛	无	较常见	常见
椎管梗阻	晚期出现，不明显	早期出现，明显	较早期出现，明显
脑脊液蛋白增高	不明显	明显	较明显
脊柱 X 线平片改变	无	可有	明显
脊髓造影充盈缺损	脊髓梭形膨大	杯口状	锯齿状
MRI	脊髓梭形膨大	髓外肿块及脊髓移位	硬膜外肿块及脊髓移位

图 3-2　脊髓内外病变的鉴别点

无法做 MRI，那该用什么检查手段来验证我们的假设？CT 的最大承重为 205 kg，孔径 70 cm，这是唯一的选择。我们费尽周折将患者送到影像科行颈胸段的 CT，影像科老师见患者胖，直接将曝光调到最大进行摄片。我们则在门口探讨其诊断，患者呈亚急性病程，要考虑如下诊断：①椎间盘突出为代表的骨科疾病；②肿瘤，转移性肿瘤或者神经鞘瘤；③脊膜外脓肿/血肿；④髓内疾病的少见表现。但 CT 能诊断出来吗？其清晰度比 MRI 差远了，特别是脊髓内的疾病，CT 几乎没什么作用。随后 CT 结果出来了：后纵韧带骨化(图 3-3)。

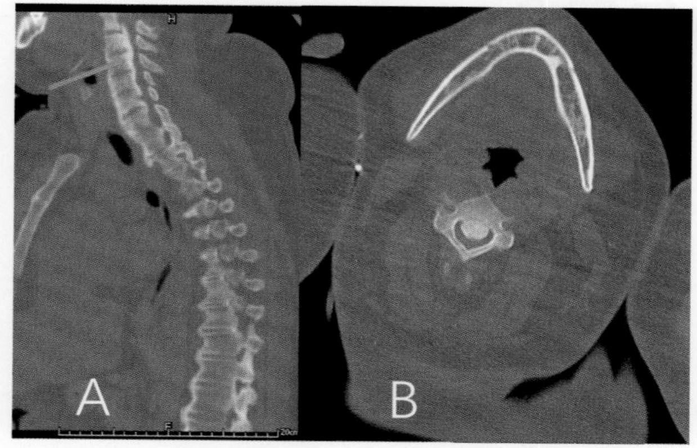

A. CT 显示高颈段(C2~C5)的后纵韧带骨化；B. 水平位可见骨化的后纵韧带突入椎管，经测算这块凸起物的面积占整个椎管横截面的 68%。

图 3-3　颈胸段 CT

以往文献认为，病灶压迫 50%~60%的椎管就会失代偿出现脊髓症状，所以即便 CT 上看不到脊髓受压的情况，也可认定这是责任病灶。后来患者转往骨科继续寻求治疗，手术之后患者逐渐恢复了行动能力。

后纵韧带骨化

颈椎后纵韧带骨化症是指因颈椎的后纵韧带发生骨化，从而压迫脊髓和神经根，产生肢体的感觉障碍、运动障碍以及自主神经功能紊乱的一种疾病。东亚人群好发，亚洲人群的患病率为 24%，而高加索人种只有 0. 16%。男性的患病率是女性 2 倍。出现症状的年龄通常为 50~60 岁。颈椎后纵韧带骨化症可能与遗传有一定关系，如 *COL11A2* 基因，危险因素五花八门。多数后纵韧带骨化症患者无症状。有学者对 450 例后纵韧带骨化患者进行了十多年随访，只有 17%的患者出现了症状。另一项研究发现即便患者有症状，但 36%的患者病情未发生进展。因此本病应首选保守治疗，不得已才进行手术。CT 和 MRI 都是可选的检查方法，但 CT 优于 MRI，CT 显示骨性结构更为清晰，而 MRI 的优势在于能够显示椎间盘和脊髓，所以本例是瞎猫逮到死耗子，纯属侥幸。无症状患者可以观察处理，如果出现了严重的脊髓症状则应手术治疗。

后记

一位教授曾感叹道：“医生总有一天要被仪器 AI(人工智能)取代”。本人原来也有过这种担忧，不过经历过这个病例后，我感觉医生一定不会被取代，与此同时，随着临床经验的积累，医生的价值会变得弥足珍贵。在 MRI 刚问世的时候，也一定有人感叹过神经科医生是不是要下岗了，但随着时间的推移，我们发现多出了一门学科即神经影像学，所以大家看到的是融合，而不是取代。医生过去没有被新技术取代，将来也不会被新技术所取代，对于新鲜事物临床医生应该抱着拿来主义的态度，使其为我们所用。我们不仅是这些新技术的拥有者，更是它们的驾驭者。

参考文献

[1] Uppot RN, Sahani DV, Hahn PF, et al. Impact ofobesity on medical imaging and image-guided intervention[J]. Am J Roentgenol, 2007, 188(2): 433-440.

[2] Choi BW, Song KJ, Chang H. Ossification of the posterior longitudinal ligament: a review of literature[J]. Asian Spine J., 2011, 5(4): 267-276.

4. 疯狂的红耳朵

复发性多软骨炎(Relapsing Polychondritis, RP)是风湿科的疾病，其核心表现为耳朵红肿、疼痛。本文要介绍的是一例复发性多软骨炎引起/合并自身免疫性脑炎的病例，今天主要讲其神经系统的问题。

患者，56 岁，男性。2017 年 5 月初的双耳红肿热痛(图 4-1)到当地医院五官科就诊，被诊断为复发性多软骨炎，给予地塞米松治疗后耳朵症状好转。此后逐渐出现自身免疫性脑炎的症状：进行性加重的智能减退和精神障碍 4 个月。外院 MRI 检查如图 4-2 所示，给予激素治疗后患者精神症状好转。7 月中旬停用激素，9 月患者出现情绪激动并产生幻觉。9 月 4 日住院时表现的狂躁不能合作，且吵闹不停无法入睡。9 月 5 日随访时患者自述有人在当地自来水厂投毒，他就是因喝了毒水才发病的。当看到天花板上的床帘轨道时，他认为这是自来水管，并坚持认为管子里的水有毒。

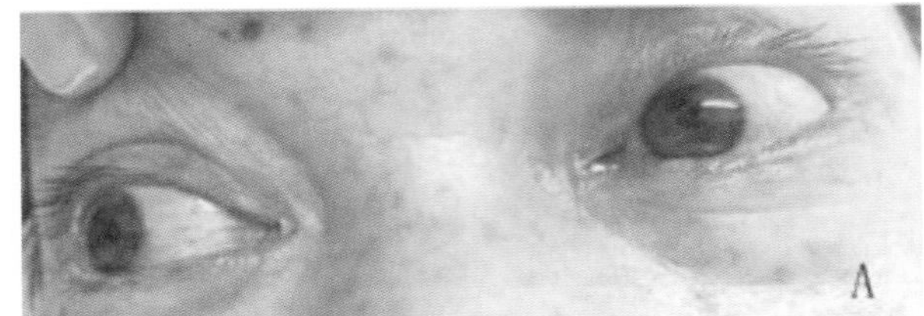

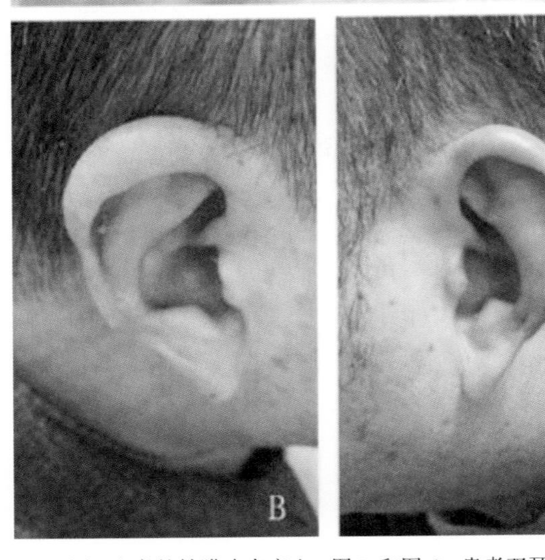

A 图：患者的结膜略有充血；图 B 和图 C：患者双耳红肿。

图 4-1 患者眼部和耳部体征

复发性多软骨炎(RP)是一种少见的可累及全身多系统的疾病，具有反复发作和缓解的进展性炎性破坏性病变，累及软骨和其他全身结缔组织，包括耳、鼻、眼、关节、呼吸道和心血管系统等。耳郭软骨炎是最常见的症状，表现为双侧对称性外耳郭突发的疼痛、肿胀、发红、发烫，常对称出现，单侧少见。上述症状反复发作使得外耳郭变得柔软而往下塌。

神经系统受累者罕见(3%的病例)，表现为面瘫、脑卒中和脑膜脑炎。RP 是一种免疫介导的疾病，血中抗软骨抗体及抗天然胶原Ⅱ型抗体在活动期一般均呈阳性。我特地将 2000 年后 RP 导致脑炎的文献进行了整理(表 4-1)，发现每篇文献都认为这是一种罕见现象，但搜罗出来的文献竟有 20 多篇，如果一个类似的情况能找到 20 多例，应该也不算罕见了。综合起来，此类患者大多具有如下特征：①中老年男性多见。②大部分患者在出现神经系统症状前或者同时出现耳部症状。③从发病缓急来说，急性、亚急性甚至是慢性迁延性的都有，但

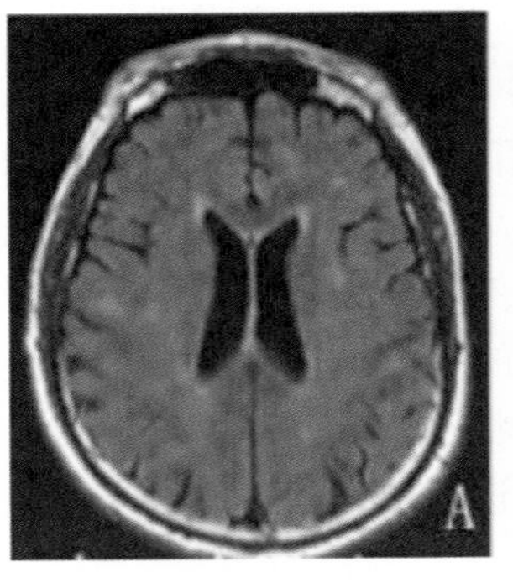

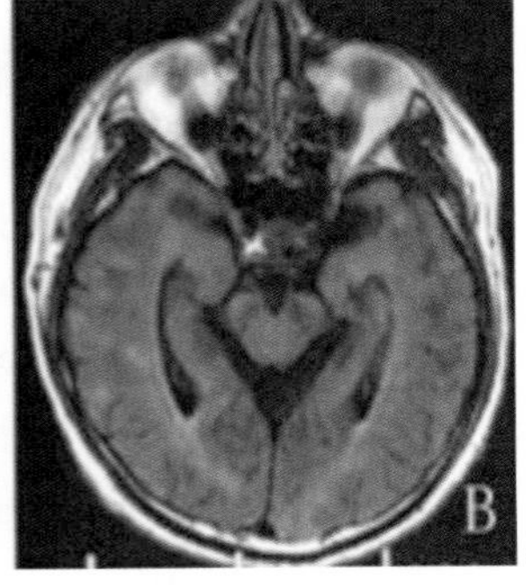

A. 双侧大脑白质内见点状和斑片状异常信号；B. 双侧海马对称性受累。

图 4-2 头颅 MRI Flair

以亚急性多见。④症状主要为精神异常、认知功能减退、癫痫和头痛等，与一般的自身免疫性脑炎的症状很类似。⑤激素有效率较高，部分病例需要联用免疫抑制药。⑥在随访过程中，50%的患者未再复发，其余的有持续恶化直至死亡的，也有激素减量中复发或者留有神经系统后遗症的。现将RP脑炎的相关影像学图片进行整理，拼成一幅大图(图4-3)，供读者参考。

表 4-1　RP 导致脑炎相关文献(2000 年以来)

时间	作者	RP 出现时间	症状	抗体	影像	治疗和疗效	预后
2004	Yang SM	脑炎 1 年半前	47 岁，男性，头痛，困倦，共济失调，定向障碍 1 个半月	未做	1	激素，疗效佳	8 个月，泼尼松+羟氯喹，尚可
2004	Fujiki，F	不详	45 岁，男性，亚急性精神异常，欣快，行为紊乱，定向力障碍，健忘	未做	2	激素，疗效佳	1 个月，记忆定向稍差
		不详	62 岁，男性，记忆障碍，精神异常，欣快	未做	无	激素，有效	2 个月，记忆定向仍差
2011	Choi HJ	脑炎前 2 个月	68 岁，女性，构音障碍，定向障碍，失语，失写	NMDA-	3	激素，疗效佳	6 个月，泼尼松+MTX，恢复佳
2016	Simabukuro，MM	不详	43 岁，男性，亚急性头痛，癫痫，健忘	阴性	4	激素，有效	9 个月再发，认知障碍严重
2011	Antonio GE	脑炎 4 年前	57 岁，男性，发热，头痛，癫痫	未查	5	激素，有效	20 个月内 7 次发作，激素，CTX 或 MTX 无法减量，选用英夫利昔单抗+激素后逐渐稳定
2011	Katerina S	同期	73 岁，男性，发作性精神异常 2 月，头痛发热 2 周，入院后出现肌阵挛，共济失调，失语，幻觉，认知减退有 MG 病史	阴性	6	激素，效果差	反复发作，激素+血浆置换+IVIG 反复使用无效，5 月后死亡
2008	Shinsuke F	同期	66 岁，女性，动作迟缓，嗜睡、尿失禁 2 周	未查	7	激素，有效	8 个月，恢复佳
2006	Yan M	脑炎 1 年前	53 岁，男性，1 年前开始记忆减退，现突发认知功能下降和行为改变	未查	8	未治疗	6 个月后死亡
2006	Elizabeth H	脑炎 14 个月后	71 岁，男性，头晕 1 年半，后逐步记忆减退，言语困难，运动迟缓，视觉障碍，抑郁，激惹，失眠	未查	无	未治疗	认知功能下降，3 年 8 个月后死亡
1998	Kothare SV	脑炎前 4 个月	66 岁，男性，发作性右下肢麻木无力伴右侧肢体抖动，10 天后肢体发作性无力	未查	9	激素，效果佳	3 个月，恢复佳
2015	Mizuho N	脑炎前 4 个半月	39 岁，男性，头痛，乱走和暴力	未查	10	激素，效果佳	2 年，激素维持，恢复佳
2010	Ohta Y	同期	57 岁，男性，头晕 9 天自行缓解，再 9 天后发热，头痛，头晕，左耳失聪，记忆减退，精神异常	阴性	11	激素，效果佳	数周，未复发
2007	Kao KT	脑炎前 2 个月	40 岁，男性，头痛精神异常 1 月	未查	12	激素，有效	失访
2008	Erten－Lyons D.	脑炎前 1 年	51 岁，男性，逐渐出现共济失调，表达困难，灰心，感情脆弱，失眠，肌阵挛	未查	无	激素+CTX，无效	5 个月后死亡
		脑炎前 2 个月	68 岁，男性，嘶哑、头晕，理解障碍，感情脆弱，视空间障碍，认知功能障碍	副癌抗体阴性	无	激素，有效	12 个月，没有继续加重

续表4-1

时间	作者	RP 出现时间	症状	抗体	影像	治疗和疗效	预后
2009	Kashihara K	脑炎前 4 年	62 岁，男性，4 年来反复、多次出现发作性头痛，谵妄，均自行缓解，此次出现癫痫，精神行为异常，幻觉，即热，认知障碍	Glurε2 阳性	13	激素，有效	出院 1 周就复发，后改为激素+他克莫司，14 个月，认知更差，其他症状未再出现
2009	Kumar N	视力下降前 2 年，合并白寒病	29 岁，男性，视力下降 1 周	未查	14	激素+硫唑嘌呤+adalimumab，视力很快好转	无
2010	Sampaio L	脑炎前 3 个月	70 岁，男性，进行性加重的精神异常、幻觉	未查	15	不详	不详
2010	Wang ZI	脑炎前 5 个月	54 岁，男性，双向情感障碍、发热、头痛，反应迟钝，记忆力障碍，视听幻觉	未查	16	DXM，有效，1 月后复发，激素+CTX，继续加重，改用激素冲击+硫唑嘌呤	5 个月后稳定，继续激素+硫唑嘌呤
		同期	44 岁，男性，健忘 20 天，激惹，焦虑	未查	16	激素+硫唑嘌呤	6 个月后稳定
		精神症状后 1 年	52 岁，男性，精神症状 1 年，近来头痛，记忆减退，交流理解困难，计算力减退，上肢震颤等				
2016	James H	同期	60 岁，男性，头痛，认知下降，幻觉，错觉，感情脆弱 2 个月	未查	17	激素 + IVIG + CTX，疗效佳	2 年内有几次反复，IVIG，MTX，英夫单抗无进一步效果
2016	Kawabe M	脑炎后 2 个月	62 岁，男性，健忘 2 个月	抗神经元糖脂抗体	18	激素，疗效佳	1 年，激素+MTX，稳定
2015	Hwang YP	脑炎之前有，但时间不详	53 岁，男性，精神异常 8 个月，近来记忆定向减退，交流困难，计算力减退	未查	19	激素，有效	半年，稳定
2017	Elli RJB	同期	65 岁，男性，2 个月前记忆减退，此次出现短暂性右侧肢体无力和构音障碍，继而出现肌阵挛、共济失调和言语困难	副肿瘤抗体–	20	激素+CTX	1 年，恢复佳
		脑炎之前有，但时间不详	51 岁，男性，近一年记忆下降，人格改变	阴性	无	激素 + MTX，无恶化或好转	无
2017	Tsai M	同期	44 岁，男性，头痛，癫痫，此后 3 个月中出现意识混乱和幻觉	未查	无	激素 + CTX，效果佳	1 年，激素 + 硫唑嘌呤，无复发
2008	Kuwabara M	同期	61 岁，男性，突发意识障碍，抽搐	未查	21	未治疗，自愈	无
2015	Jeon CH	头痛前 2 个月	48 岁，女性，头痛，恶心呕吐，颈硬	未查	22	激素，无效，27 天后死亡	无
		头痛前 2 个月	56 岁，男性，头痛头晕，入院后出现视幻觉和退热	未查	正常	激素，有效	无
		症状前 15 个月	48 岁，男性，记忆下降，注意力涣散，焦虑 2 个月	未查	无	激素 + MTX + 硫唑嘌呤，无效	失访

RP：复发性多软骨炎，症状：仅指神经症状，抗体：指自身免疫性脑炎抗体和副肿瘤抗体，影像：编号为图 4-3 中的插图编号；MTX：甲氨蝶呤；CTX：环磷酰胺；IVIG：丙种球蛋白；DXM：地塞米松；adalimumab：阿达木单抗；NMDA：N-甲基-D-天冬氨酸。

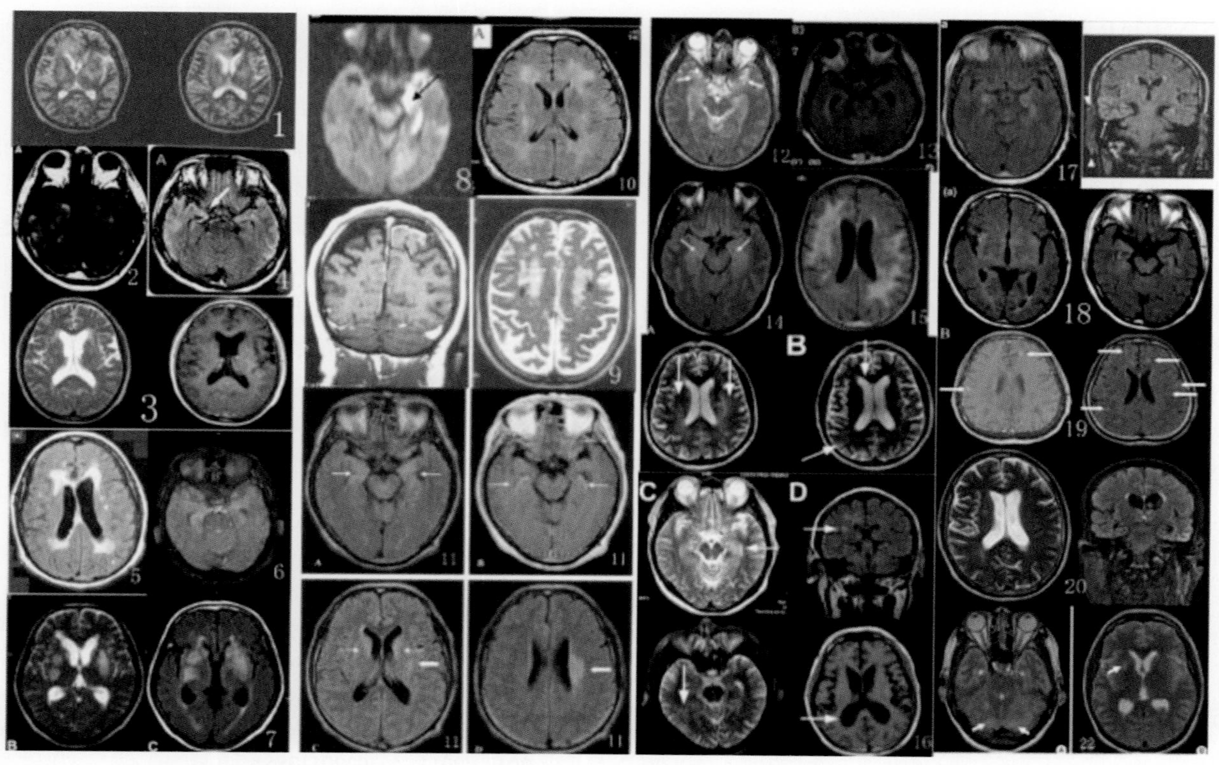

注：图片中的编号对应表 1 中的文献。

图 4-3　复发性多软骨炎的头颅 MRI

通过文献复习，此病例高度怀疑为 RP 相关脑炎，从过去两轮激素治疗的经验看，激素治疗是有效的，但效果有限且不持久。所以此次入院我们采用双膜法血滤（Double Filtration Plasmapheresis，DFPP）+丙种球蛋白（intravenous immune globulin，IVIG）+大剂量激素冲击方案。同时在治疗前查了血和脑脊液自身免疫性抗体。第 1 次 DFPP 做完后，患者吵闹得到控制，能够听从家属的劝导，入睡得到改善；完成第 2 次 DFPP 时，脑脊液自身免疫脑抗体回报 NMDAR 抗体强阳性！但血清 NMDAR 抗体阴性。此时患者究竟是 RP 相关脑炎还是 NMDA 脑炎，医生们的判断出现了分歧。如果是 NMDA 脑炎，血清抗体阴性 DFPP 是否还需要做？

NMDA 脑炎在此不作详细介绍。只是这些年发现 NMDAR 抗体的特异性越来越成问题。视神经脊髓炎、亚急性播散性脑脊髓炎乃至多发性硬化都可出现抗体阳性，单纯疱疹病毒和疫苗也可以诱导产生 NMDAR 抗体阳性，其他个案还有 EB 病毒感染、艾滋病、克雅病、红斑狼疮、桥本氏脑病、格林巴利/Miller-Fisher 综合征及胸腺增生等。所以，再加一个复发性多软骨炎也不足为奇。

血滤就是过滤掉血里有害的抗体，那血清抗体阴性的 NMDAR 脑炎是否值得血滤？这个问题几年前曾有进修生问过我。当时接手外院转来的一名中年男性自身免疫性脑炎患者，外院查了血/脑脊液的 NMDAR 抗体，血清抗体阴性，而脑脊液抗体阳性，患者有股骨头坏死不能使用激素，故外院未敢贸然处置，遂转来华山医院。入院时患者已是日夜颠倒，六亲不认。因为家里经济条件困难，先采用双膜法血滤 2 次+1 天丙种球蛋白（0.41 kg）+硫唑嘌呤 50 mg，一天两次，口服。2 次血滤后患者躁动不安好转；丙种球蛋白用完后约 1 周，患者精神症状基本消失，整个病程中未使用激素治疗。当时有进修医生问，为什么血清阴性的患者血滤会有效呢？回过来一想，是啊，如果想到这一层，可能就不用血滤了。客观地说，通过这次误打误撞的经历，我们知道了 DFPP 对血清抗体阴性的患者有效。2011 年曾有文献报道了 1 例血清/脑脊液抗体全阴的、伴有畸胎瘤的 NMDAR 脑炎女患者，在 5

轮血浆置换+畸胎瘤切除后神经系统症状减轻，但复查NMDAR抗体竟然转阳，作者给出的解释是：①检测方法敏感度的问题；②NMDAR抗体不是致病性抗体。总之没有充分的证据。而对于我接诊的这个病例，为什么采用血滤，我当时想过滤的是抗软骨抗体及抗天然胶原Ⅱ型抗体，根本没想过NMDA脑炎的可能。

从实用角度说，诊断是什么脑炎其实对于诱导缓解期的治疗并无妨碍，所以，本人搁置了对诊断的争论。此例患者第1次DFPP明确有效，当3次DFPP做完后患者和医生能正常沟通了，但还是不能提到自来水厂的事情，否则患者就会煞有其事地描述的被下毒的过程。经过5天的丙种球蛋白治疗，患者精神症状消失，再提关于下毒的事情，患者自己都觉得好笑。出院时，患者仅有近事记忆差和反应迟钝。出院后，患者服用60 mg/d的泼尼松。

后记

虽然RP和NMDA脑炎并存（或者说RP相关脑炎出现NMDAR抗体阳性）病例以往未见报道，但总之结局好就行。对于神经科医生来说RP，是一种陌生的疾病，在平时对自身免疫性脑炎患者进行问诊的时候，很少想到要问诊耳朵有无红肿热痛，患者对此可能也未上心，只是简单地归咎于“上火”或者“冻疮”。在诊治过程中，希望可以检测抗软骨抗体及抗天然胶原Ⅱ型抗体，但可惜无处可做，所以此病很容易漏诊。另外有些患者的病程可慢性迁延，临床表现不像自身免疫性脑炎，而更像是退行性疾病。有文献报道1例慢性RP脑炎患者被误诊为Lewy体痴呆，整个病程中都没得到相应治疗，最终1年后死亡。如果不查文献，我们肯定不会关注Lewy体痴呆患者的耳朵，此类案例临床中有没有，只能有待以后观察了。

故事到此并没有讲完，本例患者一直在随访中，大家判断患者预后会如何？敬请继续关注。

参考文献

[1] Wali SM, Cai A, Rossor AM, et al. Appearance of anti-NMDAR antibodies after plasma exchange and total removal of malignant ovarian teratoma in a patient with paraneoplastic limbic encephalopathy[J]. BMJ Case Rep, 2011, 2011: bcr0220113851.

[2] Head E, Starr A, Kim RC, et al. Relapsipolychondritis with features of dementia with Lewy bodies[J]. Acta Neuropathol, 2006, 12(2): 217-225.

一名临床医生，一定要培养整体观。对一种全身性疾病，仅从自己的专科去认识和了解，那一定是片面的和扭曲的。

5. 恐怖的红耳朵

续前一期“疯狂的红耳朵”没讲完的故事。

患者于2017年9月底出院，半年后去世。

出院后患者神经系统症状比较稳定，但是激素无法减量，后加用了免疫抑制药。出院后还出现了下肢静脉血栓，遂服用华法林抗凝。2018年3月，泼尼松减少到每日6粒，神经系统情况稳定，记忆力、计算力恢复好，但3月2日患者突然出现剧烈腹痛，左侧腹壁发青、淤血，在当地医院就诊时发现INR(国际标准化比值)>5，出血风险明显增加，遂停用华法林。停用华法林后24~36小时，INR开始明显降低，但达到理想的水平需要3~5天，年龄越大，降低越慢。关于华法林过量导致INR升高该如何处理见表5-1。

表5-1　华法林过量导致INR升高该如何处理

情形	处理
INR>3但≤4.5，且无出血	适当减少华法林剂量或停服1次
INR>4.5但<10，且无出血	停用华法林，肌注维生素K1，等INR<3后重新小剂量华法林开始治疗
INR>10，且无出血	停用华法林，肌注维生素K1，可考虑输注新鲜冰冻血浆、凝血酶原复合物或者重组凝血因子VIIa
严重出血	停用华法林，肌注维生素K1，同时输注新鲜冰冻血浆、凝血酶原复合物或者重组凝血因子VIIa，病情稳定后需要重新评估华法林治疗的必要性

通常情况下，华法林所致的皮下出血很少致命，停用华法林后一般会逐渐吸收、消散，但此患者病情急转直下。3月4日当地医院查明患者腹腔全是血需要手术，更出乎意料的是，3月5日下午患者去世！患者毫无预兆地猝死使人十分沮丧，从神经科的角度看，患者的治疗无疑是成功的，但最后居然死在出凝血异常上，阴沟里翻船啊！此后我一直在思考这事，是巧合，还是另有隐情。

复发性多软骨炎不可小视。有研究发现复发性多软骨炎的死亡率是正常人群的2~3倍。5年生存率为66%~74%，如合并系统性血管炎则生存率只有45%，10年生存率只有55%。那导致患者死亡的原因会是什么？常见的死亡原因有感染(激素相关或者气道软骨受损所致)和心血管并发症及恶性肿瘤。心血管并发症包括瓣膜病、传导阻滞、心包炎、血管炎及主动脉动脉瘤或夹层，其中主动脉受累是导致患者死亡的主要原因之一，占所有死因的10%~31%。我仔细回想了此患者去世前的症状，腹痛、皮下淤血、腹腔内血肿、猝死。感觉这些症状和在急诊见闻的主动脉夹层极其相似，剧烈背痛腹痛，并可伴有下肢疼痛、无脉、截瘫，腹壁瘀斑及休克等，也许该患者并非死于单纯的华法林过量，而是腹主动脉瘤或夹层破裂。复发性多软骨炎主动脉受累的概率为5%~10%，80%~90%的患者出现在胸主动脉，1/3的患者胸、腹主动脉同时受累。主动脉受累的表现有主动脉炎、主动脉扩张、主动脉瘤和主动脉夹层等，死亡率为27.3%~41.3%，而一旦瘤或夹层破裂，死亡率几乎是100%。对于主动脉受累患者的内科保守治疗应包括激素和免疫抑制药，不使用免疫抑制药的患者死亡率更高(图5-1)。

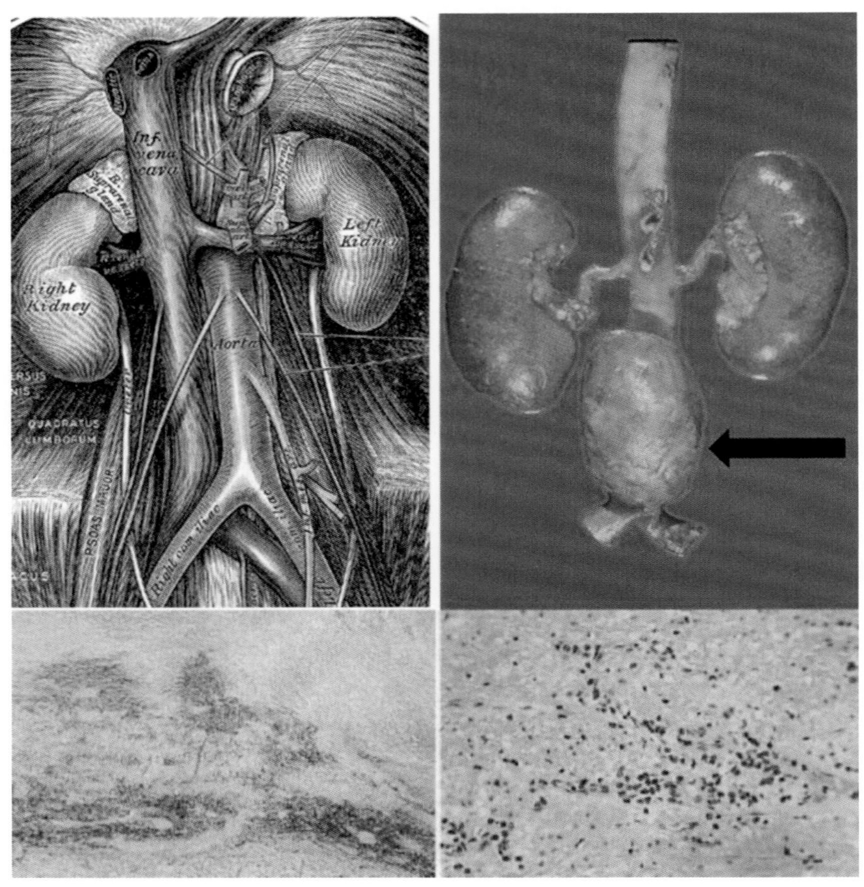

左上图为正常的腹主动脉，右上图箭头所指处为动脉瘤。下图为显微镜下的血管壁，可见炎症细胞浸润和血管壁结构破坏。长期的血管结构破坏可导致动脉扩张、动脉瘤形成或动脉夹层。

图 5-1　复发性多软骨炎的血管受累

由于未亲眼见到患者去世前的情况，以上所有都是基于患者既往病史的猜测，其他可能的死因有华法林导致的腹腔出血、激素导致的消化道穿孔和胰腺炎等。然而逝者已逝，一切只能停留于猜测。

后记

通过本案例我深刻地体会到，医生治得好病，但不一定能救命。虽然经过积极治疗让患者暂时免于殁于脑炎，然而死亡程序并未至此终止，当我们关注神经系统症状时，另一条死亡之路已在悄然开启。作为专科医生，在控制住患者的神经系统症状时，似乎颇为得意，但对于一种全身性疾病，仅从自己的专科去认识和了解，那一定是片面的和扭曲的。此患者的意外去世，让我们认识到了这种疾病的严重性。医生的成长靠的是病例资料的积累，正是这些患者给我们上着一堂堂生动的课，作为医生我们没有理由不去关注、推理和反思。

参考文献

[1] Hazra N, Dregan A, Charlton J, et al. Incidence and mortality of relapsing polychondritis in the UK: a population - based cohort study [J]. Rheumatology (Oxford), 2015, 54(12): 2181-2187.

[2] Barretto SN, Oliveira GH, Michet CJ Jr, et al. Multiple cardiovascular complications in a patient with relapsing polychondritis[J]. Mayo Clin Proc, 2002, 77(9): 971-974.

[3] Le Besnerais M, Arnaud L, Boutémy J, et al. Aortic involvement in relapsing polychondritis [J]. Joint Bone Spine, 2018, 85(3): 345-351.

神经科医生需要推理能力，但推理总有推错的时候。

6. 推倒重来

海绵窦综合征是神经科一块难啃的骨头。

患者，老年男性，1 个月前夜间突然出现枕后疼痛，此后头痛持续，影响休息，同时出现口周疱疹，经治疗口周疱疹好转。1 周前患者出现双眼视物重影，左眼皮下垂及左眼疼痛，头痛加重伴恶心、呕吐，遂来我科就诊。头颅 MRI 示左侧脑海绵窦增大伴强化，海绵窦炎可能（图 6-1）。查体：体温正常，视力无减退，左眼符合不完全动眼神经麻痹表现（瞳孔未累及），眼球稍突出。腰穿提示：压力正常，糖、氯化物和白细胞计数正常，蛋白 703 mg/L（升高）。因患者有带状疱疹病史，在无其他证据前先行抗病毒治疗。诊断上初步考虑：无菌性炎症；肿瘤；生物源性感染；血管性疾病；病毒性感染。

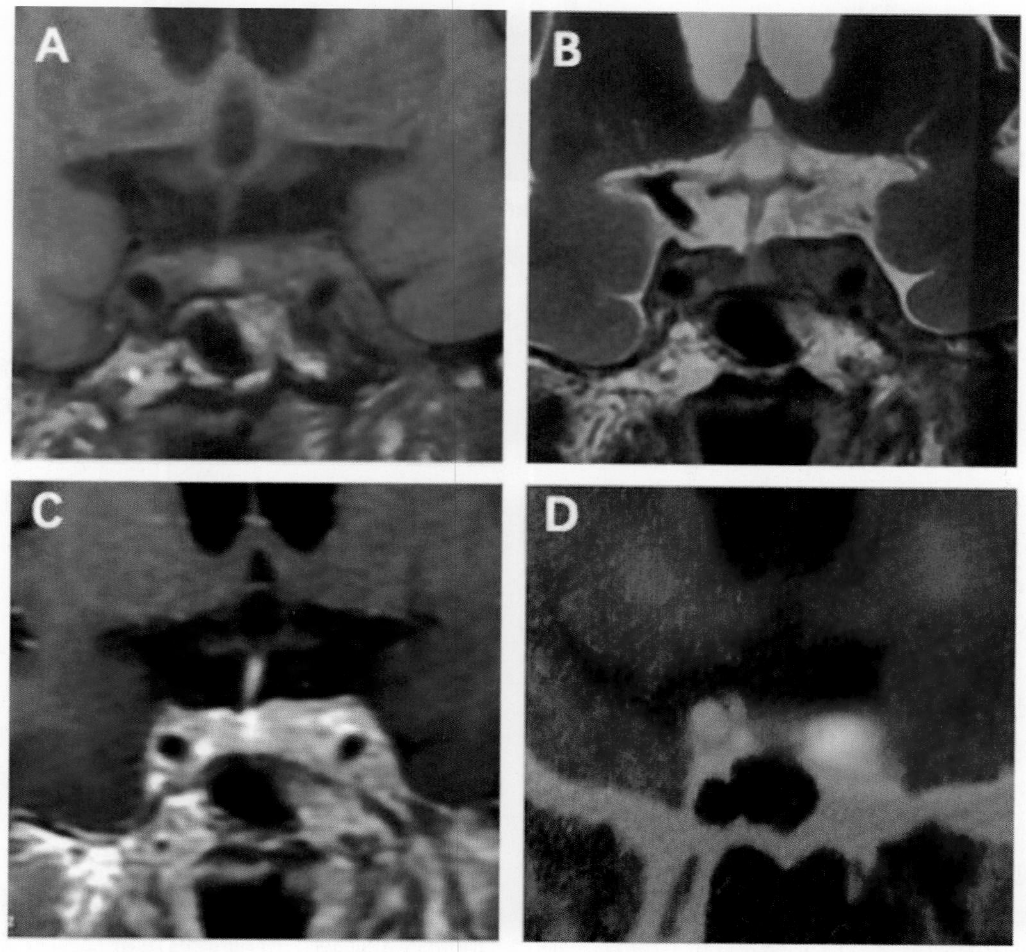

头颅 MRI 可见左侧海绵窦增大伴强化（图 A：T1WI；图 B T2WI；图 C 增强）；PET-CT 提示代谢增高（D）。

图 6-1　头颅影像

过了几天，患者头痛、恶心加重，左眼突出更明显。血检中白细胞计数、血沉、CRP 均正常，TSPOT、G 试验及血/脑脊液乳胶凝集试验、血降钙素原均为阴性，因此无感染证据。头颅 CTA 和头颅 MRV 未发现异常。最后被诊断为：无菌性炎症；肿瘤。

带状疱疹后引起的多为眶尖综合征(海绵窦综合征+视力障碍)，通常在疱疹出现 2 周内发病，患者最常出现三叉神经眼支受累，MRI 检查表现为视神经鞘强化，及时应用抗病毒和激素治疗一般预后良好。曾有文献报道带状疱疹患者发病 1 个月后出现颈动脉海绵窦瘘，作者认为疱疹病毒可能导致血管炎(图 6-2)。

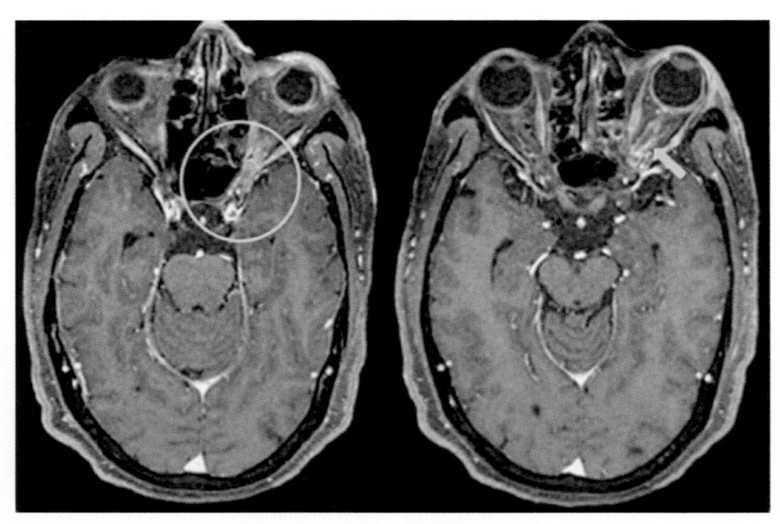

带状疱疹后引起的多为眶尖综合征，MRI 见视神经鞘强化(圆圈及箭头处)。

图 6-2　头颅 MRI 增强

海绵窦无菌性炎症

海绵窦无菌性炎症分为两类，一类是有名字的，如结节病、IgG4 相关性疾病、抗中性粒细胞胞浆抗体(anti - neutrophil cytoplasmic antibodies，ANCA)相关血管炎等，本例患者的外周相关指标均报告正常。另一类是给不出名字的，归到 Tolosa-Hunt 综合征。关于 Tolosa-Hunt 综合征，2004 年国际头痛协会的诊断标准为：①一次或多次单侧眼眶疼痛，如不治疗可持续数周；②眼外肌麻痹+肉芽肿性病变(由 MRI 或活检证实)；③眼肌麻痹和疼痛同时出现，或者眼肌麻痹在疼痛 2 周内出现；④足量使用激素后疼痛和眼肌麻痹在 3 天内缓解。此患者后确实使用激素了，且疼痛在 24h 内缓解。据此我们似乎可以理直气壮地诊断 Tolosa-Hunt 综合征了，但最后还有一点要注意“需要除外其他疾病”。因无直接证据我们不敢轻易作出结论。海绵窦病变很难拿到直接的病理证据，因为海绵窦位置很深，血供丰富，且周围结构复杂而重要，因此活检难度很高。海绵窦属于硬脑膜的延续，是两层硬脑膜之间的间隙，当病灶没有穿破硬脑膜进入蛛网膜下隙时，腰穿也很难有结果。

海绵窦肿瘤

海绵窦肿瘤不算少见，如脑膜瘤、垂体瘤、颅咽管瘤、转移瘤和淋巴瘤等。脑膜瘤一般为慢性病程；垂体瘤，颅咽管瘤影像学上可见较明显的占位；转移瘤中以头面部肿瘤多见，比如鼻咽癌，其他的转移癌还有肺癌、乳腺癌等。此患者 MRI 检查鼻咽部无异常，肺 CT 检查也正常，因此鼻咽癌和肺癌暂无证据。海绵窦也是淋巴瘤好累及部位之一，既往已有不少报道，甚至有病例首发症状就是海绵窦综合征。

Tolosa-Hunt 综合征和淋巴瘤之间取舍

从“常见”和“善良”的角度我们选择 Tolosa-Hunt 综合征，但客观地讲，两者无法从病史和影像表现上区分。谨慎起见，患者完善了全身 PET-CT 检查，检查当天下午予以甲强龙 500 mg 冲击治疗，第 2 天患者感觉头痛和恶心明显缓解。PET-CT 显示：海绵窦增宽，其放射性摄取片状增高，SUV 最大值 7.5，考虑炎症可能性大(图 6-1D)。Tolosa-Hunt 综合征似乎诊断成立了。然而激素用到第 3 天，患者感觉头痛和恶心再次来袭，第 4 天头痛、恶心加重，到了第 5 天，患者拒绝使用激素，此时患者眼球突出更明显了，左眼结膜出现水泡，双眼的视力也开始下降(图 6-3)。

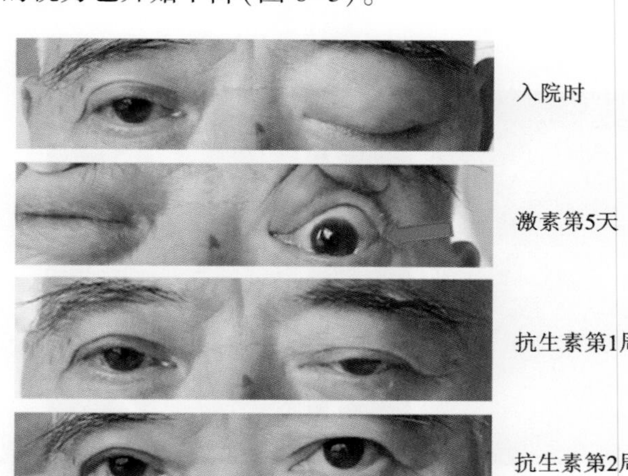

箭头所指为球结膜水肿。

图 6-3　患者的眼部体征

推倒重来

患者的病情发展让我们反思，难道我们原有的推断错了？重新审视诊断和鉴别诊断：无菌性炎症、肿瘤、生物源性感染、血管性疾病，暂不论 PET-CT 检查结果。海绵窦代谢增高是客观事实，因此血管性疾病可以排除，诊断修正为：无菌性炎症、肿瘤、生物源性感染。激素使病情加重，这不符合自身免疫性炎症的特点；而淋巴瘤在早期使用激素也能缓解病情，即便是其他肿瘤，激素最多无效，短期内一般不会加重病情，故诊断考虑为：生物源性感染。难道是感染？感染是最早被排除的诊断，因为患者无发热，且血象正常，血沉和 C 反应蛋白不高，腰穿未见白细胞和葡萄糖水平降低，有指向性的检查包括 T-spot、G 试验和乳胶凝集均为阴性。现在患者使用激素后病情反而加重，我们不得不重拾这个诊断。

海绵窦感染

海绵窦血栓性静脉炎

人体的很多静脉为了防止血液返流，通常长有静脉瓣，但面部静脉特殊，没有静脉瓣，因而头面部感染(比如挤压疖子)可经静脉逆行至海绵窦，细菌在海绵窦使血液凝固形成菌栓，并使海绵窦内的血管内皮细胞肿胀，压迫周围结构而出现症状(图 6-4)。头面部的菌种主要为金黄色葡萄球菌、链球菌、放线菌和厌氧菌等，临床上，海绵窦血栓性静脉炎具有感染的常见表现，80%～100%的患者出现发热、头痛、突眼、球结膜水肿和颅神经麻痹。据文献报道，几乎所有的患者都有发热，大多数的患者白细胞升高，75%的患者的脑脊液中存在炎症细胞。从影像学上看，海绵窦血栓性静脉炎与 Tolosa-Hunt 综合征及淋巴瘤很相似，难以鉴别。从临床表现上看，此患者不符合感染表现，但如果一定要找出一点危险因素的话，口唇带状疱疹，病菌经皮肤破溃口入侵倒是有可能。

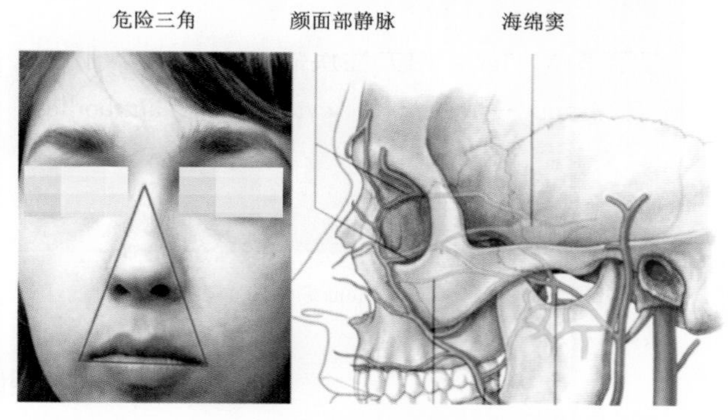

颜面部的疖子不要去挤压，否则病菌可能会沿着静脉逆流到海绵窦。

图 6-4　危险三角区及头面部静脉血管

鼻脑型毛霉菌病

鼻脑型毛霉菌病是由毛霉菌目中的条件致病菌所致的真菌病，其特征为菌丝侵犯血管，引起血栓形成及坏死，起始部位常在鼻，侵犯中枢神经系统可导致严重症状，患者常有免疫力缺陷。神经系统表现之一就是海绵窦综合征，其他还有头痛、癫痫、视力下降、行走不稳乃至昏迷等。鼻脑型毛霉菌病还有显著的鼻部表现，如鼻塞、流涕、鼻腔脓性分泌物、鼻出血，鼻子发灰、发红，甚至发黑坏死，全身中毒表现也十分严重，有发热、恶心、呕吐、嗜睡等。CT 或 MRI 检查可见鼻窦内软组织影、黏膜增厚及骨质破坏。此病通常呈暴发性，并且在短期内致死。本例患者虽然病情不轻，但似乎也不至于那么严重，影像上也无鼻部病变。

鼻-眶-颅底侵袭性曲霉菌病

此病多起源于蝶窦的曲霉菌感染，患者通常有免疫缺陷。神经系统症状包括视力下降、突眼、眼肌麻痹、面部肿胀和面部感觉减退。不过曲霉菌侵袭性较毛霉菌弱，临床多以慢性侵袭型为主，鼻部临床表现多为慢性鼻窦炎症状，如鼻塞、流涕、鼻涕带血、鼻分泌物恶臭味、头痛等。G 试验有一定的提示意义，CT 或 MRI 可见鼻窦内不均匀强化的软组织影，骨质破坏及软组织钙化(图 6-5)。而此例患者无鼻窦炎的临床或影像学表现，也无 G 试验阳性为佐证。

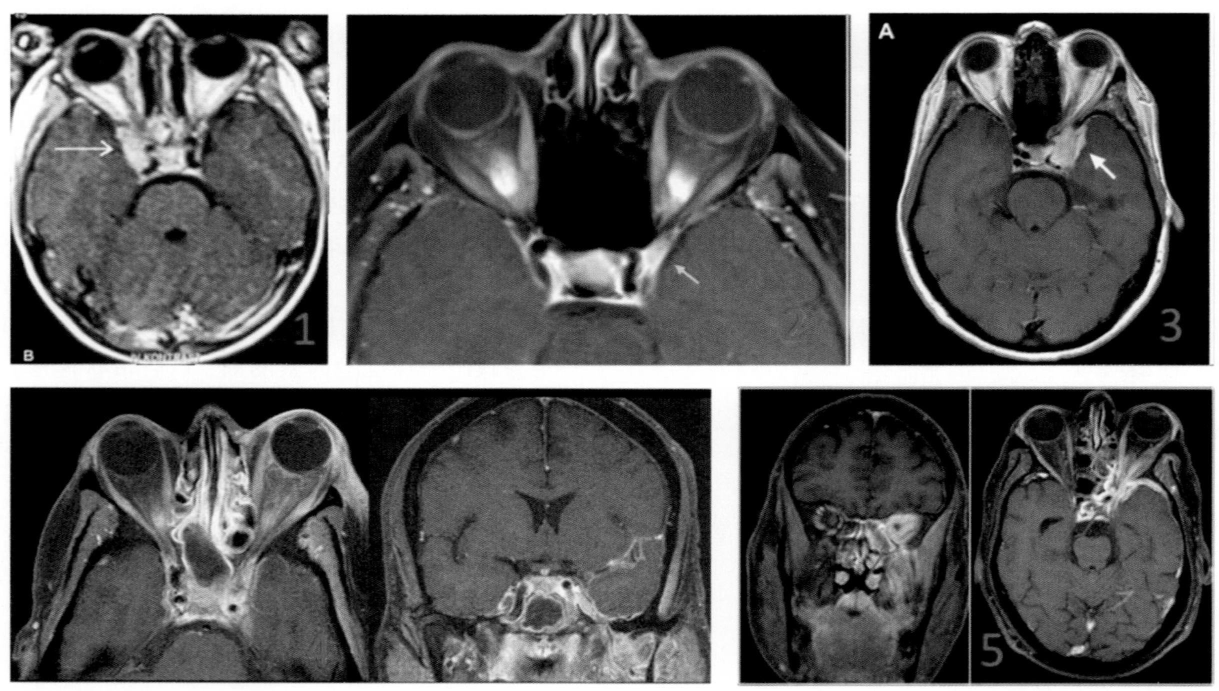

1~3 分别是淋巴瘤、Tolosa-Hunt 综合征、海绵窦血栓性静脉炎。4 和 5 分别是曲霉菌和毛霉菌感染，与前 3 图相比，鼻窦受累是其显著特点。

图 6-5　头颅 MRI 增强

起效了！

基于以上分析，我们从患者拒用激素的那天晚上开始使用头孢曲松抗感染治疗，并且盘算着后面的计划。如果抗生素无效，第一方案是动员患者行海绵窦活检，第二方案是试用抗真菌治疗。用药第 2 天患者便感觉头痛、恶心、呕吐症状似乎有点减轻，于是将抗生素升级到美罗培南，美罗培南用药 1 周之后患者左眼能够睁开了，眼球也能稍许活动。美罗培南用药2周后，患者双侧眼裂基本等大，眼球能自如活动，复视仍存在。用药3周后患者所有症状、体征消失出院(图6-3)，出院后继续服用抗生素3周。1个月后来随访，患者完全恢复，复查MRI提示海绵窦病灶也较之前缩小。

后记

临床上有一种“有”叫“应该有”，应该有发热，应该有白细胞高，应该有……但如果就是没有呢？这个病还看不看了？今天上午遇到一位进修医生，感叹说消化科医生好当，做这个镜那个镜就都解决了，而神经科医生难当，掀脑壳不是那么容易的事。虽然他的想法不完全正确，但是从某种程度上来说确实如此，神经科医生需要很强的推理能力，但推理总有推错的时候。比如这个海绵窦血栓性静脉炎，吕老师早上说了一句至理名言：“神经系统炎症哪里有明显的红肿热痛？”，此病例就印证了这句话。依我看来，神经科的疑难杂症初诊的第一诊断不少是错误的，但这没关系，关键是鉴别诊断要做得充足，预案要做得充足，要勤于观察病情，随时调整策略，相信勤能补拙，勤能弥补经验上的不足。比如此患者用抗生素就是周日晚上去病房作的决定。

后来，又遇到好几例这样的“烫手山芋”，好在都是别人手上的。小奚收治的那例患者用了激素好了一半，问我怎么办？我说上美罗培南，后来证实这种方法确实有效。阿桂收治的那例患者在制定治疗方案时问我怎么办？我说上美罗培南。后来患者被动员去做了海绵窦活检，证明是葡萄球菌感染。

参考文献

[1] Anthony Amato-Watkins, Edward J St George, Ankur Saxena, et al. Carotico-cavernous fistula secondary to Varicella zoster? [J]. Br J Neurosurgery, 2010, 24(3), 313-315.

[2] Chun-Yuan Lee, Hung-Chin Tsai, Susan Shin-Jung Lee, et al. Orbital apex syndrome: an unusual complication of herpes zoster ophthalmicus [J]. BMC Infect Dis, 2015, 31; 15: 33.

[3] Takuji Kurimoto, Masahiro Tonari, Norihiko Ishizaki, et al. Orbital apex syndrome associated with herpes zoster ophthalmicus [J]. Clin Ophthalmol, 2011; 5: 1603-1608.

[4] Southwick FS, Jr Richardson EP, Swartz MN. Septic thrombosis of the dural venous sinuses [J]. Medicine (Baltimore), 1986, 65(2): 82-106.

[5] DiNubile MJ. Septic thrombosis of the cavernous sinuses [J]. Arch Neurol, 1988, 45(5): 567-572.

[6] Nan Jiang, Guiqiu Zhao, Shanshan Yang, et al. A retrospective analysis of eleven cases of invasive rhino-orbito-cerebral mucormycosis presented with orbital apex syndrome initially[J]. BMC Ophthalmol, 2016, 16: 10.

[7] Krennmair G, Lenglinger F, Muller-Schelken H. Computed tomography (CT) in the diagnosis of sinusaspergillosis[J]. J Craniomaxillofac Surg, 1994, 22: 120-125.

在神经科疾病诊断的定向、定位和定性三部曲中，定向有时候会被忽略，易导致患者误入神经科折腾，所以一名神经科医生的临床知识是需要跨专业的。

7. 我可能想多了

某天傍晚，我接到一个外院会诊电话："患者，老年女性，昨日下午乳腺手术后突然出现双眼失明，24 小时都没有恢复，眼科和神经科疾病都不能排除，希望请两个科室会诊"。这个论断有道理，从策略上讲单眼突然失明眼科疾病可能性大；而双眼突然失明神经科疾病可能性大。接到会诊科电话时我正在有事没法多说，只问了一句，"瞳孔对光反射如何？"对方回复说："瞳孔放大 3 mm，对光反应差。"我当即表示这是眼科疾病。

双眼突然失明是个跨界问题，可能的责任部位有两个：一是双侧眼球至视神经的通路；二是双侧枕叶。因为患者瞳孔对光反应差，所以首先考虑前者。

从眼球到视神经的疾病，绝大多数归属眼科，作为神经内科会诊医生更关心与神经科相关的眼科问题，至于青光眼、白内障、视网膜脱落，就不能乱评论了（表 7-1）。这些疾病中有些是急性单眼起病，有些是慢性双眼起病，还有的疾病虽然符合急性双眼起病，但这些病种实在少见，归纳下来，比较常见的是葡萄膜炎、甲醇中毒和视神经脊髓炎。

表 7-1　双侧眼球至视神经通路的疾病

病名	急慢性	单双侧	其他	评价*
葡萄膜炎	急性	多数为双眼	可有系统性疾病的背景，如小柳原田综合征、中枢神经系统淋巴瘤、多发性硬化、疱疹病毒感染、白塞病、结节性多动脉炎、结节病和梅毒等	高概率、常见病
中毒	急性	双眼	很多毒物/药物具有视神经毒性，但报道为急性者仅有甲醇和奎宁	高概率，相对常见
垂体瘤卒中	急性	多数双眼	不少垂体瘤卒中患者有意识障碍和下丘脑-垂体功能减退的症状	高概率，少见症
视神经脊髓炎	急性	20%的病例为双眼	90%的患者有眼痛	较高概率，相对常见
颅高压	慢性，部分急性黑矇发作	多数为双眼		一般概率，相对常见
Leber 病	急性或亚急性	单眼、双眼各占一半	母系遗传疾病，典型者起初为急性单眼失明，在 2~3 个月后另一只眼也跟着失明，也有病例双侧同时起病	一般概率，罕见病
其他神经遗传病	慢性	双眼	多数遗传性疾病发展较慢，比如视网膜血管病变伴有大脑白质脑病（RVCL）、家族性黑矇性痴呆和脑跟腱黄瘤病	低概率、罕见病
局部压迫	多为慢性，炎性疾病为急性	可双眼	垂体瘤、前颅窝脑膜瘤、神经胶质瘤、海绵窦病变等	低概率，少见病

续表7-1

病名	急慢性	单双侧	其他	评价*
血管性疾病	急性	多数为单眼	双眼的视网膜中央动脉分别起自于双侧颈内动脉，因此双侧血管同时堵住的概率十分低。如若是血管性疾病，则很可能是广泛的血管壁病变或血液成分异常，比如巨细胞动脉炎、镰刀细胞贫血、高凝状态等	低概率，常见病

＊ 概率高低指罹患某种疾病时出现双眼暴盲的概率。

为了了解患者的真实情况，我当晚亲自去查看了患者。患者是一名老年女性，乳腺肿瘤手术后出现失明，因其不会讲普通话，交流比较困难。大致了解了事情经过：患者被推出手术室后还能看得到天花板上的无影灯，然后就像关灯似的“滴答”一下周围就暗了。体检发现双眼无光感，双侧瞳孔直径为3 mm，可见瞳孔内略混浊泛白，瞳孔对光反射消失。因为患者有白内障，对光反应的结果不可靠，因此枕叶皮质盲不能除外。

引起枕叶皮质盲的病因五花八门，如克雅病（CJD）、线粒体肌病脑病伴乳酸中毒及中风样发作（MELAS）、肾上腺脑白质营养不良、外伤、脑梗死等，但是患者“滴答”一下子失明，此现象大大缩小了我们的思考范围，重点要放到血管性疾病。炎症虽然也有急性发作，但炎症细胞不可能“滴答”一声全员到岗(图 7-1)。此患者应考虑如下疾病可能：

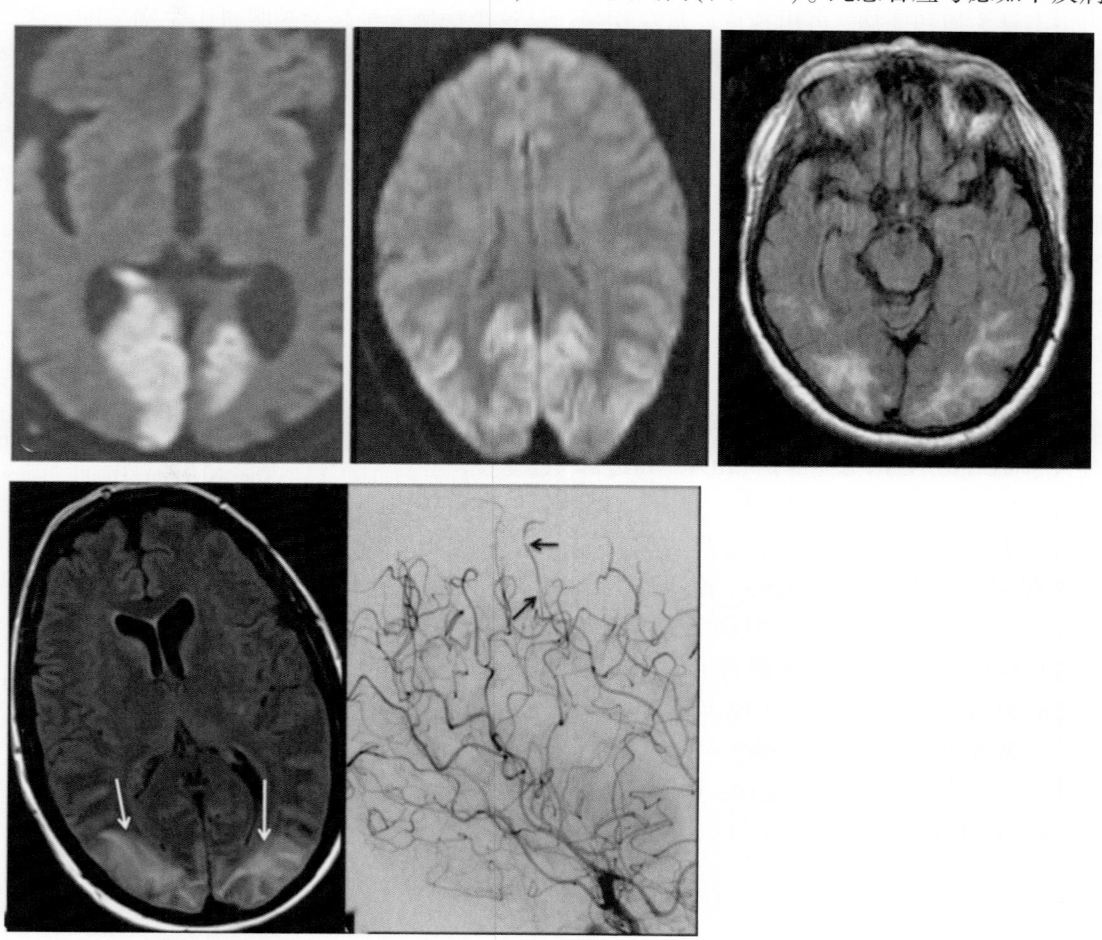

上图从左到右为脑梗死(DWI 相)、MELAS(DWI 相)、RPLS（Flair 相），下图为 RCVS（Flair 相和 DSA）。

图 7-1　头颅影像

①双侧枕叶脑梗死：左右枕叶的血供来源于左右大脑后动脉，两侧的大脑后动脉都是基底动脉顶端的分支，因此基底动脉的顶端出现堵塞可导致双侧枕叶梗死，继而出现双眼视力丧失，MRI 上可见双侧枕叶乃至脑干、小脑及丘脑异常信号。

②线粒体肌病脑病伴乳酸中毒及中风样发作（MELAS）：这是一种母系遗传疾病，临床表现多样，核心表现之一就是中风样发作，病灶常位于双侧颞枕叶皮层，FLAIR 和 DWI 上可见高亮信号，因此 MELAS 出现皮质盲的比例较高。

③可逆性后部脑白质病变（RPLS）：为可逆的皮层下血管源性水肿，常见原因为高血压。病灶多分布于大脑后部，因此可导致皮质盲。由于是血管源性水肿，FLAIR 上的高信号病灶在 DWI 上常为低信号。

④可逆性脑血管收缩综合征（RCVS）：颅内交感神经功能障碍导致脑血管收缩功能短暂失调。主要表现为雷击样头痛和癫痫，可出现皮质盲。相当一部分患者在发病初期影像学是正常的。CTA、MRA 和 DSA 可见血管狭窄，后期 CT 或 MRI 可见蛛网膜下隙出血、脑出血、脑梗死及血管源性水肿等表现。

⑤脑血管造影后一过性皮质盲：双目失明是脑血管造影术后少见并发症，一般认为与术中使用的造影剂使血脑屏障一过性破坏，造影剂特异性地进入视皮质而导致皮质细胞毒性损害有关，该损伤往往可逆，影像上一般没有特殊改变。

该患者随即行 MRI 检查，未发现异常，因此排除了脑梗死、MELAS 及 RPLS。剩下 RCVS 和造影相关皮质盲，加上前面分析的葡萄膜炎、甲醇中毒和视神经脊髓炎，一共 5 个诊断，通过病史询问排除了造影剂和甲醇中毒，剩下 RCVS、葡萄膜炎和视神经脊髓炎 3 个诊断。本人认为眼科疾病可能性大，建议请眼科再会诊，我想如果眼科能够除外眼科问题，那此患者很可能就是一个 RCVS，不过也挺疑惑的，此患者为何无雷击样头痛？

第 2 天，医院来电说眼科已会诊，诊断为“青光眼”，已决定做手术。

急性闭角型青光眼是一种眼球内液体不能及时排出、引起眼球内液体胀满，眼压急剧升高的眼科疾病，发作时表现为突发的剧烈眼胀、眼痛、结膜充血、畏光、流泪、头痛、视力锐减。急性闭角型青光眼通常累及单眼，双眼同时受累罕见且通常有外界诱因，曾被报道的诱因有神经精神药物的使用（妥泰，文拉法辛）、蛇咬伤和小球形晶状体。

后记

我觉得我在瞎起劲。

双眼急性视力下降是神经内科常见急诊之一，与其遇到时临时抱佛脚，不如平时做些工作，所以我在回去的路上，绞尽脑汁地思考双眼突然失明的诊断思路，以求天衣无缝。第 2 天，突然被告知患者为青光眼，顿时觉得索然无味，颜面尽失。不过我最后还是硬着头皮，腆着脸皮写完了这篇文章。这个病例无疑是会被眼科医生嘲笑的，这么简单的病居然想得如此复杂，但是对于神经科医生来说，我认为思路更重要。另外会诊这种跨界疾病一定要让其他相关科室一起会诊，对神经科来说看似疑难杂症的，对兄弟科室来说可能就是小菜一碟。

参考文献

[1] Durrani OM, Tehrani NN, Marr JE, et al. Degree, duration, and causes of visual loss in uveitis[J]. Br J Ophthalmol, 2004, 88(9): 1159-1162.

[2] Bassey Fiebai. A Review of Neuro - Ophthalmologic Emergencies[J]. The Nigerian Health Journal, 2010 (10): 1: 1-5.

[3] Mark S Gans. Idiopathic Intracranial Hypertension (IIH). https://emedicine. medscape. com/article/1214410 - overview??

[4] Orssaud C, Dufier JL Leber's optic neuropathy[J]. La Revue du praticien, 2001, 20(51): 2220-2224.

[5] Ates H, Kayikçio 8 13IBE6, Andaç K. Bilateral angle closure glaucoma followinggeneral anesthesia[J]. Int Ophthalmol. 1999; 23(3): 129-130.

无论你见或者不见，关乎诊断的细节就在那里，不增不减。

8. 花式甲醇中毒(和酒厂无关)

甲醇中毒，老生常谈，大家多少都知道一点。今天讲述的是2例和饮酒无关的甲醇中毒。

多年前在门诊遇到一位老汉，主诉“急性双眼视力丧失3天”。因为华山视神经脊髓炎看得好，当地医院推荐来我院就诊。患者为内蒙古锡林郭勒人，那段时间本人正好从内蒙古旅游回来，略知当地的风土人情——酒喝得猛。

所以我问诊时首先问的就是“你喝不喝酒?”，老汉说，“平时喝，但最近没喝。”我让他好好想想，他说没喝；再想想，没喝；使劲想，还是没喝。没辙了，中毒的诊断最重要的要有毒物接触史，否则可不敢贸然下诊断，所以首先诊断为视神经脊髓炎可能，不除外甲醇中毒。由于床位紧张，此患者后来去了其他医院就诊。过了1个月，正好遇到患者大儿子，他说幸好当时在病例本里写了“不排除甲醇中毒”，否则老爷子眼睛就保不住了。原来那家医院的医生见到病史后也对患者“严刑逼问”，患者忽然想到就诊前4天在屋子墙角地板上看到一个白酒瓶，他打开瓶子闻了一下发现是酒的气味，就喝了一小口，感觉味道不怎么样又放回了原处，第2天就失明了。患者大儿子大吃一惊，因为最近老汉的二儿子正好在搞装修，这个瓶子是他的。大儿子赶紧给他弟弟打电话确认，这个瓶子的确是用来装甲醇的，此事终于真相大白。后经过积极救治，老汉的视力完全恢复。这边需要提个醒，用完的食品容器尽量不要二次利用，如要使用也不要去装有毒、有害物品。

甲醇在体内的代谢途径如下：甲醇→甲醛→甲酸(图8-1)。

①甲醇：有微毒，表现为醉酒。

②甲醇→甲醛，代谢过程缓慢，容易导致血中甲醇堆积。

③甲醛：老百姓家装时最关心的污染物，闻上去十分刺鼻，甲醇对气道、皮肤、黏膜有损伤，长期接触还有致癌风险。不过甲醛在血中代谢很快，还没来得及露一手就代谢为甲酸了。

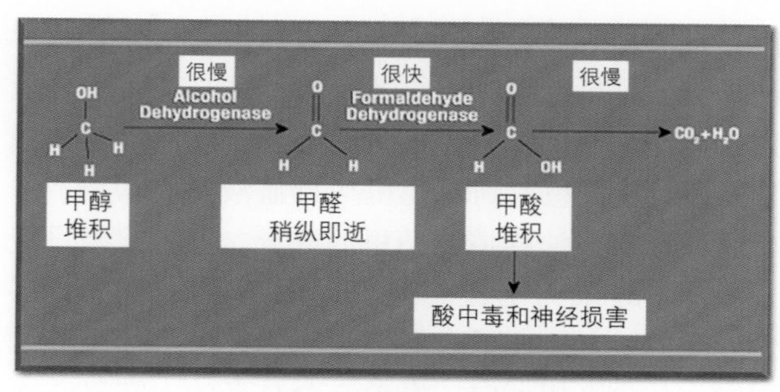

图8-1 甲醇的代谢路径

④甲醛→甲酸：过程很快，因此鲜有甲醛堆积的。

⑤甲酸：甲醇代谢过程中最毒的物质，一方面甲酸是酸性的，它破坏了人体酸碱平衡；另一方面甲酸可以破坏线粒体功能，造成神经元供能障碍，导致暴盲和基底节区病变。

⑥甲酸→二氧化碳和水：甲酸最终被解毒，但过程缓慢，因此会导致甲酸在血液中堆积。

综上所述，甲醇中毒的前半段是真的甲醇中毒，症状轻微；后半段为甲酸中毒，症状明显，这就是为什么老汉当天喝了甲醇没事，第2天才开始失明的原因。

治疗甲醇中毒要从3个方面着手：

第一，排出甲醇，如催吐、血液透析。

第二，不让甲醇代谢下去，比如喝乙醇(抢夺甲醇代谢所需要的酶)，服用抑制酶活性的药物甲吡唑。喝纯甲醇的危害远大于喝假酒，假酒中好歹有些乙醇，能够起到一定的解毒作用。

第三，加速甲酸代谢，服用叶酸片可促进甲酸降解为二氧化碳和水。

第2例患者是烟花厂的中年男性工人，在入院前2个月开始经常无明显诱因出现大口喘气，并有下肢肌肉酸痛，辗转多家医院就诊，除了血总CO_2、阴离子间隙增高外(表 8-1),未查出其他阳性指标。外院给出了“过度换气综合征”的诊断。入院前6天患者再次出现大口喘气,且出现视物模糊,晚上患者失明,转诊华山医院,以“视神经脊髓炎”收入病房。入院时,患者双眼已无光感,瞳孔放大,对光反射消失。患者描述了做烟花的具体情况,烟花的五颜六色是各种金属粉末燃烧时产生的,在做烟花的时候需要将各种粉末粘合成团块状,掺入胶水,胶水是有机物,需要溶解于酒精。患者的工作就是把酒精和胶水喷入混合炉进行混匀,虽有口罩防护,但问起他戴口罩的效果时,他说其实还是能闻到酒精气味的。根据患者的临床表现和酒精接触史,我们建议患者到专业机构行血液毒物检测,并且让其家属设法弄清酒精里的成分。毒物检测只查了甲醇,结果为阴性。但家属那边得到了重要线索:近半年老板为了降低生产成本,将乙醇换成了甲醇。至此真相大白。患者2个月来的大喘气并不是“过度换气综合征”,而是酸中毒的表现,经过治疗,患者视力无好转。

表 8-1　电解质化验单

序号	项目	结果	参考值	单位
1	钾	4.54	3.50~5.30	mmol/L
2	钠	138.4	137.0~147.0	mmol/L
3	氯	106.8	99.0~110.0	mmol/L
4	钙	2.36	2.17~2.75	mmol/L
5	镁	1.05	0.70~1.10	mmol/L
6	总二氧化碳	7.6↓	20.0~30.0	mmol/L
7	阴离子间隙	24.0↑	8.0~16.0	mmol/L

阴离子间隙增宽,提示可能有代谢性酸中毒。

甲醇口服致死性剂量为30~240 mL,致盲剂量为6~30 mL(各家报道差异较大),第1例患者只喝了一口,一口的量为10~30 mL。

①口服甲醇吸收快,平均30~60 min在血中的浓度达到高峰。

②血液浓度<20 mg/dL,无症状。

③血液浓度>20 mg/dL,可能出现症状。

④血液浓度>50 mg/dL,可导致失明。

⑤血液浓度>150~200 mg/dL,死亡风险暴增。

⑥甲醇在体内的消除:低浓度的情况下为一级消除动力学,半衰期为3小时;高浓度的情况下(100~200 mg/dL)为零级消除动力学,每小时清除量为 8~9 mg/dL(各家报道差异较大)。

⑦甲酸的半衰期为2.5~12.5小时。

所以按照以上数据推测,即便致死剂量的甲醇浓度200 mg/dL下降到20 mg/dL也只需1天时间,因此甲醇可能在病程后期检测不出,此时应该测甲酸浓度。有研究表明在误服甲醇后4~10天,甲酸仍能在尿中检出。我们让家属送血样到专业机构检测时,特地提醒甲醇和甲酸均需要检测,结果家属还是只测了甲醇,果不其然结果为阴性。

后记

这2例“花式甲醇中毒”具有警示意义。第1例患者若不是外院医生详细询问病史,患者双眼就将永久失明了。第2例患者的起病异乎寻常,是量变到质变的典型范例。回过头去看病史,其实是有线索的——“过度通气综合征”,但在2个月前仅凭过度换气谁会想到甲醇中毒呢?想不到,所以才可怕。希望这2个病例对大家有所帮助。

参考文献

[1] Hovda KE, Mundal H, Urdal P, et al. Extremely slow formate elimination in severe methanol poisoning: a fatal case report[J]. Clin Toxicol (Phila). 2007, 45(5): 516-521.

[2] Kraut JA, Kurtz I. Toxic alcohol ingestions: clinical features, diagnosis, and management[J]. Clin J Am Soc Nephrol. 2008, 3(1): 208-25.

[3] 张春华, 王世相. 急性甲醇中毒的研究进展[J]. 中华急诊医学杂志, 2007, 16(5): 556-558.

麻风一直以来是一个传说，很多神经科医生对其辨识度不够，但罕见不等于不见，希望通过这个真实世界的病例引起大家的警觉。

9. 我的奖金呢

患者，男性，46 岁，渝籍油漆工，因双手疼痛、麻木 6 年余，下肢疼痛、麻木 2 年余就诊。患者进诊室时，感觉面相有点古怪，当他伸出双手则更是触目惊心（图 9–1）。患者在 6 年前操作电转时打掉了他的一截手指，当时他没觉得很疼痛，但是伤口经久不愈，此后逐渐出现双手疼痛、麻木、发凉，手部皮肤粗糙起泡。6 年间四处求医无果，手部关节逐渐畸形、肌肉萎缩。3 年前双下肢也出现麻木、疼痛，当时肌电图检查提示多发性周围神经炎，服用 B 族维生素无效。凭着在医学院学习时的印象，我让患者撸起袖子去摸他的肘管，果然摸到了想摸的东西。我拍摄了患者的面容和手部表现去问专家，回复与我初步诊断一样，可能是“脊髓空洞症”。

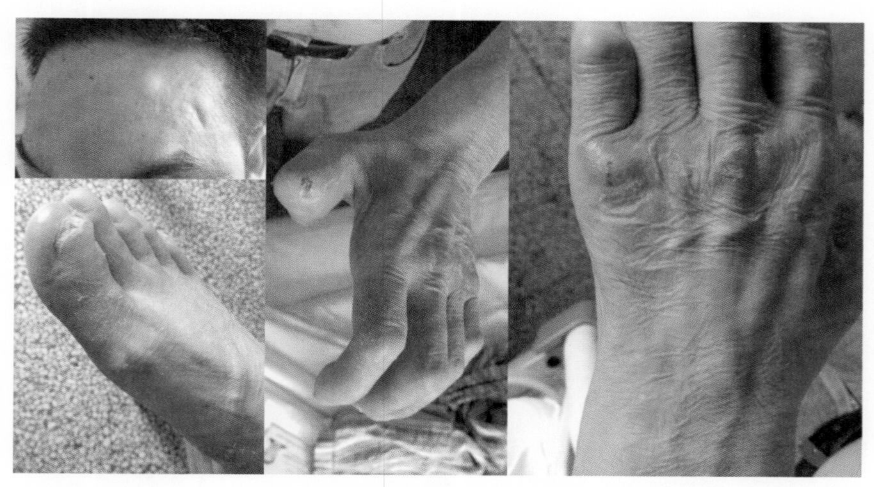

患者发际后退，并可见皮疹和结节。手指、脚趾见皮疹、溃疡、指甲过度角化，皮肤菲薄，肌肉萎缩，关节畸形。

图 9–1　患者面部及手足外观

患者手指掉了一截也“没觉得疼痛”，什么疾病会这样呢？

脊髓空洞症

脊髓空洞症是脊髓内形成管状空腔的一种慢性病变，好发于颈部脊髓，因此上肢最早受影响，症状多呈节段性分布，因脊髓前联合首先受累，所以表现为分离性感觉障碍，痛、温觉减退或消失，深感觉存在。因为感觉不到痛，患者手部很容易发生烫伤和创伤。当空洞进一步扩大时，髓内其他结构也会受累。当自主神经受影响时，会出现指端、指甲角化过度，萎缩，失去光泽；当脊髓前角受累时可出现手内肌萎缩、爪形手；脊髓白质受累时可引起传导束功能障碍。

麻风

麻风是由麻风杆菌引起的一种慢性传染病，主要病变在皮肤和周围神经。临床表现为麻木性皮肤损害，神经粗大，严重者甚至导致肢端残废。根据人体对麻风杆菌的免疫力的强弱麻风病可以分为5型(图9-2)。结核型的周围神经系统表现最典型，一般先失去温觉，然后失去痛觉，最后失去触觉。神经受累严重时，神经营养、运动等功能发生障碍，出现大小鱼际肌和骨间肌萎缩，形成“爪手”“猿手”“垂腕”“溃疡”、关节畸形和脱落等多种表现。

麻风和脊髓空洞症的临床表现有很多相似点，如上肢受累更常见、感觉障碍显著、严重的关节畸形等，两者的临床鉴别点见图9-3。在100多年前这两者是很难区分的，被误诊的病例不少，甚至有学者错误地认为两者是同一种病。但自从有了MRI和肌电图检查以后，两者的鉴别诊断就是非常容易了。

	结核型	偏结核型	中间型	偏瘤型	瘤型
免疫力	强 →				弱
查菌	阴性 →				阳性
麻风菌素试验	阳性 →				阴性
皮损数目	一到两块 →				全身
皮损形态	斑疹和斑块	斑疹和斑块	多形性和多色性	斑疹、斑块、结节和弥漫性浸润	斑疹、浸润、结节和弥漫性损害
毛发和眉毛	不脱落 →				脱落
神经粗大	明显 →				不明显
感觉障碍	明显 →				不明显

图9-2　麻风的临床分型和特征

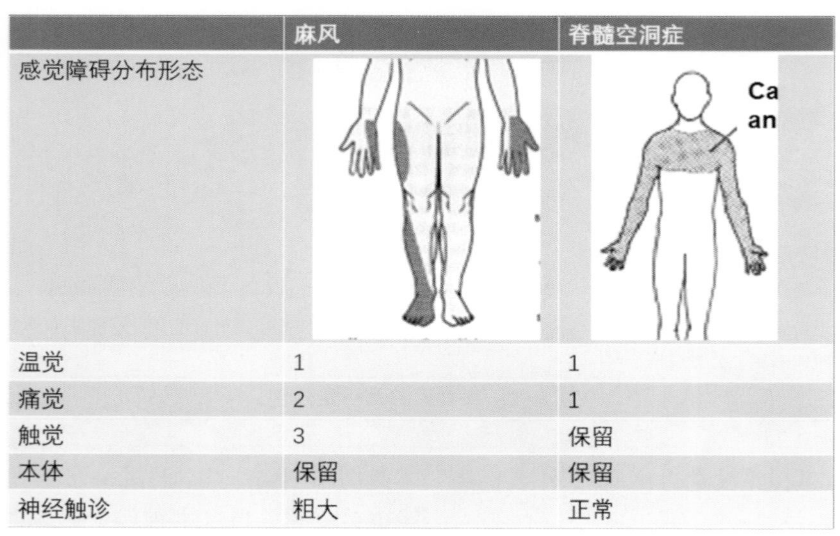

	麻风	脊髓空洞症
感觉障碍分布形态		
温觉	1	1
痛觉	2	1
触觉	3	保留
本体	保留	保留
神经触诊	粗大	正常

数字表示受累的次序。

图9-3　麻风和脊髓空洞症的区分

入院后患者做了颈部的MRI，排除了脊髓空洞的可能。复查肌电图提示严重多发性周围神经病的电生理表现，神经超声证实多处外周神经粗大，所以麻风病可能性极大。此时有人会问，“会不会是除了麻风以外的其他类型的周围神经病?”我印象中只有腓骨肌萎缩症(CMT)1型外周神经会增粗，其他的还真要查文献。

文献中认为，引起神经粗大的疾病常见的有3种原因：麻风、遗传性腓骨肌萎缩症和慢性炎性脱髓鞘性多发性神经根神经病。

①遗传性腓骨肌萎缩症Ⅰ型（CMT Ⅰ）：这是一种遗传性周围神经病，临床主要特征是四肢远端进行性的肌无力和萎缩伴感觉障碍。双下肢呈倒立酒瓶状或称鹤立腿，同时出现高弓足、爪形趾和马蹄内翻畸形，四肢末梢可出现手套状袜状深浅感觉障碍，但一般不严重，可触及粗大的神经。大部分患者疾病进展缓慢，导致轻、中度损害，不影响预期寿命。

②慢性炎性脱髓鞘性多发性神经根神经病（CIDP）：CIDP是以周围神经近端慢性脱髓鞘为主要病变的自身免疫性运动感觉性周围神经病，属于慢性获得性脱髓鞘性多发性神经病，表现为双侧对称性四肢远端无力和感觉障碍。CIDP引起神经增粗的概率较低，为11%～57%（麻风引起神经增粗的概率为40%～75%，CMT1几乎为100%）。CIDP神经增粗主要见于病程较长、病情严重的案例。

其他少见的有Refsum病、神经鞘瘤、淋巴瘤或急性白血病侵犯神经、HIV感染所致的弥漫性淋巴细胞浸润综合征、糖尿病、黏液水肿、肢端肥大症、神经创伤或卡压后的改变等。

上海能收治麻风病的医院为上海市皮肤病医院，患者在那里接受了皮肤活检，并查到了麻风杆菌。我国对麻风病的诊断和治疗实行免费政策，但需要回原籍的疾控中心，于是患者出院回当地治疗。患者走之前，激动地握着我的手表示感谢。6年悬案一朝终结。

麻风究竟是怎么传染的？传染性到底强不强？

离体后的麻风杆菌，在夏季日光照射2～3小时即丧失其繁殖力，在60℃处理1小时或紫外线照射2小时，可丧失其活力。一般应用煮沸、高压蒸气、紫外线照射等处理即可杀死。麻风患者是麻风杆菌的天然宿主。麻风杆菌在患者体内分布比较广泛，主要见于皮肤、黏膜、周围神经、淋巴结、肝脾等网状内皮系统某些细胞内，传染方式有直接传染和间接传染两种。

①直接接触传染：麻风患者破溃的皮肤和健康人破损的皮肤接触，接触的密切程度与感染发病有关，这是传统认为麻风传播的重要方式。目前认为带菌者咳嗽和喷嚏时的飞沫和悬滴可通过健康人的上呼吸道黏膜进入人体，这是麻风杆菌传播的主要途径。

②间接接触传染：接触传染患者用过的衣物、被褥、手巾、食具等。间接接触传染的可能性很小。

必须指出，机体的抵抗力无疑是在传染过程中起主导作用的因素。有85%的人对麻风杆菌有天然的免疫力；还有一些人感染麻风后建立了对麻风杆菌的特异性免疫力，以亚临床感染的方式而终止感染。因此只有0.1%～0.01%的人可能会患麻风病。有资料显示，在夫妇双方有一人是麻风病的情况下，另一方感染麻风菌后发病的概率不到5%。因此麻风病的传染性与其他一些严重的传染病相比还是很小的。

1年后，我在门诊时又遇到了1例类似的案例，患者面部及手部外观如图9-4。患者去上海市皮肤病医院做了皮肤活检，结果为阴性，不过专家确定这就是麻风病。患者的妈妈和妹妹在当地都明确诊断为麻风病，因此皮肤科专科认同了这个诊断。

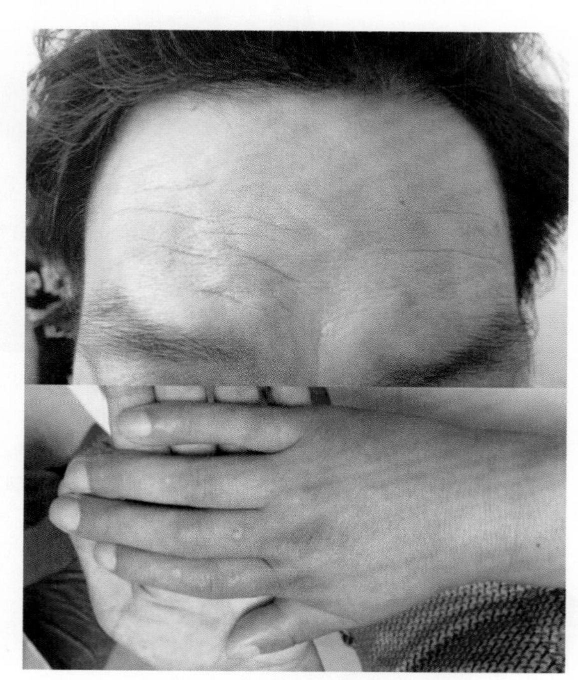

图9-4　患者面部及手部外观

第3个案例是一位进修医生发来的，看到图片（图9-5）我给出的诊断就是麻风病。后来当地疾控部门确认了诊断。那位进修医生还特地来感谢我，因为国家为了及时发现和治疗麻风病患者，各级政府采取了报病奖励的方法，中央财政给予适当补助。因此他和他的医院得到了一笔数目不小的奖励。靠自己学识赚钱是应当应分的，是无上光荣的。不过回头想想我的那2个案例，不对啊，那我的奖金呢？

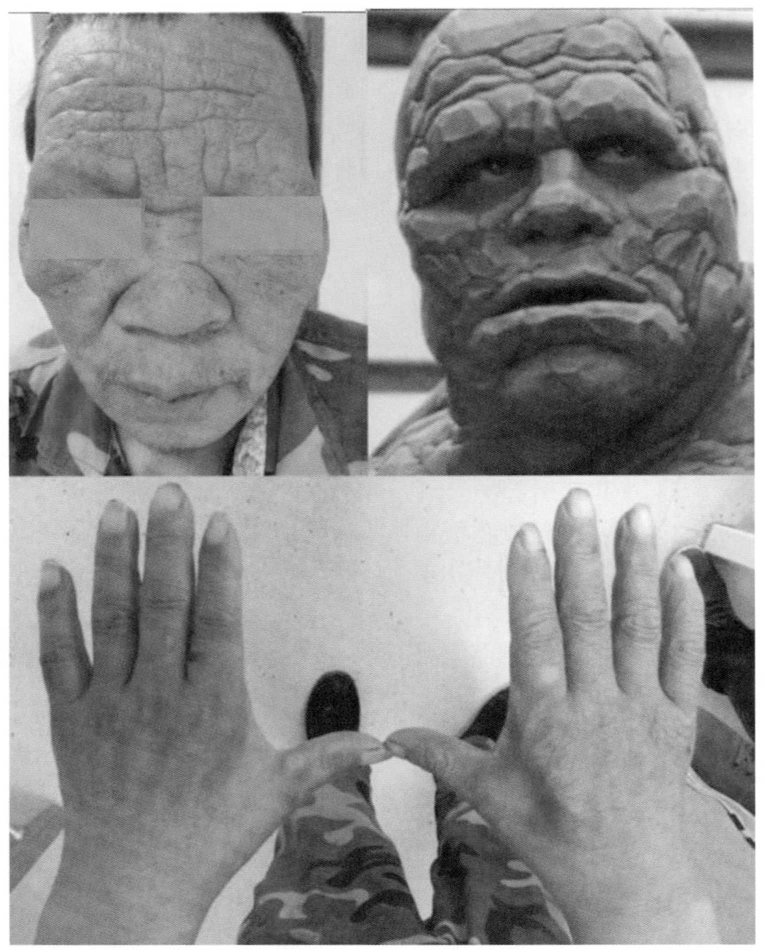

教科书中典型的麻风面容被称为狮子面容，不过几个病例看下来，我难以将他们与狮子联系起来。我想大多数人和我一样，不可能和狮子近距离眼对眼，所以对狮子面容实在没有概念。我倒是觉得麻风患者的脸和神奇四侠中的石头人比较相似，一块块的，坑坑洼洼的。

图 9-5　麻风面容及手部皮肤变化

后记

新中国成立以来国家花了大力气控制麻风病的传播，目前麻风病已处于基本被消灭的状态，不过需要注意的是"基本被消灭"，并不是指就没有了，而是指把麻风病的患病率和发病率控制在一个较低的水平。但这几年我每年都能接诊到麻风病例，这使我有一丝不安。因为麻风除了皮肤以外，周围神经也容易受累，所以神经内科有可能是首诊科室。麻风一直以来是一个传说，很多神经科医生对它辨识度不够，希望我的所见所闻能给大家提个醒，说不定大家还能顺便赚些奖金。

参考文献

[1] HASSIN, G. B. Leprosy or syringomyelia? JAMA [J]. 1915, LXV(3): 235-238.

[2] The differential diagnosis ofleprosy and syringomyelia. JAMA, 1897; XXVIII(8): 371-372.

[3] Khadilkar SV, Yadav RS, Soni G. A practical approach to enlargement of nerves, plexuses and roots [J]. Pract Neurol, 2015, 15(2): 105-115.

横看成岭侧成峰，远近高低各不同，不识庐山真面目，只缘身在此山中。——苏轼《题西林壁》

10. 云山雾罩

当这个病例水落石出时，我不由想起这首诗，这首诗好像赵重波教授在“临床和影像恩怨”的讲座里有提及。看看，多棒的意境：横看竖看，远看近看，上看下看，怎么样？水平差，横竖是看不懂的。

患者，男性，16岁。4月初出现头晕头痛，4月9日头痛明显加重，伴有剧烈的恶心、呕吐，到当地医院就诊。行CT检查发现右额颞硬脑膜下积液，数天后MRI检查显示右侧额顶部硬脑膜下血肿；蛛网膜下隙出血；鼻窦炎。拟以“脑血管意外”收入神经外科，行DSA检查未见血管异常。在此期间患者感觉右耳听力下降、耳鸣及轻微复视。4月底患者陆续出现左侧面部麻木、左侧咬肌肌力减退、左侧闭目闭唇差、复视、右侧肢体麻木、行走要人搀扶、饮水轻度呛咳，复查MRI发现小脑和脑干病灶(图10-1)。5月初来我院就诊。患者为技校学生，在校学习挖掘机操作，平素体健，无不良嗜好。

查体发现多组颅神经损害：

①第Ⅱ对脑神经受损：视力粗测尚可，右眼鼻侧视野缺损。

②第Ⅴ对脑神经受损：左侧面部浅感觉减退，张口左偏，左侧咬肌肌力差。

③第Ⅵ对脑神经受损：双眼外展受限，可见眼震。

④第Ⅶ对脑神经受损：左侧闭目、闭唇差。

⑤第Ⅷ对脑神经受损：右耳听力下降。

⑥第Ⅸ对脑神经受损：左侧软腭上抬欠佳，左侧咽反射迟钝，有呛咳表现。

右侧肌力为5-级，右侧巴氏征阳性，右侧肢体深浅感觉均减退，双侧跟膝胫试验阳性，右侧明显，无法行走，颈抗3指，克氏征阳性。

患者定位比较明确：多组颅神经；左侧桥脑；

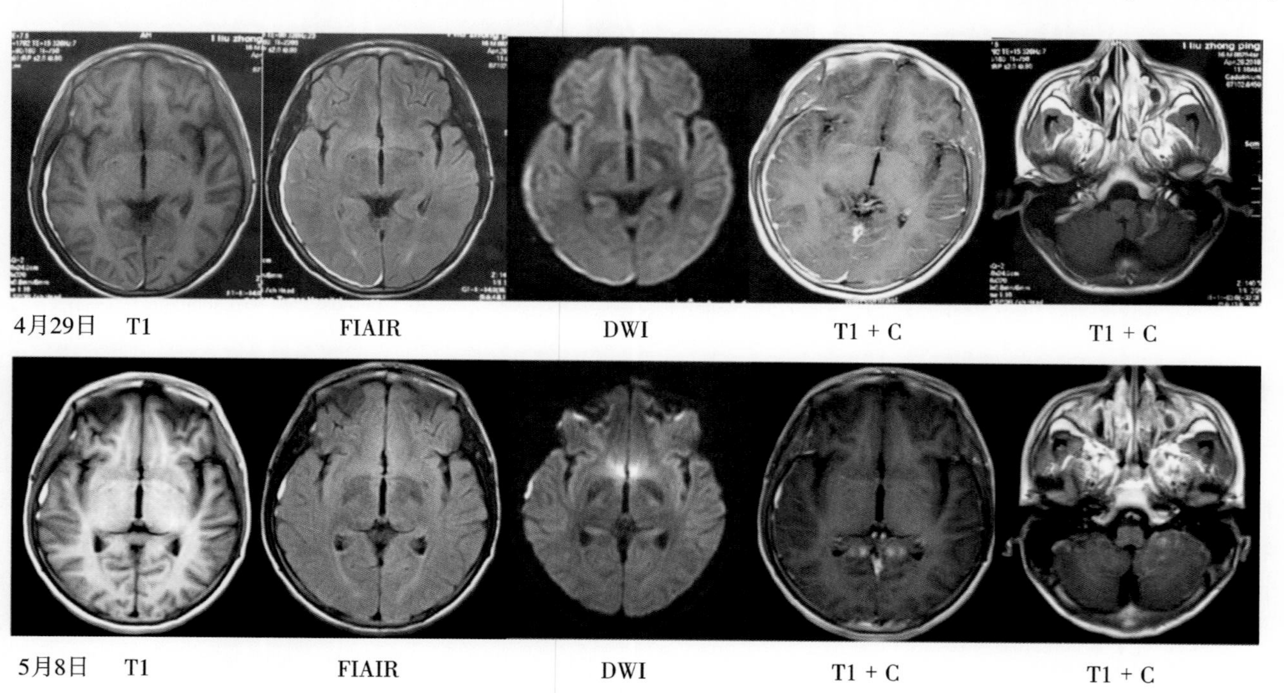

图10-1 治疗前后头颅MRI的改变

另外影像检查提示右侧硬膜下血肿。定性：亚急性病程，起初为硬脑膜下病变引起的头痛，随即脑神经受累，从中颅窝开始快速向四周铺开，最后影响脑干，于是考虑诊断为：①感染性炎症：细菌，结核，真菌，特殊感染。②非感染性炎症：结节病，ANCA 相关血管炎，IgG4 相关疾病，类风湿性关节炎性脑膜炎，肥厚性硬脑膜炎，其他风湿类疾病。③肿瘤：淋巴瘤和白血病等。

患者症状较重，需要行经验性治疗。从策略上讲，上述诊断可归纳为 4 类：①适用一般抗生素的感染；②用药特殊的感染，没证据不能轻易给药；③要使用激素的疾病，必须排除感染；④治不好的病，急也没用。随后行了腰穿，发现压力 > 350 mmH_2O，白细胞 $70×10^6$/L(< $8×10^6$L)，多核 48/70，单核 22/70，葡萄糖 2 mmol/L(2.5～4.5 mmol/L)，同步血糖 7.1 mmol/L，蛋白 945 mg/L(120～600 mg/L)，氯化物正常。经感染科会诊，暂予以头孢曲松抗感染治疗，同时用甘露醇降颅压。

经过 3 天治疗，患者病情好转，头不痛了，面部肢体麻木也缓解了，当天复查头颅 MRI 也有好转(图 29)。

这是什么情况？一种对头孢曲松有效的慢性脑膜脑炎？

细菌性脑膜炎的常见菌种有脑膜炎球菌、流感杆菌、肺炎球菌、大肠杆菌、葡萄球菌、李斯特菌等，在未确定病原菌前，第三代头孢头孢曲松或头孢噻肟常作为首选用药，但以上菌种通常引起急性脑膜炎，而此例是慢性的，需要考虑一些对头孢敏感的冷门菌种(图 10-2)。

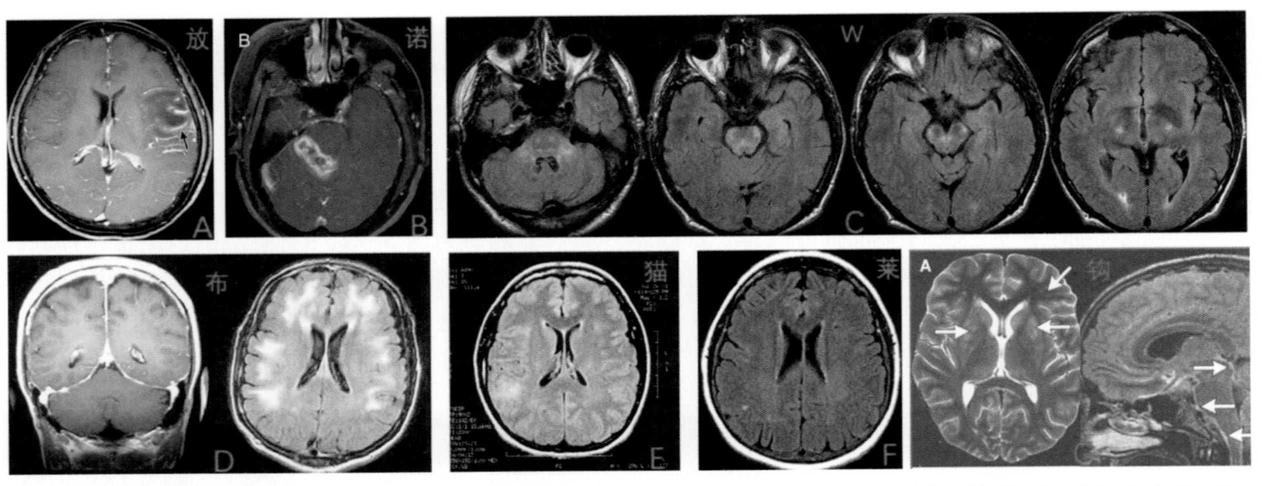

A. 放线菌导致的脓肿(头颅 MRI 增强)；B. 诺卡菌导致的脑干脓肿(头颅 MRI 增强)；C. Whipple 菌喜好累及脑干、丘脑、锥体束 一般不强化(头颅 MRI-Flair)；D. 布氏杆菌所致的脑膜炎和脑白质病变(头颅 MRI 增强及头颅 MRI-Flair)；E. 猫抓病导致的非特异性脑白质改变(头颅 MRI-Flair)；F. Lyme 病导致的非特异脑白质改变（头颅 MRI-Flair)；G. 钩端螺旋体导致的脑改变和脑膜增厚（头颅 MRI-T2WI 及头颅 MRI 增强)。

图 10-2　螺旋体感染的头颅影像

脑放线菌病

放线菌是自然界的常见菌种，是人体定植菌。脑放线菌病的主要表现形式是脑脓肿，脓肿内含有特征性的硫磺色颗粒；少部分表现为脑膜炎或放线菌瘤。此病发展十分缓慢且隐匿，病程常以月计，适用的抗生素有 β 内酰胺类、四环素类、红霉素、美满霉素及头孢类等。

脑诺卡菌病

诺卡菌是革兰阳性的需氧菌，广泛分布于土壤，不属于人体正常菌群。中枢神经系统是诺卡菌好累及部位，多数表现为脑脓肿，少数为脑膜炎，病程偏亚急性或慢性。治疗首选磺胺类药物，可联合甲氧苄啶或氨苄青霉素使用，其他可用抗生素有丁胺卡那霉素、四环素、亚胺培南、头孢曲松和头孢噻肟等。

布氏杆菌病

羊为主要传染源，首发表现通常为发热、关节痛及全身乏力，然后出现神经系统症状，有些患者可在感染后几个月甚至几年后出现。神经系统表现极其多样，有脑膜炎、脑膜脑炎、脑炎、脊髓炎、脑脓肿、硬膜外脓肿、炎性假瘤、脑血管病、脱髓鞘、尿崩、帕金森综合征、精神症状、颅神经麻痹、周围神经病等，能选用的抗生素有利福平、多西环素、甲氧苄啶磺胺甲异恶唑、头孢曲松和氨基糖苷类等。

Whipple 病

这是一种少见的慢性细菌感染，多系统受累，常累及胃肠道导致腹泻。Whipple 病的致病菌可能属于放线菌属。神经系统表现有缓慢进行性痴呆、核上性眼肌麻痹、肌阵挛，常伴有头痛，MRI 提示病灶常位于中脑、海马、下丘脑和皮质脊髓束，可用的抗生素包括氯霉素、青霉素、红霉素、氨苄青霉素、四环素和甲氧苄啶-磺胺甲恶唑。

猫抓病

致病菌为巴通体，是一种棒状小杆菌，存在于猫的口咽部，跳蚤是猫群的传播媒介。人通过猫的抓伤、咬伤或人与猫密切接触而转移到人体，表现为局部红斑性丘疹，1~2 周后淋巴结肿大，脑病发生于淋巴结肿大后 1~6 周，常表现为脑炎或脑膜脑炎。该病多为自限性，一般 2~4 个月内自愈。可用的抗生素有阿奇霉素、环丙沙星、利福平、四环素、复方新诺明等。青霉素、头孢菌素类也有效。

螺旋体感染

致病性螺旋体有梅毒螺旋体、钩端螺旋体、回归热螺旋体和伯氏疏螺旋体，分布对应梅毒、钩体病、回归热和莱姆病。它们都能引起脑膜脑炎。治疗上头孢类及 β 内酰胺类药物多数有效。

这些感染不是机会性感染就是疫源特殊，经询问相关病史一无所获。正在纳闷时，检查结果陆续出来了：脑脊液各菌种涂片均阴性，血 CSF 乳胶凝集试验阴性，血 T－spot 阳性，血 G 试验阴性，TPPA/RPR 阴性。脑脊液脱落细胞：镜下见丰富淋巴细胞，单核细胞，较多中性粒细胞。感染方面除了脑脊液二代测序外，其他都已检查。只有血 T-SPOT 阳性，但这只能证明患者曾得过结核，要证明是颅内结核还有很曲折的路要走。另一个异常指标是血嗜酸性粒细胞百分比升高，达 18%（正常值为 2%~4%）。

嗜酸性粒细胞增多+中枢神经系统受累（图 10-3）有哪些可能？

广州管圆线虫病

也称嗜酸性粒细胞增多性脑膜脑炎，是广州管圆线虫感染所致，中间宿主为螺类（特别是福寿螺）、淡水虾和蛙类，神经系统临床表现有头痛、发热、颈项强直，恶心呕吐、颜面肢体感觉异常及多脑神经损害等，外周血和脑脊液出现嗜酸粒细胞增多，因而得名。

Churg-Strauss 综合征（CSS）

CSS 是一种抗中性粒细胞胞浆抗体（ANCA）相关性血管炎。主要表现有哮喘、血嗜酸性粒细胞增多（大于白细胞分类计数的 10%）、周围神经病、鼻窦炎及心脏累及。一半的患者血 ANCA 为阳性。中枢神经系统受累较少见，表现有脑梗死、脑出血、蛛网膜下隙出血、视力下降及多脑神经损害等。

高嗜酸性粒细胞综合征

高嗜酸性粒细胞综合征比 CSS 嗜酸性粒细胞增多更明显（白细胞分类计数的 30%~70%），无哮喘和过敏病史，但心脏、中枢神经系统、皮肤受累更常见，且容易出现血栓性疾病。神经系统表现主要是缺血性卒中和短暂性脑缺血发作（TIA），其他表现还有脑病、视觉障碍及周围神经病。

嗜酸粒细胞性白血病

这是一种少见的白血病类型，有一般白血病的表现，并容易累及心脏、肺及神经系统，应该不会自愈。

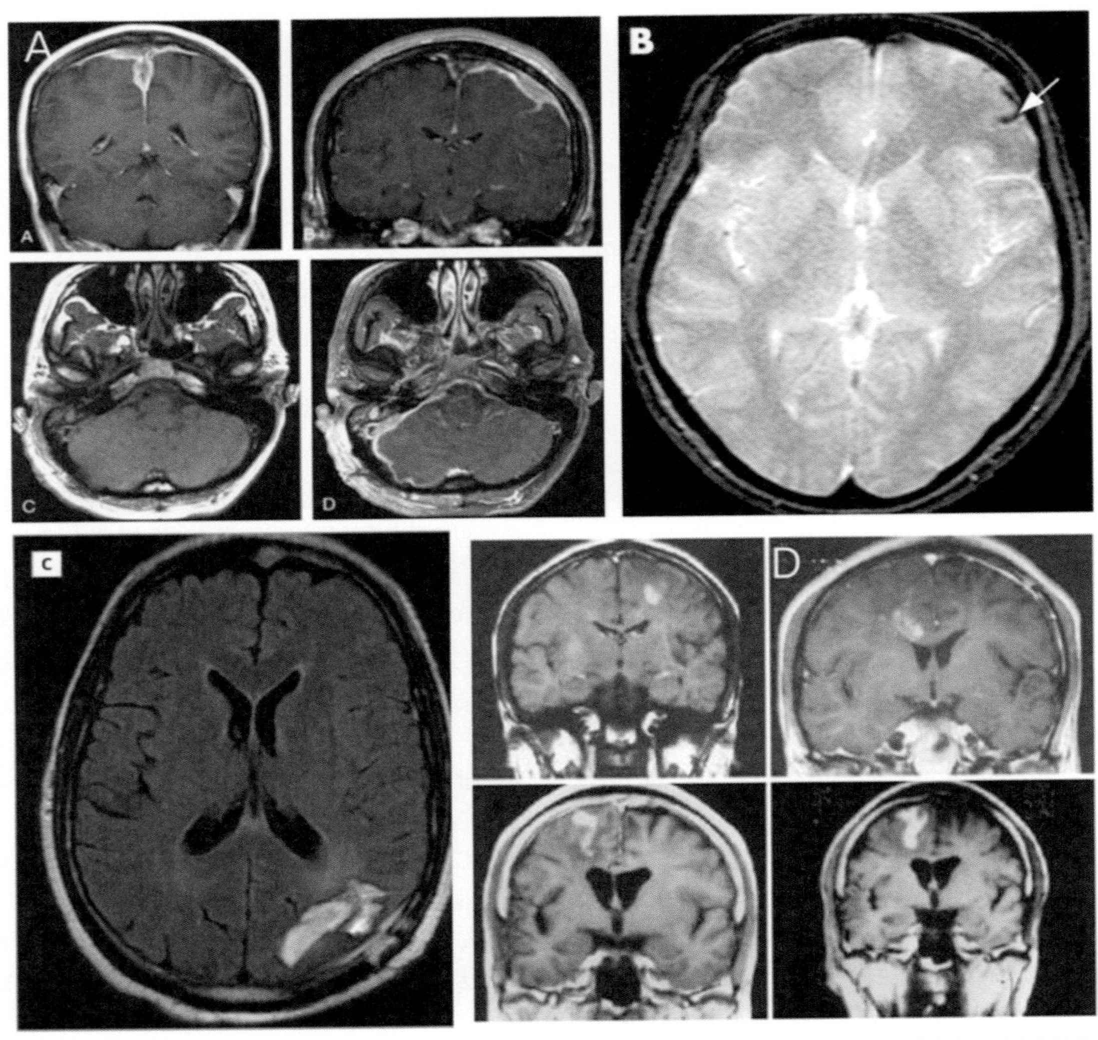

A. IgG4 相关性硬脑膜炎；B. 广州管圆线虫病，见左侧额叶线形病灶；C. CSS 导致的病变多与脑血管有关，图中所示为脑出血；D. 曼氏裂头蚴。

图 10-3 嗜酸性粒细胞增多症伴中枢神经系统受累患者头颅影像

此例患者还补查了血寄生虫抗体。其他检查报告也陆续出来：脑脊液二代测序查出表皮葡萄球菌，抗核抗体谱全套阴性；ANCA 阴性；RF 阴性；血管紧张素阴性；ACA 阴性，IgG4 阳性，5.34 g/L（0.030~2.010 g/L），比正常值高出 1 倍多。IgG4 相关疾病在此之前我也有所耳闻，它是导致硬脑膜病变的一个重要原因。

IgG4 相关疾病

IgG4 相关性疾病是一种与 IgG4 淋巴细胞密切相关的慢性、系统性疾病，该类疾病以血清 IgG4 水平升高以及 IgG4 阳性细胞浸润多种器官和组织为特征，常累及胰腺、胆道、大唾液腺（颌下腺和腮腺）、泪腺、后腹膜腔和淋巴结及鼻窦。神经系统表现为硬脑膜炎，有头痛、脑神经麻痹、视力减退、无力、肢体麻木、听力下降、癫痫发作、认知功能减退等。影像学检查可见硬脑膜线样或结节样异常强化，同时可存在脑实质受累，脑神经异常强化，脑骨质增生和垂体异常等。患者的血 IgG4 > 135 mg/dL，临床表现、影像表现、实验室检查均符合，不过，IgG4 硬脑膜炎能表现为硬脑膜下血肿，类似的文献未能找到。

患者血寄生虫抗体显示曼氏裂头蚴抗体阳性，

肺吸虫抗体弱阳性。曼氏裂头蚴的患者我曾见过几例，影像学表现为颅内肉芽肿性病变，但没遇见过有硬脑膜下出血的。此时我手上握着一把横七竖八，乱七八糟的诊断，实在无力再写下去了。这究竟是什么情况？

中场休息

提前剧透，答案就在这里面。

咬住嗜酸性粒细胞增高：CSS，高嗜酸性粒细胞综合征，广州管圆线虫病；盯死 IgG4：IgG4 相关疾病；看抗体：还有曼氏裂头蚴、肺吸虫、结核不能除外；不讲证据讲效果：特殊感染。

请大家猜猜看患者的诊断究竟是什么，答案下一期揭晓。

参考文献

[1] Bellesi M, Di Bella P, Provinciali L. Diagnostic difficulties with central nervous system actinomycosis[J]. Neurol Sci, 2011, 32(5): 945-947.

[2] Anagnostou T, Arvanitis M, Kourkoumpetis TK, et al. Nocardiosis of the central nervous system: experience from a general hospital and reviewof 84 cases from the literature [J]. Medicine (Baltimore), 2014, 93(1): 19-32.

[3] 廖雅丽，赵世刚，张哲林. 32 例神经型布氏杆菌病(中枢型)的临床特点及影像学研究. 中华神经医学杂志，2016，15(3)：284-288.

[4] Black DF, Aksamit AJ, Morris. MR imaging of central nervous system Whipple disease: a 15-year review[J]. AJNR Am J Neuroradiol, 2010; 31 (8): 1493-1497.

[5] Al-Sous MW, Bohlega S, Al-Kawi MZ, AlwatbanJ, McLean DR. Neurobrucellosis: clinical and neuroimaging correlation[J]. Am J Neuroradiol, 2004, 25(3): 395-401.

[6] Seah AB, Azran MS, Rucker et al. Magnetic Resonance Imaging Abnormalities in Cat-Scratch Disease Encephalopathy [J]. Journal ofNeuro-Ophthalmology, 2003, 23(1): 16-21.

[7] André R, Cottin V, Saraux JL, et al. Central nervous system involvement in eosinophilicgranulomatosis with polyangiitis (Churg-Strauss): Report of 26 patients andreview of the literature[J]. Autoimmunity Reviews, 2017, 16(9): 963-969.

为什么我们在分析文献病例的时候经常能“神机妙算”，而在真实世界病例的诊断中经常会一筹莫展。与文献相比，真实世界的案例多了不少混杂信息，让人真假莫辨，错误的信息组合方式往往会得出错误的结论。

11. 拨云见日

本期接上一期“云山雾罩”，经过投票，曼氏裂头蚴得票数获得第一，我们初步考虑的也是曼氏裂头蚴。

拿到血寄生虫报告后，我们让患者做了一次脑脊液的寄生虫抗体检测，结果回报脑脊液曼氏裂头蚴抗体阳性，那会不会是假阳性呢？

曼氏裂头蚴病

曼氏裂头蚴是一种肠道寄生虫，学名为曼氏迭宫绦虫，其终宿主是猫和狗。曼氏裂头蚴的成虫寄生于猫和狗的肠道内，其卵可经粪便排入水中，虫卵在水中被剑水蚤吞食，在剑水蚤体内发育成原尾蚴；原尾蚴随剑水蚤被鱼、蛙、蛇、鸟等吞食后穿破肠壁而出，游走到皮肤和肌肉里发育成裂头蚴；裂头蚴随鱼、蛙、蛇、鸟被猫狗吞食后，在猫狗肠道发育为成虫。人不是曼氏裂头蚴的终宿主，裂头蚴不能在人肠道里发育为成虫，人更像是鱼、蛙、蛇、鸟等，身体被裂头蚴钻得千疮百孔。人感染曼氏裂头蚴有 3 种途径：①饮用生水或游泳时吞食被感染的剑水蚤；②生吃鱼、蛙(包括蝌蚪)、蛇、鸟(包括鸡鸭)；③蛇皮或蛙皮贴敷皮肤(图 11-1)。曼氏裂头蚴经常会光顾脑子，它走一路吃一路，所到之处会留下中空管道，称为隧道征或串珠征(图 11-2)。

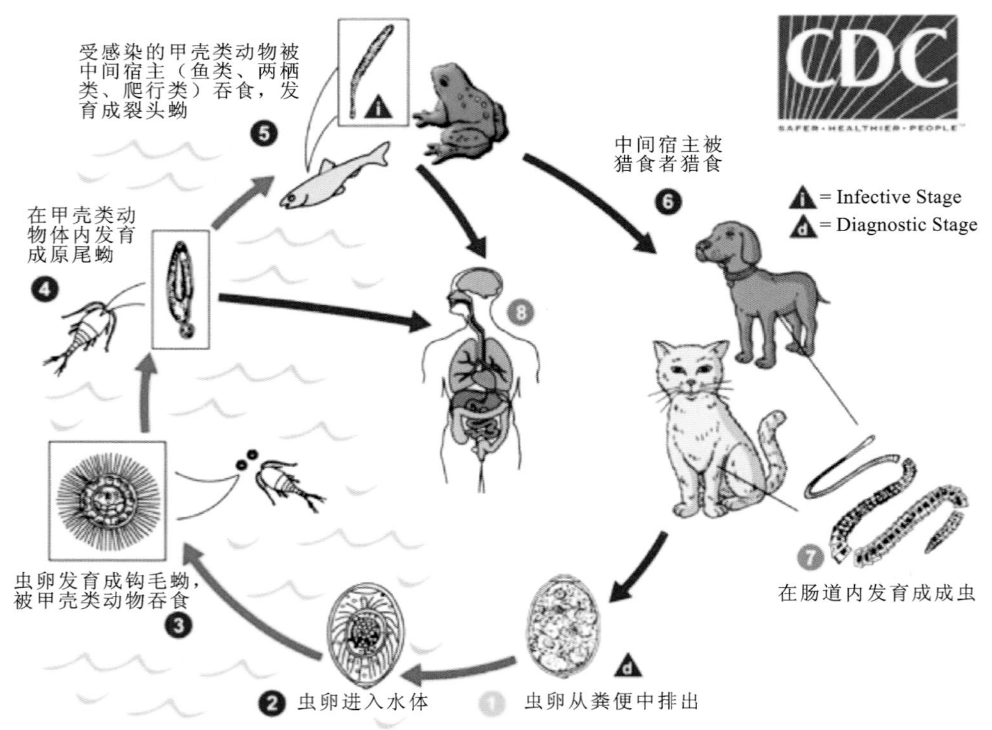
受感染的甲壳类动物被中间宿主（鱼类、两栖类、爬行类）吞食，发育成裂头蚴
5
CDC
SAFER·HEALTHIER·PEOPLE
中间宿主被猎食者猎食
6
= Infective Stage
= Diagnostic Stage
在甲壳类动物体内发育成原尾蚴
4
8
7
在肠道内发育成成虫
虫卵发育成钩毛蚴，被甲壳类动物吞食
3
2 虫卵进入水体
1 虫卵从粪便中排出

图 11-1　曼氏裂头蚴生活史

（来源于 https://www.dpd.cdc.gov/dpdx）

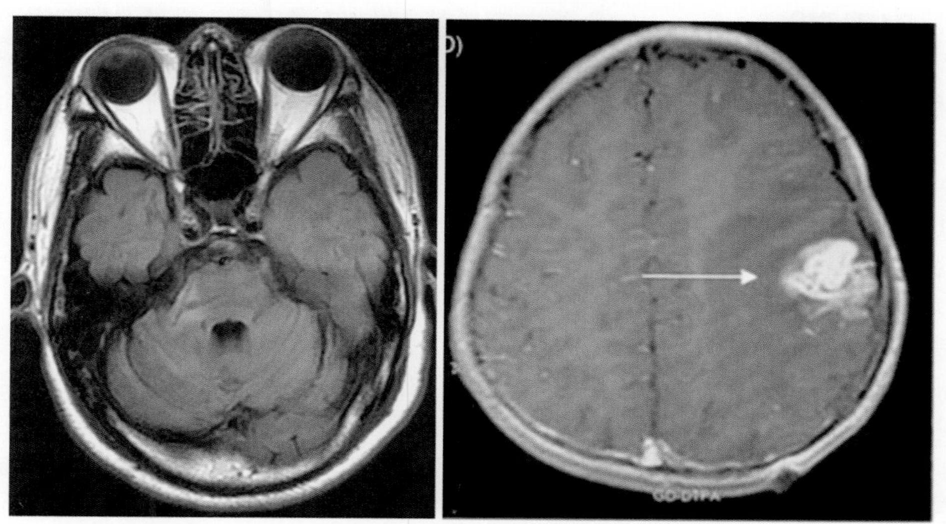

右侧脑干(左图 Flair)，左侧额叶(右图增强)病灶可见隧道征和串珠征。

图 11-2 头颅 MRI

我们将所有的片子进行放大比对，发现确实有隧道征，这个隧道征不仅脑干、小脑上有，肺上也有。追问病史，患者想起 4 月中旬行 DSA 手术后曾出现过咯血，当时归咎于全麻气管插管，并未重视。行头颅 SWI，这条隧道看上去更明显了(图 11-3)。所以该患者就是曼氏裂头蚴感染，脑脊液抗体不是假阳性。

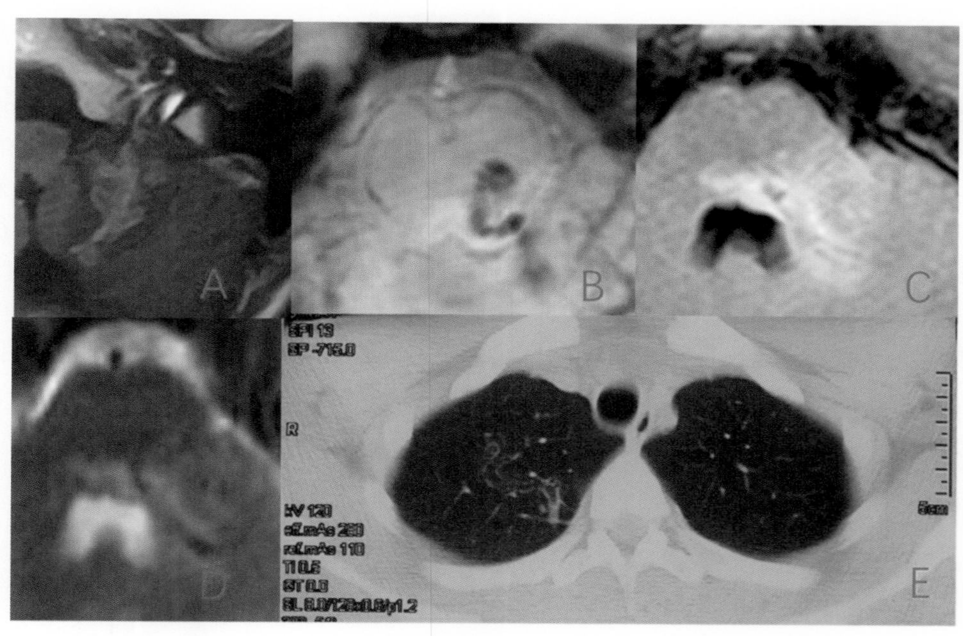

A. T1WI+C 小脑病灶隧道征，形态有点像橄榄枝；B. SWI 见脑干病灶十分明显的虫移行路径，似乎还有点串珠感；C 和 D FLAIR 和 T2WI 的隧道征；E. 肺 CT：右肺上野也可见隧道征。

图 11-3 隧道征

如何解释血 IgG4 升高?

IgG4 是 4 种 IgG 亚型中最少见到的一种，除了 IgG4 相关疾病外，其他导致 IgG4 升高的有哮喘、过敏性鼻炎、特异性鼻炎、寄生虫、胰腺癌、胆管癌、淋巴瘤、其他风湿免疫疾病。IgG4 升高和寄生虫感染很有渊源。在 Pubmed 输入 parasite 和 IgG4 会发现许多相关文献，IgG4 水平在很多种肠道寄生虫感染时会升高，寄生虫特异性 IgG4 可抑制肉芽肿降解。Chung 等研究发现在几种 IgG 亚型中，IgG4 对裂头蚴抗原反应最为强烈。

如何解释抗生素有效?

无文献支持普通抗生素有效，那么患者的症状为什么会缓解呢？可能纯属巧合，或者因为脑干体积小，虫子活动范围有限，虫子钻着钻着掉进脑脊液里冲走了，于是脑干症状缓解。另外，还有可能是虫子身上携带了细菌，细菌如同坐动车周游世界，没想到遇到抗生素被团灭，而动车继续在开。

硬脑膜下血肿是怎么回事?

曼氏裂头蚴的 MRI 表现和低级别胶质瘤相似，通常有环形强化或绳结样强化，其他的表现有隧道征。初曙光教授等的研究认为绳结样强化比环形隧道征更常见。原因是：虫子钻起洞来不太会勇往直前，而是随性地来来回回瞎转悠，钻出来的形状如同一团乱麻。本案例中患者的 MRI 表现虽然像隧道，但增强相更像是橄榄枝，这可能源于虫的随意性：尝尝这里，嗯，味道不好，缩回去换一个地方继续吃，所以吃着吃着就成了分岔的树枝。查阅文献未发现有曼氏裂头蚴导致硬脑膜下血肿的报道。这位硬脑膜下血肿患者后来还做了 DSA，这确实是个离奇的故事。裂头蚴的突破能力来源于它的活泼好动以及分泌的蛋白酶，除了脑以外，裂头蚴还能侵犯眼、口腔、颌面、皮下、呼吸道、腹膜、尿道和膀胱等，因此硬脑膜下受累也不足为奇。从 SWI 和咯血症状看，曼氏裂头蚴所经之处可以出血，所以硬脑膜下血肿有可能是虫移行所致。

曼氏裂头蚴的治疗和大多数寄生虫一样，常用药有阿苯达唑和吡喹酮，治疗前一定要检查眼底，治疗时别忘了应用激素。我特地咨询过一位感染科专家，他表示，裂头蚴的治疗周期很长，杀不死，只能抑制，停药后容易活动，1 个月 1 次治疗 6~8 个疗程后，逐渐拉长时间。2 个月 1 次，治疗数次，然后 3 个月 1 次，治疗数次，然后半年，再然后 1 年，长期维持，生命不息，杀虫不止，因此预防在前很有必要。

如何防范曼氏裂头蚴病?

前面已经罗列了人感染裂头蚴的 3 条途径，若想预防，将这 3 条路全部卡死即可：不喝生水、不食用野生动物、不拿蛇皮、蛙皮敷皮肤。野生动物吃不得，一则犯法，二则卫生情况不可控。有调查发现野生虎纹蛙裂头蚴感染率最高为 51. 92%(216/416)；而养殖蛙类(包括虎纹蛙和牛蛙)感染率为 0%(0/1382)；另一项调查显示，671 只野生青蛙裂头蚴感染率为 31. 15%，感染强度为 1~60 条；3 条野生蛇感染率达 100%，感染强度为 2~99 条，而人工养殖的牛蛙裂头蚴均为阴性(图 11-4)。

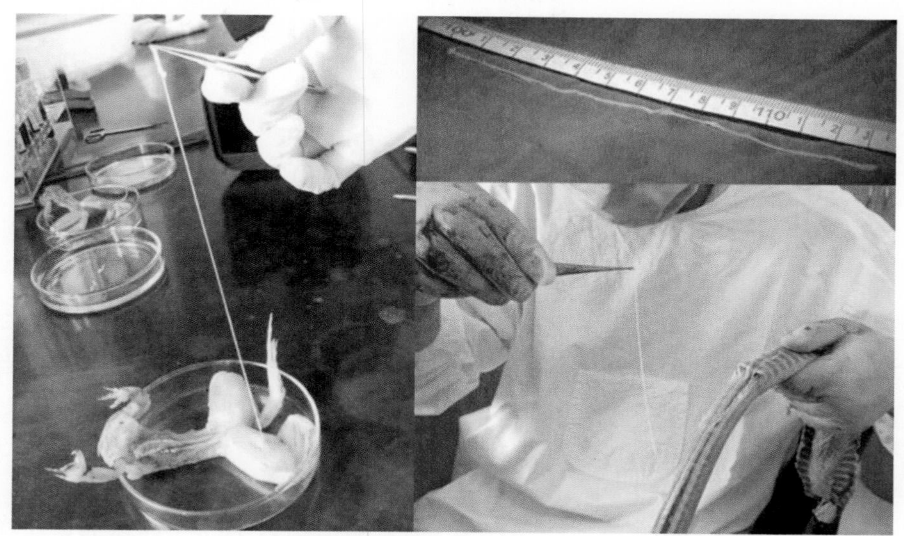

图 11-4　蛙蛇肌肉中的裂头蚴

后记

与文献相比，原生态案例多了不少混杂信息，让人真假莫辨，错误的信息组合方式往往会得出错误的结论。就此病例而言，如果认识隧道征那就根本不需要管其他的细枝末节，但是没办法，水平有限，只能被虫子牵着鼻子走，这才会有一堆八竿子打不着的鉴别诊断。不过在此病例的诊治过程中，虫子带我长了不少见识，我知道了一堆使用头孢曲松治疗有效的少见感染，IgG4 在寄生虫感染时也会升高，野生动物不能吃……对于这例患者的诊断大家有了答案。

但此类疾病就结束了吗?

参考文献

[1] Li YX, Ramsahye H, Yi et al. Migration: AnotableFeature of cerebral sparganosis on follow-up MR Imaging[J]. American Journal of Neuroradiology, 2013, 34 (2): 327-333.

[2] Chung YB, Kong Y, Yang, et al. IgG antibody responsesin early experimental sparganosis and IgG subclass responses in humansparganosis [J]. Korean J Parasitol, 2000, 38(3): 145-150.

[3] Chu S, Lu X, Wang Y, et al. Magnetic resonance imaging features of pathologicallyproven cerebral sparganosis[J]. J Int Med Res, 2013, 41(3): 867-877.

[4] 冯洁萍，洪青，刘海娟，等. 广州市售蛙类裂头蚴感染及溯源调查[J]. 中国人兽共患病学报，2015，31(1): 88-91.

[5] 徐卫民，汤益，王佳，等. 杭州市蛙、蛇体内曼氏裂头蚴感染情况调查[J]. 疾病监测，2009，24 (8): 612-613.

患者病情的好转，往往是各种治疗效果的累加和机体自身修复共同作用的结果。

12. 华山一针灵

硬脑膜下血肿是神经外科常见疾病，但有时“漏网之鱼”也会游到神经内科的池塘。硬脑膜下血肿有急性、亚急性和慢性之分：急性和亚急性硬脑膜下血肿通常有明确的外伤史，因此多数在神经外科就诊；慢性硬脑膜下血肿起病隐匿，患者可表现为轻度偏瘫、认知功能障碍或者精神障碍。今天讲述的这例慢性硬脑膜下血肿由急性者迁延所致，3 个月来血肿没有大变化(图 12-1)，然而临床症状却突然加重了。

急性硬脑膜下血肿多数在 3 周左右吸收，有学者随访观察了 12 例硬脑膜下血肿患者，到第 15 天时，12 例中有 8 例硬脑膜下血肿基本吸收，4 例继发亚急性硬脑膜下血肿。

患者，老年男性，3 个月前因车祸致头部受伤，当时除了头痛没有其他症状，到当地医院行头部 CT 检查见左侧硬脑膜下血肿，出血量不大，神经外科建议保守治疗。3 个月中患者复查了几次 CT 检查均未见血肿吸收，患者也无特殊不适。1 周前患者开始出现头晕和左侧头痛，且逐步出现意识混乱，言不达意。入院前 2 天出现癫痫频繁发作，一天发作几十次，但头部 CT 检查示血肿量并无增多，神经外科仍建议继续保守治疗。

本次入院查体：嗜睡，精神萎靡，理解力欠缺，言语困难，查体不合作，颈软，右侧偏盲，余神经系统检查或正常或不能配合。入院后予丙戊酸钠、左乙拉西坦和妥泰抗癫痫治疗，效果欠佳。住院 3

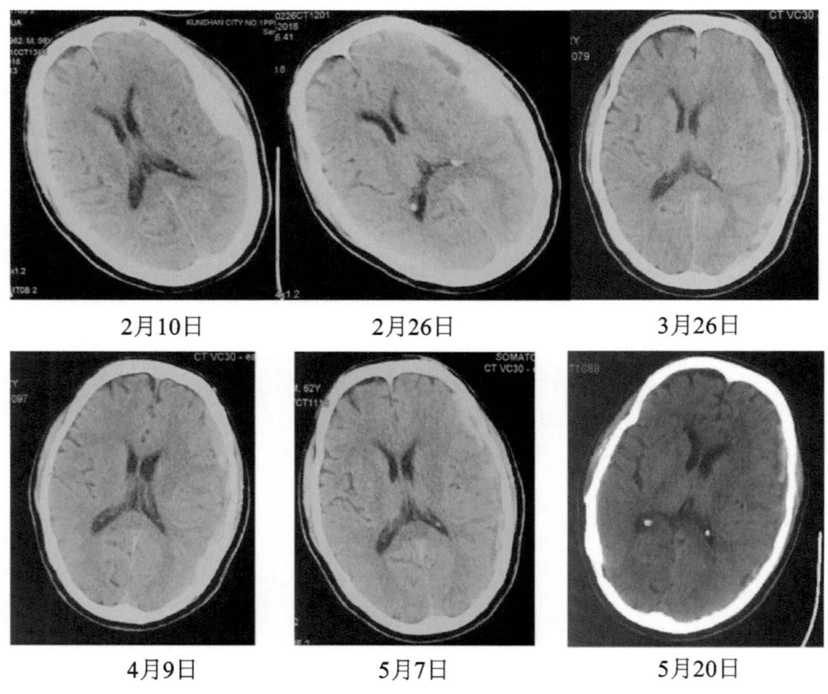

患者 1 个月前血肿影密度较前增高。3 个月来硬脑膜下血肿一直未吸收。

图 12-1 不同时间的头部 CT 检查

天患者依旧每天都有癫痫发作，表现为双眼向右侧视，头向右侧转，意识丧失，每次持续数分钟，发作间期意识模糊，萎靡不振，语言表达受阻。头部MRI检查见左侧硬脑膜下血肿，并可见左侧颞枕叶肿胀，T2WI，FLAIR及DWI为略高信号(图12-2)。腰穿结果提示压力、生化、常规均正常。

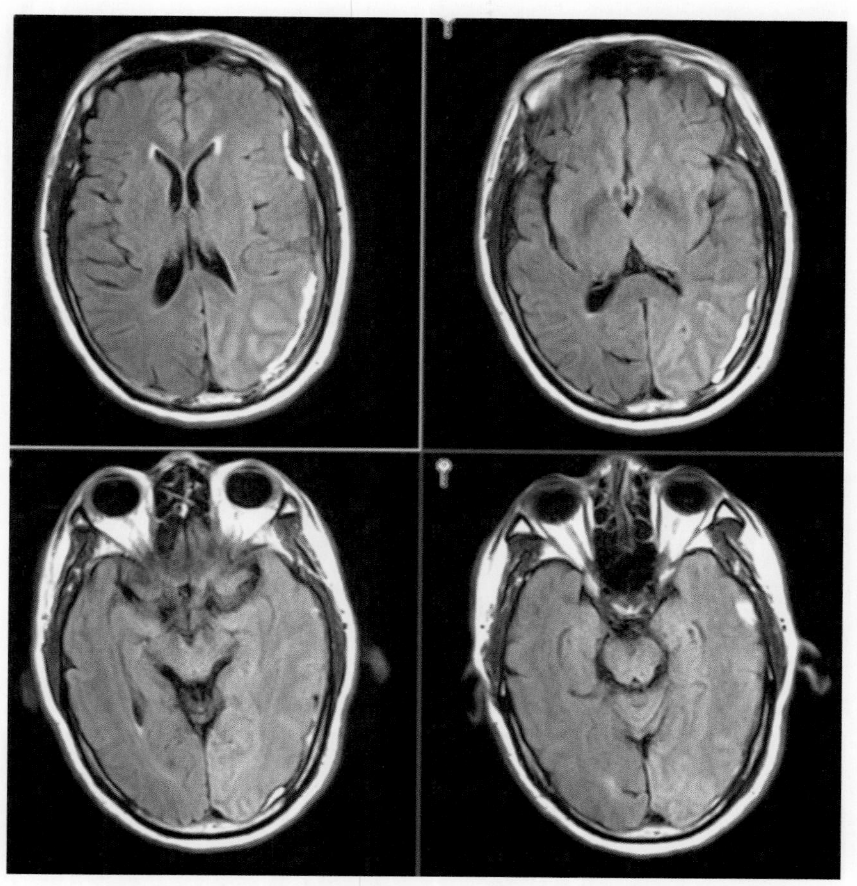

图12-2　头颅MRI FLAIR示左侧颞枕叶肿胀，信号增高

与3个月前相比，患者硬脑膜下血肿并没有明显扩大，为什么直到现在才出现神经系统症状？而且目前的症状并不是硬脑膜下的症状，是左侧颞叶和枕叶的症状(Wernicke失语和右侧偏盲)，这又该如何解释呢？

①蛛网膜下隙出血导致的血管痉挛

硬脑膜下血肿如破入蛛网膜下隙可导致蛛网膜下隙出血，其引起的急性血管痉挛常在半小时以内出现，表现为头痛、局灶神经体征或一过性意识障碍。而迟发性血管痉挛常发生于出血的第3天，症状最严重为第6~8天，可持续2~3周。表现为头痛、意识障碍和/或局灶神经系统症状，血管造影可见血管痉挛收缩，MRI的弥散加权相(diffuse weight image，DWI)可见多发小梗死病灶(图12-3)。不过此病例并不符合上述影像表现，MRI并未见到梗死病灶，CTA也未见到血管痉挛；而腰穿直接否定了血管痉挛的前提——蛛网膜下隙出血，腰穿连一个红细胞都没捞着。

②硬脑膜下脓肿

硬脑膜下脓肿在DWI上信号也很高，这与硬脑膜下血肿很相似，不过在其他序列上两者有显著差别。最近正好收治1例硬脑膜下脓肿患者，可以进行对比(图12-4)。硬脑膜下脓肿是严重的颅内感染，有高热、大汗淋漓、头痛，白细胞计数、血沉、C反应蛋白升高等表现，而这些是硬脑膜下血肿患者没有的。

③硬脑膜下肿瘤

影像表现与硬脑膜下血肿相似的情况有：转移性肿瘤(21%)、淋巴瘤(29%)、肉瘤(15%)、感染(8%)、自身免疫性疾病(8%)及其他(19%)，几种

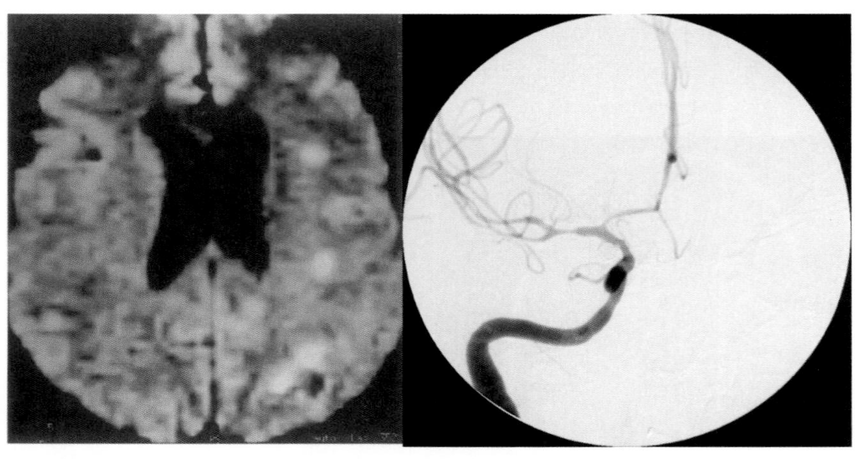

DWI 相所见的病灶(左图)及血管痉挛(右图)。

图 12-3 蛛网膜下隙出血相关血管痉挛

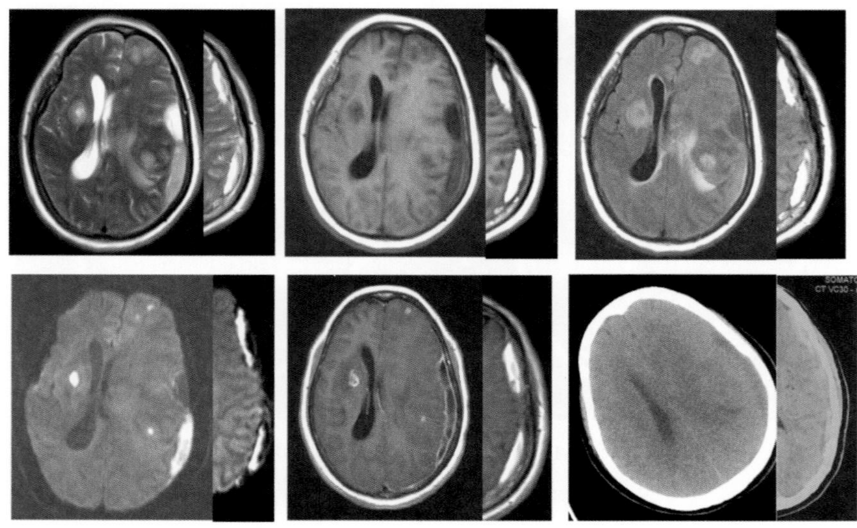

(上图依次为头颅 MRI-T2WI、TIWI、FLAIR；下图依次为头颅 MRI-DWI、增强、头颅 CT)
左侧大图为脓肿，右侧半幅小图为血肿，两者 T2WI 和 DWI 比较相似，均为高信号。而 T1WI 和 FLAIR 相差别较大，硬脑膜下脓肿 T1WI 为低信号，FLAIR 为等、低信号。硬膜下血肿均为高信号。

图 12-4 硬脑膜下脓肿和硬脑膜血肿影像对比

肿瘤加起来占了半壁江山。搜索 Pubmed 可知最多见的肿瘤是血液系统肿瘤(图 12-5)，如淋巴瘤和血液系统增殖性疾病，转移性肿瘤中前列腺癌的相关报道较多(图 12-6)，其他还有乳腺癌和脑膜肉瘤等。肿瘤是要长大的，如果 3 个月不治疗，瘤不知道长成什么样了，此例患者如此长时间病灶都没太大变化，所以肿瘤的可能性不大。

④硬脑膜动静脉畸形

硬脑膜动静脉畸形(dural arteriovenous malformation，DAVM)是硬脑膜内的动静脉沟通或动静脉瘘，由硬脑膜动脉或颅内动脉的硬脑膜支供血，并回流至静脉窦或动脉化脑膜静脉，DAVM 的其中一个原因就是脑外伤。在既往文献中有过硬脑膜动静脉瘘导致硬膜下血肿的案例。DAVM 的出血通常位于蛛网膜下隙，少数为脑内，出在硬膜下十分罕见(图 12-7)。

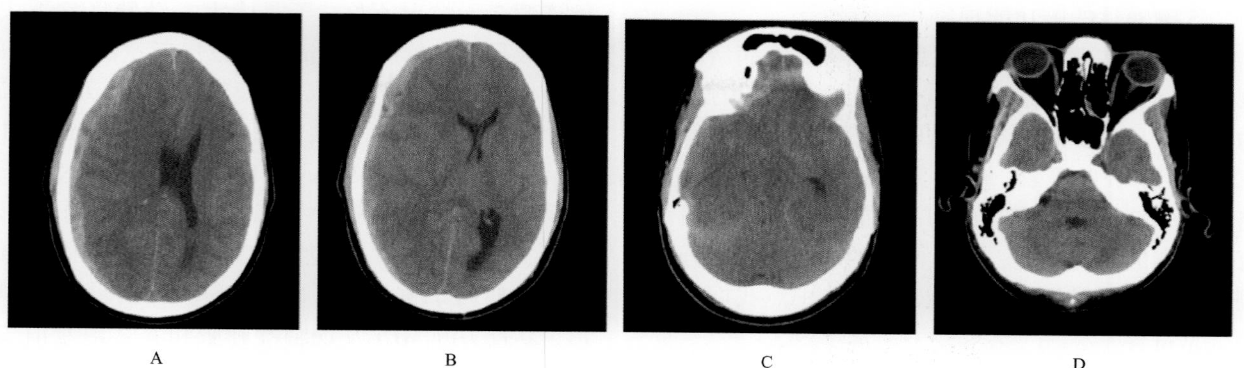

图 12-5　头颅 CT 右侧硬膜下髓系肉瘤

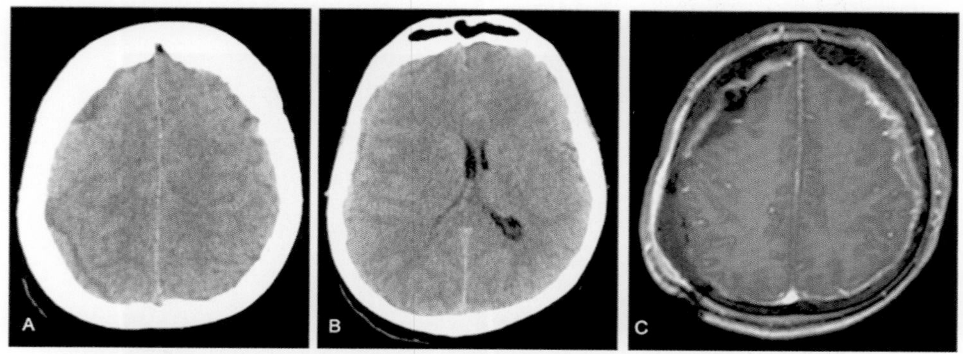

(A、B) MRI 增强; (C) 提示右侧硬膜下病灶,为前列腺癌转移。

图 12-6　头颅 CT

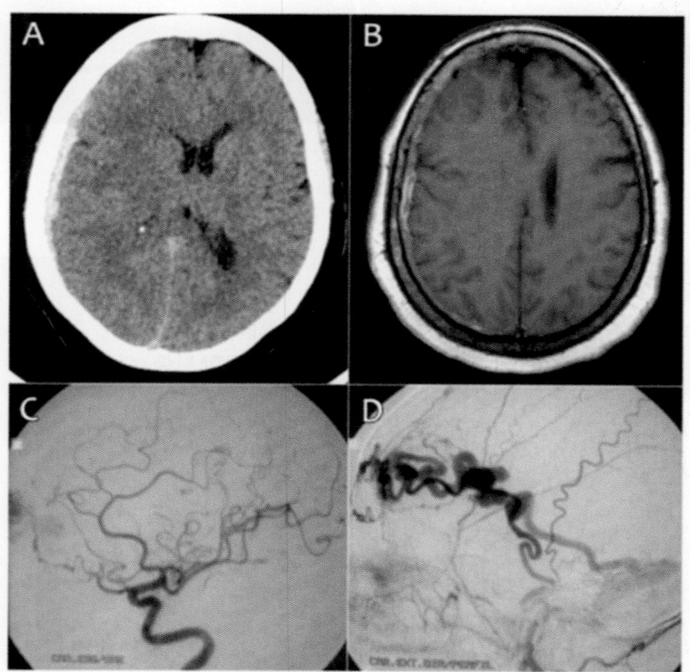

患者, 女性, 60 岁, 因昏迷被送入医院, 醒后表现为意识混乱和头痛。头颅 CT(A) 和头颅 MRI(B, T1WI) 见硬脑膜下血肿, 脑叶肿胀明显。DSA(C、D) 可见硬脑膜动静脉瘘。

图 12-7　头颅影像

⑤癫痫后的脑功能损害

患者入院后癫痫频发，那会不会是癫痫后的表现呢？癫痫持续状态后出现 MRI 异常表现的概率为 11.6%，主要的改变有海马受累、胼胝体压部受累、皮层加丘脑受累、皮层受累和小脑交叉性失联络等（图 12-8），影像改变具体能持续多长时间没有大样本的研究报道，从小样本的研究看，部分病例在发病 2 周时仍旧有信号改变，这一点我们的案例倒是符合。

患者入院后，测空腹血糖为 11 mmol/L，餐后血糖高达 18 mmol/L，糖化血红蛋白超过 11%。起初家属对我们提出的胰岛素治疗方案表示不接受，但连续 3 天情况不好，于是晚上一针胰岛素下去，第 2 天早上血糖降到 7 mmol/L，患者意识障碍明显好转，并且能够连词成句，家属对此十万分的满意。此后几天，患者空腹血糖基本控制 6~7 mmol/L，餐后血糖控制在 8~9 mmol/L，情况一天好过一天，到第 5 天，病情已基本恢复。患者对答切题、言语流利、计算力正常，虽然有时候找词有点困难，但已经不妨碍正常表达了。行 DSA 检查排除血管畸形，复查头颅 MRI 发现脑叶肿胀和异常信号消失。出院时询问入院时的情况，患者表示自己对此毫无印象（图 12-9）。

难不成罪魁祸首是血糖？

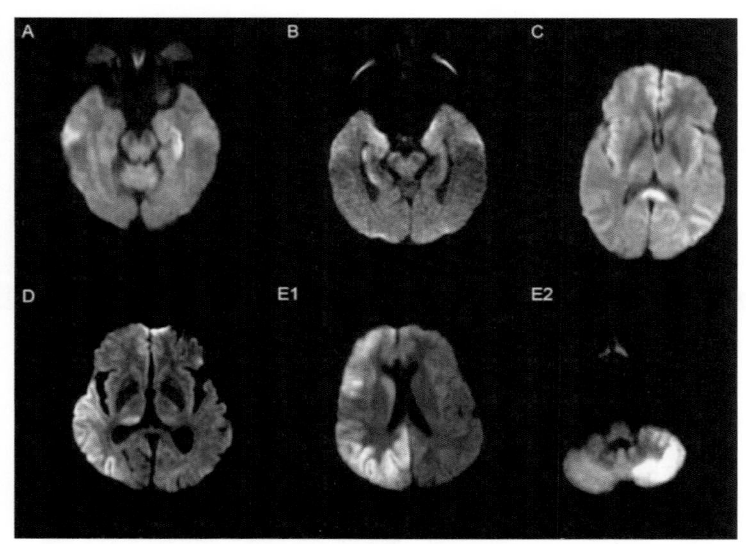

癫痫后头颅 MRI DWI 异常高信号，海马受累（A、B）、胼胝体压部受累（C）、皮层加丘脑受累（D）、皮层受累（E1）和小脑交叉性（E2）失联络。

图 12-8　头颅 MRI DWI

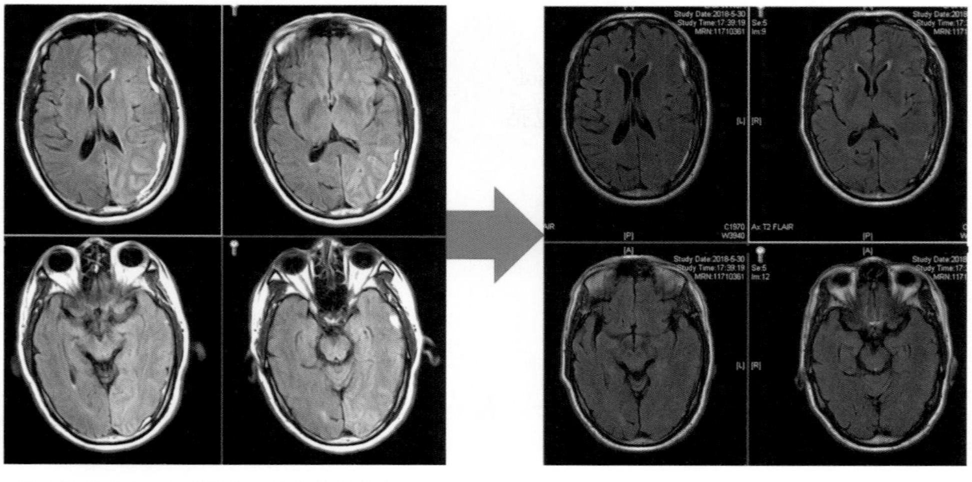

经过降糖治疗，脑叶肿胀和异常信号消失

图 12-9　头颅 MRI-Flair

血糖和硬膜下血肿的关系

Schmidt 等回顾研究了 1555 例复发的硬脑膜下血肿案例，观察到糖尿病是导致复发的危险因素之一（RR 1.40，95% CI：1.11～1.74）。Wang 等的研究发现糖尿病患者更容易出现硬脑膜下血肿（糖尿病患者 2.4% vs. 正常人 1.4%）。Han 等回顾分析了 277 例受过轻微头部外伤的患者，20 例出现慢性硬脑膜下血肿，257 例正常，在出现慢性硬脑膜下血肿的患者中，35%的患者有糖尿病，而普通患者中只有 13.6%的人有糖尿病。有学者认为，糖尿病小血管病会影响硬脑膜下血肿外膜的不成熟毛细血管，血液更容易渗出，因此会导致慢性硬脑膜下血肿的发生。

血糖与癫痫的关系

据既往文献报道，糖尿病和癫痫关系密切，甚至有一种癫痫叫高血糖诱发癫痫发作（Hyperglycemia-induced seizures）。这类癫痫最早报道于 1965 年，抗癫痫药物对这种类型的癫痫治疗效果不佳，而胰岛素却十分有效，当血糖控制时癫痫发作就会中止。有学者认为这些患者身上总会有一些诱因，如皮质发育不良、皮质异位、无症状性卒中和急慢性脑外伤等。Afshari 报道了 1 例 83 岁的男性患者，表现为 2 天的发作性左侧肢体肌跳和阵挛，每次持续 1 min，同时伴有发作性左侧视野内闪光感、定向力障碍和短期记忆障碍。查体发现患者定向力障碍、视野缺损，这和我们的患者入院时的状况颇为相似。血糖 639 mg/dl（35.5 mmol/L），经胰岛素治疗后，所有的神经系统症状（包括癫痫）全部消失。Wang 等报道 1 例 49 岁脑外伤男性患者，当血糖升高到 18.32 mmol/L 时出现癫痫部分性发作，各种抗癫痫药无效，当使用胰岛素将血糖控制到 8.3 mmol/L 时癫痫中止。

梳理一下此病例：外伤导致急性硬脑膜下血肿，长时间的高血糖妨碍血肿吸收，因此迁延成慢性硬脑膜下血肿，大脑皮层在血肿压迫和高血糖的双重打击之下出现兴奋，导致癫痫发作，MRI 上出现皮层异常信号，经过胰岛素治疗，血糖降低，癫痫停止发作，皮层异常信号消失。

后记

当我们和患者家属讨论怎么控制血糖时，完全没有意识到血糖会对神经系统的影响会有这么大。当那一针胰岛素打下去，乾坤大逆转，这是始料未及的。家属被华山医院“一针见效”的技术所折服，但我们要声明华山“一针见效”是戏谑的讲法，这个病例很复杂，导致患者出现急性意识障碍的因素很多：硬脑膜下血肿、癫痫后状态、血糖高对病情都有影响；病情好转也不单单是因为血糖，丙戊酸钠、左乙拉西坦和托吡酯也起效了，血糖下降只是我们搬走了骆驼身上的那根稻草而已。

参考文献

[1] 马玉德，焦继超，杨伟科，等，老年人急性硬膜下血肿 12 例的头颅 CT 演变与预后［J］. 中国临床神经外科杂志，2015（6）：360-362.

[2] 金建祥，徐永康，张剑平. 急性硬膜下血肿非手术治疗的 CT 演变及临床转归［C］. 浙江省神经外科学学术年会. 2008.

[3] Catana D，Koziarz A，Cenic A，et al. Subdural hematoma mimickers：A systematic review［J］. World Neurosurg，2016，93：73-80.

[4] Gill AS，Gill R，Kaloostian P，et al. Intracranialmyeloid sarcoma metastasis mimicking acute subdural hematoma［J］. Case Rep Surg，2017：3056285.

[5] Nzokou A，Magro E，Guilbert F，et al. Subdural Metastasis of Prostate Cancer［J］. J Neurol Surg Rep，2015，76（1）：123-127.

[6] de Aguiar GB，Veiga JC，Silva JM，et al. Spontaneous acute subdural hematoma：A rare presentationof adural intracranial fistula［J］. J Clin Neurosci，2016，25：159-160.

[7] Milligan TA，Zamani A，Bromfield E. Frequency and patterns of MRI abnormalities due to status epilepticus［J］. Seizure. 2009；18（2）：104-108.

[8] Han SB，Choi SW，Song SH，et al. Prediction ofchronic subdural hematoma in minor head trauma patients［J］. Korean J Neurotrauma，2014，10（2）：106-111.

[9] Schmidt L，Gørtz S，Wohlfah J，et al. Recurrence of subdural haematoma in a population-based cohort-risks and predictive factors［J］. PLoS ONE，2015，10（10）：10）：e0140450

[10] Wang IK，Chen HJ，Cheng YK，et al. Subduralhematoma in diabetic patients［J］. Eur J Neurol，2015，22：99-105.

[11] Moien-Afshari F, Téllez-Zenteno JF. Occipital seizures induced by hyperglycemia: A case report andreview of literature[J]. Seizure, 2009, 18(5): 382-385.

[12] Wu YJ, Tsai JJ, Huang CW. Nonketotic hyperglycemia-related epileptic seizures. Epilepsy & Behavior Case Reports, 2013, 1: 77-78.

教科书是临床实践的入门指导，但临床的修行道路漫长，需要不断总结归纳，完善自己的认知地图。

13. 铁肩担道义

那是一个冬天的早晨，我一踏入急诊室便听到一声凄厉的惨叫，这种场景对于久经沙场的我们来说已经习以为常了，看谁能妙手回春吧。

不过那天的情况有点异常，一天下来这种凄惨的叫声就没停过，每 30~60 分钟就“啊”的一声，那动静真是惊天地泣鬼神，不了解情况的患者和家属直摇头，华山医院太不像话了，就看着患者叫也不处理。其实这是误解。这名中年女性患者昨日就来了急诊，因剧烈腹痛和恶心呕吐首诊于内科，内科已进行了非常详细的检查，包括胃镜、上下腹 CT、B 超、胰淀粉酶、心肌酶谱、胸腹部 CTA、HCG 和心电图等，且已经请了外科会诊，但还是没弄清病因，只能先解痉止痛，于是质子泵抑制药、654-2、杜冷丁悉数登场，然而一天下来症状仍然没改善。患者每次“啊”一声喊完之后就痛晕过去了，要 5~10 分钟后才会醒来，可把内科医生折腾够了。患者一叫医生立马就端着血压计跑过去测生命体征，十几次跑下来我看着医生充满疑惑和疲倦的脸，心里十分同情，不过这不是神经内科的病，爱莫能助。不过我当时脑子曾闪过一个疑问，患者这么叫唤了一天，怎么生命体征倒是平稳？

下午，内科就请了神经内科会诊，什么理由呢？患者以前有重症肌无力，目前每日服用 2 次溴吡斯的明，每次半片。内科显然没有把希望寄托在这些小药片上，与其说会诊不如说走个过场，内科医生瘫坐在那里，眼神是空洞和绝望的。借着会诊的机会，我深入了解了患者病史。患者入院前 1 个月就出现过同样的症状，当地医院检查电解质血钠 125 mmol/L；上腹部 CT 提示右肝后叶低密度结节灶，考虑血管瘤；胸部 CT 提示右肺下叶少量炎症性变化；胃镜提示浅表性胃炎。结论：急性胃炎，电解质紊乱。给予抑酸、抗焦虑、纠正电解质紊乱治疗，患者上腹部疼痛及恶心呕吐较前明显缓解后带药出院。然而这次出院后 2 周内，再次因为腹痛就诊。

对于急腹症我是门外汉，但我必须先从腹痛谈起

腹痛是每个医学生的必修内容，肚子里有多少器官就有多少种痛，常见的胃、肠、胆、肝、胰、脾、肾，冷门的还有大小动脉、子宫附件、心肌梗死、酮症酸中毒、铅中毒和吃错药了。如果要把范围再缩小一点——阵发性腹痛，那请看图 13-1，多数和空腔脏器痉挛、有蒂脏器的扭转或血运障碍有关。但无论是以上哪种原因，患者一旦昏死过去了，还能醒得过来吗？

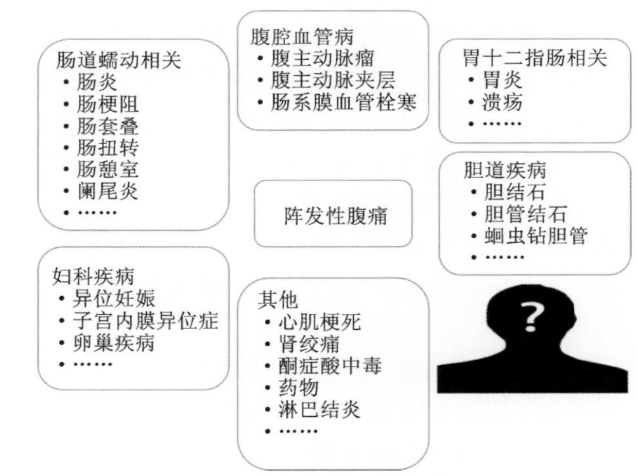
肠道蠕动相关
• 肠炎
• 肠梗阻
• 肠套叠
• 肠扭转
• 肠憩室
• 阑尾炎
• ……
腹腔血管病
• 腹主动脉瘤
• 腹主动脉夹层
• 肠系膜血管栓塞
胃十二指肠相关
• 胃炎
• 溃疡
• ……
阵发性腹痛
胆道疾病
• 胆结石
• 胆管结石
• 蛔虫钻胆管
• ……
妇科疾病
• 异位妊娠
• 子宫内膜异位症
• 卵巢疾病
• ……
其他
• 心肌梗死
• 肾绞痛
• 酮症酸中毒
• 药物
• 淋巴结炎
• ……
?

图 13-1 阵发性腹痛的病因

据家属描述，患者每次剧烈腹痛后就出现凄厉的喊叫，叫完之后就晕死过去了，5~10 min 后醒过来，接着出现干呕，这时候脑子也是稀里糊涂的。“医生，我们乡下人不会说话，我感觉就像农村里说的中邪一样。”家属说。我说：“不，你说得很好，很形象很生动！”在此之前我已经有了预判，家属的话进一步证实了我的判断（二维码 13-1）。

二维码13-1

患者剧烈腹痛后出现恶心呕吐，意识仍有不清。

中邪和癫痫

在希波克拉底之前，古希腊医学认为癫痫是一种“神圣病”，是由某种非人力控制的超自然力量所主导的。医圣希波克拉底伟大的贡献之一就是破除了癫痫的“神性”。他著有《神圣病论》专论癫痫：“在我看来，这种病同样是因自然的原因而引发的，丝毫不比其他病更‘神圣’或‘非凡’。”“起初它被看成‘神圣’，是因为人的无知”。事实上，古代民间包括中医，更多的还是把癫痫当作原始“神圣病”来理解的。比如《红楼梦》中赵姨娘最后死于癫痫发作，“一人传十，十人传百，都知道赵姨娘使了毒心害人被阴司里拷打死了。”

神经内科的担当

我告诉内科，这个患者神经内科接管了，请想象一下内科医生喜极而泣的表情。现在想来我当时的魄力够大的，治脑袋的大夫要逆天了居然治肚子，说到哪里去都是笑话。其实我揽事的时候心里还是有点慌的，毕竟绝大多数情况下腹痛没有神经内科的事，那为何我要揽下这事？底气又在哪儿呢？首先，急诊内外科医生已经做了大量前期工作，排除了常见的急腹症；其次，急腹症能“死去”但很少能“活来”；最后，患者其实发作间期意识也欠清。我向来认为人要有所担当，真的是神经内科的病我们就该当仁不让。

接下来要确认患者的脑子是否有病，我们首先给患者做了脑电图，报告示左侧可见较多低-中幅欠规则 θ 波及中-高幅 δ 波，波及对侧。δ 波的出现高度提示中枢神经系统有问题，我心头一松，虽然还没确诊具体是什么病，但至少这个事我没有揽错。

表现为腹痛的神经系统疾病

①腹型癫痫

作为先兆症状，消化道表现在颞叶癫痫中不少见，常见的有热气上涌、胀气、恶心、呕吐等，有时也会有腹痛，伴随先兆症状而来的可能是癫痫全面性大发作。在极少数情况下腹痛可以是癫痫的唯一表现，称之为腹型癫痫。它是自主神经性发作的一种类型。自主神经性发作性癫痫是由于间脑发作性功能紊乱引起的，主要是自主神经症状，如呃逆、恶心、呕吐、腹泻、腹痛、干渴、饥饿、面部及皮肤苍白、发红、心慌、血压升高、体温调节障碍等。腹型癫痫消化道症状更为突出，表现为发作性的剧烈腹痛，常位于脐周和上腹部，大多数持续数秒到数分钟，极少数才会持续 1 个小时以上。常伴有恶心呕吐(28%)，发作后有疲劳嗜睡(36%)、意识障碍(64%)、头晕(8%)、皮肤苍白(11%)、发热(6%)、感觉异常(6%)及失明(6%)等表现。

②腹痛型偏头痛

腹痛型偏头痛是偏头痛等位症之一。表现为发作性脐周疼痛，常伴有厌食、恶呕和皮肤苍白，且不一定会出现头痛，表现和腹型癫痫极其相似，两者该如何鉴别呢？腹痛型偏头痛终究还是偏头痛，发作起来没那么快好，持续时间少则 1 h，多则 1~2 天。腹痛型偏头痛通常有家族史，所以一定要询问患者的家人有没有偏头痛。

③急性间歇性卟啉病

本病为常染色体显性遗传，为卟胆原脱氨酶基因 HMBS 突变所致。临床三联征为腹部绞痛、精神症状和自主神经功能紊乱。卟啉病表现为发作性病程，每次持续数小时到数天，95%的患者有剧烈腹痛，且为每次发作首先出现的症状，腹痛呈持续性，定位不清晰，可伴有便秘、恶心呕吐，腹泻。自主神经功能紊乱导致心动过速、血压不稳、出汗、颤抖等。10%患者有精神障碍，表现为激惹、抑郁、焦虑、失眠、幻觉、偏执、定向力障碍和意识障碍，极少数患者有影像学改变，其形态类似可逆性后部脑白质病变(图 13-2)。其他突出的表现有感觉障碍突出的周围神经病，表现为四肢远端麻木和烧灼感，可影响肌力。

④线粒体病

线粒体病有引起腹痛的报道，其中以线粒体神经胃肠型脑肌病(MNGIE)表现最为经典。MNGIE 是常染色体隐性遗传病(TP 基因)主要临床表现为胃肠道动力障碍、眼肌麻痹、周围神经病，头部 MRI 表现为广泛的白质脑病(图 13-2)，肌肉活检示线粒体肌病的表现。消化道症状有恶心、呕吐、腹痛、腹泻、肠鸣及假性肠梗阻。其他类型的线粒体病有 MELAS。Dindyal 等报道 1 例 34 岁女性突发腹痛呕吐 12 小时，诊断为中毒性结肠炎，既往有神经性耳聋，头颅 MRI 发现双侧基底节区钙化(图 13-

3)，动脉血气分析发现严重酸中毒，乳酸水平升高，因情况紧急，于是行开腹手术，术中发现结肠缺血，行结肠切除手术，术后患者出现意识障碍，乳酸水平仍高，这才意识到患者可能是线粒体病，后经基因检测明确为 A3243 突变。Toyono 等报道了 1 例 10 岁女童出现反复的上腹痛，胰酶升高 4 年，被诊断为慢性胰腺炎，家族中有糖尿病、耳聋、癫痫。查体发现身材矮小、共济失调、腱反射活跃、肌肉萎缩，最后经肌肉活检和基因诊断明确为 MERRF。线粒体病为多系统累及，常有听力视力问题、糖尿病、体格面容也比较特异，相对比较容易识别。

其他杂病有血栓性血小板减少性紫癜、帕金森综合征、多发性硬化、脊髓损伤、转移性肿瘤（Trousseau 综合征），都是个案报道，权且当神话剧看看。

虽然患者脑电图未能检测到痫性放电，但按照其持续时间来看最符合的还是腹痛型癫痫，此时患者还需要做 MRI 排除其他可能，MRI 的结果会是什么样的呢？MELAS？MNIGE？MERRF？还是 PRES？

最后结果居然是这样的，明眼的一看便知答案（图 13-4）。

这是视神经脊髓炎好发部位之一，血清 AQP4 抗体果不其然是 1∶10 阳性，予以激素和丙种球蛋白冲击治疗后症状迅速缓解。

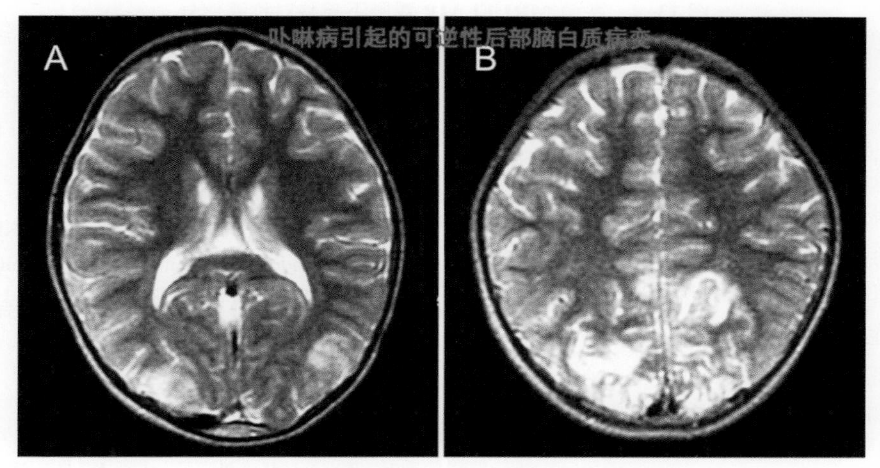

图 13-2　头颅 MRI T2WI 双侧顶叶高信号

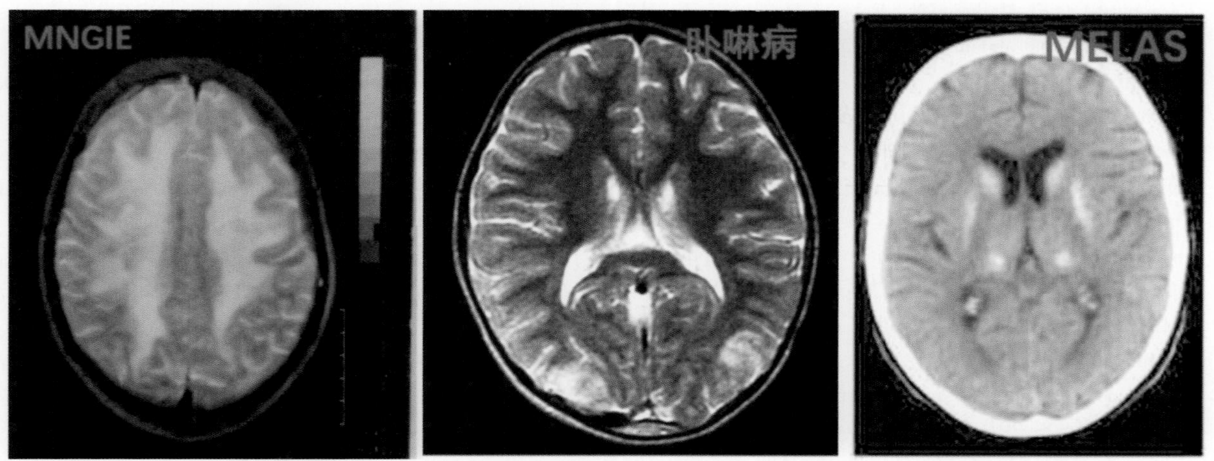

卟啉病患者影像检查示双侧顶叶异常信号，T2WI 高信号 MELAS 头颅 CT 双侧基底节区对称钙化。

图 13-3　MINGIE 双侧额叶对称白质病变，T2WI 高信号

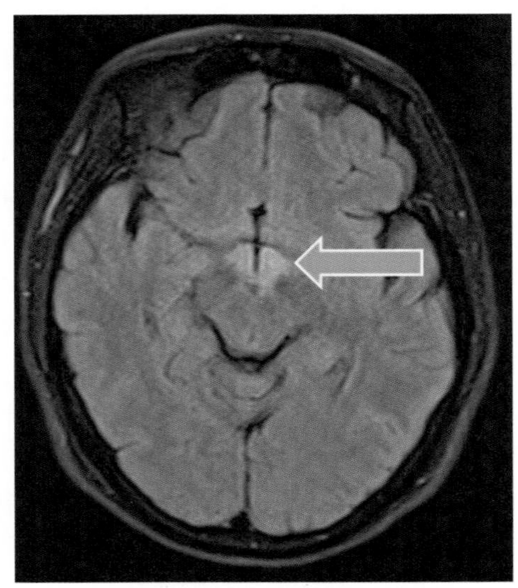

图 13-4 头颅 MRI FLAIR 双侧下丘脑对称高信号

后记

视神经脊髓炎不是罕见病，腹痛或许也不是视神经脊髓炎的稀罕表现。但有时这种病例就到不了科经内科医生手里，这要怪也只能怪诊断学的教科书不全面，急腹症向来没有神经内科的事，如果要再编写《诊断学》教科书的话，我觉得应该给神经内科留个位置，不知大家意下如何？

参考文献

[1] Cerminara C, El Malhany N, Roberto D, et al. Focal epilepsy with ictal abdominal pain: a case report[J]. Ital J Pediatr. 2013; 39: 76.

[2] Zinkin NT, Peppercorn MA. Abdominal epilepsy[J]. Best Pract Res Clin Gastroenterol. 2005; 19(2): 263-274.

[3] Zhao B, Wei Q, Wang Y, et al. Posterior reversible encephalopathy syndrome in acuteintermittent porphyria. [J] Pediatr Neurol. 2014; 51(3): 457-460. doi: 10.1016/j.pediatrneurol.2014.05.016.

[4] Pischik E, Kauppinen R. An update of clinical management of acute intermittent porphyria[J]. Appl Clin Genet, 2015, 8: 201-214.

[5] Celebi N, Sahin A, CanbayO, et al. Abdominal pain related to mitochondrial neurogastrointestinal encephalomyopathy syndrome may benefit from splanchnic nerve blockade[J]. Paediatr Anaesth, 2006; 16(10): 1073-1076.

[6] Van Biervliet S, Verloo P, vande Veldel S, et al. Abdominal pain and vomiting as first sign of mitochondrial disease[J]. Acta Gastroenterol Belg, 2009, 72(3): 365-368.

[7] Hohage H, Raffelsiefer A, Rahn KH. Stroke, epilepsy and abdominal pain as leading symptoms in a case of mitochondrial encephalomyopathy[J]. Z Gesamte Inn Med, 1993, 48(1): 35-40.

[8] Dindyal S, Mistry K, Angamuthu N, et al. MELAS syndrome presenting as an acute surgical abdomen[J]. Ann R Coll Surg Engl, 2014; 96(1): 101E-103E.

[9] Toyono M, Nakano K, Kiuchi M, et al. A case of MERRF associated with chronicpancreatitis [J]. Neuromuscul Disord. 2001; 11(3): 300-304.

[10] Nomura S, Shimakawa S, Kashiwagi M, et al. Acute abdominal pain as the only symptom of a thoracic demyelinating lesion in multiple sclerosis[J]. Brain Dev. 2015; 37(10): 983-987.

[11] Malhotra R, Ee G, Pang SY, et al. A silent acute abdomen in a patient with spinal cord injury[J]. BMJ Case Rep. 2013; 2013: bcr2013008548.

[12] 王玉华，高辉，佟飞，等. 以腹痛症状为首发的血栓性血小板减少性紫癜 1 例报告[J]. 解放军医学院学报，2013，34(11)：1184-1204.

[13] Kataoka H, Tonomura Y, Eura N, et al. Painful abdominalcontractions in patients with Parkinson disease [J]. J Clin Neurosci, 2012, 19(4): 624-627.

影像学是现代神经科医生不可或缺的诊断工具，既要多向影像科医生请教，也要学会自己解读。

14. 讲述文献背后的故事

请先看图 14-1：

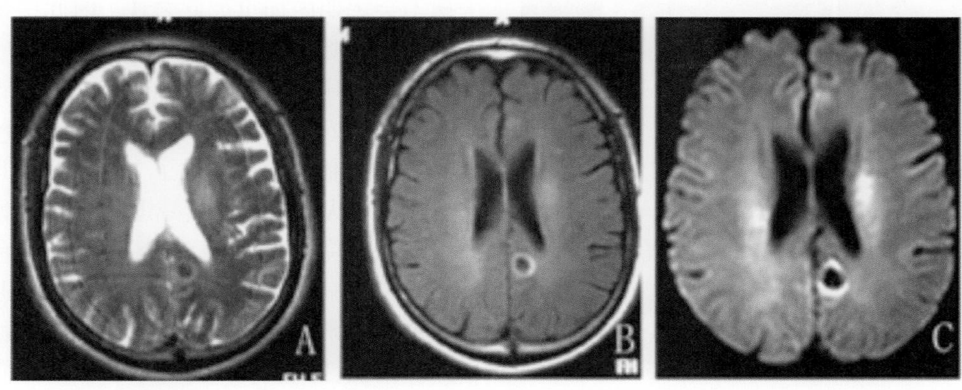

T2WI(A)、FLAIR(B)、DWI(C)。

图 14-1　头颅 MRI 显示左侧胼胝体压部低信号，双侧基底节区高信号

这个圆圈病灶，圆滚滚、光溜溜，像什么？我猜大家可能会说虫。这个是 5 年前收治的 1 例患者，当时我们围坐在读片灯前看着这个圈圈，想到的也是虫，然而最终的结果却让我们大跌眼镜。

患者，男性，63 岁，因反应迟钝、懒言、少动近 2 个月就诊。2 个月前家属发现患者反应迟钝，记性变差，行动迟缓，此后患者症状逐渐加重，以致生活不能自理。既往有高血压病、脑干出血史、吸烟史。

查体：神志清楚，语速慢，对答切题，言语略显贫乏，计算力和近事记忆减退，常识有所下降。双侧上睑下垂，右侧明显。外院头颅 MRI 报告：左侧胼胝体压部后方，左侧丘脑前端，左侧岛叶皮层下多发病灶，脑囊虫病可疑。

入院之后我们围绕颅内环形病灶进行检查，初步考虑囊虫、结核、真菌、转移性肿瘤等诊断，但相关检查结果均为阴性。请教了放射科医生，他们考虑可能是出血，建议行 SWI 检查，完善相关检查后发现结果还真的是出血。出血病灶分布于额叶、颞叶、顶叶、枕叶及脑干、丘脑，没想到出血还能出成环形(图 14-2)。

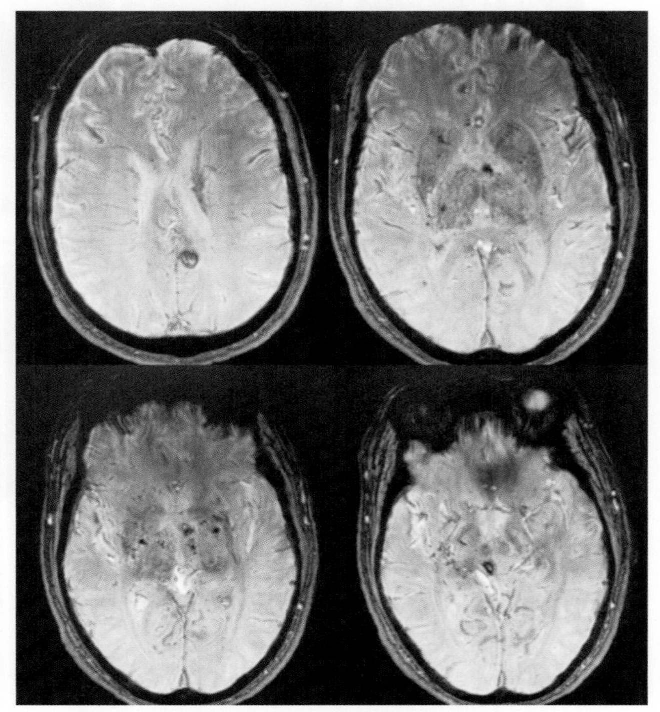

额、颞、顶、枕叶、脑干和丘脑多发出血病灶。

图 14-2　头颅 SWI

脑内微出血考虑哪些可能？

常见原因有高血压小血管病和脑淀粉样变，前者是长期高血压所致，血管内皮增生及玻璃样变，病灶通常位于丘脑、基底节、小脑和脑干；后者为血管淀粉样变性所致血管壁受损，出血常位于灰质白质交界区（图 14-3）。本例患者长期有高血压，既往还有脑干出血病史，而且分布以基底节和脑干为主，所以考虑为高血压小血管病可能性大。

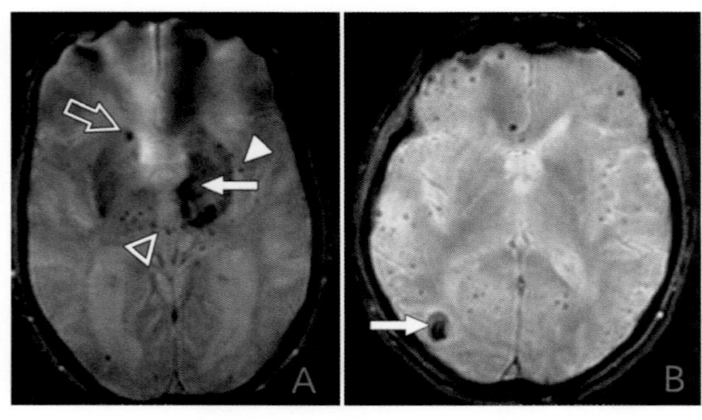

A. 为高血压小血管病，出血灶较靠中心；B. 为淀粉样变性，分布于皮层。

图 14-3　高血压小血管病和脑淀粉样变头颅 SWI

脑内微出血其他少见原因有：弥漫性轴索损伤、海绵状血管瘤、血管炎、毛细血管扩张症、常染色体显性遗传病合并皮质下梗死和白质脑病（cerebral autosomal dominant arteriopathy with subcortical infarcts and leukoencephalopathy, CADASIL）、可逆性后部脑白质病变、感染性心内膜炎、吸毒、血管内淋巴瘤等。

住院后患者很快就呈嗜睡状态，认知功能明显下降，大小便失禁，讨论后认为单纯高血压小血管病不会短期内加重如此之快，因此中枢神经系统血管炎不能除外（虽然自身免疫抗体均为阴性）。试用激素治疗，用药后患者认知功能稍改善，状态大约恢复至入院时状况，出院后继续给予激素维持，并积极控制血压。但过了 1 个月家属说患者病情又恶化了，认知功能继续减退，每日睡眠时间可达 20 小时，入院常有二便失禁，再次收治。复查头颅 MRI 发现病灶扩大，以双侧丘脑明显（图 14-4）。一个对激素效果不佳的、亚急性进行性加重的大脑深部出血性疾病？我们一下子没了方向。

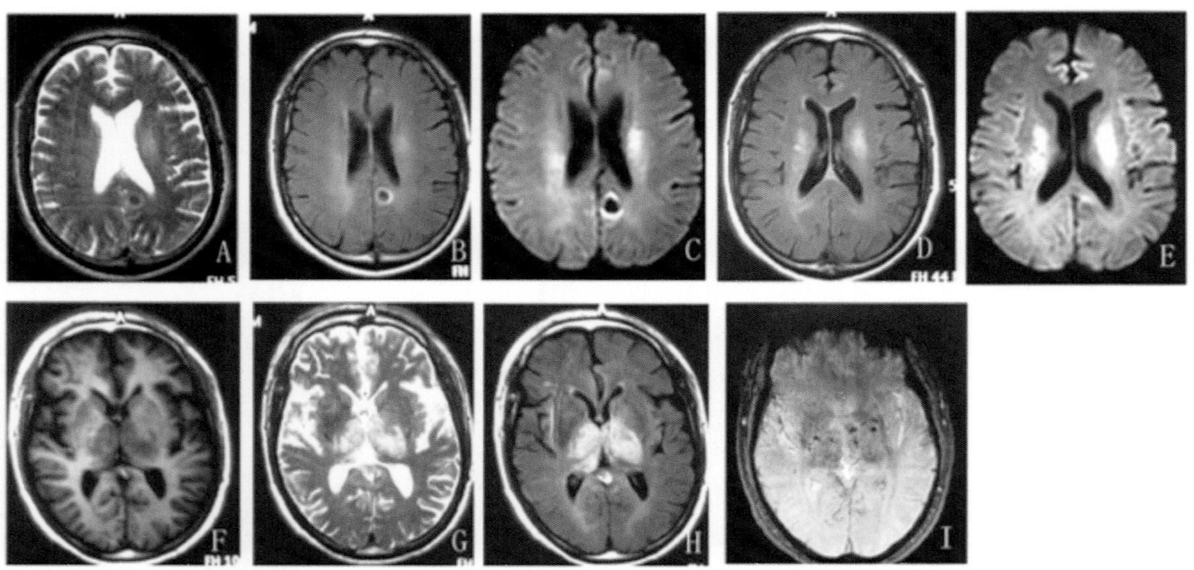

A~E 为 1 个月前，F~I 为 1 个月后复查。

旧病灶未消失，又新出丘脑病灶了。双侧丘脑对称异常信号，T1WI 低信号，T2WI/FLAIR 高信号，有微出血。

图 14-4　头颅 MRI 随访的变化

我请教了赵老师，赵老师拿着片子在太阳底下照一照，又问了问病史，“嗯，这个病例很有意思，有可能是大脑深静脉血栓，血管畸形不除外，要做个 MRV 看看。”遂完善相关检查，果然头颅 MRV 示直窦未显示，DSA 提示为硬脑膜动静脉瘘（Dural arteriovenous fistulas，DAVF）（图 14-5）。赵老师一句话定乾坤，让我不得不服！

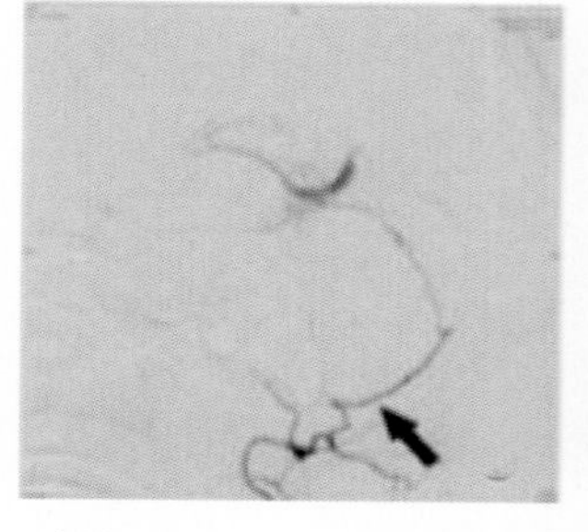

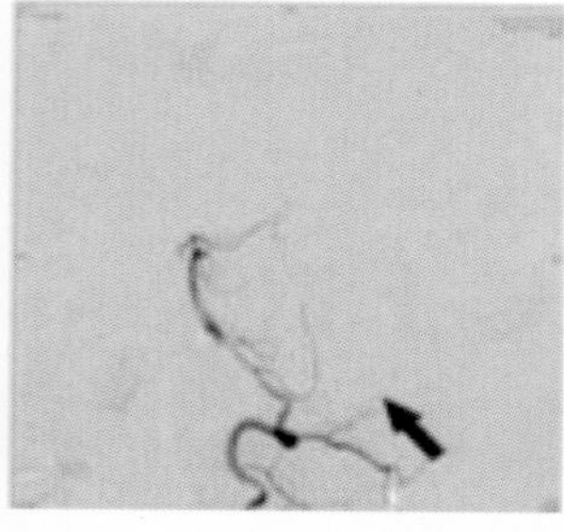

术前(左图)：见 DAVF，供血动脉为双侧脑膜后动脉；动静脉栓塞术后(右图)，术后动静脉瘘消失。

图 14-5　DSA

硬脑膜动静脉瘘(DAVF)

DAVF 是硬脑膜及其附属静脉窦、大脑镰和小脑幕发生的动静脉直接交通的一类血管性疾病。病因不明，可能与外伤、感染或静脉窦血栓形成有关。各种原因引起的静脉区域压力升高，静脉回流受阻，动静脉短路开放和血管改造、重塑，均可导致动静脉间交通支的病理性开放扩张形成 DAVF；DAVF 中血液湍流又可引起血管壁损伤促进静脉血栓形成，进一步增加静脉窦压力，反过来又促使 DAVF 形成。DAVF 的具体发病率不清楚，已有文献报道 DAVF 占所有颅内血管畸形的 10%～15%，加上可能有不少的 DAVF 临床上无表现，甚至自行消失，因此实际上的发病率可能更高。但 DAVF 导致双侧丘脑病变比较少见，截至 2016 年国外文献报道了 19 例，患者从发病到明确诊断经历数天至 18 个月，平均 87 天，其中 100%的患者表现为进行性认知功能下降，而其他症状不突出，如共济失调(26%)、失语(26%)、虚构(16%)、偏瘫(5%)、动眼神经麻痹(5%)、上肢震颤(5%)、肌阵挛(5%)和二便失禁(5%)。DAVF 因静脉回流受阻导致丘脑肿胀，该征象几乎存在于所有病例，另外 DAVF 因静脉压力增高可引起出血、静脉扩张和静脉逆流等异常情况，大多数的病例可以采用 SWI 序列发现这些征象，24%的患者可以出现丘脑以外区域的肿胀，包括皮层、胼胝体、基底节和内囊。

这件事情已经过去很多年，直至去年初老师发来 2 张片子给我看，片子示双侧丘脑出血性病灶。患者，男性，63 岁，主诉记忆力下降，反应迟钝 1 个月。这不是一模一样么，连年龄都一样。这次该轮到我装了，“嗯，这个病例很有意思，有可能是大脑深静脉血栓，血管畸形不除外，要做个 MRV 看看。”后来果然证实我的判断没错(图 14-6)，把初老师唬得一愣一愣的。为了引起大家警觉，在初老师的指导下我们把这 2 例病例汇总成了文章，供大家参考。

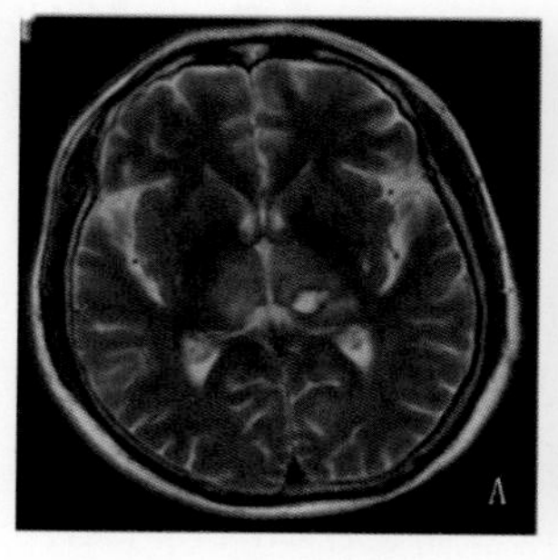

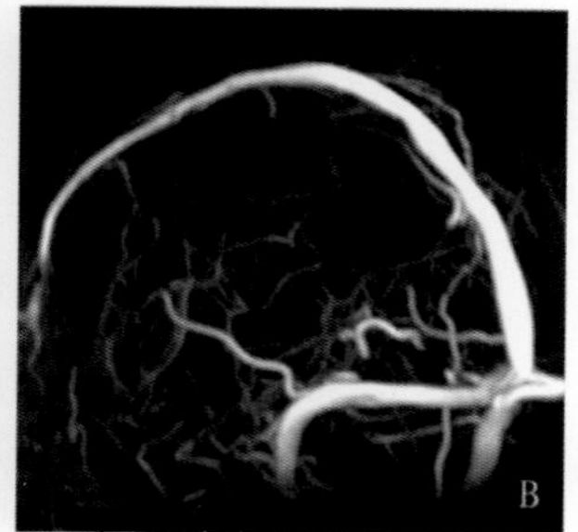

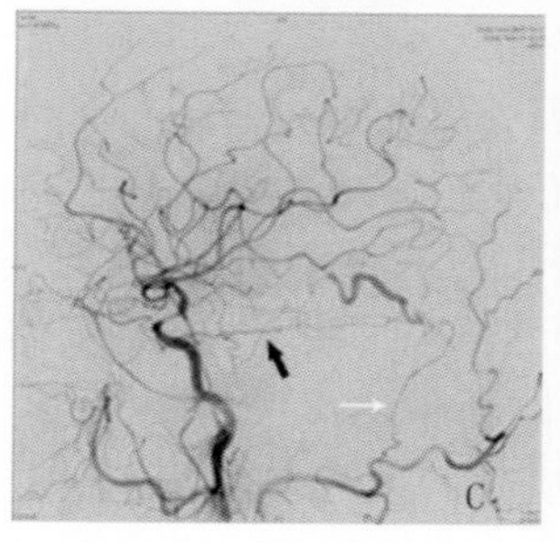

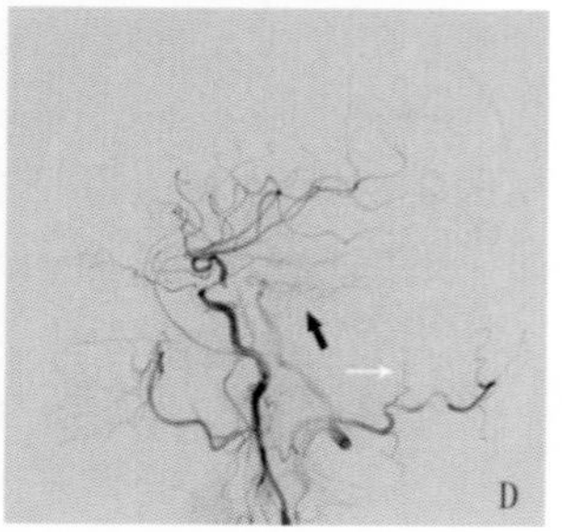

A. 为头颅 MRI T2 加权相，见双侧丘脑病灶，左侧丘脑内有出血；B. 为头颅 MRV 直窦未显影，可见异常扩张血管；C. 为 DSA 可见直窦-窦汇区硬脑膜动静脉瘘，黑色箭头所指供血动脉为左侧颈内动脉分支，白色箭头所指供血动脉为右侧脑膜后动脉；D. 为瘘口栓塞术后，原有的动静脉瘘消失。

图 14-6　硬脑膜动静脉瘘头颅影像

后记

文献少了一位隐性作者，那就是赵老师，要不是他一言九鼎，第 1 例患者的后果不堪设想。如果我没经历过这第 1 个案例，第 2 例患者的命运也着实堪忧。十多年前，我对赵老师最深刻的印象就是他爱好摄影，经常见他拿着数码相机对着读片灯横拍竖拍，当时我想神经科医生为什么要干影像科医生的事情？经历了这个病例后我有所感悟。一句话能救一条命，希望这种神话能多上演一些。

参考文献

[1] 章悦，初曙光. 硬脑膜动静脉瘘导致双侧丘脑病变(附 2 例报告及文献复习)[J]. 中国临床神经科学，2018，26(3)：278-283.

如何对付难治性的 Isaac 综合征仍需要进一步研究和观察，如有这样的患者，欢迎周一或周四上华山医院肌病门诊咨询。

15. Issac 楼上请

写了十篇有余，总想资源回收一下。

这是某个神经内科群里发布的一个 Isaac 综合征案例（链接 http://www.360doc5.net/articlenew/684430089.html），作者是戴方瑜、唐维国和叶指南老师，在诊断方面当地医院已经做得尽善尽美，治疗上也做了初步的试探，因为患者家属希望转到华山医院继续治疗，所以我们幸运地成为最后那个摘桃子的人。

患者，男性，77 岁，因四肢肌肉抖动伴关节疼痛 1 个月就诊。开始患者以为是痛风或者关节炎，没料到病情越来越严重，痛到后来只能卧床，患者在来华山医院前 10 天至舟山医院治疗，当地医院明确诊断为 Isaac 综合征，予以阿普唑仑片、双氯芬酸二乙胺乳膏剂（扶他林）、硫必利片、依托考昔、度洛西汀、加巴喷丁（900 mg/d）、奥卡西平片（450 mg/d）治疗，症状虽有好转，但仍感治疗效果不理想，因此就要求转院。

患者来时需卧床，检查发现肌力不见不算太差，但患者全身剧痛，不能动，痛不仅仅存在于肩、膝和脊柱等关节，也存在于肌肉，肉眼可见肌肉在蠕动（二维码 15-1）。

二维码15-1

Isaac 综合征患者常有腱反射活跃或亢进，加之有“肉跳”的表现（二维码 15-2），容易误诊为肌萎缩侧索硬化症。俗称的肉跳应为肌束震颤（fasciculation），见于肌萎缩侧索硬化症；而 Isaac 综合征表现出来的肌肉蠕动应称为肌纤维颤搐（myokymia），并非真正的肉跳。

二维码15-2

肌束震颤：病理性肌束震颤多数见于前角细胞病变、少数见于神经根病或周围神经病，是肌肉静息时由单个运动单位的不规则自发放电引起，为轴突支配的一组肌纤维的不规则收缩。肌束震颤可以有不同的范围和幅度，较明显的肌束震颤肉眼即可看到，小的肌束震颤患者能感觉到但肉眼观察不到。

肌纤维颤搐：指一群或一块肌肉在休止状态下呈现的缓慢、持续、不规则的波动性颤动，肌纤维收缩沿肌纤维纵轴方向呈波浪样前进，肉眼可见，肌纤维颤搐常伴有疼痛、抽筋、痉挛等表现，这是 Isaac 的表现。

Isaac 综合征治疗效果究竟如何？

2015 年一篇综述的观点认为，Isaac 综合征的首选治疗方案为对症治疗，常用的药物及用量如下：

卡马西平 400～600 mg/d，直至 1200 mg/d；苯妥英钠 300 mg/d 或以上；加巴喷丁 900～1800 mg/d；备选丙戊酸钠、左乙拉西坦、拉莫三嗪、氯巴占。

在此之前我见过几例 Isaac 综合征，总的印象是很难治。印象最深的是 2 年前在门诊看到的 1 例中年男性 Isaac 患者，他痛不欲生，尝试过各种抗癫痫药效果都不明显，建议患者上激素，但遭到拒绝。回老家后患者服用中药和非甾体止痛药，疼痛略有缓解。

此例患者年近八旬，已服用大量的神经精神药物，如阿普唑仑片、扶他林、硫必利片、依托考昔、度洛西汀、加巴喷丁（900 mg/d）、奥卡西平片（450 mg/d），服药后止痛效果也不满意，而且患者有 I 度房室传导阻滞，心率只有 42 次/min，药物调整余地已非常之小。怎么办？

借鉴自身免疫性脑炎的治疗方案

Isaac 综合征是一种自身免疫性疾病，神经元电压门控钾通道（voltage-gated potassium channel，VGKC）复合体抗体，其靶抗原接触蛋白相关蛋白-2（contactin associated protein-like 2，CASPR2）及富含亮氨酸的神经胶质瘤失活蛋白-1（leucin-rich glioma-inactivated 1 protein，LGI1）的阳性率可达38%～50%。在此之前，我用双膜法血浆滤过（Double Filtration Plasma pheresis，DFPP）联合静脉注射免疫球蛋白（Intravenous immune globulin，IVIG）的方法治疗过不少自身免疫性脑炎的患者，效果比较理想，对于该例已经被逼到绝境的患者，免疫治疗成了不二之选。

治疗前我们做了一些准备工作，如拍录像、复查肌电图。考虑到有部分 Isaac 综合征患者可合并肿瘤，特别是胸腺瘤，我们给患者做了全身 PET-CT 及检测血/脑脊液的自身免疫抗体。肌电图结果回报运动神经轴索兴奋性增高，PET 回报未见肿瘤。治疗方案归纳如下：①血浆置换 3 次，后续免疫球蛋白 27.5g，持续 5 天，同时联合小剂量激素 DXM 10 mg；②吗替麦考酚酯胶囊 250 mg 每天 1 次；加巴喷丁 0.3，每天 3 次；苯妥英钠 0.1，每天 2 次；乙哌立松 50 mg，每天 3 次；塞来昔布 0.2，每天 3 次；强的松 20 mg，每天 1 次。治疗的详细过程如下：治疗起始时间是 2017 年 7 月 28 日，和 DFPP 同时使用的还有地塞米松 10 mg/d 和麦考酚酯 1000 mg/d，做完第 1 次 DFPP 后患者出现四肢厥冷，并且有血压下降和一过性晕厥，心电图见室上速，血钾 5.6 mmol/L，予吸氧补液好转，并停用血管紧张素 Ⅱ 受体阻滞药（angiotensin Ⅱ receptor blockers，ARBs）和氯化钾缓释片（氯化钾用于减少激素副作用），复查 EEG 见 Ⅰ 房室传导阻滞，考虑到奥卡西平有可能会引起房室传导阻滞，因此停用此药。此时自身免疫性脑炎的报告血 CASPR2 强阳性，LGI1 弱阳性，脑脊液阴性。8 月 3 日行第 2 次 DFPP 后患者无特殊，8 月 7 日行第 3 次 DFPP 后患者又出现轻度头晕黑朦，检查结果示血钾正常，患者此时疼痛有明显的好转，肌肉颤搐仍存在，但上肢颤搐的频率下降，下肢颤搐的幅度下降，原先我们计划要做 5 次 DFPP 的，但因患者出现心血管症状而不得不中止了治疗。8 月 7 日下午开始给予丙种球蛋白 0.4 g/kg，持续 5 天，到 8 月 16 日，即丙种球蛋白治疗结束后的第 3 天，患者肌肉搐蠕消失了，残余稍许疼痛（二维码 15-3）。出院时给予加巴喷丁 900 mg/d，苯妥英钠 0.2/d，强的松 20 mg/d，麦考酚酯 250 mg/d。

二维码15-3

后续的故事

故事讲到这里应该圆满了，但根据以往的文献记载，血浆置换对 Isaac 综合征有短期的疗效，有文献报道 Isaac 综合征在激素减量过程中容易复发，所以不能高兴太早。

后来此患者情况怎么样了呢？其实在开始免疫治疗时我们就有通盘考虑，为了避免重蹈文献案例的覆辙，我们在一开始就加上了麦考酚酯。9 月 4 日患者家属说患者情况很好，问药物如何调整？我们说停加巴喷丁，同时苯妥英钠减量至 0.1/d，这很大程度上参考了重症肌无力的减药方案（先减对症药物溴吡斯地明，后减激素或免疫抑制药）。9 月 26 日患者来医院随访，症状无反复，查体一切正常。复查血自免脑抗体，CASPR2 和 LGI1 均转阴，后来所有的药物都逐步减量，到 2018 年 1 月，药物全部减完。在 2018 年 4 月随访时，患者一切安好。

后来阅读文献，看到有篇文献报道写得特别好。宋捷、敬思思和全超等介绍了 3 例 CASPR2 阳性的 Isaac 综合征的治疗和预后。第 1 例患者是一位 43 岁女性，病程 2 个月，血 CASPRA2 和 LGI1 抗体阳性，脑脊液抗体阴性，开始使用苯妥英钠治疗效果不佳，后使用甲强龙 500 mg/d，1 周后症状减轻；第 2 例患者是一位 25 岁女性，病程 4 周，血清 CASPR2 抗体阳性，LGI1 抗体阴性。最初的治疗方案是苯妥英钠+甲强龙 500 mg 冲击治疗，但症状改善不理想，接着使用 DFPP，3 次 DFPP 后患者症状明显改善，血清 CASPR2 抗体转阴，2 个月后症状仍然平稳；第 3 例患者是一位 46 岁男性，有胸腺瘤、重症肌无力和 Isaac 综合征，Isaac 综合征的表现有半年，血清 CASPR2 抗体强阳性，最初的治疗方案为强的松 40 mg/d，苯妥英钠和巴氯芬，但无效。于是采用 DFPP，4 次置换之后虽然 CASPR2 的滴度轻微下降，但临床症状未见好转，接着又使用利妥昔单抗 600 mg 治疗，约 2 周后患症状减轻，2 个月后症状消失。如何对付难治性的 Isaac 综合征仍需要进一步研究和观察，如有这样的患者，欢迎周一或周四上华山医院肌病门诊咨询。

后记

面对这个案例我使出了洪荒之力，这么做也是被以前治疗失败的案例弄怕了。文献上说 Isaac 综合征优先考虑抗癫痫药物治疗，而免疫治疗是备选项。不过据我看来这要具体问题具体分析，就好比说重症肌无力该不该用激素一样。对于 Isaac 综合征我觉得可以将信将疑地先用抗癫痫药物治治，如果发现苗头不对，还是早点调转枪头为妙。

参考文献

[1] Ahmed A，Simmons Z. Isaacs syndrome：s review[J]. Muscle Nerve，2015，52(1)：5-12.

[2] Nakatsuji Y，Kaido M，Sugai F，et al. Isaacs'syndrome successfully treated by immunoadsorption plasmapheresis [J]. Acta Neurol Scand，2000，102(4)：271-273.

[3] Song J，Jing S，Quan C，et al. Isaacs syndrome with CASPR2 antibody：A series of three cases[J]. J Clin Neurosci，2017，41：63-66.

不管医生有何计划，疾病本身自有安排！医学发展到现阶段仍然没有摆脱走一步看一步的模式，在疾病面前，人类仍然渺小，老天设个坑，任你再精怪也难逃入瓮的命运。

16. 请君入瓮

急诊室是个好地方，手上不少“妖孽”的案子都是在急诊时遇上的，为什么这样说？首先，急诊理论上只应付紧急事件，没有诊治一条龙服务，所以检查设备有限；其次，时间有限，没有功夫让你去左右推敲，所以十分考验医生的直觉；最后，病种杂乱，预检台工作人员经验再丰富也不可能把每个病例都分诊到正确的科室。

没经过急诊历练的医生在经验方面是欠缺的，这份经验来之不易。今天讲述的病例是我在急诊遇到的，其临床诊断如同一份拼图，我拼得不亦乐乎，自鸣得意，结果……

2016 年 4 月，我在急诊接诊了一位 59 岁女性患者，因头痛、恶心、呕吐 4 天就诊。急诊查血钠 125 mmol/L，CT 见颅内多发低密度灶（图 55）。既往有左眼视神经炎病史，用激素后视力明显改善，自行停药左眼视力再次下降至失明。急诊查体：左眼失明，而右眼视力减退，左侧瞳孔直径 3. 5 mm，右侧 3 mm；左侧对光反射迟钝，右侧基本正常。从现有病史得出以下信息：中性女性；急性病程；恶心、呕吐；视神经炎病史，激素有效；颅内有病灶；低钠血症。不知你会如何考虑？我的第一感觉是：视神经脊髓炎（neuromyelitis optica，NMO），即便不是，也是风湿免疫类疾病，重磅证据“激素有效”摆在那儿。

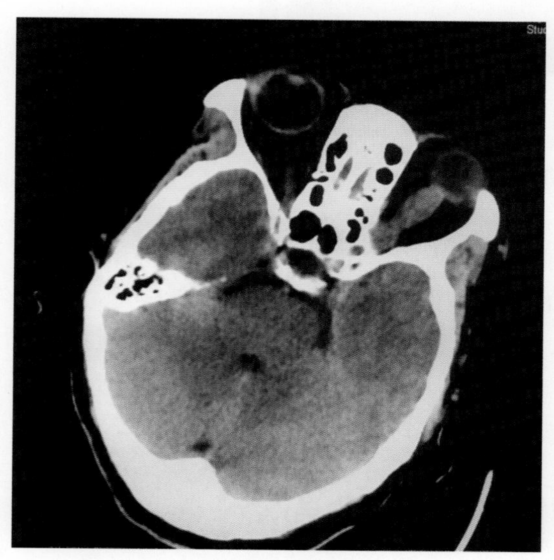

检查示视交叉区域肿胀，颞叶也可见到低密度病灶。

图 16-1　头颅 CT

视神经脊髓炎（NMO）的年龄和性别

NMO 具有强烈的性别倾向，女性远远多于男性。国内几项大型研究表明此病的男女比高达 5 : 1~9 : 1，因此遇到男患者要谨慎。NMO 平均发病年龄为 32. 6~45. 7 岁，大于 50 岁起病者占 25%，18 岁以下起病占比小于 5%，所以 59 岁的女性 NMO 的可能性还不小。

视神经脊髓炎（NMO）的消化道症状

NMO 的消化道症状并不少见。在一项包含 144 例患者的研究中，30 例有呃逆（21%），24 例有恶心（17%）；另一项研究中 1/5 的 NMO 患者有消化道症状。参见本书之前的文章“铁肩担道义”。

视神经脊髓炎（NMO）和低钠血症

NMO 可出现抗利尿激素综合征（syndrome of inappropriate antidiuretic hormone secretion，SIADH）。Pu 等的研究发现 41 例患者中有 6 例存在 SIADH（14. 6%），其中 5 例低钠血症十分严重（< 120 mmol/L），出现了意识混乱和昏迷，这些患者的影像学表现都存在下丘脑病灶。

视神经脊髓炎(NMO)的头颅影像表现

NMO 出现颅内病灶的概率不低，据报道有 49%~85%。典型的病灶位于视交叉、胼胝体、脑白质、皮质脊髓束、三脑室周围、丘脑、下丘脑、脑干小脑和延髓后极区。Contentti 等的研究中最常见的 3 个受累部位为脑干小脑(32.9%)、视交叉(20.2%)和延髓后极区(16.4%)。该患者在 CT 上可见视交叉和下丘脑的异常信号，因此影像可符合 NMO。

考虑到患者过去的病史，我们初步诊断为 NMO，于是开始激素冲击治疗，后来患者住到外院去了，仍旧维持 NMO 的诊断和治疗。可是，当她的 MRI 检查结果(图 16-2)出来后……

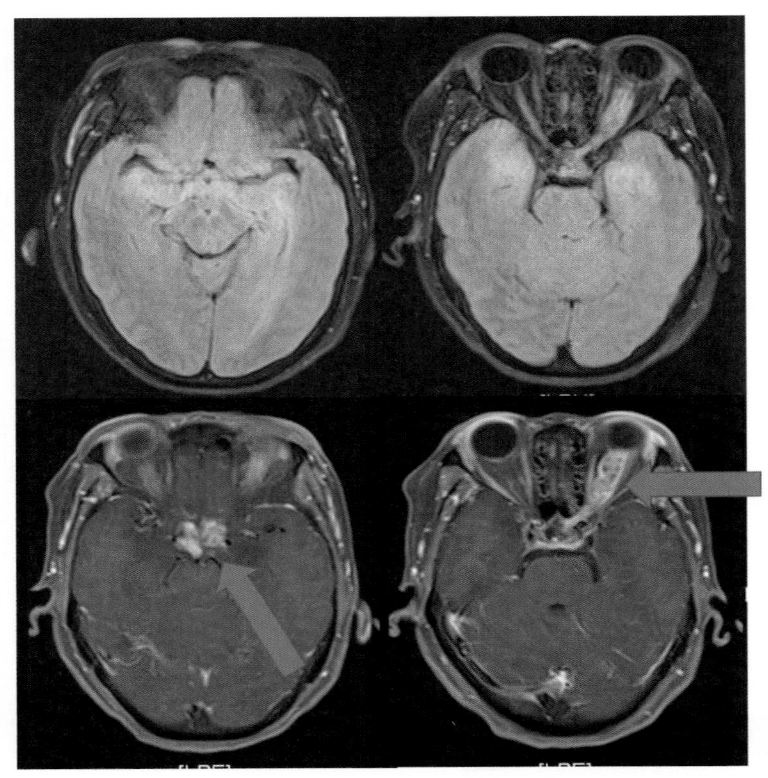

视神经、视交叉占位，FLAIR 高信号(上图)有强化(下图)，胶质瘤可能。从 FLAIR 相上看，肿瘤已经从视交叉蔓延至脑叶。

图 16-2　头颅 MRI

重新审视病史

此患者于 2014 年底出现左眼视力下降，直到 2015 年 6 月外院才诊断为左侧视神经炎，在这半年里视力是逐步减退的。诊断为视神经炎后予以激素冲击治疗，5 天后改为强的松 2 片口服出院，患者自述左侧视力改善 50%左右，出院继续口服强的松，服用 1~2 月后自行停药，停用激素后左眼视力再次下降至失明。2016 年 4 月 14 日以后患者出现颈部疼痛，伴有恶心、呕吐。根据经验，激素确实可能改善颅内胶质瘤的临床症状甚至影像表现，这样的案例绝非个例，但改善的程度不大，时间不持久，而本例患者的经历说明视神经胶质瘤亦循此律。不过后续的发展仍不能免俗，抛开激素对病程的干扰，病程还是以月进展持续性恶化。

激素对胶质瘤是否有效

请看以下真实案例：

患者，女性，55 岁，2016 年 11 月因左侧肢体活动乏力就诊。2017 年 2 月下旬左侧肢体无力程度明显加重，上肢肌力 3 级，下肢肌力 4 级。MRI 平扫检查示右侧基底节区至半卵圆区病变，考虑脱髓鞘病变，给予激素冲击治疗，左侧肢体恢复至 5 级，复查 MRI 示病灶有所缩小(图 16-3)。出院后每日口服醋酸波尼松片 55 mg(每 3 天减 1 片)，出院 2 周后再次出现左侧肢体无力情况，程度较前加重，左侧肢体又降至 3 级。2017 年 5 月下旬再次行 MRI 发现右侧基底节区至半卵圆区部分强化病灶合并囊变。

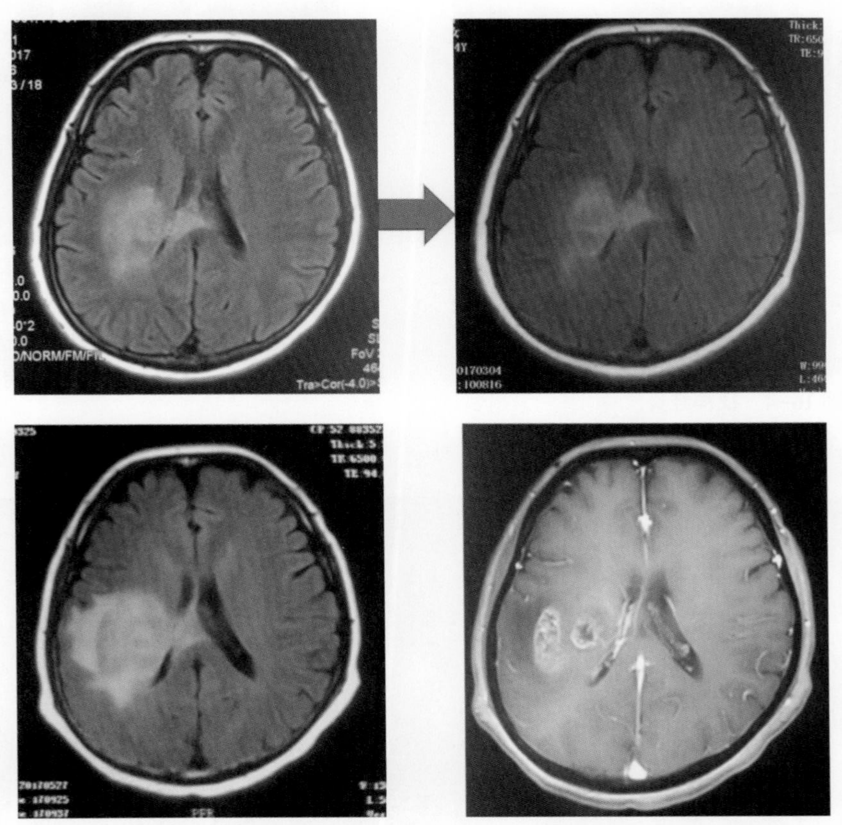

上两图：右侧基底节区至半卵圆区病变(FLAIR 高信号)，使用激素后可见病灶有缩小(2 次 MRI 间隔 10 天)。下 2 图：5 月份复查 MRI 发现风格大变(FLAIR 高信号，强化伴囊变)。

图 16-3 头颅 MRI

既往文献的报道也是如此。据 Watling 报道，10 例恶性胶质瘤患者每天使用 16 mg 的地塞米松，2 周后 9 例患者的肿瘤病灶出现缩小，其中 5 例体积缩小达 25%以上，作者告诫大家在观察肿瘤药物或放射治疗的疗效时，要注意激素的干扰作用。

成人视神经胶质瘤

视神经胶质瘤是罕见的肿瘤，通常见于儿童，成人视神经胶质瘤十分罕见。成人视神经胶质瘤分两类：幼年时发现的和成人后发现的。Wabbels 的研究中分析了 44 例成人视神经胶质瘤，其中男性 51%，女性 49%，平均发病年龄为 54 岁，70%的患者首发表现为单眼视力下降，7%为眼外肌麻痹，14%为突眼，20%为眼痛。从出现症状到失明平均经历 3.3 个月。影像上除了视神经和视交叉，其他受累部位有下丘脑(50%)、颞叶(22.5%)和基底节区(15%)，患者的平均生存时间为 8 个月。

视神经胶质瘤的鉴别诊断

需要与视神经炎、海绵状血管瘤和结节病鉴别(图 16-4~图 16-6)。

患者经过激素冲击治疗后无效，家属考虑到预后不佳，故未进行活检手术。

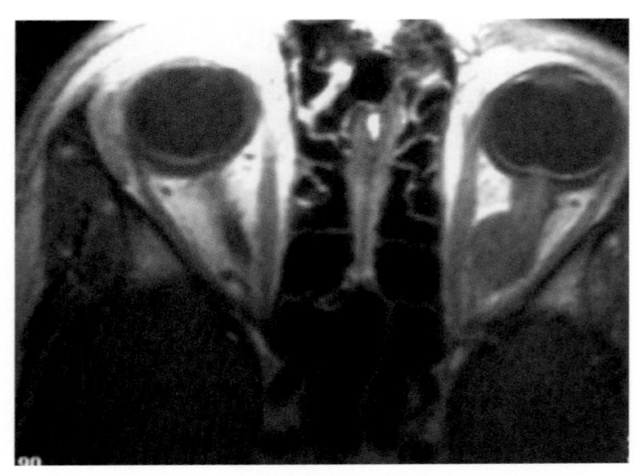

患者，男性，13 岁，亚急性无痛性左眼视力减退 3 周，头颅 MRI 见左侧视神经增粗，考虑视神经胶质瘤，而活检手术证实为炎症。作者指出这个活检手术是一出悲剧，手术应该在视神经肿胀不断加重且激素治疗无效的情况下再进行。

图 16-4　视神经炎

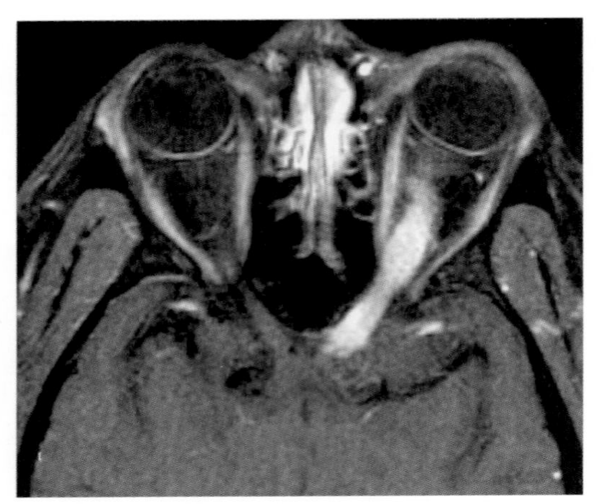

患者，男性，25 岁，进行性左眼视力下降，突眼及眼周疼痛。激素治疗有轻度改善。头颅 MRI 增强提示左侧视神经增粗强化。活检提示为结节病。

图 16-5　结节病

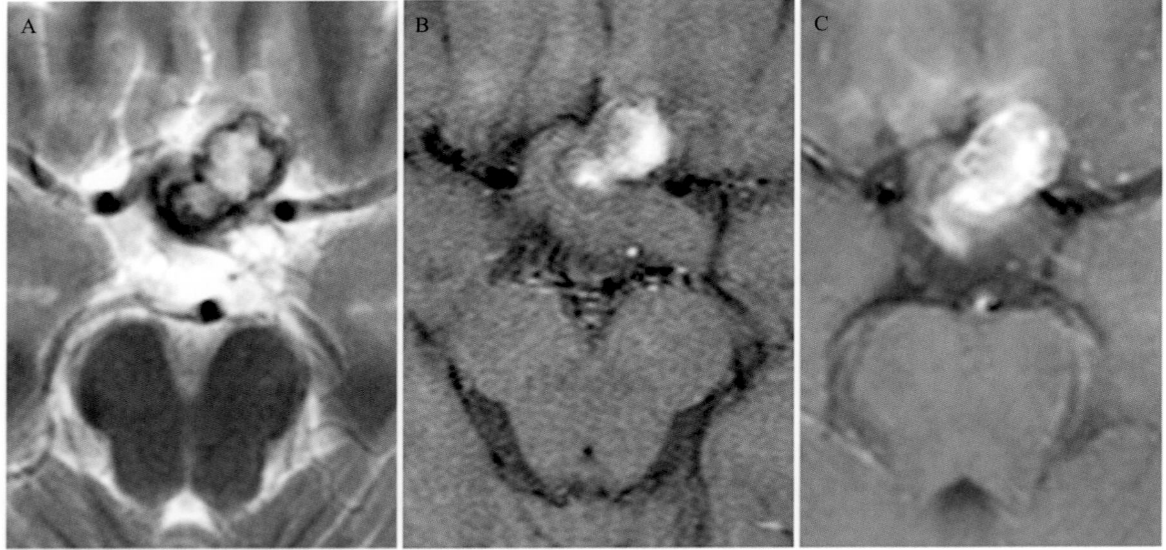

T2WI(A)、T1WI(B)和 T1 增强相(C)。A、B 中视神经病灶均为高信号，提示有出血。

图 16-6　视神经通路海绵状血管瘤

后记

这个病例初看具备了很多视神经脊髓炎的要点，特别是“激素有效”十分有蛊惑性。很多外国文献都提到这种病和炎症很难区别，Bergmann 等认为激素的效果可鉴别视神经胶质瘤和视神经炎，但这个病例证明这个方法也不奏效，时间才是最好的检验方法。老百姓认为现在医学科学发达了，没有什么问题是解决不了的，而实际上医学发展到现阶段仍然没有摆脱走一步看一步的模式，在疾病面前，人类仍然渺小，老天设个坑，任你再精明也难逃入瓮的命运。

参考文献

[1] Yin J, Long Y, Shan F, et al. et al. Clinical manifestations of neuromyelitis optica in male and female patients[J]. Neurological Research, 2015, 37: 11, 967-973.

[2] Pandit L, Asgari N, Apiwattanakul M, et al. Demographic and clinical features of neuromyelitis optica: A review[J]. Mult Scler, 2015, 21(7): 845-853.

[3] Sato D, Fujihara K. Atypical presentations of neuromyelitis optica[J]. ArqNeuro-Psiquiatr, 2011, 69(5): 824-828.

[4] Pu S, Long Y, Yang N, et al. Syndrome of inappropriate antidiuretic hormone secretion in patients with aquaporin-4 antibody[J]. J Neurol, 2015, 262(1): 101-107.

[5] CarneroContentti E, Daccach Marques V, Ibis S D C, et al. Frequency of brain MRI abnormalities in neuromyelitis optica spectrum disorder at presentation: A cohort of Latin American patients[J]. Multiple Sclerosis and Related Disorders, 2017: S2211034817302997.

[6] Watling CJ, Lee DH, Macdonald DR, et al. Corticosteroid - induced magnetic resonance imaging changes in patients with recurrent malignant glioma[J]. J Clin Oncol, 1994, 12(9): 1886-1889.

[7] Wabbels B, Demmler A, Seitz J, et al. Unilateral adult malignant optic nerve glioma[J]. Graefes Arch Clin Exp Ophthalmol, 2004, 242(9): 741-748.

[8] Bergmann M, Brück W, Neubauer U, et al. Diagnostic pitfall: optic neuritis mimicking optic nerve glioma[J]. Neuropathology. 2009, 29(4): 450-453.

[9] ManoY, Kumabe T, Saito R, et al. Cavernous malformation of the optic pathway mimicking optic glioma: a case report[J]. Childs Nerv Syst, 2014, 30(10): 1753-1758.

[10] Pollock JM, Greiner FG, Crowder JB, et al. Neurosarcoidosis mimicking a malignant optic glioma[J]. J Neuroophthalmol. 2008, 28(3): 214-216.

文献大家都会读，但这毕竟是纸上的东西，要转化成自己的东西真的要亲力亲为才行，否则纸上谈兵，误人。

17. 纸上得来终觉浅

纸上得来终觉浅，绝知此事要躬行。

——引自陆游《冬夜读书示子聿》

我今天说的这个案例是有类似文献的，然而我虽瞄过一眼文献，却始终只当作天方夜谭看，一笑了之，哪知这一眼居然派上用场了。

患者，男性，56 岁，2017 年 1 月开始出现阵发性头痛、恶心、呕吐，双眼视物不清及下肢乏力，病情逐步加重。2 月中旬头痛加重，并且在头痛后出现发作性意识丧失，四肢抖动，持续 4~5 min 苏醒。外院查眼底可见双侧视乳头水肿，右眼眼底出血。行腰穿发现脑脊液压力>300 mmH_2O，白细胞 16×10^6/L，葡萄糖 5.71 mmol/L，蛋白 4626.6 mg/L，Cl 114.5 mmol/L，未找到生物源性感染和肿瘤依据。头颅 MRI 增强仅见脑室系统扩大(图 17-1)。之后 1 个月患者头痛和意识障碍愈演愈烈，发作间期神志恍惚，3 月中旬患者被转至华山医院急诊。

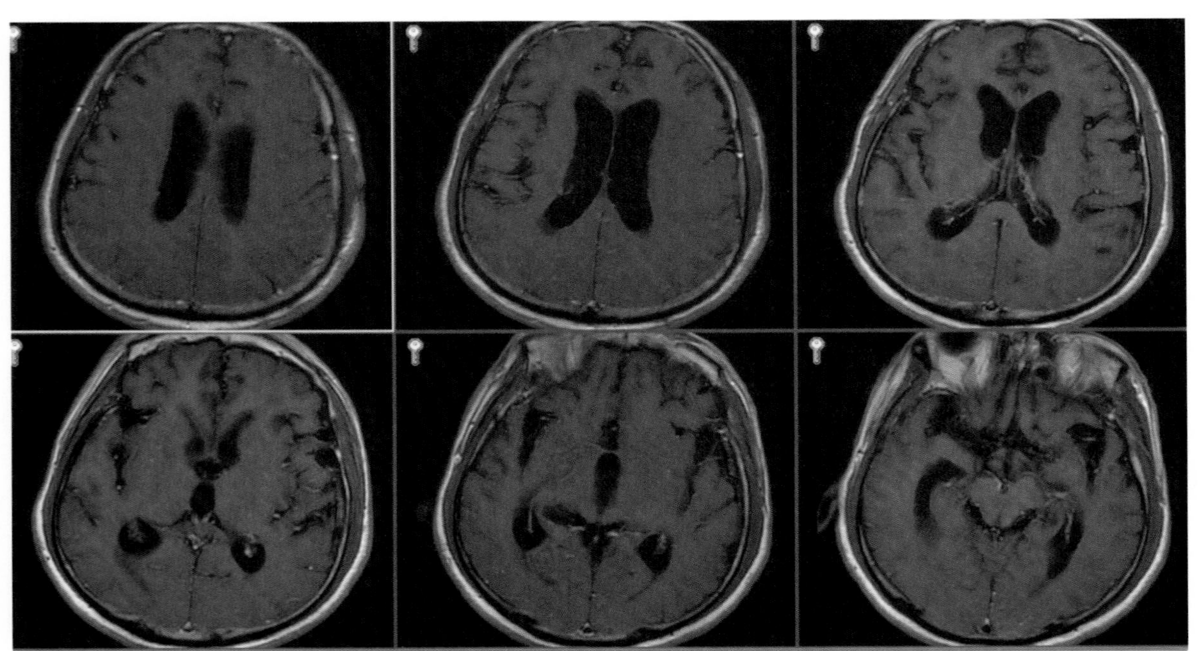

第 3 脑室及双侧侧脑室增宽，但未见异常强化病灶，MRI 未见明显异常的颅高压。

图 17-1　头颅 MRI 增强

我们知道颅高压常见的原因有外伤、脑血管意外、感染，炎症、先天发育畸形、肿瘤和脑缺氧等，通常在影像学上可以看到明显的改变。影像学表现相对隐匿的有静脉窦血栓、血管畸形和脑膜病变，但通过特殊序列也能看出些端倪，比如静脉窦血栓在增强相可见 δ 征，DWI 相上可见静脉窦高信号；血管畸形在各相上可见流空影；脑膜病变在增强相可见脑膜强化等。但有时也会遇到尴尬的事，比如影像学没有特别提示，而脑脊液也查找不到原因。那又有哪些可能性呢？

1. 感染

病毒感染不一定会引起影像学改变，但可以引起颅高压。Gilad 等报道了 1 例临床仅表现为颅高压的带状疱疹病毒感染案例，脑脊液压力为 450 mmH_2O，头颅 MRI 正常，经脱水治疗，17 天即缓解。同时作者综述了既往的 7 例类似案例，影像学均没有改变。除了带状疱疹病毒外，甲肝病毒和麻疹病毒也有引起单纯颅高压的报道。回到我们这个案例，患者病程达 2 个月，并且呈进行性加重，以致发生脑疝，这不符合病毒的自限性特点。

2. 药物或毒物

引起颅高压的药物不少，如维生素 A，抗生素（萘啶酸、喹诺酮、四环素、米诺环素），化疗药（维甲酸、阿糖胞苷、环孢霉素），利培酮，胺碘酮，汞，锂，甲状腺素片，雄激素（达那唑），糖皮质激素（包括撤药）和生长激素等。而本例患者平时不服用任何药物也未接触任何有毒物质。

3. 内科疾病

包括风湿类疾病（系统性红斑狼疮），内分泌疾病（甲状腺功能亢进、甲状旁腺功能亢进、Addison 病，Cushing 病手术后），贫血，右心衰，肥胖和分娩后等。患者在外院已经做过相应的检查，无任何发现。

4. 良性颅高压

这是一组病因不明的、以颅内压增高为特征的综合征。患者除颅内压增高外无其他阳性神经系统体征，脑脊液检查正常，病情发展缓慢、且能自行缓解。但此病例显然不是，患者已经出现脑疝，因此绝对称不上“良性”，脑脊液蛋白飙到 4626. 6 mg/L，是正常值得 10 倍，这也是不应该出现的。

世上没有“巧”事哪会有“巧”字

那几天，某一个“神仙群”（全国的神经内科的“神仙”都在里面）出过一道小题，是 1 例脊髓肿瘤导致的颅高压，平时我并没有太留意，因为我自认为群里出的“妖魔鬼怪”案例过于罕见，对临床指导意义不大。不过，那天我鬼使神差地看了那个病例，因为在询问病史的过程中，家属反映了一段非常可疑的既往史：患者 2015 年下半年开始出现右下肢乏力，行走拖沓，臀部酸痛，按风湿骨痛治疗一直没什么好转。当时也就拍了一张 X 片，想想患者高得惊人的脑脊液蛋白，难不成是椎管堵塞了？外院没有做压腹试验，因此无法证实，于是安排了全脊髓的 MRI 增强（图 17-2），结果真的发现 T12 ~L1 水平椎管内脊髓病灶。

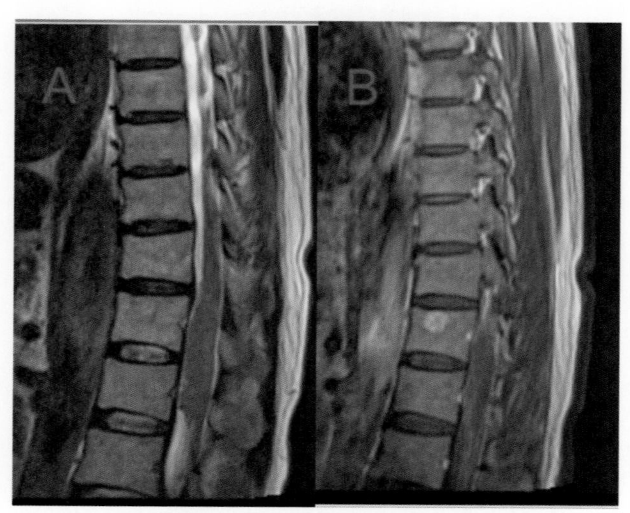

T12~L1 水平椎管内脊髓增粗，A 为 T2WI 相，B 为增强相，内部可见异常强化。

图 17-2　胸椎 MRI

炎瘤之争

是肿瘤还是炎症？我认为是肿瘤。理由如下：①我没见过只长在腰髓圆锥的炎症，无论是脊髓炎、视神经脊髓炎还是多发性硬化（或许这个说法比较武断，您可以回忆一下自个儿的从医经历），但我见过长在这里的肿瘤。②如果是炎症，这么肿胀通常会引起严重的神经系统症状，如下肢截瘫和二便失禁，但患者虽然一般情况很差，挣扎时却力气非常大，粗略判断双下肢肌力有 4 级以上，这符合肿瘤表现。③2015 年下半年至 2017 年 3 月，患者病程至少已有一年半，什么炎症能持续 1 年半脊髓还不萎缩，所以综上所述，考虑是肿瘤。不过，神经外科还是绕不过这道坎。脊髓肿瘤尚未播散，怎么会导致脑积水？

要是以前我也会犹豫不决，不过读过那篇文献后我有了说“不”的底气，经过讨论，我们达成了共识，做个全身PET-CT(图17-3)。我满心以为我会赢，然而……

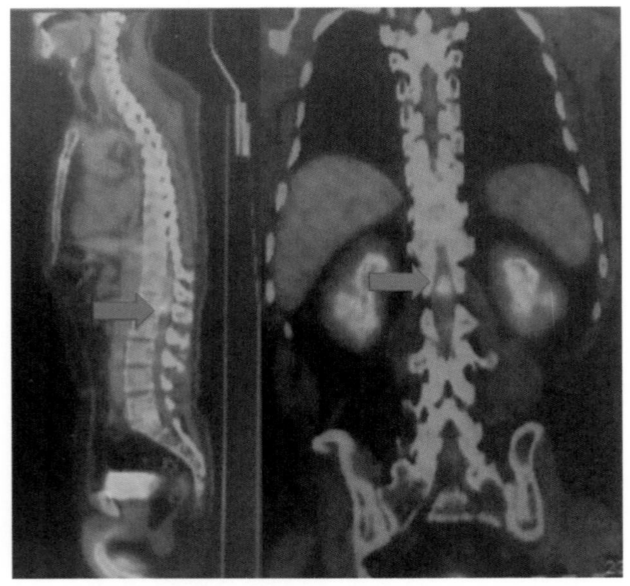

T12～L1层面脊髓肿胀增粗，伴FDG代谢增高，结合病史考虑炎性改变可能大，建议MRI随访，除外不典型肿瘤。

图17-3　PET-CT

这个结论依旧是“炎”“瘤”不辨，甚至是更倾向于炎症。不过我仍然不服，有人劝我用激素，我坚持只能加强脱水治疗，没有理由用激素。后来患者找到了神经外科某教授，他考虑是脊髓星形细胞瘤，建议手术，不过手术后患者出现残疾的可能性非常大。这时患者家属打退堂鼓了，于是草草收拾回当地医院去了。

跟踪到底

1个月后，联系患者家属，说回去后当地医院按照炎症治疗，激素冲击加丙种球蛋白治疗病情得到了控制。虽说我嘴上说很好，不过心里难免狐疑，什么炎症还能这样？这事一沉就是一年。今年初，家属联系我要求出具肿瘤的相关病史以供报销使用。家属告诉我，那次好转后没多久病情又继续加重，再上激素也无效，又过了1个月，患者在家中平静地走了。所以从最终结局看还是肿瘤，激素短暂的效果并不能改变预后，详见“请君入瓮”一文。

文献复习

脊髓肿瘤引起的颅高压和脑积水绝对不少见，PubMed上以“intracranial hypertension spinal cord tumor”搜索可见到70多篇文献，肿瘤类型有星形细胞瘤、室管膜瘤、淋巴瘤、神经外胚层肿瘤、多形性胶质母细胞瘤、副神经节瘤、黑色素瘤、浆细胞瘤等。脊髓肿瘤是怎么引起颅压升高的呢？机制一，肿瘤堵住了脑脊液通路；机制二，损害了脊髓脑脊液弹性储存空间；机制三，脑脊液蛋白水平太高影响吸收；机制四，蛛网膜炎；机制五，压迫脊髓静脉丛。存在这么多机制原因只有一个：机制不清楚。

肿瘤所处节段和颅高压的形成是否有关联？阅读文献发现无论颈、胸、腰、骶的肿瘤都有出现颅高压的报道。Haslbeck报道1例骶尾部副神经节瘤的患者历经了5年的高颅压头痛才明确诊断，经手术治疗头痛缓解(图17-4)。还有几篇是非英语文献，只能看看标题和摘要。

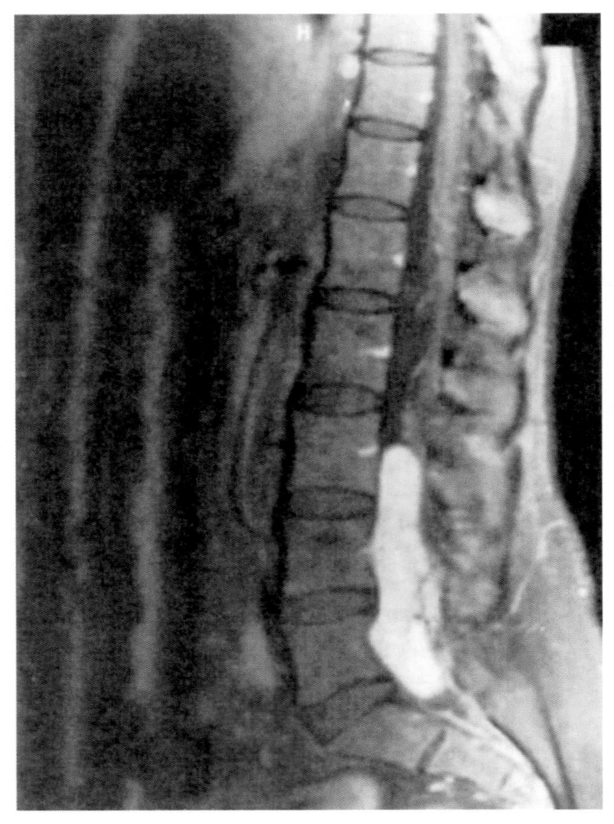

图17-4　腰骶MRI增强示副神经瘤造成颅高压

后记

这个病例其实对我来说波澜不惊，虽然患者回家以后短时间好转让我有点疑惑，但总体格局还是朝着我预想的方向发展。如果说有什么启示的话，我觉得这个案例对颅高压的鉴别有一定的意义，颅高压不能只查“颅”，在每个可能的原因都被排除后，不妨往脊髓上去查查，说不定有什么意外发现。另外，成功总是眷顾有准备的人，平时要多看文献，否则SCI级的病例放在眼前却悄悄溜走，岂不可惜。

参考文献

[1] Gilad O, Shefer-Averbuch N, Garty BZ. Primary varicella infection presenting with headache and elevated intracranialpressure[J]. J Child Neurol, 2015, 30(6): 793-795.

[2] Lim S, Lee SJ, Rhim SC. Primary spinal cord astrocytoma presenting as intracranial hypertension: a case report[J]. Korean J Spine, 2012, 9(3): 272-274.

[3] Haslbeck KM, Eberhardt KE, Nissen U, et al. Intracranial hypertension as a clinical manifestation of cauda equinaparaganglioma[J]. Neurology, 1999, 52(6): 1297-1298.

[4] Philippon J, Poisson M, Bleibel JM. Ependymoma of the cauda equina presenting as raised intracranial pressure without ventricular dilatation. One case (author's transl)[J]. Nouv Presse Med, 1980, 9(5): 303-304.

[5] Labauge R, Gros C, Pagès M, et al. Intracranial hypertension and ependymoma of the end of the spinal cord[J]. Rev Neurol (Paris), 1984, 140(3): 212-216.

[6] Cecotto C, Mingrino S. Tumor of the conus and cauda with intracranial hypertension[J]. Acta Chir Ital, 1959, 15: 977-988.

只有知道才能想到!

18. 众里寻他

众里寻他千百度，蓦然回首，那人却在灯火阑珊处。

——辛弃疾《青玉案·元夕》

患者，男性，58岁，因双下肢末端胀痛伴乏力4个月，低热2个多月入院。患者2014年6月开始出现双侧脚趾疼痛、麻木和肿胀，伴皮肤发红泛紫，此后病变范围逐渐向近端延伸(图18-1)。

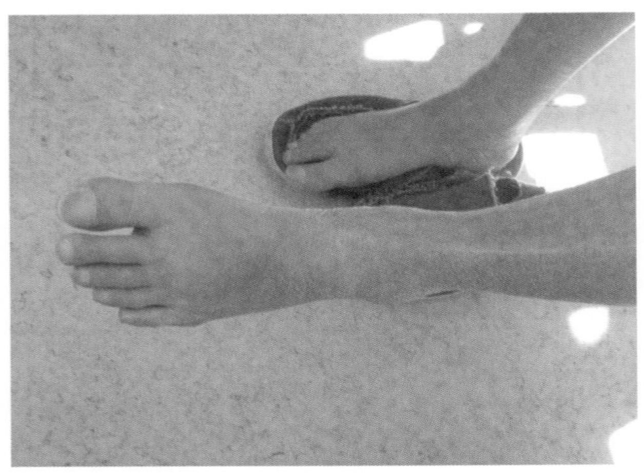

下肢皮肤发紫发黑，皮肤指甲干燥粗糙，下肢下垂时足背肿胀。

图18-1 下肢体征

8月份开始出现低热(<38℃)，肌电图提示周围神经损害，运动感觉纤维均受累，脱髓鞘损害。当地医院怀疑POEMS综合征，查血免疫球蛋白和免疫固定电泳，只有轻链轻度升高，而M-蛋白和尿本周蛋白均为阴性。腮腺同位素扫描提示摄取排泄均受损；胸腹部CT发现双侧胸腔积液，心包积液，左半结肠管壁增厚(考虑结肠癌)，T12椎体局部骨质密度增高；胸穿提示"漏出液"，未检出结核或肿瘤；肠镜检查未见肿瘤，肠镜后患者出现食欲减退和腹痛。10月4日患者突然出现视物模糊，仅剩光感，眼底检查见视神经乳头水肿。10月5日癫痫发作，行MRI提示颅内多发病灶(图18-2)，行腰穿蛋白1.6g，余无特殊，当地医院以予丙种球蛋白+激素治疗，症状迅速好转。出院时予以强的松60 mg及硫唑嘌呤口服，患者后转来我院继续就诊。此病例虽说M蛋白阴性，但给人感觉还是像POEMS。

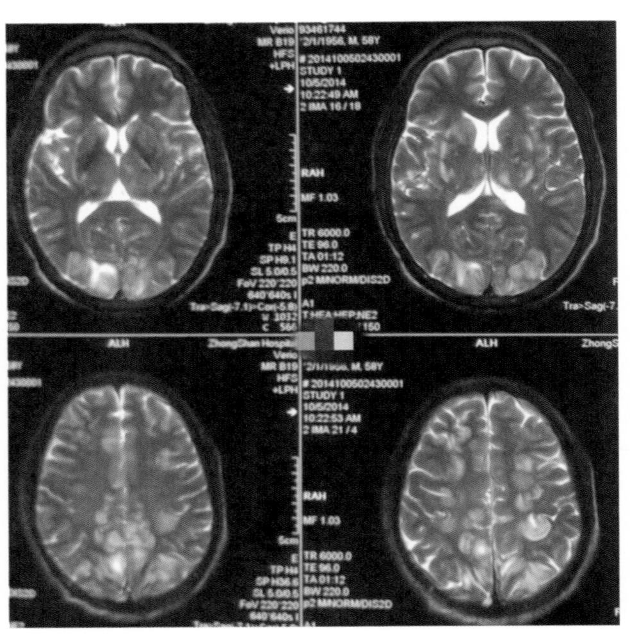

影像表现是典型的可逆性后部脑白质病变(Posterior reversible encephalopathy syndrome，PRES)。

图18-2 头颅MRI T2WI皮层，皮层下多发异常高信号

POEMS综合征

Poems，诗也，然而在医学界POEMS可没那么诗情画意，这是血液科的一种顽劣疾病，或者严格地说这不是一种病，而是对一些临床共存现象的概括。P(polyneuropathy)：周围神经病；O(organomegaly)：脏器肿大；E(endocrinopathy)：内分泌问题；M(monoclonal protein)：M蛋白，即单克隆免疫球蛋白；S：(skin changes)皮肤改变。以前大家默认 POEMS 的诊断需要具备 7 个项目中的 3 项或者以上，后来随着认识加深，POEMS 的诊断标准越来越复杂，目前最新的诊断标准如下。

必备的主要标准：

①多发性周围神经病(经典表现为脱髓鞘)；

②单克隆浆细胞增殖性疾病(几乎都是 λ 型)。

其他主要标准(至少满足 1 项)：

③Castleman 病；

④硬化性骨损害；

⑤血管内皮生长因子(VEGF)升高；

本例患者后来我们测了血 VEGF>800 pmol/mL [0~143 mmol/mL]。

次要标准(至少满足 1 项)：

⑥脏器肿大(脾肿大、肝肿大或淋巴结肿大)；

⑦血管外容量超载(水肿、胸水或腹水)；

⑧内分泌紊乱(肾上腺、甲状腺、垂体、性腺、甲状旁腺和胰腺)。

[本例患者后来测得性腺激素和甲状腺激素水平都存在问题]

⑨皮肤改变；

⑩视神经乳头水肿。

其他表现：杵状指、体重下降、多汗、肺动脉高压/限制性肺病、易栓体质、腹泻、维生素 B12 水平下降。

这还是 POEMS 么？这和我们熟知的 POEMS 相去也太远了吧。这个新标准有两个必备条件：

第一是有周围神经病，如果没这一项，神经科医生就可以一边歇着了；第二是单克隆浆细胞增殖性疾病，POEMS 的本质是浆细胞病，那该如何证明呢？第一间接证据：找 M 蛋白，它是单克隆浆细胞的产物，几乎 100%的患者 M 蛋白呈阳性；第二直接证据：寻找病理证据，比如骨穿或者哪里找到浆细胞肿瘤。

本案例患者符合其中第 1、5、7、8、9、10 条。由于患者 M 蛋白呈阴性，我们只能走第二条路，提议行骨穿。患者对此十分抗拒，因为患者坚信上次癫痫发作就是做肠镜所致，故不愿意再接受创伤性检查。难办么？不难办，因为我压根没想在 POEMS 的诊断上多纠缠，这种以月进展、吃相如此难看的表现首先要考虑肿瘤引起的副癌综合征，所以当务之急是要寻找肿瘤的位置，至于诊断 POS 还是 PES 根本无足轻重。我告诉家属，这种病情在过去科学不发达的年代首先考虑肿瘤，可考虑做 PET-CT，单发的肿瘤或许有机会手术，多发的那也算弄清楚了诊断，对你们来说也算有个交代了。患者接受了 PET-CT 检查。

猜猜肿瘤在哪里？结果见图 18-3。

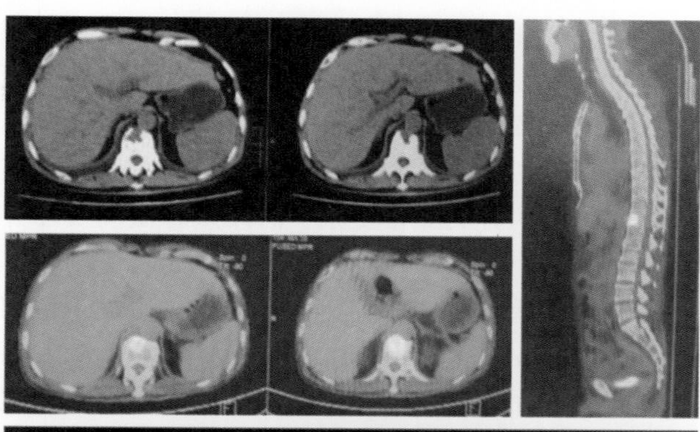

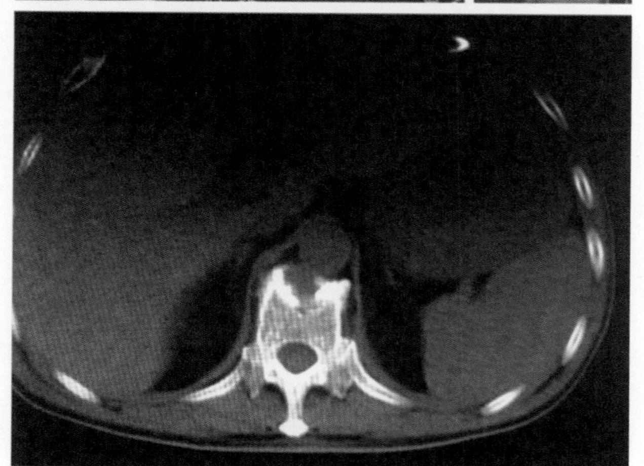

T12 椎体骨质破坏伴 FDG 代谢异常增高(溶骨性骨质破坏，SUV 最大值 11.4，周围尚可见不规则骨质硬化)。T12 椎体异常，外院的 CT 曾经报过，可谁都没当一回事。回过去看当时外院的 CT，这个地方的骨头确实是缺了一块。

图 18-3　PET-CT 报告

没想到外院报告的 T12 上的高密度灶居然就是罪魁祸首，之前我们一直没有留意。由于我院骨科觉得活检难度大，于是患者前往其他医院骨科进行椎骨活检手术，病理提示浆细胞瘤可能，复查血 M 蛋白仍为阴性。患者后来回到我院再行骨穿，结果发现较多浆样细胞散在成簇分布，提示浆细胞骨髓瘤可能。

对 POEMS 的进一步认识

POEMS 是一组综合征，综合征多数是没有研究透彻的东西。在临床实践中，医生发现有几件临床事件经常同时出现，于是就把它们凑合打包命名为某某综合征。所以多数综合征的发病原因是不清楚的、答案是不唯一的、甚至组合本身就是错误的。POEMS 背后的原因是单克隆浆细胞增殖性疾病，我们最熟悉的浆细胞病是多发性骨髓瘤，但实际上浆细胞病分类非常复杂，估计只有血液科才弄得明白。

①不明意义的单克隆球蛋白血症（monoclonal gammopathy of undermined significance，MGUS）：简单说就是有血或尿的单克隆抗体，但没发现浆细胞肿瘤。MGUS 又分为非 IgM-MGUS、IgM-MGUS、轻链-MGUS 及伴有肾功能损害的单克隆球蛋白血症（monoclonal gammopathy of renal significance，MGRS）。

②冒烟型多发性骨髓瘤（smoldering myeloma，SMM）：多发性骨髓瘤还冒青烟？冒烟译自“smoldering”，意为木炭无火焰的闷燃，但扇子一扇可以变为熊熊烈焰。所以冒烟型是一种要恶变还未恶变的状态，是病情进展缓慢而无临床症状的多发性骨髓瘤，发展为恶性的可能性较 MGUS 大。它们包括非-IgM 型 SMM、冒烟型巨球蛋白血症、轻链型 SMM。

③浆细胞肿瘤：包括孤立性浆细胞瘤、孤立性浆细胞瘤伴轻微骨髓受累、非分泌型多发性骨髓瘤。

骨硬化性骨髓瘤

浆细胞骨髓瘤伴慢性淋巴细胞白血病/单克隆 B 细胞淋巴细胞增多症。

巨球蛋白血症。

多发性骨髓瘤。

轻链型多发性骨髓瘤。

浆细胞性白血病。

POEMS 的骨损害

曾经有一份答案放在我面前，我没有好好珍惜，直到做好 PET-CT 才追悔莫及，早知道 7000 元钱可以省了。现在回过头来再研读一下 POEMS 的骨损害。POEMS 理论上见于各种浆细胞病，但实际上背后最多见的是骨硬化性骨髓瘤，而经典的多发性骨髓瘤却极少表现为 POEMS。那什么是骨硬化性骨髓瘤？国外的研究认为 97%的 POEMS 综合征患者有骨损害，但国内研究发现仅 27%～41%的患者存在骨损害，最常见的损害表现是骨硬化病灶，占了 41%～56%，因此历史上 POEMS 被称为骨硬化性骨髓瘤，而溶骨性破坏少见，仅 0%～13%，还有 31%～59%的患者兼有硬化性和溶骨性病灶，称为混合型。CT 有助于病灶性质的判断：骨硬化性骨髓瘤的病灶密度较高；而溶骨性病灶 CT 上表现为低密度，低密度周围可以出现硬化的边缘；混合型病灶表现为肥皂泡样（图 18-4）。

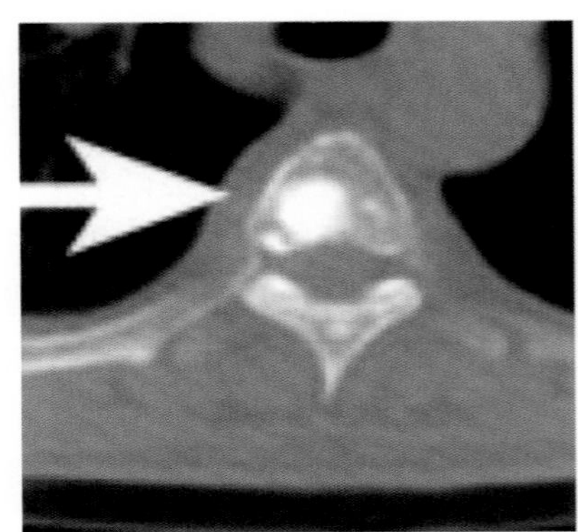
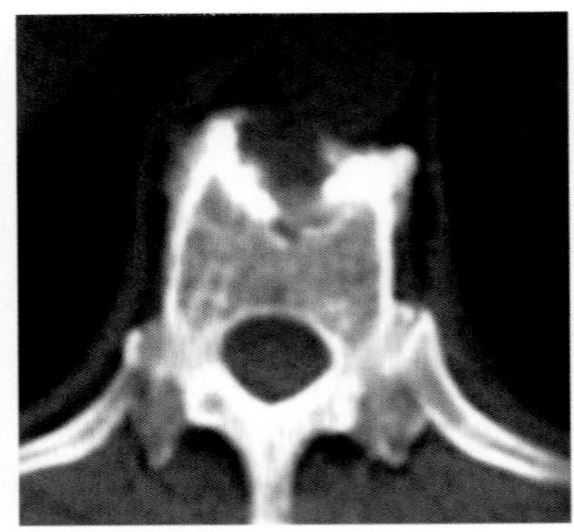
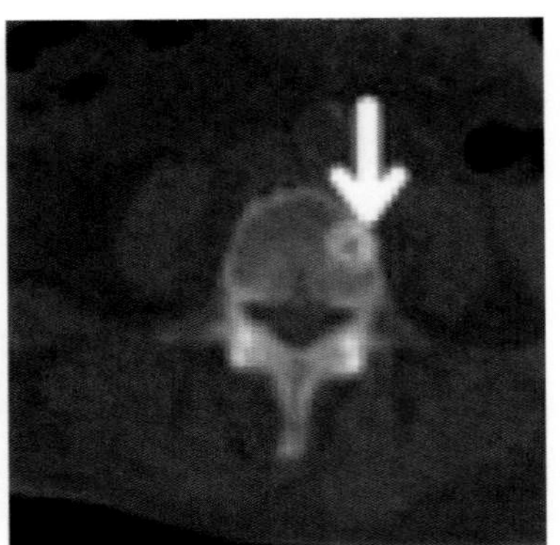

CT 示从左往右分别是骨硬化病灶、溶骨性病灶和混合性病灶。

图 18-4　POEMS 的 CT 表现

PET-CT 也有助于区分病灶的性质，溶骨性病灶的 SUVmax 值可达 10. 36，而骨硬化性病灶 SUVmax 值只有 4. 51，而混合型的病灶居中，SUVmax 值为 7. 52(图 18-5)。骨硬化性骨髓瘤的病灶内检不出浆细胞，而多发性骨髓瘤的溶骨性病灶内是有浆细胞瘤的。

患者后来转至血液科就诊，使用了激素和环磷酰胺，效果不知道如何。再后来患者转到当地医院进行胸椎放疗，术后出现腹胀，全身浮肿，性命危在旦夕。再后来没敢再打电话随访。

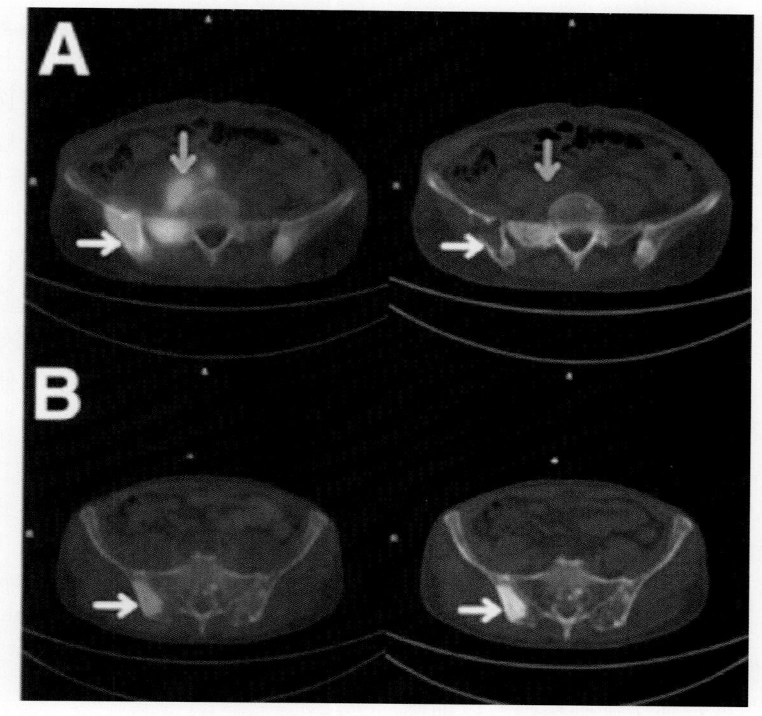

A. 一个患者的 CT 见右侧髂骨低密度灶，提示为溶骨性破坏，SUV 值十分高；B. 另一患者的 CT 也可见右侧髂骨病灶，但为高密度灶，提示骨硬化，SUV 值仅轻度升高。

图 18-5　POEMS 的 PET-CT 表现

诊断上的纠结

此患者病灶为溶骨性破坏，因此不能诊断为骨硬化性骨髓瘤，能出现溶骨性破坏的是多发性骨髓瘤、冒烟型骨髓瘤，孤立性浆细胞瘤等，那什么诊断合适呢？参照标准如下。

(1)症状性骨髓瘤：

①骨髓活检见>10%的克隆性浆细胞，或者其他组织活检见到任何数量的克隆性浆细胞(浆细胞瘤)；

②血或者尿见到单克隆蛋白(M 蛋白)，除非是非分泌型的骨髓瘤；

③浆细胞疾病导致的终末器官损害。

- 高钙血症(血钙>2. 75 mmol/L)；
- 肾功能损害；
- 贫血(血红蛋白<10 g/dL)；
- 骨损害(溶骨性损害)。

评语：有可能，但骨髓活检没报告浆细胞数量。

(2)无症状性骨髓瘤/冒烟型骨髓瘤：

①血清 M 蛋白>30 g/L(3 g/dL)；

②骨髓活检见克隆性浆细胞>10%；

③没有骨髓瘤相关的组织器官损害。

评语：不是，因为有溶骨性损害。

(3)非分泌型多发性骨髓瘤：

①骨髓浆细胞大于 15%且有典型骨髓瘤细胞出现；

②多发性溶骨性病变。

评语：不太对，只发现一个溶骨性破坏。

(4)孤立性浆细胞瘤：

①在X线、MRI影像上呈现单个溶骨性肿瘤；

②肿瘤组织活检证实为浆细胞瘤；

③多部位骨髓穿刺为正常骨髓象；

④一般不伴有单克隆免疫球蛋白增多，若有增多则应随孤立性浆细胞瘤的根治（放射治疗或手术切除加放射治疗）而消失。

评语：有点像，但骨髓象不正常。

（5）孤立性浆细胞瘤伴有轻微骨髓受累：

①在X线、MRI影像上呈现单个溶骨性肿瘤；

②肿瘤组织活检证实为浆细胞瘤；

③骨髓穿活检见<10%单克隆浆细胞；

④一般不伴有单克隆免疫球蛋白增多，若有增多则应随孤立性浆细胞瘤的根治（放射治疗或手术切除加放射治疗）而消失。

评语：有可能，但骨髓活检没报告浆细胞数量。

由于该患者后来转去别的科室治疗，很多后续资料不全，所以未能给出准确诊断，但作为神经科医生，我自认为走到这一步已经很不错了。回忆以前神经科的POEMS治疗方法：激素，或者激素+CTX。大多数POEMS背后的“主谋”是肿瘤负荷小的骨硬化性骨髓瘤，这样的患者治疗效果可能还算满意。但如果是溶骨性破坏，是不是应该参照多发性骨髓瘤进行联合化疗或造血干细胞移植？以前确实是有部分POEMS患者的治疗效果是极差的，或许原因就在这里。

后记

这篇文章我原本想写POEMS引起的PRES，但写着写着，我感觉还是探案过程更有意思，这个病例的答案从一开始就摆在大家眼前，但所有人熟视无睹，最终靠PET-CT才引上正路。这也多亏了华山“店大活齐”，如果在下级医院没PET-CT那会是什么结局？这个问题许多进修医生也提过，华山这些先进的仪器我们小地方哪里有，甘拜下风（带着一半敬意和一半醋意）。现在想想这个案例确实也没什么了不起，也就是沾了硬件的光，等哪天下级医院也有设备了，大约这种优越感也就荡然无存了。

最后说下我总结的经验教训：遇到POEMS需要对全身骨骼探查一遍，即便最普通的X线平片也是可以的。

参考文献

[1] Clark MS, Howe BM, Glazebrook KN, et al. Osteolytic-variant POEMS syndrome: an uncommon presentation of “osteosclerotic” myeloma[J]. Skeletal Radiol, 2017; 46(6): 817-823.

[2] Shi X, Hu S, Luo X, et al. CT characteristics in 24 patients with POEMS syndrome[J]. Acta Radiol. 2016; 57(1): 51-57.

[3] Shi X, Hu S, Yu X, et al. Clinicopathologic analysis of POEMS syndrome and related diseases [J]. Clin Lymphoma Myeloma Leuk, 2015, 15(1): 15-21.

[4] Pan Q, Li J, Li F, et al. Characterizing POEMS syndrome with 18F-FDG PET-CT[J]. J Nucl Med, 2015; 56(9): 1334-1337.

乱花渐欲迷人眼，临床的复杂性正是让人着迷之处！

19. 迷雾

患者，老年女性，数月前突然出现头晕，伴有意识朦胧，旁人帮助她坐下并拿出手机，她能够自行拨通她女儿的号码并通话。当女儿赶来时，患者已经清醒，此时离发病已经过去了 2 小时，患者对 2 小时前发生的事情有模糊记忆，在此期间无抽搐。类似的状况后来又出现过2～3 次，每次都是貌似清醒实则糊涂。患者在外院行头颅 MRI 和脑电图未见异常，发作当时测血糖 7.0 mmol/L，CTA 见左侧锁骨下动脉狭窄。

锁骨下动脉狭窄盗血

所谓锁骨下动脉盗血指的是锁骨下动脉或头臂干在发出椎动脉前出现狭窄或闭塞，由于虹吸作用，引起椎动脉中的血流逆行（图 19-1），因而引起脑干症状，如眩晕、吞咽困难、视物模糊、复视、共济失调或者是肢体感觉异常、运动异常，而短暂性全面性遗忘者十分少见，只有过 3 例报道。Shanmugasundaram 曾报道过 1 例，62 岁男性出现发作性左臂运动后记忆力丧失半年，同时有左臂疼痛。发作时患者会反复向家人问同样问题，一般持续 1～2 h，发作后对此前之事无记忆。经颅多普勒可见左侧椎动脉从颅内向锁骨下动脉的逆向血流。CTA 检查明确为左侧锁骨下动脉狭窄。

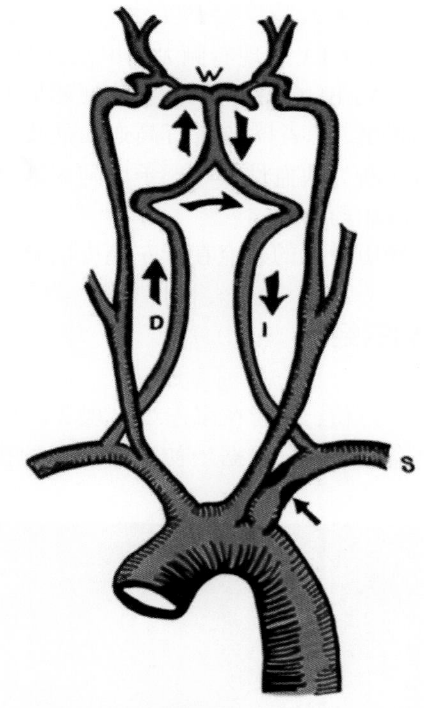

图 19-1　锁骨下动脉盗血模式图

不过患者行颅多普勒超声未见椎动脉逆行血流，左侧上肢大幅度运动也不能诱发症状，因而诊断存疑。那还有什么可能性呢？询问家属患者平时有没有口干？家属是医务人员，告知我们患者不但有嘴干，还有眼干，而且几年来经常会出现腮腺莫名肿大，过几天能自然消退，她也怀疑过患者是否是干燥综合征。

干燥综合征

干燥综合征是一种主要累及外分泌腺体的慢性炎症性自身免疫病，临床除有唾液腺和泪腺受损功能下降而出现口干、眼干外，尚有其他外分泌腺及腺体外其他器官的受累而出现多系统损害的症状。我国人群的患病率为 0.3%～0.7%，老年人群中患病率为 3%～4%。本病女性多见，男女比为 1 ∶（9～20）。发病年龄多在 40～50 岁。50%的患者有间歇性交替性腮腺肿痛，累及单侧或双侧。大部分在 10 天左右可以自行消退。少数有颌下腺肿大，舌下腺肿大较少。

为什么我会突然会问到干燥综合征呢？因为当时组里正好收治了 1 例类似案例。

那是一位 68 岁的老年患者，是一位急诊同事的母亲，2018 年的“履历”不可谓不丰富：1 月份脑梗死，3 月份癫痫。到 6 月份家里人发现患者行为异常，6 月底再次出现癫痫发作，行 MRI 未见急性脑梗死，但右侧大脑皮层略有肿胀(图 19-2D)。

这份病史不简单，需要重新梳理。

一、脑梗死的经历

患者在今年 1 月出现左侧口角歪斜，行走略有不稳，持续仅半小时即缓解，当时头颅 MRI 见右侧脑室后角类似于分水岭性的急性梗死病灶，查阅片子发现当时左侧大脑皮层其实也有零星的 DWI 高信号。头颈部 CTA 发现右侧大脑中动脉 M1 段有狭窄(图 19-2A、B、C)。右侧分水岭梗死加上右侧大脑中动脉狭窄，患者既往还有高血压病史，所以顺理成章地诊断为缺血性卒中，予以阿司匹林、他汀类药物及降压药治疗。

这段经历最大的疑点在于左侧皮层异常信号。

二、癫痫的经历

到了 3 月份，患者在家连续出现 3 次出现癫痫大发作并急送医院，根据当初急诊医生的描述，患者来院时处于谵妄状态，发作前先尖叫一声之后全身抽搐意识丧失，脑电图见大量伪迹，勉强可见 θ 波和 δ 波，予安定静脉维持，次日患者谵妄好转，予以左乙拉西坦 1 g/d 抗癫痫治疗，但人反应仍比较迟钝，持续 4~5 天才恢复常态。

三、脑梗死和癫痫

脑梗死患者发生癫痫毋庸置疑，但是概率不高，我们遇到的脑梗死后继发性癫痫的多数为大面积脑梗死后的患者，我们看看文献怎么说吧。

卒中是癫痫的一个重要原因，占所有继发性癫痫的 11%，卒中后 9 个月内出现癫痫的概率为 2%，卒中后 2 年内出现癫痫的概率为 4%。心源性卒中出现癫痫的概率更高，绝大多数研究认为皮层受累的脑梗死和癫痫发作有明显相关。

患者这次复查 MRI 未见急性梗死病灶，但左侧大脑皮层可见肿胀(图 19-2D)。患者右侧大脑中动脉狭窄怎么会导致左侧大脑皮层肿胀呢？所以说患者的病变部位是随机的，与动脉狭窄没有关联。

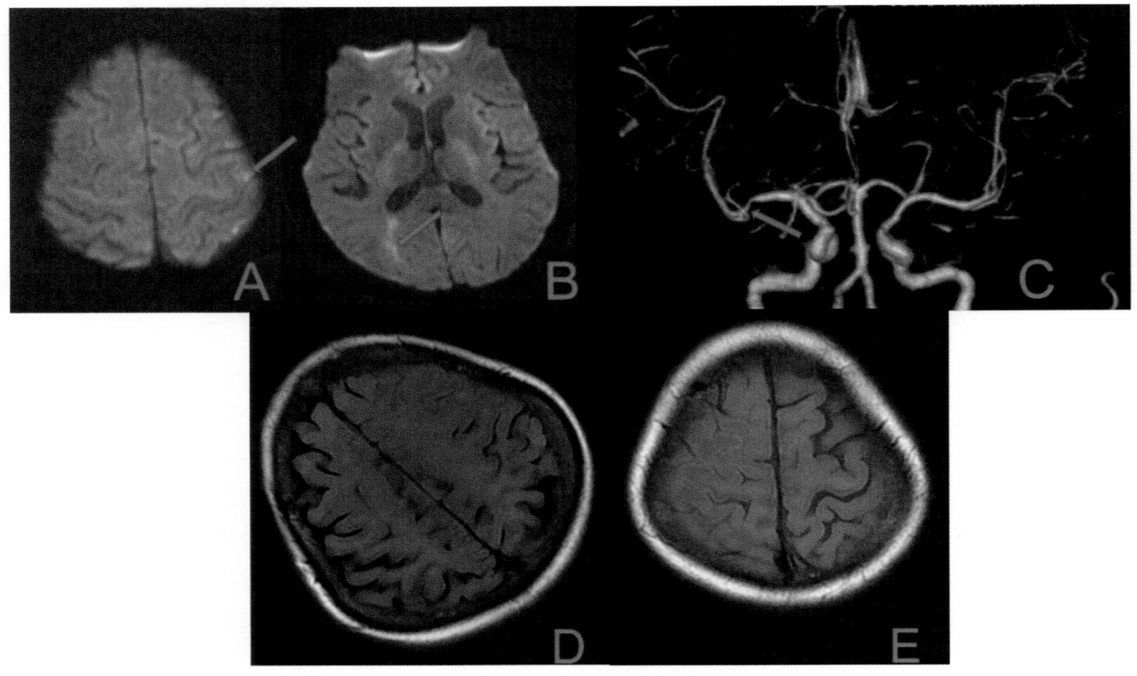

A 和 B 为 2018 年 1 月诊断为急性脑梗死时的头颅 DWI，可见左侧皮层下点状高信号，右侧侧脑室后角细长条状高信号，类似分水岭梗死，C 为头颅 CTA，提示右侧大脑中动脉狭窄。D 为 2018 年 3 月癫痫后的 MRI 表现，可见左侧大脑半球肿胀。E 为 2018 年 6 月行为异常时的 MRI 表现，离癫痫发作已经过去 4 天。

图 19-2　头颅影像随访的变化

四、行为紊乱

从3月到6月，家人发现患者有时会反复问同一个问题，一度怀疑她是不是患了老年性痴呆。6月份以后患者出现了各种匪夷所思的行为，比如反复关门开门；进卧室睡觉大门敞开；下面条时水还没开就把面条捞起来；回家时方向走反，楼层走错；事后虽然有印象，而且也知道不对，但她说不清楚当时为什么要这么做，有时患者看人的眼神还有点呆滞。6月份复查脑电图正常。入院前4天患者出现过一次癫痫发作，表现为头向左转，双眼向左侧凝视，但意识清楚，症状持续1 min后缓解，后将左乙拉西坦加量到1.5 g/d，但患者发作性精神行为异常仍然存在。

入院查体：神志清楚，略欣快，100-7=93-7=84，近事记忆略差，四肢肌力尚可，四肢腱反射阳性，行走略有不稳，右眼结膜略充血，牙齿仅剩4颗，其余均因为蛀牙拔除(图19-3)。在后续的检查：泪膜破裂试验阳性，腮腺同位素扫描报告腮腺分泌功能显著下降，血ANA1：1000+，SSA+，诊断干燥综合征。经激素和丙种球蛋白治疗后患者意识混乱和行走不稳症状缓解。

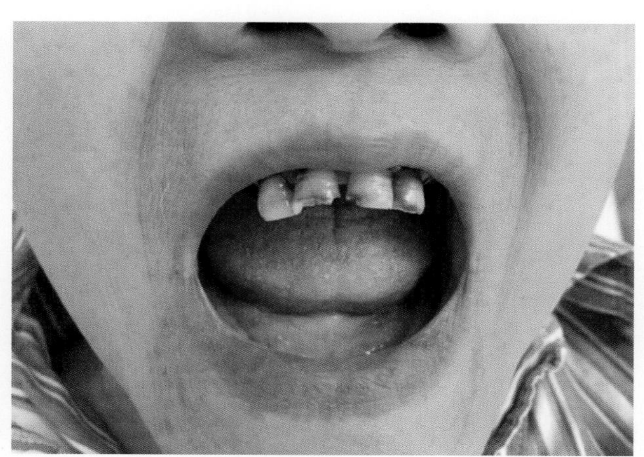

图19-3　干燥综合征引起的龋齿

干燥综合征可以累及中枢神经系统，表现为局灶或非局灶症状，如缺失症状、癫痫、头痛、失语、脑病、脑膜炎、认知功能障碍或痴呆、精神症状等，非局灶性症状比局灶症状更难辨识。一项研究中有84%的患者有非局灶性症状，最常见的是头痛(46.9%)，认知功能障碍(44.4%)和情绪问题(38.4%)，进一步检查发现很多患者有皮层下额叶执行功能障碍、词语记忆障碍和淡漠/情感表达不能。此患者最近一段病史用癫痫、TIA或者痴呆解释似乎都不对：发作性病程应考虑癫痫或短暂性全面性遗忘，但两者事后均无记忆，因此诊断不成立。患者发作时记忆力、辨别力和处理能力有障碍，要考虑痴呆，但痴呆是持续性的，因此也不能诊断为痴呆。那应该诊断为什么呢？

游戏英雄无敌4中有一种叫“confusion”的魔法，被施法者会一下子智商降到零不知道要做什么，结果错失一回合行动能力，但他遭到攻击时仍能反击。看到这份病史我不禁想到这个图标。这个患者如同被施了法，脑门前金星环绕，坠入云里雾里不能自拔。在干燥综合征组织网站“sjogrens.org”上有关于这种“雾”的描述，叫“Brain fog”，指一种波动性的轻度记忆力障碍、健忘、恍惚、意识混乱、注意力障碍及信息处理能力下降，患者自己感觉有点脑子不正常，但它不等同于轻度认知功能障碍(mild cognitive impairment，MCI)，病理可发现患者的脑血管有炎症细胞浸润(血管炎)，“Brain fog除干燥综合征外还见于红斑狼疮和多发性硬化。

回到我们第一个患者，查SSA也是阳性的。所以诊断除了锁骨下动脉狭窄盗血外，还要与干燥综合征进行鉴别。

后记

发生在身边的案例更容易触动我们的神经，如果同事的母亲不是一而再，再而三地出现神经系统症状，我也会错认为就是脑梗死或者癫痫。这2个病例都是医务人员的亲戚，也都曾经怀疑过干燥综合征，但一直没有确诊，足见这种疾病本身有多么常见及隐匿。干燥综合征引起的中枢神经系统症状也是五花八门、不拘一格的，因此极易误诊和漏诊，brain fog是不是有提示作用，还需进一步观察。但这两个案例都在提醒我们，要警惕干燥综合征这个“施法者”。

参考文献

[1] Shanmugasundaram R，Rajendiran G，Pranesh MB，et al. Transient memory steal：a rare phenomenon of subclavian steal syndrome[J]. J Postgrad Med，2015，61(1)：54-55.

[2] Camilo O, Goldstein LB. Seizures and epilepsy after ischemic stroke[J]. Stroke, 2004, 35(7): 1769-1775.

[3] Brain Fog and Other Central Nervous System Symptoms; Is Sjogren's? by Susan McDermott, MD, at the SSF National Meeting in April 2003, USA.

有时候看似很复杂的病例，其诊断线索可能就藏在病史里的一句关键的话中！

20. 夜游神

夜半三更不睡觉，
扯着嗓门大声叫，
窗帘后面扮鬼脸，
宠物小狗吓疯掉。

这首打油诗是我随口胡诌的，听上去却还算押韵，闻者皆夸——好“湿”！

患者，中年男性，近一年来出现发作性夜间行为异常。具体是什么表现且听他爱人的描述：“……他眼睛睁得老大，几乎都不带眨的，头乱晃，手乱舞，嘴里发出奇怪的声音，不停地重复同一句话，还到处乱跑，脾气大，见东西就扔……追着家里的哈士奇满世界跑，吓得狗都要疯了……躲在窗帘后对做鬼脸，表情诡异得瘆人，吓得我汗毛都要竖起来了……”

我首先想到的是快速动眼(rapid eye movement，REM)睡眠行为障碍(Rapid－eye－movement sleep behavior disorder，RBD)，王坚老师曾经提起过帕金森的患者夜间可以出现拳打脚踢，乱喊乱叫，甚至曾有一名老太太夜间被她老伴挥了一拳打成了“熊猫眼”。

夜间行为异常的疾病

① RBD，是一种发生在 REM 睡眠期中的睡眠行为异常。正常人 REM 期虽有生动梦境但肌张力是受到抑制的，因此无法乱动；而 RBD 患者肌张力抑制丧失，因此出现和梦境一致的运动活动。RBD 临床表现多为猛烈粗暴动作，如拳打脚踢、翻滚喊叫、打人等。在整个晚上的睡眠中，一个人通常有 4~5 个区间的 REM 睡眠，但每次 REM 期不会很长，平均 5 分钟左右，因此 RBD 的持续时间也就几秒钟到数分钟。RBD 发生的时间多在入睡 90 分钟后和睡眠近结束时。RBD 出现时患者可以被唤醒，通常可以描述出当时的梦境。

②常染色体显性遗传夜间额叶癫痫(Autosomal dominant nocturnal frontal lobe epilepsy，ANDFLE)，这是一种睡眠时发作的特发性局灶性癫痫综合征，睡眠时出现手足痉挛、抽动，以及呼喊、尖叫等症状较常见。大部分患者能意识到发作但不能控制，能听到外界的声音但不能做出反应，事后能回忆发作过程。少部分患者发作时意识丧失，有继发全身性发作。额叶癫痫通常见于儿童，成人发病者很少，持续时间通常 20~50 秒，12%~65%的患者夜间睡眠脑电图可见额叶痫样放电。

③复杂部分性发作持续状态(complex partial status epilepticus，CPSE)，是非惊厥性癫痫持续状态(nonconvulsive status epilepticus，NCSE)的一种，具体是指大脑持续痫性放电活动>30 分钟，同时伴有某些精神、意识或行为的异常，但缺乏惊厥性症状的临床病理情况。CPSE 存在意识障碍，发作后没有记忆。

④梦游，是指主要发生在非快速动眼(non－rapid eye movement，NREM) 3 期睡眠的一系列复杂行为，并有走动。一般 4~8 岁起病，青春期后多消失，活动可以是单纯地从床上坐起，也可走动、说话等。当梦游时，患者脸部表情呆板，对他人的刺激基本上不做反应，极难唤醒。被唤醒时，会表现出困惑不解。此外，对所发生的事件经过完全没有记忆。患者重返床上或在其他地方躺下继续睡眠时发作终止。梦游通常发生于前半夜，30 秒至 30 分钟缓解。

这个患者的发作性夜间行为属于哪一类呢？这得具体分析发作时的详细情况。患者的症状通常在入睡后 1 小时出现，这种症状一般要持续 1~2 小时停止，然后回到床上继续睡，第 2 天早上像没事一样，频度为 1 个月 4~6 次，白天几乎没发过，偶尔有 1~2 次在刚睡醒的时候有重复言语，很快也就过去了。综合分析如下：①因为患者发作持续时间太长，不支持额叶癫痫、RBD 和梦游症；②因为发作时不能唤醒、醒后没有记忆，不支持RBD和额叶癫痫；③扮鬼脸、追狗，这些动作十分复杂，不支持额叶癫痫、RBD和梦游症。所以只剩下复杂部分性发作持续状态，因为清晨偶有轻微发作，并非夜间专属品，因此更支持该诊断。但是，患者1年来四处求医，普通脑电图、长程脑电图做了无数次，都没有看到痫样放电。即便如此，外院还是按照癫痫给予左乙拉西坦1 g/d治疗，但发作依旧。此次入院后患者又进行了常规的脑电图电检查，连个尖波都没看到。

既往史：患者有糖尿病，所以每天都在注射胰岛素，朱老师门诊收入院时特别关照要注意鉴别低血糖。入院常规检查确实发现患者空腹血糖偏低3.7 mmol/L（下限3.9 mmol/L），凌晨2点的血糖为5.7 mmol/L，糖化血红蛋白为5.9%，因此也不支持低血糖。那究竟是什么原因导致患者夜间行为异常呢？

且慢，结论下早了！

询问病史是个功夫活，要磨。回想起早年间做实习医生的时候，跟着带教老师管过一个痛性动眼神经麻痹的患者，她的方言大家根本听不懂，但我每天早上都要跑去和患者聊天。后来逐渐听明白患者说她几年前眼睛曾出现过疼痛和歪斜，我把这件事汇报给了带教老师，带教老师说我太厉害了。后来才知道当时她腰穿穿出大量红细胞，究竟诊断动脉瘤破裂还是Tolosa-Hunt综合征，大家争得不可开交，有了这段病史几乎一边倒地指向后者。

回到现在这个案例，我们问病史时只问出他有糖尿病，早晚胰岛素（诺和锐）注射24个单位，但没有问他饮食控制怎么样。以前接触到的糖尿病患者很少有饮食控制到位的，大多数敌不过馋虫，有时忍不住要多吃几口，然后就脑梗死了。不过这位患者是个例外，他是管住嘴、迈开腿的楷模，自从发现糖尿病以后非常焦虑，拼命控制饮食，每天的食谱如下：早上正常饮食；中午一个苹果；晚上一碗粥。每天晚上快走或慢跑1小时（以上病史是许医生后来补充的）。在医院患者是怎么吃的呢？每天3顿严格施行计算好的糖尿病饮食，晚上不进行运动。我猜想这大概就是没检测到低血糖的原因。那怎么去证明呢？我建议患者出院后买个血糖仪，等发作时让家人测血糖，但遭到家人反对，因为患者发作时狂暴得鬼神莫近，家人表示没这个胆。

我出了个馊主意，组员们纷纷表示支持（估计没安好心）。我们事先和患者及家属商议好，让患者晚上像在家里一样喝粥、慢跑，8点钟以后上床睡觉，晚上每小时测1次血糖，为了防止血糖过低危及生命，我们让家里人每个小时都要喊醒患者，值班医生则准备好糖果、相机。

第2天早上，家属因相伴到黎明撑不住租旅馆睡觉去了，值班医生则揉着朦胧的睡眼汇报说昨天晚上确实发了，血糖监测结果及患者反应如下。

20:00：血糖3.3 mmol/L，患者神志清楚，嘱其进食巧克力1块，

22:00：血糖2.1 mmol/L，家属发现其记忆力减退，不识文字，反复触摸手机屏幕，反应迟钝，胡言乱语，再进食1块巧克力后上症缓解。

24:00：血糖2.4 mmol/L，进食巧克力1块，之后血糖逐步上升到3.9 mmol/L。

夜间低血糖

低血糖导致的精神异常较多见，但夜间出现精神行为异常者较少报道，且多数与胰岛细胞瘤有关，医源性的低血糖较少见。Yang等报道过1例2型糖尿病患者因低血糖引起的夜间行为异常。1例患有2型糖尿病的79岁妇女每天凌晨4:30左右，被观察到表现出异常行为，包括腿部颤抖，摸索着床上的衣服，闭着眼睛在房间里爬行，对语言交流没有反应，通过脑电图排除了癫痫性活动。在此期间发现血糖降低至35 mg/dL，临床症状在静脉注射50 mL 50%葡萄糖后得到缓解。Suzuk等也报道了1例65岁的男子最初在凌晨2点出现典型的低血糖表现（如出汗、心慌等），3个月后就出现了更复杂的异常行为（如大笑、拍手、抖腿、甚至下床行走等），事后皆不能回忆。最后确诊为患有胰岛素瘤。Lysenko等报道了1例阻塞性睡眠呼吸暂停综合征患者合并夜间低血糖患者的复杂睡眠异常行为，如夜间起床来砸坏灯具，向邻居家扔石块。

家属表示那晚发作时的眼神她太熟悉了，她相信血糖再低就要大发作了。然而按照医学伦理我们不能将试验再继续下去，这次浅尝辄止的试验已经能够说明问题。我们将胰岛素用量调整后让其出院，之后这种发作再也没出现过。

矫枉过正，物极必反——糖尿病的血糖控制

2020 年 3 月 6 日，美国医师协会(American College of Physicians，ACP)将 2 型糖尿病的糖化血红蛋白(HbA1C)目标值由原来的 6.5%~7%上调至 7%~8%。HbA1C 反映的是过去 2~3 个月血糖控制的平均水平。研究发现，HbA1C 低于 7%不能减少死亡、心脏病或卒中的发生，反而具有很大的危害(看看我们这个案例)。如果患者的 HbA1C 低于 6.5%，医生应该减少药物剂量、减少药物种数，甚至停止用药。对于 80 岁以上或者预期生存期不是很长的患者(痴呆、肿瘤、肾衰、严重慢性阻塞性肺疾病及心力衰竭患者)更要权衡利弊，不能过分倚重 HbA1C。我们这位患者的 HbA1C 为 5.9%。

后记

这个案件的告破归功于许医生。如果不是他问出这段重要的病史，我们几乎错失低血糖的诊断。我也佩服自己这么能折腾，出了这么个实用的馊主意。看病有定式吗？或许有，或许又没有。

参考文献

[1] Yang KI, Kim HK, Baek J, et al. Abnormal Nocturnal Behavior due to Hypoglycemia in a Patient with Type 2 Diabetes[J]. Journal of Clinical Sleep Medicine, 2016, 12: 627-629.

[2] Suzuki K, Miyamoto M, Miyamoto T, et al. Insulinoma with Early - Morning Abnormal Behavior [J]. Internal Medicine, 2007, 46: 405-407.

[3] Lysenko L, Bhat S, Patel D, et al. Complex sleep behavior in apatient with obstructive sleep apnea and nocturnal hypoglycemia: a diagnostic dilemma[J]. Sleep Med, 2012, 13(10): 1321-1323.

你未看此花时，此花与汝心同归于寂；你来看此花时，则此花颜色一时明白起来；便知此花不在你的心外。

21. 阿喀琉斯之踵

这是我们2017年发表的论文：

Chen C，Zhang Y，Wu H，SunYM，Cai YH，Wu JJ，Wang J，Gong LY，DingZT. Clinical and molecular genetic features of cerebrotendinous xanthomatosis patients in Chinese families. MetabBrain Dis. 2017，32(5)：1609-1618.

这篇论文讲述了我们亲历的4个脑腱黄瘤病(cerebrotendinous xanthomatosis，CTX)的家系，其他作者有陈晨，孙一忞、吴慧、蔡叶华、丁正同教授、王坚教授和龚凌云教授等。多年前我们收治第1个CTX患者时，这种疾病并不为大家所熟知，当时的二代测序都没包括这个基因，最后确诊是靠我们采用一代测序的方法做出来的，回想起来真的不容易。尽管接下来你或许会看得云里雾里，但我想告诉大家的是，这个病真的很容易识别：跟腱粗+神经症状。

病例1　经典型CTX

患者，男性，48岁，因肌腱肿块15年，行走不稳5年，加重伴认知下降2年入院。患者33岁时出现双下肢远端麻木，跟腱及手指关节出现数个肿块，无红肿热痛，后慢慢增大。父母非近亲结婚，妹妹33岁时也出现了跟腱肿块。查体：吟诗样言语，上肢肌力5级，下肢近端肌力3级，远端2级，四肢肌张力明显增高，腱反射(++++)，双侧Hoffman(+)，双侧Babinski征(+)，双上肢远端感觉减退，双小腿痛觉过敏，四肢位置觉减退，震动觉正常，指鼻及跟膝胫试验无法完成。根据症状体征，定位于小脑+锥体系+周围神经+大脑皮层。根据患者常染色体隐性遗传家族史，肌腱黄瘤及定位，首先考虑CTX，痉挛性截瘫和副肿瘤性小脑变性待排。

CTX简介

CTX是一种胆汁酸代谢障碍疾病，由胆固醇-27羟化酶(CYP27A1)基因突变导致，呈常染色体隐性遗传。主要临床表现包括肌腱黄瘤、痴呆、小脑征、锥体束征、婴幼儿期慢性不明原因腹泻、青少年期双侧白内障、精神运动发育迟缓等。外周血二氢胆固醇(cholestanol)升高是其重要的生化标志(国内可能没地方测)。CYP27A1基因编码胆固醇27-羟化酶，后者是胆汁酸合成的经典和旁路途径必需的酶类。

CTX临床分3种类型。经典型：小脑和其他幕上症状为主，(72%~75%)；脊髓型：慢性脊髓病(15%~28%)；非神经系统表现型(10%左右)。经典型的CTX可见小脑齿状核对称性异常信号(图21-1)。

从黄瘤角度出发，有肌腱黄瘤的疾病除了CTX，还有谷固醇血症(Sitosterolemia)和家族性高胆固醇血症。但后2种病的黄瘤形态与CTX不同，也不会有CTX的神经系统表现。

我们外送了共济失调动态突变和二代测序，结果呈阴性。翻了基因公司的基因列表，发现竟然没有包括CYP27A1。得了，自己做，在数年前二代测序尚未普及时，我们一直在用一代测序给患者做各种各样的基因检测诊断疾病，虽然很累，但一旦发现了基因突变确诊了疾病也成就感爆棚。于是我们自己设计引物给患者做了CYP27A1的基因检测，结果发现了复合杂合突变，符合家系共分离。该家系诊断明确(图21-2)。

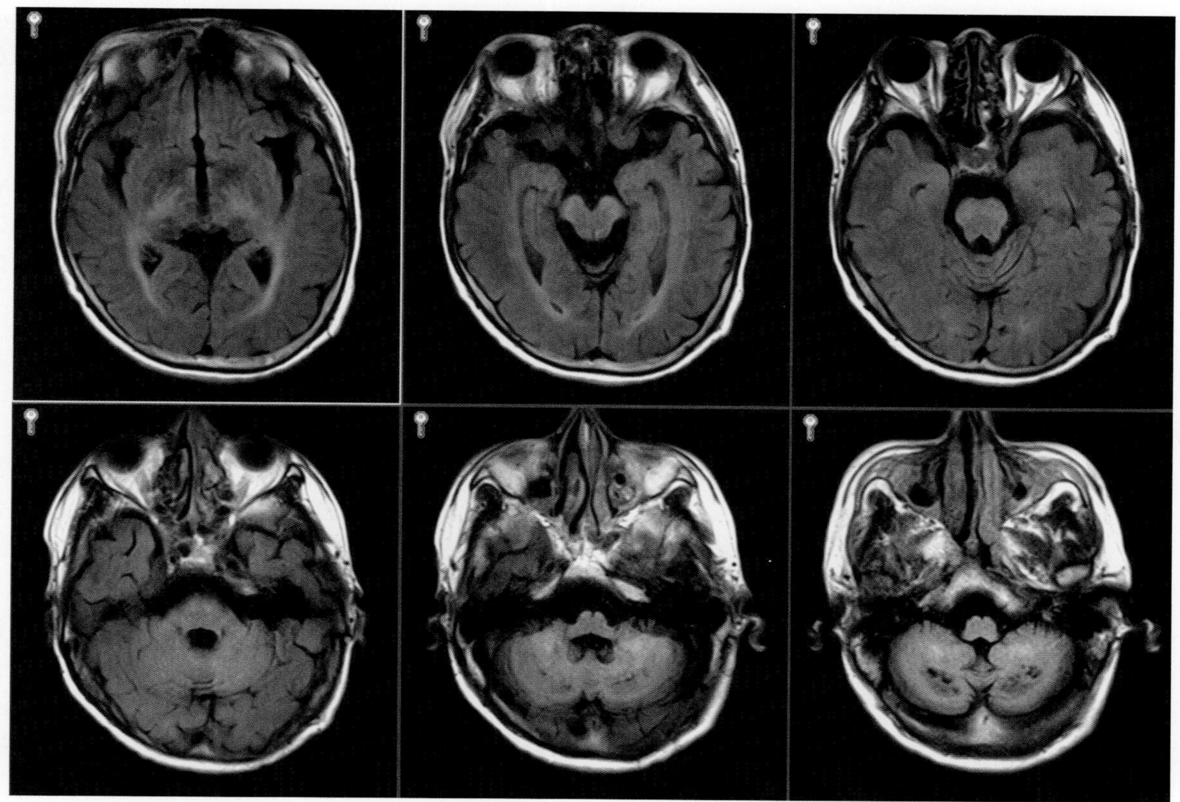

这是我们最近收治的 1 例 CTX 患者，没包含在发表的论文之内，头颅 MRI 可见内囊、脑干和小脑异常高信号。

图 21-1　头颅 MRI FLAIR

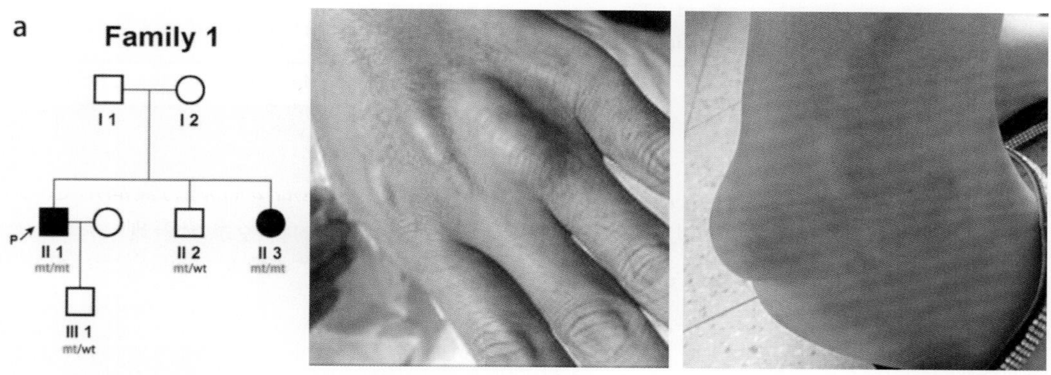

指掌关节的黄瘤和跟腱的黄瘤。

图 21-2　患者的家系图

CTX 的治疗和疗效

CTX 有药物治疗，鹅去氧胆酸（CDCA）是唯一一种能改善 CTX 神经系统症状的药物，虽然无法改善黄瘤和白内障，但是可以纠正 CTX 脂质代谢异常。目前普遍认为需尽早使用，在出现相关症状前使用有可能能够预防多系统受累，疾病中晚期才开始使用则效果不佳，症状会持续恶化。2011 年一项西班牙研究观察了 25 例长期使用 CDCA 的 CTX 患者，其中 60%的患者症状持续恶化，20%的患者在随访中去世，后者确诊时间明显晚于在世的患者。2018年日本观察了15例使用CDCA的患者，其中60%的患者效果不著，提示CTX神经损伤不可逆。

CDCA在欧洲作为孤儿药治疗CTX已被批准，成人为750 mg/d，儿童15 mg/kg/d，婴儿5 mg/kg/d，需分3次服用，建议长期服用。该药物治疗可能会引起肝损，也有腹泻恶心等报道。是否需合用他汀类药物目前仍有争议。不建议手术切除黄瘤。

自从诊断了这第一例CTX后，我们在门诊和住院病房都会格外注意患者的跟腱。

病例2　脊髓型CTX

过了不久门诊又来了一位患者，男性，35岁，双下肢乏力1年余，自觉下肢抬不高，且有跟腱肿块。无家族史。查体：四肢肌力5级，双上肢反射(+++)，双膝反射及踝反射亢进，左侧巴氏征(+)，感觉无减退，共济正常。血脂正常，头、颈椎胸椎MRI(-)。为黄瘤+痉挛性截瘫的表现。做了CYP27A1的基因检测，发现了p. Arg137Gln纯合已知突变，明确了诊断。

最后，我们总结了中国16个CTX家系19例患者的临床特征，症状出现频率依次为黄瘤(100%)、锥体束征(100%)、小脑症状(66.7%)、认知障碍(66.7%)、白内障(50%)和周围神经病(33.3%)，而慢性腹泻(5.6%)并不常见。症状频率与国外存在差异，可能的原因是我们对CTX患者的临床特点不够熟悉，看到肌腱黄瘤才会想到它，且国内无法行二氢胆固醇检测会造成漏诊。无黄瘤的患者如果不做CYP27A1基因检测，很难被诊断为CTX。因此需要临床医生熟悉该疾病，在早期想到该疾病，及时行基因检测明确，才能早期治疗！

如果没黄瘤呢?

患者的跟腱黄瘤通常出现在15岁以后，那如何早期识别青少年患者呢？关注早期症状——新生儿胆汁淤积性黄疸、婴幼儿期慢性不明原因腹泻、青少年白内障。

据文献报道，CTX患者各种症状的出现年龄及频率见图21-3(颜色越深报道频率越高)：青少年双侧白内障(88%)，慢性不明原因腹泻(~50%)，锥体束征(77%)，小脑症状(62%)，黄瘤(69%)。新生儿胆汁淤积性黄疸、婴儿期或儿童期慢性不明原因腹泻、白内障和黄瘤等非神经系统的早期症状可提示CTX。

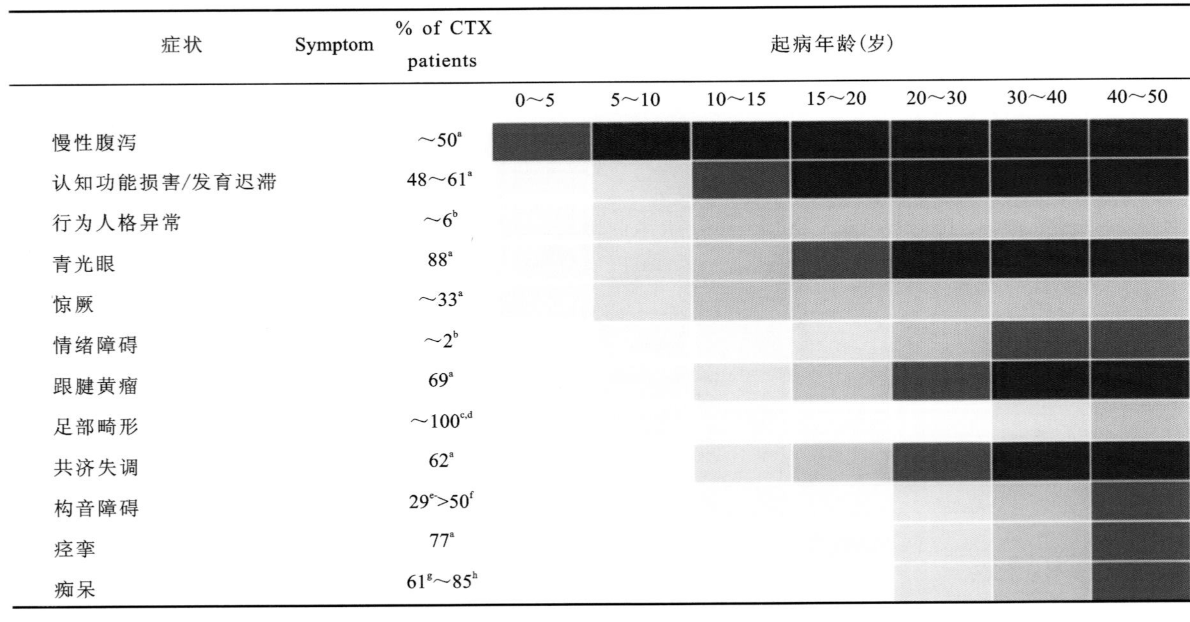

症状
Symptom
% of CTX patients
起病年龄(岁)
0～5
5～10
10～15
15～20
20～30
30～40
40～50
慢性腹泻　～50[a]
认知功能损害/发育迟滞　48～61[a]
行为人格异常　～6[b]
青光眼　88[a]
惊厥　～33[a]
情绪障碍　～2[b]
跟腱黄瘤　69[a]
足部畸形　～100[c,d]
共济失调　62[a]
构音障碍　29[e]>50[f]
痉挛　77[a]
痴呆　61[g]～85[h]

图21-3　CTX各种症状出现的年龄

后记

脑跟腱黄瘤病大概就是跟腱粗+神经症状，如果遇到共济失调和/或痉挛性截瘫的患者，别忘了撩起患者的裤管看看(图 21-4)。

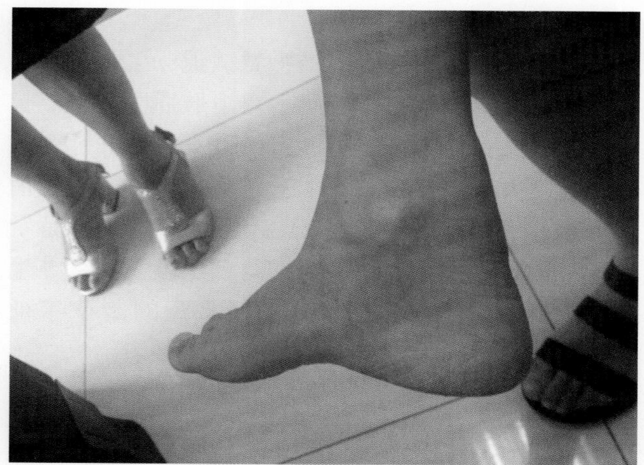

图 21-4 脊髓型 CTX 的跟腱

我们第一次看到这个病例时感到很兴奋，不过这么些年下来这样的病例已经见了不少，可这个病能治得好吗？都说鹅去氧胆酸能治疗这个病，但在没有看到真实案例以前，我不能听信几篇文章的结论，所以我们希望能招募这样的患者进行疗效观察。

参考文献

[1] Pilo-de-la-Fuente B, Jimenez-Escrig A, Lorenzo JR, et al. Cerebrotendinous xanthomatosis in Spain: clinical, prognostic, andgenetic survey[J]. Eur J Neurol, 2011, 18(10): 1203-1211.

[2] Sekijima Y, Koyama S, Yoshinaga T, et al. Nationwide survey on cerebrotendinous xanthomatosis in Japan[J]. J Hum Genet, 2018, 63(3): 271-280.

[3] Salen G, Steiner RD. Epidemiology, diagnosis, andtreatment of cerebrotendinous xanthomatosis (CTX)[J]. J Inherit Metab Dis, 2017, 40(6): 771-781.

帮你梳理脊髓“V”字征的同像异病!

22. 浅谈“V”

本章来谈一谈倒“V”征的几个病例。

病例 1

患者，老年女性，8 个月来出现进行性加重的下肢麻木无力，最近 1 周病情恶化，竟坐上了轮椅。此外，因排尿困难留置了导尿管。患者非沪籍人士，近 1 年迁居上海，感觉饭菜不对味，吃得很少。体格检查：双上肢指套样浅感觉减退，在肋弓水平有一不甚明显的浅感觉平面，双下肢肌力 4 级，腱反射阳性，双侧巴氏征阳性，双侧膝盖以下针刺觉减退，髋关节、膝关节及踝关节及脚趾头震动觉消失，勉强能从轮椅上站起，但闭眼必倒，提示 Romberg 征阳性。血象提示巨幼细胞性贫血，维生素 B12 浓度降低，脊髓 MRI 可见典型的倒 V 字征（图 22-1）。

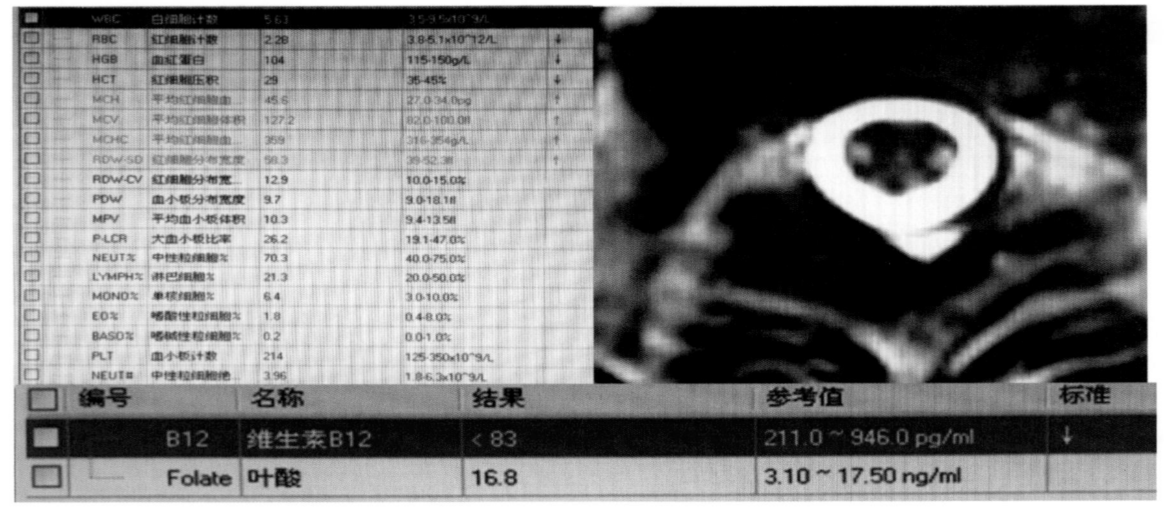

WBC	白细胞计数	5.63	3.5-9.5x10^9/L	
RBC	红细胞计数	2.28	3.8-5.1x10^12/L	↓
HGB	血红蛋白	104	115-150g/L	↓
HCT	红细胞压积	29	35-45%	↓
MCH	平均红细胞血...	45.6	27.0-34.0pg	↑
MCV	平均红细胞体积	127.2	82.0-100.0fl	↑
MCHC	平均红细胞血...	359	316-354g/L	↑
RDW-SD	红细胞分布宽度	58.3	39-52.3fl	↑
RDW-CV	红细胞分布宽...	12.9	10.0-15.0%	
PDW	血小板分布宽度	9.7	9.0-18.1fl	
MPV	平均血小板体积	10.3	9.4-13.5fl	
P-LCR	大血小板比率	26.2	19.1-47.0%	
NEUT%	中性粒细胞%	70.3	40.0-75.0%	
LYMPH%	淋巴细胞%	21.3	20.0-50.0%	
MONO%	单核细胞%	6.4	3.0-10.0%	
EO%	嗜酸性粒细胞%	1.8	0.4-8.0%	
BASO%	嗜碱性粒细胞%	0.2	0.0-1.0%	
PLT	血小板计数	214	125-350x10^9/L	
NEUT#	中性粒细胞绝...	3.96	1.8-6.3x10^9/L	

编号	名称	结果	参考值	标准
B12	维生素B12	< 83	211.0 ~ 946.0 pg/ml	↓
Folate	叶酸	16.8	3.10 ~ 17.50 ng/ml	

脊髓 MRI T2WI 横断面后索处高信号，呈倒 V 字征。

图 22-1　经典亚联血液生化及影像学表现

这个答案大家都知道：亚急性联合变性，简称亚联。亚联是维生素 B12 的摄入、吸收、结合、转运或代谢障碍导致体内含量不足而引起的中枢神经系统和周围神经系统变性的疾病。病变主要累及脊髓后索、侧索及周围神经。亚联的原因从进食差到目前泛滥的“笑气中毒”，现已是无人不知无人不晓。那今天我说什么呢？不刁钻不成文，今天我来说说亚联的冷门问题。先从这个病例说起吧，虽然这个病例如教科书般经典，但患者提了个问题：这根导尿管今后能拔掉吗？

这么多年遇到亚联需要插导尿管的患者仅此 1 例，预后如何不知道。当时上级医生查房认为患者脊髓损伤严重，可能要终身保留导尿管，不过冥冥中我感觉有可能拔得掉，与其说有科学根据，不如说我有美好的期盼。

在一项包含了 143 例患者的研究中，仅 5 例出现尿失禁，不过在一项包含了 126 例患者的研究中 30%的患者有膀胱排空障碍，在 Misra 的研究中，27 例患者中有 8 例存在排尿困难，8 例患者平均年龄为 53 岁，6 例男性 2 例女性，平均病程 2. 2 个月

（1～120 个月），其中 1 例储尿困难，3 例排尿困难，4 例两者均有，这些患者病情较重，均已不能行走。经过治疗所有患者症状改善，随访到 6 个月，3 例患者排尿功能完全恢复，4 例患者部分恢复，只有 1 例恢复情况不好。患者的预后和病程长短无关，但和治疗前排尿障碍严重的程度有关，病情越重，后遗症越重。

这个患者经甲钴胺肌内注射治疗后神经症状好转得很快，导尿管也在 1 个半月后顺利拔除。

病例 2

患者，年轻女性，笑气中毒，这个患者在酒吧吸食笑气长达 2 个月，近 1 个月出现走路不稳。因为笑气可用于麻醉，以往这是外科或者麻醉科医生容易得的职业病，平民百姓无缘长期接触。搁在以前，这种案例可以作为比赛之用，但近 2 年自媒体上铺天盖地都是笑气中毒的报道，已经提不起大家的兴趣了（图 22-2）。

病例 3

患者，老年男性，因行走不稳 2～3 个月就诊。患者表现为醉酒样步态，夜间显著，饮食较少，体重下降 5 kg，既往无胃肠道疾病或者手术史。查体：被搀扶进入病房，下肢肌力 4 级，膝反射阳性，Romberg 征阳性，双侧病理征阴性。胃镜检查提示食管裂孔疝伴反流性食管炎，慢性胃炎伴胃窦糜烂，胃角溃疡瘢痕。辅助检查：血常规见小细胞性贫血，叶酸和维生素 B12 均正常，MRI 未见倒 V 字征。怎样，还敢诊断吗？

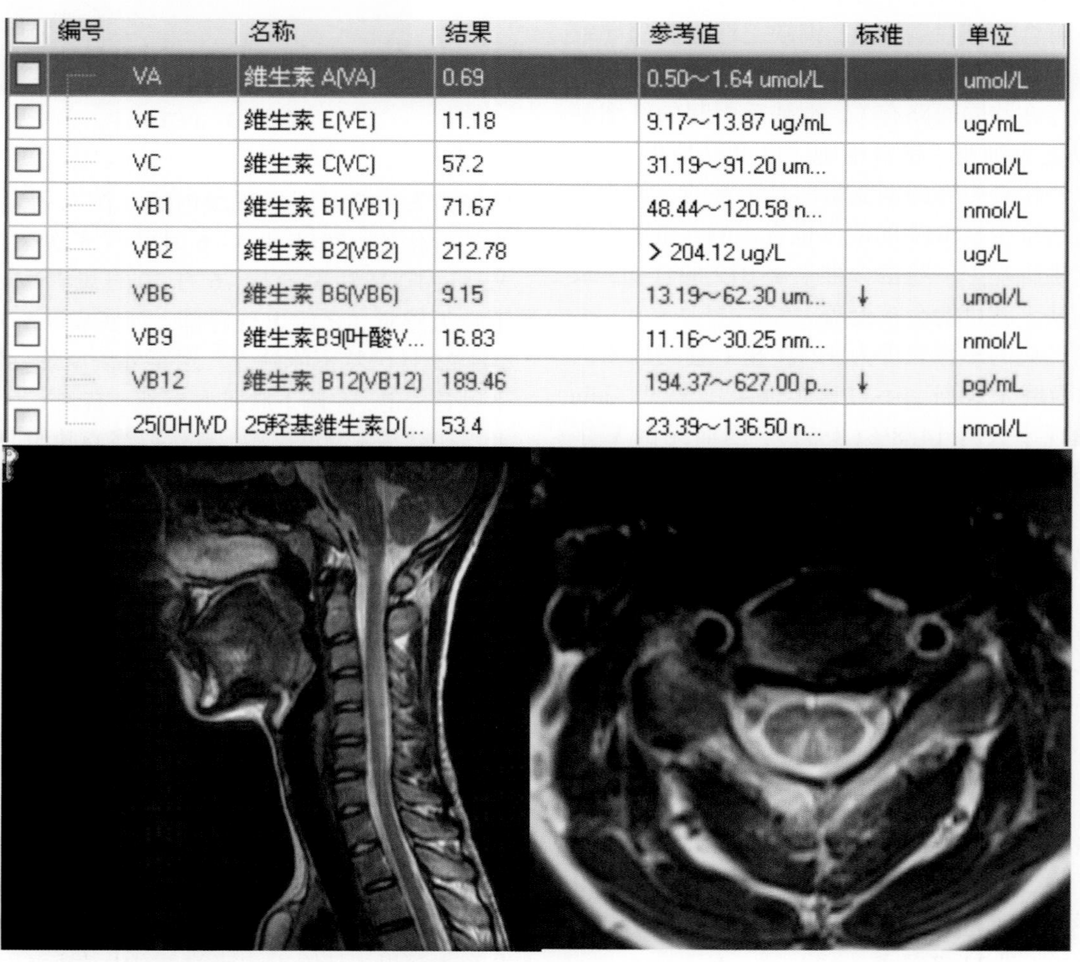

编号	名称	结果	参考值	标准	单位
VA	維生素 A(VA)	0.69	0.50～1.64 umol/L		umol/L
VE	維生素 E(VE)	11.18	9.17～13.87 ug/mL		ug/mL
VC	維生素 C(VC)	57.2	31.19～91.20 um...		umol/L
VB1	維生素 B1(VB1)	71.67	48.44～120.58 n...		nmol/L
VB2	維生素 B2(VB2)	212.78	> 204.12 ug/L		ug/L
VB6	維生素 B6(VB6)	9.15	13.19～62.30 um...	↓	umol/L
VB9	維生素B9(叶酸V...	16.83	11.16～30.25 nm...		nmol/L
VB12	維生素 B12(VB12)	189.46	194.37～627.00 p...	↓	pg/mL
25(OH)VD	25羟基維生素D(...	53.4	23.39～136.50 n...		nmol/L

颈髓 MRI T2WI：颈段脊髓内部背侧高信号，横断面上呈倒 V 字征。

图 22-2　笑气中毒导致的亚联

血清维生素 B12 浓度和倒 V 字征

血清维生素 B12 浓度正常的亚联确实存在。有文献报道了 1 例 40 岁的女性患者，表现为贫血、步态不稳及四肢远端麻木，脊髓 MRI 可见后索异常信号，但维生素 B12 浓度正常。经过每日肌内注射甲钴胺注射液治疗后一切都有所好转，所以文章认为血清维生素浓度不代表组织维生素浓度，不能因为血清浓度正常就排除亚联。Makdsi 等报道了 1 例 39 岁男性患者，因上肢远端麻木和精细运动障碍 2 月就诊，外院测血清维生素 B12 水平为 203 pg/mL，MRI 可见颈胸段脊髓后索 T2 高信号。患者入院后复测维生素 B12 水平降至 41 pg/mL，这个患者最后的诊断为恶性贫血。作者认为如果怀疑亚联而维生素 B12 水平正常，可查同型半胱氨酸和甲基丙二酸水平，若两者升高则有助于诊断。胃肠道功能障碍患者还可合并存在铜缺乏，铜缺乏性脊髓病导致的临床表现和亚联极其相似，两者被认为与甲基化环路途径存在共同通路有关，铜缺乏引起的红细胞改变可以是大细胞、正常细胞，也可以是小细胞，不过后来经检查患者的铜蓝蛋白是正常的。饮食及药物对血清维生素 B12 的浓度也有影响，如果检测前临时抱佛脚吃上一些富含维生素 B12 的食物，长期以来的缺乏就可能会被掩盖。

亚联经典的影像表现为 T2WI 相上脊髓后索高信号，称为倒 V 字征，不过这个征象不多见，Jain 报道的出现率只有 14.8%（8/54），因而无倒 V 字征不能否认亚联的可能。

在此之前，类似的窘境我已经遇到好几次了，我的策略是先用 1 个月的甲钴胺，既往成功率为 50%。这个患者按照这个方案治疗了 1 个月，再来复诊时已是健步如飞。

有了前面的铺垫，可以进入今天的正题了。

病例 4

患者，男性，50 岁，2013 年 12 月出现左侧上肢疼痛无力，2014 年 1 月发现左侧颈部肿块，PET-CT 提示 C5～C7 椎管内占位，活检手术提示为 B 细胞淋巴瘤（图 22-3）。

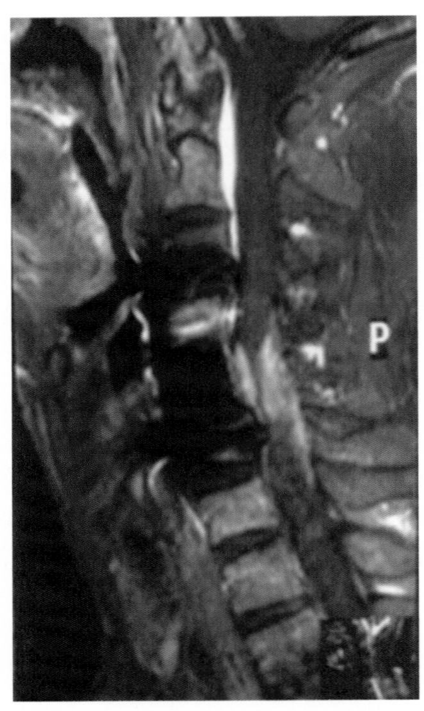

颈髓 T1+C，椎管内可见占位性强化病灶。

图 22-3　PET-CT

2014 年 4～11 月按 R-CHOP 方案进行化疗，患者症状明显缓解，11 月复查全身 PET-CT 发现肿瘤已经消失。12 月因发现颅内病灶按大剂量 MTX 方案进行化疗，2015 年 4～6 月共行 8 次鞘内 MTX+Ara-c+DXM 注射治疗。6 月 10 日患者出现大小便下身无感觉，之后出现臀部、脚底皮肤麻木，到了 6 月 25 日已然不能站立。送至外院就诊，查体脐以下触觉减退，左侧下肢肌力 5-级，右侧下肢 4 级。患者当初就是颈髓淋巴瘤，自然要当心肿瘤原地复发，于是做了颈髓增强 MRI，但未发现肿瘤（图 22-4）；再做胸腰段的增强 MRI，依然无肿瘤发现。

全身 PET-CT 检查也无异常，难不成要用“二元论”，淋巴瘤患者同时罹患脊髓炎？于是行地塞米松+丙种球蛋白治疗，持续 5 天，无效。患者双下肢逐渐无法抬起，感觉平面升高到肋弓，右侧上肢也出现麻木。

从影像学检查结果来看，患者没发现肿瘤复发，用淋巴瘤压迫解释确实牵强；从临床表现看，此患者并非脊髓横贯性损害，起初肌力几乎无影响，感觉障碍更显著，当他的下肢肌力有 4～5 级时已经不能站立，其中缘由值得玩味。免疫治疗无效更是令人深思。请看看患者脊髓的横截面（图 22-5），是不是熟悉的配方，熟悉的味道？但查验血的维生素 B12 和叶酸水平并没有问题。

前面说了，亚联的患者不一定有倒 V 字征，而这个倒 V 字征也并非亚联专利。这个病例便是甲氨蝶呤（methotrexate，MTX）鞘内注射导致的脊髓损伤，MRI 也表现为倒 V 字征。由此说开去，还有哪些疾病可以出现该征象呢？

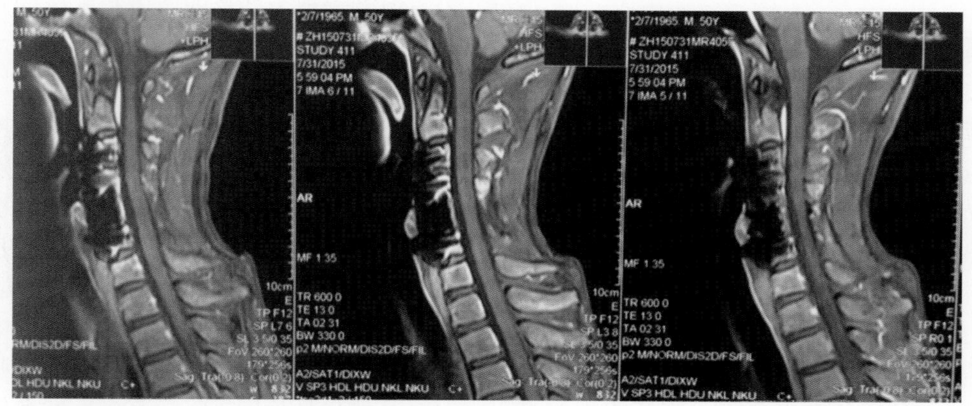

没抓到肿瘤复发证据，胸段脊髓也正常，未展示。

图 22-4　颈髓增强 MRI

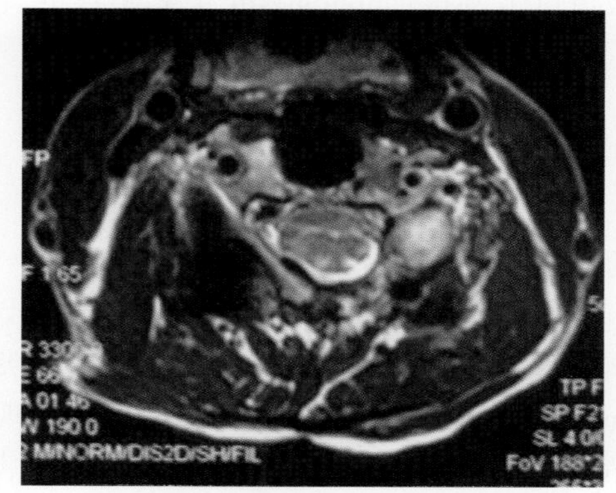

图 22-5　脊髓 MRI 倒 V 字征

代谢和中毒

MTX 鞘内注射

MTX 鞘内注射导致的脊髓损伤报道不少见，其脊髓 MRI 的突出表现为倒 V 字征，文献总结见表 22-1。MTX 鞘内注射导致脊髓后索病变原因不详，可能与 MTX 干扰脊髓表面叶酸代谢有关。有报道称大剂量服用叶酸可以逆转病情，但绝大多数病例治疗无效。

表 22-1　MTX 鞘内注射引起类似亚联表现的案例汇总

作者/年	年龄/性别	原发疾病	发病时间	临床表现和预后
Gosavi T/2012	42 岁/女	急性淋巴细胞性白血病	鞘内注射 5 周后	下肢麻木无力，坐轮椅，8 个月后死亡
Satomi K/2014	23 岁/女	急性淋巴细胞性白血病	逐渐出现	意识障碍、卧床、下肢无力，最终死于肺出血
Yi YB/2015	15 岁/男	Burkitt 白血病	8 轮鞘内注射之后	排尿困难，步态不稳，下肢无力，脑神经麻痹，最终呼吸衰竭死亡
Lu CH/2007	28 岁/女	T 细胞淋巴瘤	8 轮鞘内注射之后	双下肢无力麻木，排便障碍，补充维生素 B12 和叶酸后患者症状有轻度改善
Lu CH/2007	60 岁/女	滤泡 B 细胞淋巴瘤	9 轮鞘内注射之后	双下肢无力、手套袜套样感觉障碍，排便障碍，补充维生素 B12 无效
Saito F/2013	35 岁/女	B 细胞淋巴瘤	9 个月后	步态不稳，体检发现下肢肌力轻度减退，深浅感觉异常。补充维生素 B12 和叶酸后病情无改善
Murata KY/2015	59 岁/男	B 细胞淋巴瘤	5 个月后	下肢疼痛和感觉障碍，排便障碍，服用甲钴胺无效

其他引起后索损伤的代谢或中毒性疾病有：铜缺乏、维生素 E 缺乏、笑气（氧化二氮）中毒、奈拉滨（Nelarabine）中毒和沙利度胺中毒等。

遗传性疾病

伴脊髓与脑干受累以及脑白质乳酸升高的脑白质病（leukoencephalopathy with brain stem and spinal cord involvement and lactate elevation, LBSL）。LBSL，萝卜熟了。

“萝卜熟了”是某神仙群为了好记起的绰号。文献中 LBLS 是导致脊髓倒 V 字征最常见的遗传病。LBSL 是一种常染色隐性遗传病，致病基因为 DARS2，疾病导致线粒体功能障碍。临床表现为进行性加重的小脑共济失调、痉挛性截瘫和脊髓后索损害。LBSL 的影像表现：脑白质点状非均质异常信号，MR 波谱可见脑白质乳酸峰，脑干和脊髓通常受累，脊髓 MRI 可见后索和皮质脊髓束异常信号。

无 β 脂蛋白血症

无 β 脂蛋白血症是一种常染色体隐性遗传疾病，致病基因为 MTP，该疾病可导致脂质代谢紊乱。患者肠道对脂肪吸收很差，因此导致脂溶性维生素吸收障碍，表现为共济失调、视网膜色素变性及棘红细胞增多症。其中脊髓后索病变可能继发于维生素 E 缺乏。目前仅有 1 篇文献报道。

脑跟腱黄瘤病（cerebrotendinous xanthomatosis，CTX）

CTX 是一种常染色体隐性遗传病，致病基因 CYP27A1，疾病导致鹅去氧胆酸合成障碍，表现为进行性加重的小脑共济失调、截瘫、痴呆和精神障碍。患者常会有跟腱黄瘤，因此得名。经典的 CTX 的影像表现为小脑齿状核对称性异常信号，脊髓型 CTX 相对少见，目前有 1 例 77 岁男性 CTX 患者被发现有脊髓后索受累。

自身免疫性疾病

①干燥综合征。

干燥综合征在人群中患病率较高，3%～4%的老年人罹患此病，因此干燥综合征引起脊髓后索病变报道很多。Mori 等的研究中，14 例干燥综合征合并神经元病的患者中有 12 例出现颈段后索高信号。患者表现为严重的肢体和躯体的感觉障碍，同时伴有自主神经功能紊乱。

②感觉神经元病。

感觉神经元病是一组原发性背根神经节受损的疾病。临床表现为多灶性感觉减退、疼痛、自主神经功能紊乱和感觉性共济失调，主要的辅助检查为神经传导速度，脊髓 MRI 有时可以发现脊髓后索 T2 高信号，阳性率为 75%左右。感觉神经元病背后原因有肿瘤、自身免疫性疾病、感染、医源性和维生素缺乏，但仍有一半患者原因不明。

其他自身免疫类疾病有多发性硬化和副癌综合征，副癌中抗 Hu 比较容易出现倒 V 字征，Neshige 等还报道过 1 例抗 amphiphysin 抗体阳性的乳腺癌患者，磁共振发现脊髓后索有倒 V 字征。

感染

梅毒和 HIV 感染。

Nagappa 发现 10 例梅毒患者中有 2 例出现脊髓后索受累。HIV 感染导致的急性横贯脊髓炎较罕见，Andrade 等报道了 1 例 35 岁男性患者表现为急性尿潴留和截瘫，MRI 表现为脊髓横贯性损害，其中又以后索受累更为显著。

奇闻异事

其他罕见的个案报道有 Chiari I 型颅颈交界畸形、淋巴瘤和亚急性心内膜炎。

我们抱着死马当活马医的心态给予患者大剂量的叶酸口服，1 个月后电话随访，患者麻木无力症状有所好转，能够自己行走。

后记

最近在病房里遇到了 1 例笑气中毒的案例，想写点什么，但想想现在自媒体上笑气中毒实在泛滥，哗众取宠的标题被点开后免不了让大家大失所望，因此憋坏了，弄来一个古怪的案例给大家看看，以博取大家一笑。

参考文献

[1] Misra UK, Kalita J, Kumar G, et al. Bladder dysfunction in subacute combined degeneration: a clinical, MRI and urodynamic study[J]. J Neurol, 2008, 255(12): 1881-1888.

[2] KatsuuraY, Takado Y, Koide T, et al. A case of subacute combined degeneration with normal serum vitamin B12 level[J] Nihon Naika Gakkai Zaishi, 2006, 95 (10): 2084-2086.

[3] Jain KK, Malhotra HS, Garg RK, et al. Prevalence of MR imagingabnormalities in vitamin B12 deficiency patients presenting with clinical features of subacute combined degeneration of the spinal cord[J]. J Neurol Sci, 2014, 342(1-2): 162-166.

[4] Satomi K, Yoshida M, Matsuoka K, et al. A Myelopathy mimicking subacute combined degeneration in a Down syndrome patient with methotrexate treatment for B lymphoblastic leukemia: report of an autopsy case[J]. Neuropathology, 2014, 34(4): 414-419.

[5] Thshar Gosavi, Colin Phipps Diong, Shih-Hui Lim. Methotrexate-induced myelopathy mimicking subacute combined degeneration of the spinal cord[J]. J c. in Neurosci, 2013, 20(7): 1025-1026

[6] Mori K. Spinal cord magnetic resonance imaging demonstratessensory neuronal involvement and clinical severity in neuronopathy associatedwith Sjögren's syndrome[J]. J Neurol Neurosurg Psychiatry, 2001, 71: 488-492.

[7] Neshige S, Hara N, Takeshima S, et al. Anti-amphiphysin antibody-positive paraneoplasticneurological syndrome with longitudinally extensive spinal cord lesion of thedorsal column[J]. Clin neurol, 2014, 54: 572-576.

[8] Nagappa M, Sinha S, Taly AB, et al. Neurosyphilis: MRI features and their phenotypiccorrelation in a cohort of 35 patients from a tertiary care university hospital [J]. Neuroradiology, 2013, 55: 379-388.

[9] Andrade P, Figueiredo C, Carvalho C, et al. Transversemyelitis and acute HIV infection: a case report [J]. BMC Infect Dis, 201414: 149.

23. 三人不成虎

庞葱对魏王说："现在，如果有一个人说大街上有老虎，您相信吗？"魏王说："不相信。"庞葱说："如果是两个人说呢？"魏王说："那我就要疑惑了。"庞葱又说："如果增加到三个人呢，大王相信吗？"魏王说："我相信了。"庞葱说："大街上不会有老虎那是很清楚的，但是三个人说有老虎，就像真有老虎了。

——谎言重复千遍就是真理。

患者，男性，29岁，2017年7月开始出现左手指发麻，逐步向上发展到手臂，8月出现左侧下肢麻木，9月下旬出现异常困倦，有时会说胡话，遂去当地医院就诊。胸部CT提示两肺多发炎性病变，头颅MRI提示脑和颈髓内多发粟粒灶及小结节状强化灶以及小脑脑膜明显增厚、强化，考虑结核可能(图23-1)。

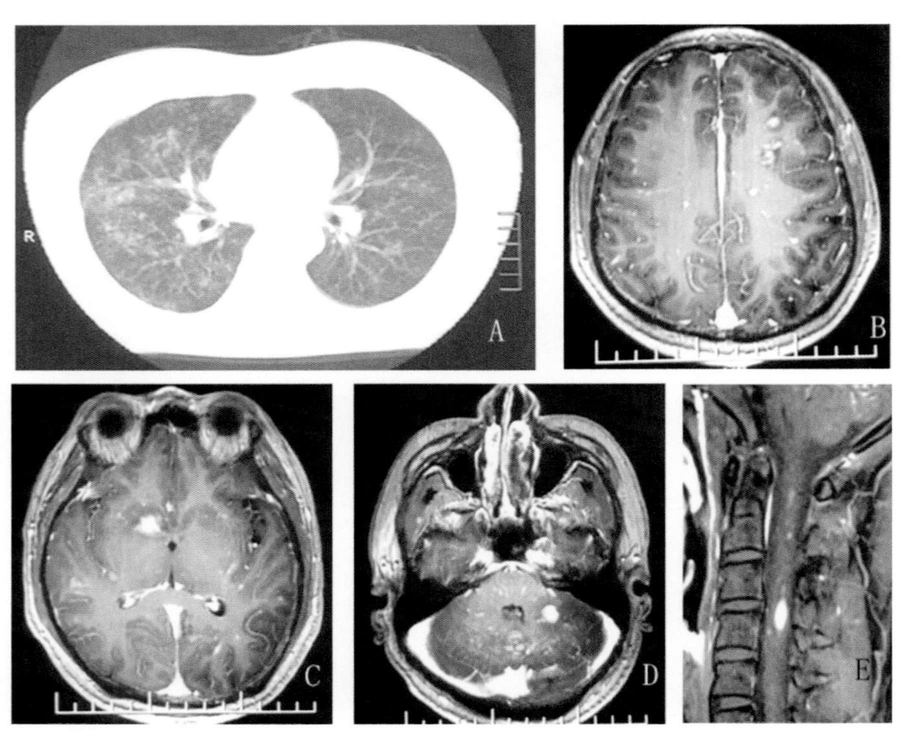

A. 肺部CT肺炎性改变；B~D. 头颅MRI增强，幕上幕下多发强化病灶，满天星样；E. 颈椎MRI增强，颈髓多发强化病灶。

图23-1　患者的影像

血常规生化未见明显异常，腰穿测压为170 mmH_2O，脑脊液常规未见明显异常，未检出细菌、真菌或抗酸杆菌；痰未检出抗酸杆菌，血T-SPOT阴性。予诊断性抗结核治疗，9月25日开始出现排尿费力，行走需要搀扶。10月1日出现头晕加重，行走不稳加重，于2017年10月7日来我院就诊。

查体：体温37℃，神志清楚，精神一般，口齿不清，双侧瞳孔等大等圆，直径2 mm，对光反射灵敏，水平侧视不到边，左眼露白2.5 mm，右眼露白3.5 mm，同时可见粗大眼震，双眼内聚障碍，鼓腮、露齿可，右侧鼻唇沟稍浅，双侧听力正常。四肢肌张力正常，右侧肢体肌力V级，左侧肢体肌力

V-级，右侧腱反射正常，左侧腱反射活跃。双侧巴氏征阳性。左侧指鼻试验差，左侧轮替试验差，双下肢跟膝胫试验尚可，左侧上下肢触觉减退。

辅助检查：血常规白细胞计数正常，血沉和CRP正常。B超未发现肿大淋巴结和脾脏，血T-SPOT，GM，G试验及寄生虫抗体检测均阴性，腰穿脑脊液压力为110 mmH_2O，细胞数、蛋白、糖和氯化物水平正常，细菌、真菌和结核培养均为阴性，血培养和痰培养呈阴性。

一人言虎

概括一下病史：患者，年轻男性，3个月来有增无减的神经系统症状，头颅、脊髓和肺天女散花般的病灶，粗看像结核。但患者不发热，不咳嗽、咳痰，白细胞计数、血沉和C反应蛋白均正常，T-SPOT、痰培养均为阴性。大家都知道，现在结核越来越不典型，结核诊断不见得要面面俱到。但如果面面不俱到呢？全都正常凭什么诊断结核？完全靠影像学检查？直觉告诉我们该患者不是结核而像是肿瘤，于是建议行PET-CT检查。对于这个诊断，患者的父亲是非常不认可的，为此还和我们进行了一次辩论：“我是来治结核的，不可能是肿瘤”。我们很理性地跟他分析了患者的病情，大概意思是说我们从没见过这样的结核，如果要按照结核治疗就需要拿到证据，否则我们下不去手。讨论最终的结果，患者同意做PET-CT。

根据患者的影像学表现，如果说是结核的话那就是粟粒性结核，这是结核中非常严重的类型。粟粒性结核是由于大量的结核杆菌一次侵入机体，沿血行进入肺内而形成，肺内表现为许多大小一致的粟粒状致密阴影，粟粒性结核可全身播散。

粟粒性结核是否会引起发热，Nagai等观察了74例粟粒性结核病例，97.4%的患者有发热。Sharma综述了多篇研究也提示80%以上的患者存在发热。来自Medline的数据为80%。且提示60%~70%的患者有咳嗽咳痰，但痰量一般不大，来自Medline的数据为60%。Nagai等的研究提示76.8%的患者痰结核菌培养阳性。Sharma的研究提示痰菌阳性率为41.4%，同时脑脊液阳性率为21.2%。多数患者可伴有血白细胞计数升高，50%的患者有血沉升高。粟粒性结核T-SPOT能否为阴性，根据Medline上的数据，T-SPOT在粟粒性结核中敏感性高达93%。

二人言虎

PET-CT报告：脑内(双侧顶叶、左侧额叶颞叶、右侧基底节、小脑)，脊髓C2~C5节段和脑膜多发FDG高代谢病灶，肺内粟粒样和斑片样高代谢病灶，左侧臀肌、腹直肌和双侧下肢皮下或肌肉内多发结节状高代谢病灶，SUV高达28.6，提示肿瘤可能性大(图23-2)。

拿到PET-CT报告后患者的家里人哭成一团，不过这时我倒是觉得有转机，这种分布可能是血液系统肿瘤，相对来说治疗方法还相对多一些。会是不是肺癌脑转移？首先肺CT的表现不像肺癌，肺癌通常表现为分叶或毛刺状团块，这个病例更符合血行播散。其次，肺癌常有骨转移，但细看患者下肢的那些病灶，它们都在皮下筋膜处。我们不禁想到了淋巴瘤，特别是T细胞淋巴瘤，皮下是好发部位。

第2天患者父亲痛定思痛，神神秘秘地拿出手机给我看一条短信，大意是说某医院主任见过这种病例，那人按照结核治疗，后来治好了，他问我能不能按照结核治疗看看。我很委婉地表达为了患者好，我不反对他们去那家医院治疗，毕竟我们的宗旨是为了患者的一切，一切为了患者。但如果让我治下去的话，我不会在这个时候耗尽患者的肝肾功能，他的肝肾要留着化疗用。

结核的PET-CT

结核患者的PET-CT应该是什么样的？Vorster的综述认为结核在PET-CT上可出现FDG高代谢病灶，病灶除了肺之外还可分布于淋巴结、胸膜、脊柱、消化道和生殖道，SUV值各家报道都不一样，但均值为2.5~6.5。国内柳伟坤报道了88例肺外结核患者的PET-CT表现，其中累及淋巴结者最多见(44/88)，SUV值3.6~23.2；胸膜心包腹膜受累者其次(36/88)，SUV值1.3~18.7，其中胸膜累及者最多见；骨结核有28/88，SUV值为4.3~12.1，其中27例为脊柱和骶髂结核(图23-3)。此例患者病灶分布明显异于上述各种style，而且SUV值高得爆表。

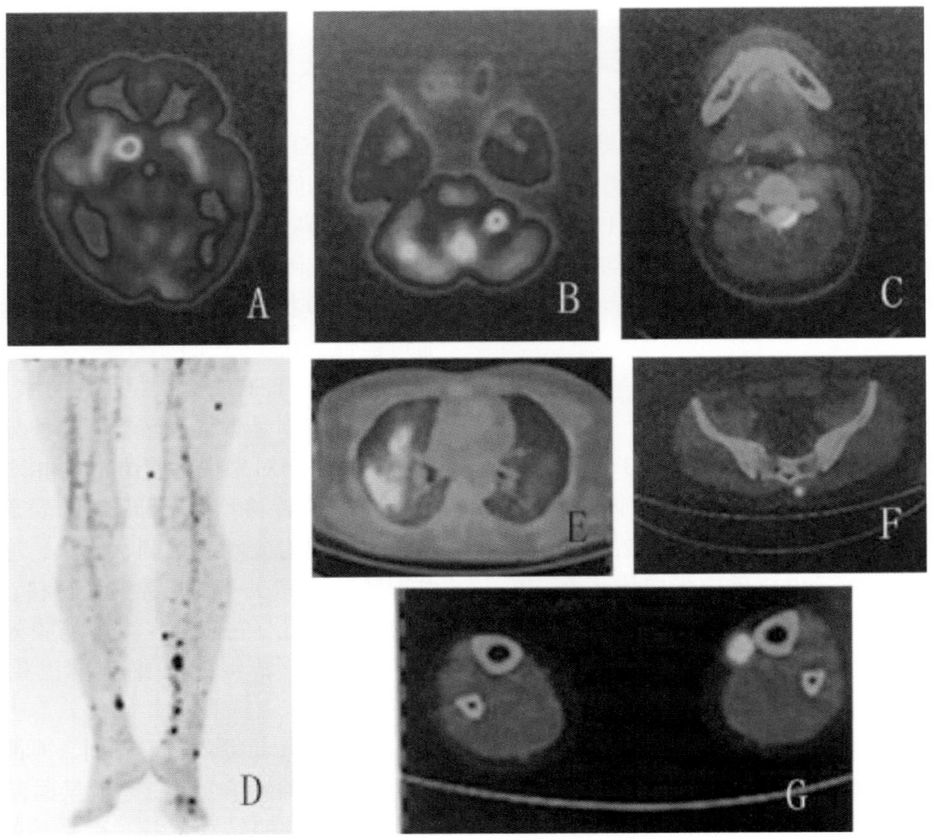

全身广泛转移，注意病灶不在骨骼上而是在皮下。

图 23-2 PET-CT

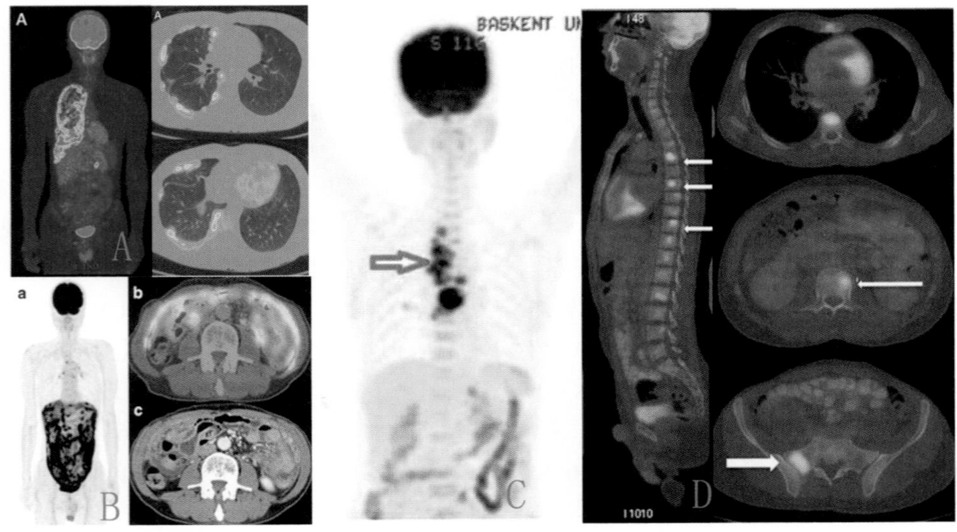

A 和 B 膜性结核，A 为胸膜结核，B 为腹膜结核；C 淋巴结结核，为纵隔淋巴结受累；D 骨结核，多数为中轴骨受累。

图 23-3 肺外结核模式

三人言虎

最终的确诊需要病理检查结果，否则血液科断然不会开始化疗。强哥想到 PET-CT 所见的下肢结节，或许可供活检，他凭着扎实的临床基本功摸到了左侧胫骨前方的皮下结节。此时为患者入院第 4 天，病情开始恶化，已经处于嗜睡到浅昏迷状态。虽然我十分想给患者用激素，因为血液系统肿瘤多数对激素有反应，但为了不影响病理结果直到次日外科切下了那个结节，才开始用上地塞米松。激素使用 2 天后患者神志转清，这无疑又为血液系统肿瘤加了分。

此时为入院第 7 天，应该说我们的效率非常高了，从纠偏到确诊(或者说基本确诊，因为就等病理检查结果了)只用了 1 周时间，而且姑息性治疗正在起效，整个过程如行云流水一般，我们非常有成就感。不过随着时间的推移，我们不禁焦虑起来，病理报告结果迟迟不出。过了将近 1 周小莉给病理科打电话询问结果，“啊，考虑结核?”我坐在旁边差点没晕过去。病理片上见到大量淋巴细胞，考虑特殊感染，之所以没出结果是因为正在进行抗酸染色。好了，外院放射科提示是结核，同行也建议按照结核治疗，我却刚愎自用，硬是否定别人的诊断，还把激素也上了，罪莫大焉。强哥建议停用激素，之前的诊疗符合规范，即便诊断结核仍能立于不败之地。我想这个患者的临床表现哪里像结核? PET-CT 的 SUV 值高达 28.9，这种概率极低极低。又想到了皮下的结节等。不行，激素暂不能停，停了患者就完了。

我不是赌徒，我是讲道理的。

皮肤结核是由结核分枝杆菌直接侵犯皮肤或者由其他脏器结核灶播散到皮肤组织所致的皮肤损害。前者少见，多由于皮肤本身有轻微损伤，结核菌直接侵入皮肤而产生原发性感染，表现为疣状皮肤结核(图 23-4A)。其余的皮肤结核多数为自我感染，血行感染表现为丘疹坏死性皮肤结核(图 23-4B)；骨或淋巴结结核向皮肤扩散，开始为一个坚实、深在的皮下结节(冷脓肿)，破溃后形成窦道，结核分枝杆菌随之感染其上方真皮组织，是为瘰疬性皮肤结核(图 23-4C)。而此患者的皮下结节有点三不粘，要说是直接接种的话皮肤却光洁

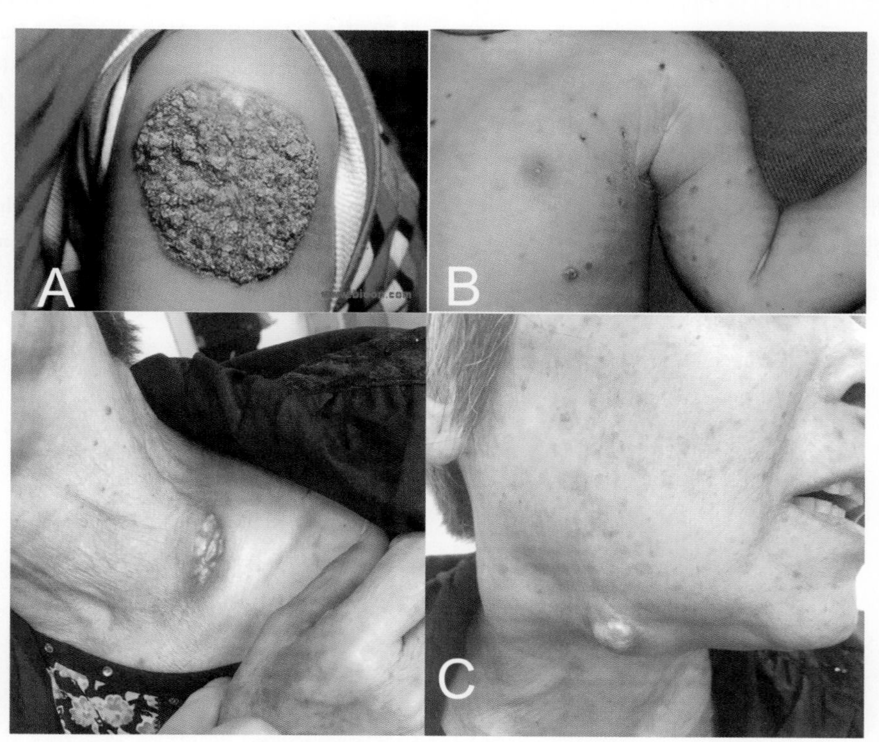

A. 疣状皮肤结核；B. 丘疹坏死性皮肤结核；C. 瘰疬性皮肤结核
(感谢温州医科大学附属第一医院神经内科陈为安陈老提供此图。)

图 23-4　皮肤结核

如新；要说是骨结核破溃出来的，骨头却没有受累。皮下结节解释不清楚不能贸然诊断为结核。

给病理科打完电话的第 2 天，抗酸染色结果出来了报告为阴性。大家松了一口气，病理诊断仍没有结论，我们仍在烤架上面被炙烤着。此后各方打听病情的、出谋划策的源源不断，然而我的回话仍旧是高度怀疑肿瘤，感染不能除外，以最终的病理报告为准。谁要经验性抗结核的可以转过去治疗。而我们的组员如同祥林嫂一般，天天在念叨着亘古不变的考虑肿瘤不考虑结核的理由，与此同时，患者对激素的效果正逐渐在消退，但我们什么也做不了。我不禁感叹，好端端的进攻战怎么打成了防守战？1 周过去了，病理检查结果提示为 T 细胞淋巴瘤，TCR 基因重排阳性。被解救的我们没有喜极而泣，更多的是平静，异乎寻常的平静。

后记

T 细胞淋巴瘤并不少见，但此种境遇是我从未经历的，这个叫围剿，外院影像科、同行和病理科的三重围剿，我们最后居然反围剿成功，不得不说是幸运的。Z 教授在讲课时谈到临床医生在疾病诊断中的地位，我们是 terminal（终端），所有的信息汇总到我们这里，最后需要分析出个子丑寅卯来，这些信息不见得都是支持性证据，需要去伪。这个案例的特殊点在于去伪去到后来竟只有临床医生们还在执着地考虑肿瘤，这颗心需要有多么强大。后来很长时间我都没敢再收疑难杂症。三人成虎？三人不成虎。

参考文献

[1] Maartens G, Willcox PA, Benatar SR. Miliary tuberculosis: rapid diagnosis, hematologic abnormalities, and outcome in 109 treated adults[J]. Am J Med, 89: 291-296, 1990.

[2] Nagai H, Kurashima A, Akagawa S, et al. Clinical review of 74 cases with miliary tuberculosis[J]. Kekkaku, 1998, 73(11): 611-617.

[3] Sharma SK, Mohan A, Sharma A. Challenges in the diagnosis & treatment of miliary tuberculosis[J]. Indian J Med Res, 2012, 135(5): 703-730.

[4] Sümbül AT, Sezer A, Abali H, et al. An old enemy not to be forgotten during PET CT scanning of cancerpatients: tuberculosis[J]. Contemp Oncol (Pozn), 2016; 20(2): 188-191.

[5] 柳伟坤，李向东，尹吉林，等. 肺外结核 18F-FDG PET/CT 显像的诊断价值[J]. 南方医科大学学报，2013，33(7)：1083-1086.

[6] Dureja S, Sen IB, Acharya S. Potential Potential role of F18 FDG PET - CT asan imaging biomarkerfor the noninvasive evaluation in uncomplicated skeletaltuberculosis: a prospective clinical observational study[J]. Eur Spine J, 2014, 23(11): 2449-2454.

[7] Watanabe S, Manabe O, Hattori N, et al. TreatmTreatment monitoring with 18F-FDGPET/CT in a patient with peritoneal tuberculosis[J]. Eur J Nucl Med Mol Imaging, 2014, 41: 184.

[8] Shinohara T, Shiota N, Kume M, et al. Asymptomatic primary tuberculouspleurisy with intense 18 - fluorodeoxyglucose uptake mimicking malignantmesothelioma [J]. BMC Infect Dis, 2013, 13: 12.

24. 急诊探宝(上)

急诊是个宝地，手上好多稀奇古怪的病例是急诊收的。

今天要说的这个病例是一位 22 岁的男性患者，因癫痫频繁发作被送至我院急诊。入院时患者意识不清，全身瘫软，家属简述了病情：既往有癫痫病史，很多年前曾服用过抗癫痫药，效果不好，所以停用了。近 2 年瘫痪在床，由家人照顾，这次因癫痫发作才被送到医院。到急诊后给予安定、苯巴比妥等治疗，癫痫停止发作。

癫痫是发作性疾病，发作时可以存在意识障碍、认知和运动功能异常，但间歇期通常是正常的，癫痫持续状态除外。此患者不发作时也缺乏自理能力，显然不是一般的癫痫。由于其家属文化程度不高，只说患者平时抖得厉害，大多数时间脑子是清楚的，再细节的描述就讲不清楚了。仔细观察患者的外貌，发现前额有两个骨性的凸起，让人联想起古代神话中的“夜叉”(图 24-1)。

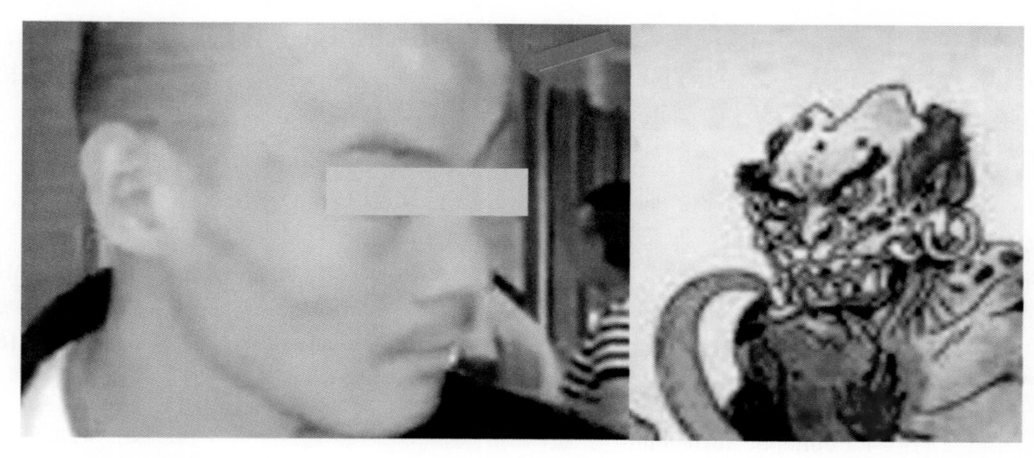

箭头所指为前额有两个骨性凸起。

图 24-1　患者面部

会不会是什么特殊的遗传病？既引起癫痫又引起骨骼发育异常。家属马上否定了我的观点，说这两个凸起是近 2 年反复摔跤所致，旧伤没好新伤又来，久而久之就形成了这两个疙瘩。查看了他的四肢，上面都是伤痕，口腔中上排 4 个大门牙全都摔掉了，看来真的是外伤引起的，这种惨状以往还真没见过。

第 2 天，患者意识稍微有点清楚了。神经科查体：双侧瞳孔等圆等大，直径约 3 mm，对光反射稍迟钝，双眼球水平运动时可见眼震，眼球向各个方向运动基本到位，示齿及伸舌欠配合，四肢肌张力不高，肌力检查欠配合，四肢肌力约 4 级，肱二头肌反射及桡骨膜反射阳性，肱三头肌反射及膝反射、踝反射强阳性，双侧指鼻及跟膝胫试验不稳准，独立行走不能，深浅感觉检查不配合，双侧踝阵挛阳性。

既往史：患者出生时一切正常，生长发育正常，小学时候读书还可以，但后来太淘气，成绩逐渐变差，据其姐姐说别看他成绩差，脑子可不笨。小学毕业后去了少林武校习武，人生最辉煌的时刻是在 2008 年，13 岁的他参加了北京奥运会的集体表演，说不定电视镜头上还扫到过他，也算是名人。

转折点发生在 2011 年 10 月，当时患者 16 岁，开始出现癫痫大发作，发作时有意识丧失，四肢抽搐，牙关紧闭，口吐白沫和小便失禁，每次持续 1 min，一般在 30~60 min 意识恢复，前 1~2 年每年发生 6~7 次，外院诊断为癫痫给予药物治疗，患者感觉效果不理想而停用。近几年发作越发频繁，每周 2~3 次，同时患者开始出现行走不稳，易跌倒，曾多次摔跤，说话含糊不清，语速变慢，直至不能独立行走，卧床。

辅助检查：血常规、血糖、肝肾功能等均正常，肌酶 616 U/L，偏高（参考值 50~310 U/L），可能与抽搐有关。腹部超声未见异常。过了 1 天，患者本性大暴露，全身出现频繁而剧烈的抖动（二维码 24-1），这不是肌阵挛吗？

二维码24-1

肌阵挛

说到肌阵挛，大多数正常人都经历过：夜间睡眠时突然感觉像被绊倒，之后全身像闪电一样一抖，这是肌阵挛；或者看恐怖片时，被突然出现的镜头吓一跳，全身一抖，这也是肌阵挛。肌阵挛指某个肌肉或肌群的突然收缩，引起面、躯干或肢体突然快速的抽动。肌阵挛分为阳性肌阵挛（肌肉收缩）和阴性肌阵挛（一过性失张力），它的起源可以是皮层、皮层下、脊髓，乃至周围神经，其中以皮层来源者最多见。肌阵挛和癫痫有撇不清的关系，有一种类型叫痫性肌阵挛（epileptic myoclonus），肌阵挛是这种癫痫的唯一发作形式，或者好几种发作形式之一；还有一些疾病如进行性肌阵挛癫痫（progressive myoclonic epilepsy，PME），早期无痫性发作，仅有肌阵挛，到后期才出现癫痫发作。

肌阵挛的用药比较有讲究，常用的药物有丙戊酸、左乙拉西坦、氯硝西泮。用得少但也能用的有苯巴比妥、扑米酮、拉莫三嗪（多数能减轻病情，但有加重的报道）、托吡酯（多数能减轻病情，但也有报道表示药物本身就能诱发肌阵挛）、唑尼沙胺。坚决不能用的有卡马西平、奥卡西平、苯妥英钠、氨己烯酸、加巴喷丁、普瑞巴林、替加宾。

脑电图可见双侧较多棘波和多棘慢波。

我们给予患者德巴金 1 g/d，氯硝西泮 4 mg/d，患者抖动明显好转，在家属的陪伴之下行走（二维码 24-2）。

二维码24-2

那患者的诊断应考虑为什么呢？我们特别关注了家族史，患者父母体健，一个姐姐也是正常的，关于父母有无近亲关系，其姐姐坚决否认，不过她突然提起“小时候叫奶奶是叫外婆的”，这是层什么关系？我和下面的组员一下子脑子没转过弯来，后来想了半天才回过神。我们请眼科医生会诊来检查了患者的眼底，是正常的。

参考文献

[1] Michelucci R，Pasini E，Riguzzi P，et al. Myoclonus and seizures in progressive myoclonus epilepsies：pharmacology and therapeutic trials. Epileptic Disord，2016，18（S2）：145-153.

25. 急诊探宝(下)

病情概述

22 岁男性患者，因癫痫发作急诊入院，予抗癫痫治疗后出现暂时的觉醒程度下降，待药效过去后表现出肌阵挛。查体发现认知尚可，除了肌阵挛外还有共济失调及锥体束征。眼底检查正常。脑电图见棘波多棘慢波发放。头颅 MRI、常规 B 超及大生化基本都正常。追问病史，16 岁以前一切正常，甚至能参加奥运会开幕式彩排，16 岁后逐步出现震颤、肌阵挛、癫痫及行走不稳，以致头上摔得像“夜叉”一样，门牙也崩了，丧失了自理能力。家族史问出其姐姐曾管“奶奶”叫“外婆”。予以德巴金和氯硝西泮治疗后恢复行走能力。后经基因检测证实，患者存在 SCARB2 基因纯合突变。

进行性肌阵挛癫痫 4 型(progressive myoclonic epilepsies 4，PME4)

PME4 又称为动作性肌阵挛伴肾功能衰竭综合征(action myoclonus renal failure syndrome，AMFR)，这一型 PME 可伴或不伴肾功能异常，为常染色体隐性遗传疾病，致病基因 SCARB2。PME4 的发病年龄多变，通常在十几岁到二十几岁发病，有些晚发型病例可在 50~60 岁发病，可不伴肾功能衰竭。PME4 患者很少出现认知功能障碍，极少数部分可出现扩张性心肌病、感觉运动周围神经病和神经性耳聋，患者常在症状出现后 7~15 年死亡。PME4 目前共有 38 例报道，全世界都有分布。纯的神经系统受累案例见于意大利、西班牙、日本和中东，国内报道有逐渐增多趋势。

回顾这个案例：

①患者发病年龄为 16 岁，和文献报道的年龄区间吻合。

②患者姐姐管她“奶奶”叫“外婆”，这等于说患者父亲的母亲和母亲的母亲是同一人，这就是近亲关系，基因检测发现纯合突变也印证了这层关系，近亲结婚容易产生各种遗传病，因此国家三令五申禁止近亲结婚。

③患者姐姐称其在 16 岁以前很聪明，当然这有王婆卖瓜之嫌，但如果他能参加奥运会开幕式彩排，说明他的认知情况应该是正常的，而新闻报道里的燕子更是出色，凭借自己的努力考上了海事大学，说明 PME4 对认知影响不大。

④按理说 PME4 应该有肾功能损害，但这个患者的肾功能正常。查阅了国内所报道的几个 PME4 案例，其实都没有肾功能异常(表 25-1)。是观察时间不够还是中国患者确实存在肾脏回避，还需要进一步随访。

表 25-1　国内关于 PME4 的文献报道

发表时间	作者	年龄性别	肾功能	发病年龄	突变位点
2018	Tian WT	27 岁，男性	正常	19 岁	纯合 c. 1187 + 5G > T (IVS9 + 5G>T)
2018	He J	23 岁，男性	正常	21 岁	纯合 c. 995-1G >A
2014	He M	30 岁，女性	正常	21 岁	纯合 c. 1270 C>T，p. R424X
		34 岁，女性	正常	27 岁	纯合 c. 1270 C>T，p. R424X

以肌阵挛癫痫为表现的疾病非常多，在此作一下简单的介绍。

进行性肌阵挛癫痫 1 型（PME1）

也称波罗的海癫痫或 Unverricht-Lundborg 病，是一种常染色体隐性遗传疾病，致病基因为 CSTB。此病被认为是最常见的进行性肌阵挛亚型，但患病率有地域差异，以波罗的海国家特别是芬兰最为多见（4/10 万），地中海沿岸国家也有分布，东亚地区日本和韩国有个案报道，我国未见报道。发病年龄通常在 6～16 岁，高峰年龄 12～13 岁，50%的患者首发症状为肌阵挛，可由运动、闪光、应激等诱发，频发者可出现意识朦胧。在起病的 5～10 年里，患者病情出现进行性加重，1/3 的患者可严重残疾。病程的后期患者可出现癫痫发作。早期粗略体检可能正常，但有经验的检查者可观察到闪光刺激或其他刺激诱发的肌阵挛。后期可出现共济失调、协同障碍、意向性震颤和构音障碍。患者的认知一般正常，但可有情绪不稳和抑郁。在过去，患者通常会在起病 8～15 年内死亡，一般不超过 30 岁，但自从有了有效药物治疗后，寿命有望正常。

进行性肌阵挛癫痫 2 型（PME2）

也称 Lafora 小体病，是一种常染色体隐性遗传疾病。致病基因为 EPM2A 或 NHLRC1，起病年龄在 12～17 岁，早期生长发育基本正常，但有些患者会有热性/非热性惊厥史。主要的发作形式是肌阵挛发作和枕叶癫痫发作，肌阵挛可为阳性或阴性肌阵挛。枕叶癫痫表现为短暂的失明、视幻觉、闪光等。随着病情进展，可出现频发且难治的癫痫，后期可出现痴呆，极少数的有视网膜色素变性。25 岁时大多数患者处于植物状态，一般发病 10 年左右死亡。Lafora 高发地区为西班牙、法国、意大利、印度、巴基斯坦、中亚、北非和中东，我国报道得比较多。

进行性肌阵挛癫痫 3 型（PME3）

系由 KCTD7 基因突变所致，系常染色体隐性遗传病。临床表现十分严重，2 岁前出现难治性肌阵挛癫痫，伴有神经精神发育迟滞和多种畸形。PME3 目前仅有 3 篇报道，来自摩洛哥、墨西哥和土耳其，Kousi 等报道了 9 例患者均无眼底改变。

进行性肌阵挛癫痫 1B 型（PME1B）

也称为 PRICKLE1 基因相关进行性肌阵挛癫痫伴共济失调，首发症状为共济失调，在 4～5 岁时出现，此后逐渐出现肌阵挛和癫痫，时间在 5～10 岁，认知功能正常。此型人极其少见，截至 2014 年只有中东 3 个家系和 2 例个案被报道。1 例患者在 17 岁死亡，另 1 例 40 岁还存活。PRICKLE1 基因突变还可导致其他神经系统疾病，如胼胝体缺如、癫痫、自闭、脊柱裂等。

进行性肌阵挛癫痫 6 型（PME6）

也称为北海进行性肌阵挛癫痫，常染色体隐性遗传病，致病基因为 GOSR2，2 岁前后出现共济失调，6～7 岁开始出现肌阵挛，患者有多种癫痫发作形式，包括全面性大发作、失神发作和跌倒发作，认知功能基本正常，很多在青春期出现脊柱侧突，是本病重要的特征。患者常有肌酶升高（中位数约 700 IU）。目前仅有 3 篇报道，患者多数为德国或荷兰裔，不少患者是成年人，Praschberger 等报道的 1 例年龄已有 61 岁。

肌阵挛性癫痫伴碎红纤维病（myoclonus epilepsy associated with ragged－red fibers，MERRF）

这是一种母系遗传的线粒体病，致病基因 tRNALys 位于线粒体 DNA 上，m. 8344A>G 是最为常见的突变位点，80%的患者有家族史。早期生长发育可正常，在儿童期起病。首发症状常为肌阵挛，其他症状有癫痫、共济失调和肌肉活检见破碎红纤维，以上 4 项为经典四联症。其他常见表现为无力、痴呆、听力减退、视神经萎缩、身材矮小、运动不耐受和心肌病，也可出现视网膜色素变性。MERRF 相对多见，国内有多篇报道。

神经元蜡样质脂褐斑症

神经元蜡样质脂褐斑症是一组疾病，表现为进行性认知和运动功能下降、癫痫和肌阵挛，病情严重，患者通常早年夭折，大多数病例存在视力障碍。此组疾病按致病基因分有 14 型，绝大多数呈常染色体隐性遗传，但也有晚发的常染色显性遗传。根据临床表现又分为婴儿型、晚发婴儿型、青少年和成人型。目前此病的命名是以基因型+临床表现来的，因此种类非常多，其中以 2 型中的经典晚期婴儿型和 3 型中的经典青少年型最常见，前者 2~4 岁起病，表现为癫痫和发育迟缓，可出现肌阵挛，锥体束征，4~6 岁出现视觉障碍直至失明，寿命为 6~10 岁；后者 4~10 岁出现症状，首先出现视力减退，之后出现神经系统症状，寿命为 10~30 岁。此病的成人型也称 Kufs 病，极为少见。起病年龄 30 岁左右，寿命通常为 40 岁左右，眼科检查一般正常。Kufs 又分两型：A 型表现为进行性肌阵挛癫痫、共济失调、锥体束和锥体外系症状；B 型为行为异常和痴呆。

齿状核红核苍白球路易体萎缩症(dentatorubral-pallidoluysian atrophy，DRPLA)

和以上疾病不同，它是一种常染色体显性遗传病，致病基因为 DRPLA。专病门诊我们遇到过 1 例中年 DRPLA 患者，表现为共济失调和舞蹈样动作，其家族里多名成员患病，但临床表现多样，有癫痫、共济失调，舞蹈，痴呆、精神异常，部分家族成员早年夭折。据报道此型也可有肌阵挛(起病<20 岁)，DRPLA 发病年龄跨度大，从 1 岁到 72 岁，平均发病年龄为 31.5 岁，DRPLA 主要分布在日本，我国报道比较少。

唾液酸沉积症 Ⅰ 型

唾液酸沉积症 Ⅰ 型也被称为樱桃红斑肌阵挛综合征，常染色体隐性遗传病，为溶酶体沉积病，致病基因为 NEU1。通常 10~20 多岁发病，首先出现行走不稳和视力减退，病程中表现有肌阵挛、共济失调、癫痫，眼底樱桃红斑是本病的特征性改变。患者的智力和寿命不受影响。本病多见于意大利后裔，国内报道很少。

GM2 神经节苷脂沉积症

GM2 神经节苷脂沉积症是一组常染色体隐性遗传疾病，致病基因为 HEX A。其中最严重的为早发型 Tay-Sachs 病，表现为肌张力降低、失明、痴呆和癫痫，眼底检查也可见到樱桃红斑，而无肝脾肿大，患儿一般早年夭折(3~5 岁)。晚发型的可表现为共济失调、肌阵挛、肌张力障碍，运动神经元病，精神症状，痴呆和周围神经病。此病犹太人中较多见，国内报道也较多。

戈谢病 3 型

戈谢病是最常见的溶酶体沉积病，为常染色体隐性遗传病，致病基因为 GBA。症状可轻可重，可分 3 型，仅 2 型和 3 型有神经系统表现，其中 3 型有肌阵挛。其他神经系统表现还有上视麻痹、痴呆、癫痫、共济失调和痉挛性截瘫。戈谢病还存在骨骼改变、肝脾肿大、全血细胞减少和肺部改变。2 岁左右起病，寿命为 30~40 岁。国内报道较多。

很多医院包括华山医院没有开设儿童神经内科门诊，因此不少早发性的进行性肌阵挛癫痫就在儿科截流了，那在成人神经内科门诊我们可能会看到表 25-2 中的成年初诊患者。

表 25-3 中的类型在幼年出现，有些可能存活到成年，而有些则早年夭折。

后记

在基因诊断明确以前，我考虑的是 Lafora 小体病，因为 Lafora 小体病在国内报道较多，而且我科曾经也遇到过此类病例。而燕子的案例虽然听说过，但想想全国就 5 例，就这么巧又能遇到了。真是所谓“无可奈何花落去，似曾相识燕归来”，进行性肌阵挛癫痫 4 型是不是中国特别常见的类型还需要进一步观察。

表 25-2　进行性肌阵挛癫痫(成人)

	致病基因	发病年龄	流行病学	痴呆	眼底改变	特异表现
PME1	CSTB	6~16 岁，高峰为 12~13 岁	波罗的海和地中海沿岸国家，特别是芬兰	没有	没有	药物控制佳，偏良性
PME2	EPM2A 或 NHLRC1	12~17 岁，比 1 型晚，比 4 型早	世界各地	有	极少	有枕叶癫痫表现
PME4	SCARB2	10~20 岁	30~40 例报道	没有	没有	肾功能损害
DRPLA	DRPLA	跨度大，平均为 31 岁	日本多见	可以有	没有	常染色体显性遗传
Kufs	多样	30 岁	少见	有	没有	没有视力障碍
唾液酸沉积症 Ⅰ 型	NEU1	10~20 岁	多见于意大利后裔	没有	有	樱桃红斑
GM2 神经节苷脂沉积症	HEX A	多为早发型，早夭，晚发型可成年起病	多见于犹太后裔	有	有	樱桃红斑，和戈谢病比较无肝脾肿大

表 25-3　进行性肌阵挛癫痫(儿童)

	致病基因	发病年龄	流行病学	痴呆	眼底改变	特异表现
PME3	KCTD7	2 岁前	罕见报道	有	没有	合并多种畸形
PME1B	PRICKLE1	4~5 岁	罕见报道	没有	没有	先出现共济失调
PME6	GOSR2	2 岁	德国和荷兰人	没有	没有	先出现共济失调，肌酶高，脊柱畸形
MERRF	m. 8344A>G	儿童期	世界各地	常有	可以有	破碎红纤维，母系遗传
神经元蜡样质脂褐斑症(除 Kufs)	多样	幼年起病	多见	有	有	视力障碍
戈谢病 3 型	GBA	2 岁	多见于犹太后裔	有	没有	肝脾肿大，骨骼改变，血细胞减少

参考文献

[1] Tian WT, Liu XL, Xu YQ, et al. Progressive myoclonus epilepsy without renal failure in achinese family with a novel mutation in SCARB2 gene and literature review[J]. Seizure. 2018; 57: 80-86.

[2] He J, Lin H, Li JJ, et al. Identification of anovel homozygous splice-site mutation in SCARB2 that causes progressive myoclonus epilepsy with or without renal failure [J]. Chinese medical journal, 2018, 131(13): 1575-1583.

[3] M He, et al. Using a combination of whole-exome sequencing and homozygosity mapping to identify a novel mutation of SCARB2[J]. Clin genet. 2014, 86(6): 598-600.

[4] 孙一忞，陈晨，王坚，等. 齿状核红核苍白球丘脑底核萎缩 1 例家系报道及文献复习[J]. 中国临床神经科学，2017，25(2)：183-190.

[5] 张包静子，全超，罗苏珊，等. 眼底樱桃红斑(唾液酸沉积症 Ⅰ 型 1 例报道及文献复习[J]. 中国临床神经科学，2015 (1)：115-121.

26. 恐怖的美容手术

某天下午，从远处传来救护车刺耳的叫声，声音越来越近，终于在急诊门口戛然而止。救护人员气喘吁吁地把担架从车上抬下，是一位青年女性患者，已气息奄奄。医护人员紧张而娴熟地给患者安装上了各类监护设备，并报告各项生命体征：心率120 次/min，氧饱和度 100%，血压 100/60 mmHg，呼吸浅慢，双瞳不等大，左侧直径为 5 mm，右侧直径为 6 mm，对光反射消失。

究竟发生了什么？陪同患者来的是某美容院的工作人员，大概情况是：患者在某美容医院行全麻下双眼皮手术，术后无法苏醒，并出现双侧瞳孔散大，对光反射消失，于是急送我院。查体：患者呼吸浅慢，四肢厥冷，双眼上睑红肿，纱布包裹，四肢无自主活动。难道是麻醉意外导致的心跳呼吸骤停？但患者左侧的巴氏征打消了我这个念头。观察了 10 min，患者生命体征尚可，遂行全身 CT 检查，头颅 CT 报告左侧颈内动脉及颅内多根动脉内极低密度影，气体栓塞可能(图 26-1)，请结合临床。

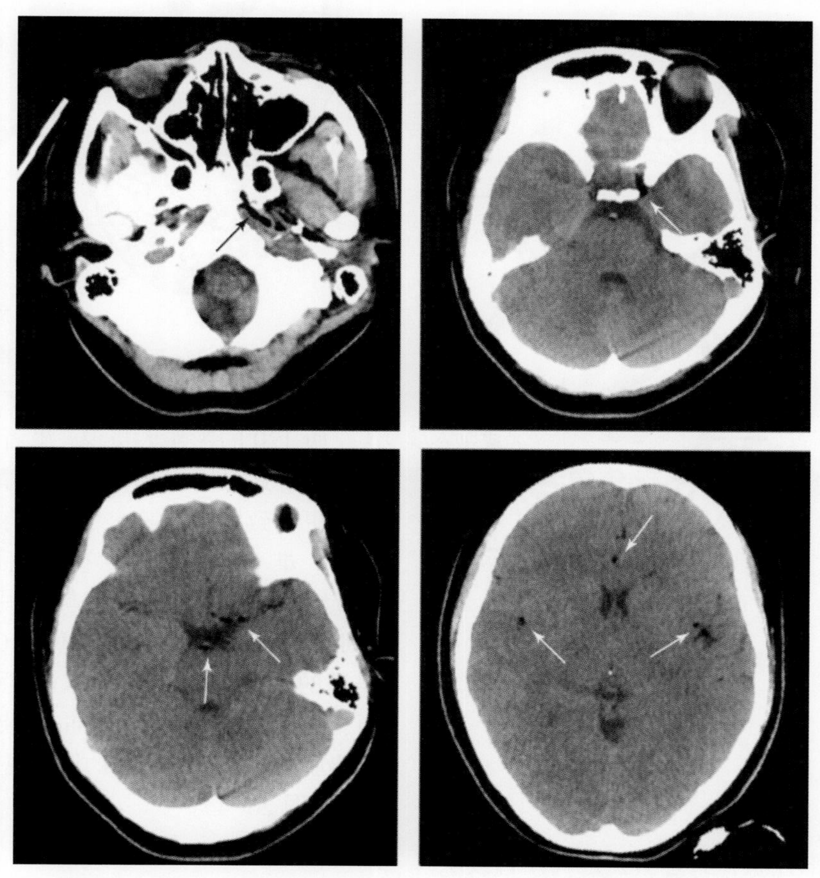

自左侧颈内动脉开始直至左侧大脑中动脉全程极低密度影，波及右侧颈内动脉系统及基底动脉。

图 26-1　头颅 CT

气体栓塞？哪里来的气体？

静脉系统

患者在全麻过程中通过静脉补液，难道在此过程中有气体进入血液？但在输液前护士必做之事就是“挤出”输液管道内的气体，气体理应不会进入血液；即便有少量气体进入静脉，一般也能通过肺循环排出体外，不会引起不适；只有大量气体短时内快速进入血循环才会引起症状。这个大量指的是100~150 mL，半瓶可乐的量，我想除非是故意的，否则谁会往静脉里注射这么多气体。气体进入静脉后需要回流到肺，然后才能回心（图 26-2），因此首发症状应当是胸部不适、呼吸困难和紫绀，但是患者来院时虽然呼吸又慢又浅，但是氧饱和度能达到 100%，证明没有肺气体交换障碍。静脉气体直接绕过肺而进入动脉系统，这显然解释不通。

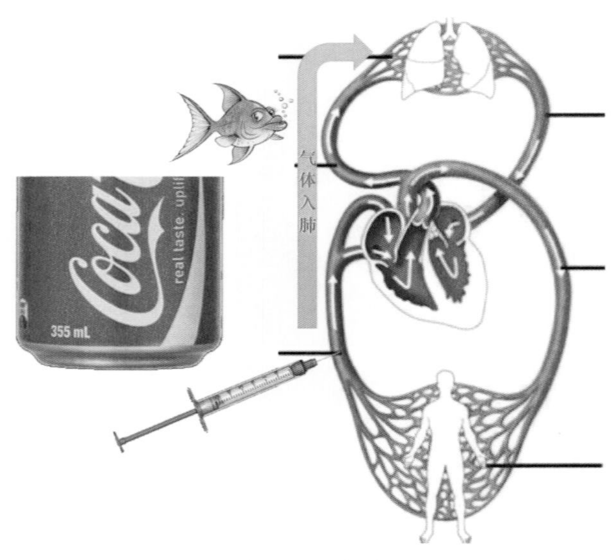

图 26-2　静脉系统气栓模式图

动脉系统

因为患者无肺部症状，那会不会是气体直接从动脉进入动脉（图 26-3）呢？勤奋的小王提出，罪魁祸首会不会是术中桡动脉血压监测的那根管子？桡动脉血压监测是有创性动脉压监测技术，需要将动脉导管置入动脉直接测量动脉内压，这种技术主要用于病情严重、术中和术后外周血压有可能测不出的患者。但是，割双眼皮根本无此必要，而且此技术一般只有大医院才能开展，美容院没有这实力。桡动脉血压监测是一种测量技术，不可能往这根导管里大量注射药物，因此也不会进入如此大量的气体。在查体时也没看见置管的创口，所以动脉到动脉的念想也灭绝了。

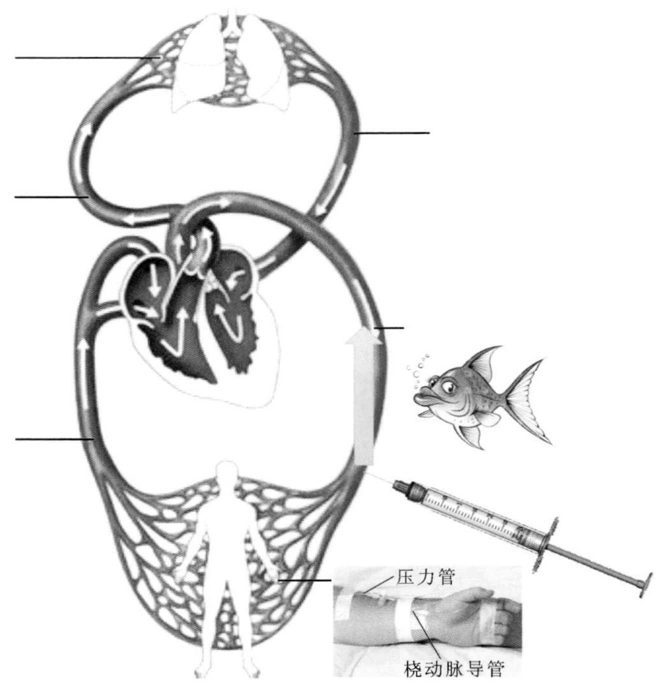

图 26-3　动脉系统气栓模式图

听 120 的工作人员说，患者除了做了割双眼皮的手术外还做了面部自体脂肪填充术。这是一种使脸部更紧致圆润的美容手术，有兴趣的可以进一步了解。难不成是脂肪栓塞？事后咨询了一下当班护士，她们发现患者大腿内侧有一创口，很可能就是从那里抽出的脂。脂肪栓塞在 CT 上的表现是什么样子的？也能像气体一样密度这么低吗？说来也巧，在 2018 年 8 月 Neurology 杂志上曾发表了 1 篇脑脂肪栓塞的案例，CT 上表现为大脑中动脉低密度征（图 26-4）。

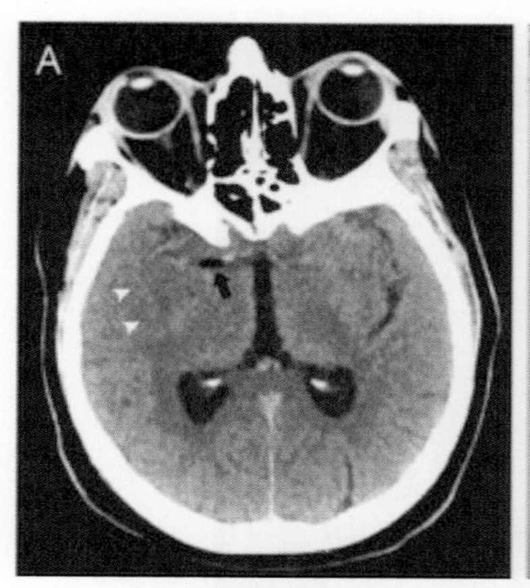

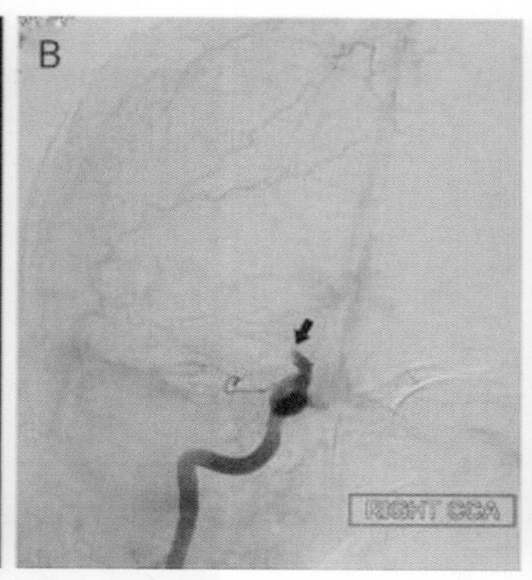

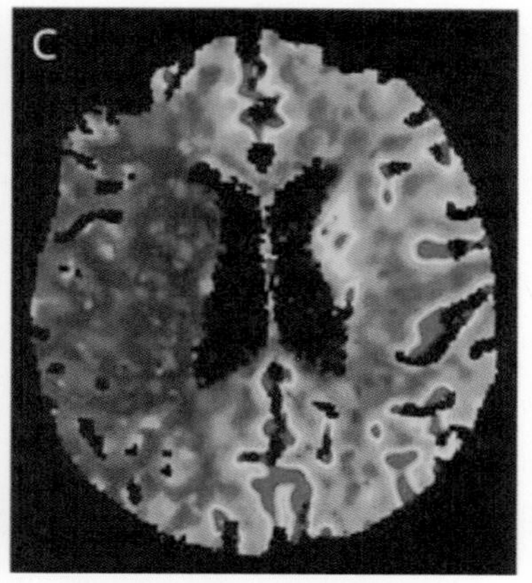

A. CT 见右侧大脑中动脉低密度，简直和我们的病例如出一辙；B. DSA 见颈内动脉末端闭塞；C. CTP 见大片缺血半暗带。

图 26-4　脑脂肪栓塞

脂肪是怎么进入颅内动脉的呢?

面部静脉系统

面部的静脉纵横分布，且没有静脉瓣，颜面部的危险三角区几乎人尽皆知，如果脂肪注入面部静脉系统，首先回流到海绵窦，进而进入颈静脉、上腔静脉、右心房、右心室，然后再是肺，因此仍然会出现呼吸系统症状。以往的脂肪栓塞案例多数进入静脉系统，因此会出现皮下出血、呼吸症状和神经系统症状三联征。呼吸系统表现为呼吸困难、咳嗽、血性痰、X 线可见“暴风雪”状阴影。但此患者入院后肺 CT 并未见到明显异常，而且当班护士也未发现皮肤有什么异常。肺对于静脉系统来源的栓子，是绕不过去的坎，除非左右心房心室有沟通。

面部动脉系统

看来脂肪进入面部动脉系统是唯一的可能，那脂肪是怎么进入颅内血管的呢？目前比较公认的机制是“逆行栓塞理论”，面部皮肤和软组织血管丰富，与眼动脉存在诸多交通，如滑车上动脉、眶上动脉、内眦动脉、鼻外侧动脉和鼻背动脉等，而眼动脉又是颈内动脉的分支。眼动脉还有一条重要的分支为视网膜中央动脉，供应眼底视网膜的血供，以往报道隆鼻手术注射玻尿酸可致失明，其原因就是玻尿酸逆行进入眼动脉和视网膜中央动脉所致（图 26-5）。

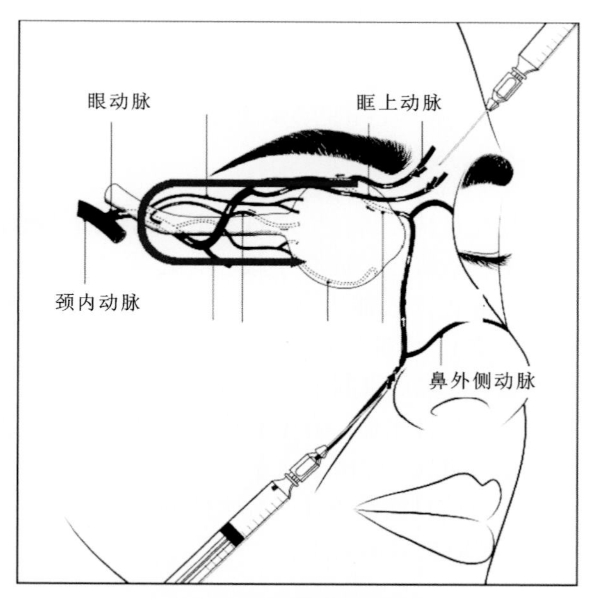

图 26-5　玻尿酸失明机制

面部小动脉与眼动脉相互交通，视网膜中央动脉也是眼动脉的分支，面部注射玻尿酸如进入眼动脉，当推针压力降低时，玻尿酸有可能进入视网膜中央动脉，导致失明。

而此患者逆行的范围更大(图 26-6)：脂肪进入眼动脉后先导致视网膜中央动脉堵塞，致患者对光反射消失；再逆行进入颈内动脉，上行的脂肪进入 Willis 环，导致大脑中动脉、大脑前动脉、基底动脉栓塞，下行的脂肪进入颈总动脉、颈外动脉甚至主动脉弓，引起血管堵塞。

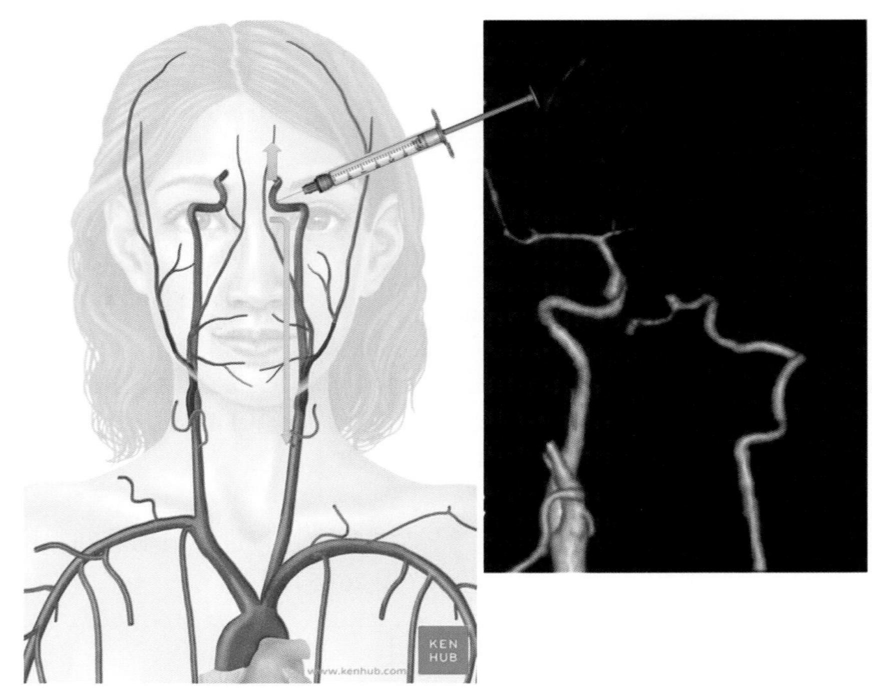

向下：左侧颈内动脉，乃至颈总动脉和颈外动脉全部闭塞，向上：Willis 环周遭的几大动脉开口也全部闭塞。

图 26-6　头颅 CTA

脑梗死是神经科医生最熟悉不过的疾病，治疗方法有溶栓、取栓、抗血小板、抗凝等多种方案，即便是气体栓塞还能用高压氧(详见“都是潜水惹的祸?”一文)，而唯独脂肪栓塞没有好办法，溶栓、抗血小板、抗凝从机制上无法消除脂肪栓塞，甚至可能引起继发性出血。有学者认为可以借助取栓装置实现血管再通，但由于栓子细碎，治疗效果也差强人意。目前只能给予甘露醇降低颅内压、治疗脑水肿，必要时去骨瓣减压。

后记

2016 年中国《自体脂肪移植在整形与修复重建外科领域应用的指南》中指出：脂肪移植过程中造成的血管栓塞、引起失明、脑梗死、肺梗死等问题，仍未找到有效预防方法，其发生后的抢救措施十分困难。美容手术有风险，然而，要不要去手术，这个决策权是掌握在自己手里的。

此文已发表于 EURORAD 病例库。

参考文献

[1] Gobeske K T, Simon M, Cloft H J, et al. Teachingneuro Images: cerebral liposuction [J]. Neurology, 2018, 91 (7): e692-e693.

27. 往事只能回味

本章的病例有点意思，虽然我们误打误撞下对了药，但没有给出正确的诊断，当外院明确诊断以后，我回过头去看——对啊！当时怎么没想到呢？咳咳，你想到了吗？

患者，男性，24 岁。因反复面部抽搐，发作性跌倒 20 余天就诊。患者是一名电商，经常熬夜处理订单。入院前 20 多天患者出现嗜睡、疲倦，每天嗜睡 10 余小时，之后出现眼周、口周肌肉短暂性抽搐，每次十几秒，每天发作几十次，同时出现发作性跌倒，表现为行走过程中突发下肢无力和跌倒，1～2 s 后才能自行站起、继续行走，无意识障碍。患者在当地医院就诊，脑电图正常，脑脊液细胞正常，蛋白升高 86.58 mg/dl(<45 mg/dl)，头颅 MRI 和 MRA 正常。当地医院拟诊脑炎，给予抗病毒治疗，嗜睡症状好转，但面部抽搐和跌倒无明显变化。于是转上级医院诊治，MRV 检查发现左侧横窦和乙状窦较对侧纤细，考虑静脉窦血栓形成和继发性癫痫，予以抗凝和奥卡西平抗癫痫治疗，但发作更为频繁。

不对称的横窦乙状窦

横窦为硬脑膜窦，位于枕骨内面的横窦沟内，起自窦汇，接受直窦的血流，在岩骨脊后方，横窦及岩上窦汇合处离开小脑幕，变成乙状窦。横窦乙状窦的变异大，我们向往的双侧对称性的横窦只见于 31%的个体，剩下的 69%都是不对称的。39%的个体左侧横窦发育不全；20%的个体索性没有左侧横窦；相对而言，右侧横窦发育不全的较少，占 20%；右侧横窦缺失者 6%。所以看到一侧横窦，特别是左侧横窦纤细或者缺失(图 27-1)，要审慎判定静脉窦血栓形成。

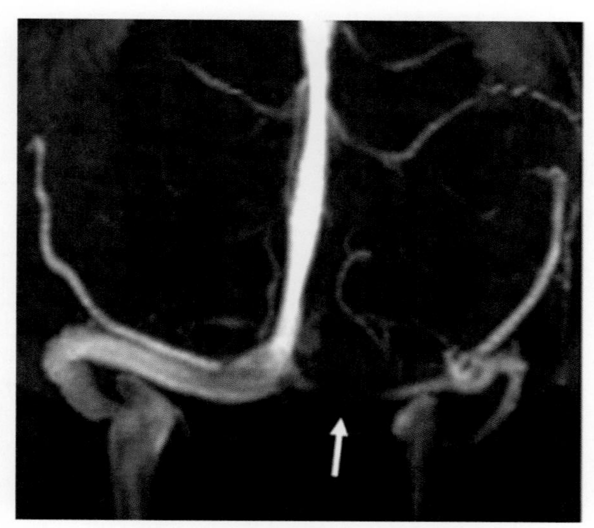

图 27-1　头颅 MRV 左侧横窦纤细

患者转而来我院诊治。患者不发作时查体无特殊，发作时面部抽搐，玩手机时可出现眼神发呆，上肢大幅度抖动，偶有几次闪光刺激可以诱发。行走过程中可毫无预兆地双腿一软跌倒，稍感意识模糊，但对外界的感知存在(二维码 27-1)。

二维码27-1

患者的几种发作形式，从前到后分别为面部抽搐、跌倒、肢体抖动。

是不是癫痫发作?

患者反复发作性的面部抽搐和跌倒，的确要考虑癫痫发作，但奇怪的是患者每次发作都没有失去意识，顶多有点糊里糊涂，发作时别人说话都听得到。患者做了 3 次脑电图(EEG)，其中一次是发作时做的，都没有看到典型的痫样放电(图 27-2)。

如果是癫痫，其跌倒表现似乎是失张力发作或肌阵挛-猝倒(Doose 综合征)，而他发病年龄不符合。失张力发作表现为部分或全身的肌张力丧失，儿童期起病，可延续到成人期，表现为垂头或跌倒，发作持续时间通常少于 15 s，同时伴有短暂意识障碍，发作时间较短，往往可立即恢复原态，脑电图大多呈单个或短暂的多棘慢波，继之短程的弥散性慢活动。Doose 综合征多见于 18 个月到 5 岁的儿童，肌阵挛发作主要累及双侧上肢及肩部，并有不同程度的点头或跌倒发作，肌阵挛发作时 EEG 表现为全导不规则的棘慢波、多棘慢波，站立不能时突然转为高波幅慢波活动，而发作间期可见顶区为主的 4~7 Hz 的 θ 节律，枕区可见 4 Hz 节律持续性发放。

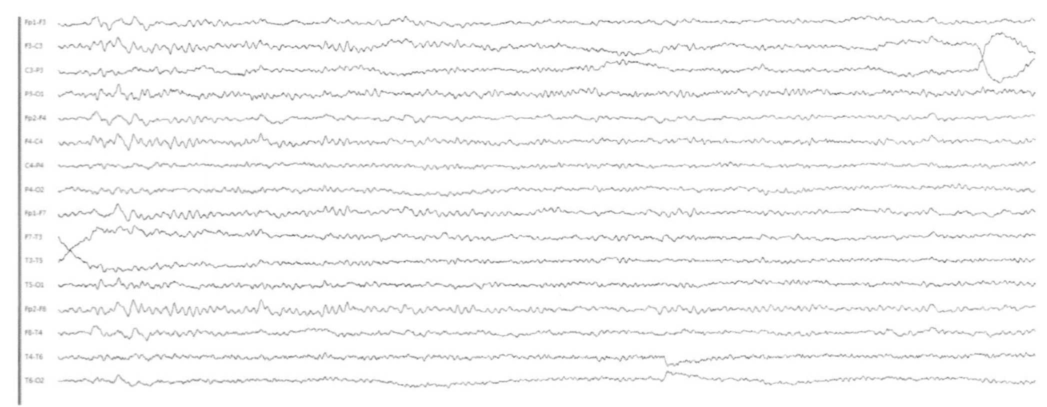

患者出现面部抖动时的脑电图，除了少部分慢波和尖波外，未见典型痫样放电。

图 27-2　脑电图

是不是肌阵挛?

负性肌阵挛是近年来新认识的一种发作形式，其主要表现是一种时间非常短暂的肌张力丧失，这个名称是与肌阵挛相对应的。肌阵挛是肌肉快速地收缩，而负性肌阵挛则是瞬间的肌张力丧失，如上肢在平举时突然下垂，但很快又恢复原状(二维码 27-2)，如发生在下肢可表现为突然向下一蹲，很快又站立起来。貌似这个诊断比较贴切。

二维码27-2

前者是负性肌阵挛，后者是此患者，有点像不?

如果是肌阵挛，使用奥卡西平是大忌，因此入院后我们停用奥卡西平，改用丙戊酸钠治疗，但几天下来症状并无改善，于是加用了氯硝西泮，症状稍改善，但仍不满意。入院 12 天后患者跌倒发作依旧，于是加用了左乙拉西坦和舍曲林，这可谓是神来之笔，加用以上 2 种药物后患者再未出现跌倒，病情得到明显改善。但诊断是什么呢？我们提请全科大讨论也没有统一意见。但无论怎么说总算治好了，结局还是满意的。1 周后患者出院，我心里面其实有点犯嘀咕，理论上说肌阵挛对丙戊酸钠和氯硝西泮效果最好，左乙拉西坦属可选药物，可为什么该患者却对左乙拉西坦效果好，难道是舍曲林的作用？

1 个月后随访，病情基本稳定。第 2 个月，患者出现一次大的发作，早上突然倒地，有意识但不能说话，而且迷迷糊糊地做梦，持续几分钟缓解。这种发作形式以往没出现过。后来患者在北京协和医院就诊，确诊为发作性睡病。

再回过来想，对啊，这不是猝倒发作吗？联想到发病初的嗜睡和出院后的倒地做梦，这个故事圆满了。

发作性睡病！

发作性睡病(narcolepsy)是一种原因不明的慢性睡眠障碍，临床上以白天不可抗拒的短期睡眠发作为特点，往往伴有猝倒发作、睡眠瘫痪、睡眠幻觉等其他症状，合称为发作性睡病四联症，但四者同时出现只有 10%。其病因不明，据文献报道其诱因有头部外伤、睡眠习惯改变、精神刺激、遗传及病毒感染等。男女患病率无明显差异，多数病例始发于 10 岁以后，15 岁和 36 岁是两个发病高峰。

白天过度睡眠

主要表现为白天有不可抗拒的短暂睡眠发作，常在起床后3～4h发生，发作时虽力求保持清醒，但不能自制，很快进入睡眠状态，睡眠一般持续数分钟，每日可发作多次。发作不择时间、地点及活动情况。患者出院后的那次发作就是如此。

猝倒发作

表现为突然出现的不自主低头、突然倒地或讲话模糊不清，但意识始终清楚，事后能回忆当时情况，呼吸正常，通常只持续几秒钟，少于1 min。猝倒是由于一过性部分或全身肌张力完全丧失引起，是发作性睡病的特异性表现之一。猝倒通常和白天过度睡眠同时或者数月之后出现，但确实有少数病例是发作性睡病的首发症状或唯一症状。不典型的猝倒发作可无困意或嗜睡，并且可出现吐舌、抓挠、摇头、面部或肢体抽搐，下颌震颤，因此常被误诊为癫痫(复杂部分性发作或失张力发作)，发作时的意识及事后能否回忆是鉴别要点。

猝倒发作的治疗

去甲肾上腺能药物：可逆转猝倒发作，如地昔帕明、维洛沙秦和文拉法辛等，均能有效地对抗猝倒。文拉法辛为首选药物。三环类抗抑郁药：能增加血液中去甲肾上腺等单胺类的含量，是常用的抗猝倒药物，如丙米嗪、氯丙米嗪和普罗替林等。选择性5-羟色胺再摄取抑制剂(Selective Serotonin Reuptake Inhibitor，SSRI)是一类新型的抗抑郁药品，如舍曲林、氟西汀对猝倒发作也有效。

后记

这个病例虽然在治疗方面是成功的，但有点误打误撞的感觉，好在外院慧眼甄别和患者的及时反馈，让我们没有错过这个精彩的病例。我是后知后觉的那种人，为了防止误判，我热衷于对患者的随访，这些年下来，感觉很多病例的后续发展和我们的预判并不一致，一些病例的发展走向大大偏离了我们的预期，当水落石出之时，回过头去品味，虽说苦涩却也回味无穷。

参考文献

[1] Kojovic M，Cordivari C，Bhatia. Myoclonic disorders：a practical approach for diagnosis and treatment[J]. Ther Adv Neurol Disord，2011，4(1)：47-62.

[2] Zeman A，Douglas N，Aylward R. Lesson of the week：Narcolepsy mistaken for epilepsy[J]. BMJ，2001，322(7280)：216-218.

[3] Egel RT，Lee A，Bump T，Javois A. Isolated cataplexy in the differential diagnosis of drop attacks：a case of successful clinical diagnosis and treatment[J]. Case Rep Neurol Med. 2012；2012：757586.

[4] Search：'Like zoning out really bad'：Woman's narcolepsy video goes viral.

基因诊断技术的进步颠覆了我们对临床表型的认识！

28. 大哥，我看你筋骨惊奇，天生是块练武的料

那天下午患者很多，忙得脑子昏昏沉沉之时，一个患者走进诊室，我抬眼一看，顿时困意全消。这位患者长相很特别，只见患者头大如斗，面容粗糙，天庭饱满，眉高眼低，鼻梁塌陷，口阔容拳，分明是天神下凡(图 28-1)。

患者，男性，45 岁。主诉：双手麻木，行走不稳 2 年。神经科查体：右耳听力丧失，双手掌心麻木，伴有鱼际肌萎缩，下肢肌张力增高，腱反射亢进，病理征阳性，行走时剪刀步态。查体时我们的注意力更多地被吸引到他的骨骼系统：颅骨明显增大，有点方颅感觉，四肢大小关节非常粗大，腕关节连带着桡骨、肘关节连带着肱骨，膝关节连带着胫骨，活像几把大头锤子；手指关节粗大，肋骨、锁骨、胸骨、脊柱也是怪骨嶙峋。触诊发现患者前臂到手指的皮下筋膜捏上去很硬(图 28-2)。

患者说他的皮肤关节表现在 30 年前就有，关节粗大以致活动受限，最近 2 年出现行走不便，在来华山医院以前已经辗转多家医院，皮肤活检提示：真皮层胶原纤维玻璃样变，呈均质粉染状，少量横纹肌部分变性，可符合硬皮病。患者说他还有一个二哥，临床表现与他一模一样！

我有一个同事也是硬皮病，工作以后得的，手上皮肤菲薄锃亮，指关节活动受限，关节不仅不粗大还有点挛缩，更关键的此病会进展，所以需长期服药。因出现疑似肺纤维化，还专门和我讨论过吃激素好还是他克莫司好，这是我对硬皮病最直观的感受。此例患者 13 岁得硬皮病，30 多年没用药居然还能这么好，还有家族史，这会是什么硬皮病？

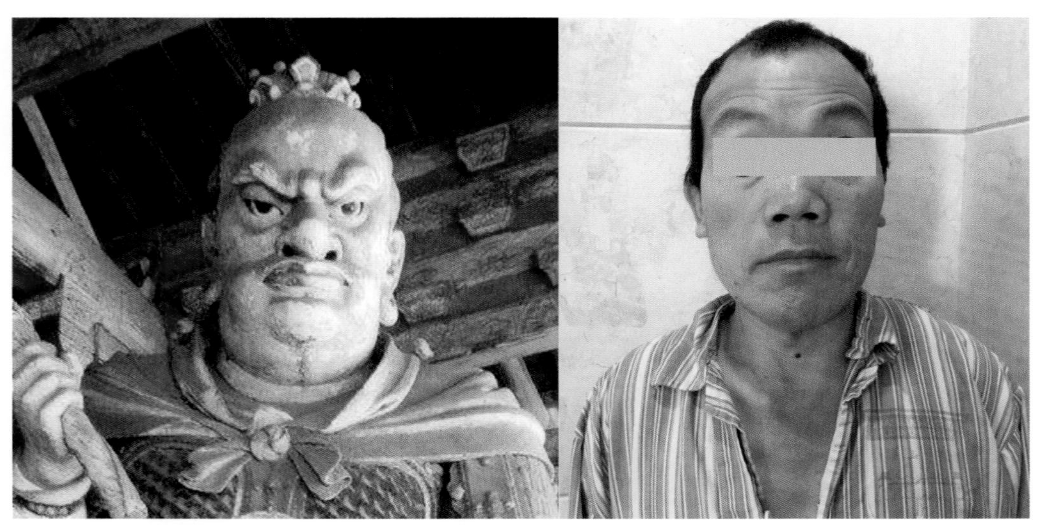

左图为太原晋祠内的宋代哼哈二将泥塑，右图为患者头面部表现。

图 28-1 患者头面部表现

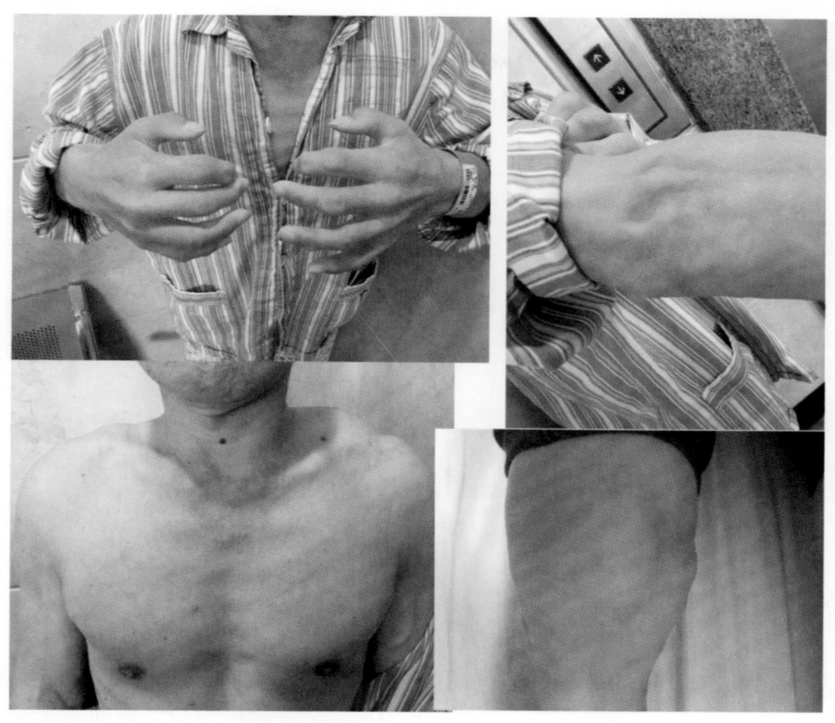

患者四肢关节粗大，双手指关节粗大，呈爪形，躯体骨骼怪骨嶙峋。

图 28-2 患者关节体征

硬皮病

硬皮病是一种以皮肤炎性、变性、增厚和纤维化进而硬化和萎缩为特征的结缔组织病，此病可引起多系统损害。其中系统性硬化除皮肤、滑膜、指(趾)动脉出现退行性病变外，消化道、肺、心脏和肾等内脏器官也可受累。此病通常在 20~50 岁时出现，女性的发病率是男性的 4~9 倍，亚洲人群中硬皮病相对少见。典型的硬皮病除了皮肤增厚外，还有雷诺现象，甲沟毛细血管征和血抗核抗体阳性。原因不明，遗传和环境因素可能都有一定关系。系统性硬皮病的 5 年生存率为 85%，而 10 年生存率低于 70%，局灶性硬皮病的生存率较高。常见的死因有肺动脉高压，肺纤维化和肾功能衰竭，患者也更易罹患各类肿瘤和心血管疾病。

虽然遗传因素在硬皮病发病中有一定作用，但它并不是严格意义上的遗传病，患者的发病年龄和性别也不符合硬皮病的流行病学特点，此患者的“硬皮病”已经野蛮生长了 30 多年，居然都没一点系统性的表现，令人生疑。患者在外院已经做了很多风湿免疫学方面的检查，都无阳性发现，所以我们推断，此患者不是硬皮病。

回到神经系统：手掌麻木，鱼际肌萎缩，粗大的腕关节，这应该是腕管综合征；下肢肌张力增高、反射活跃、病理征阳性，符合痉挛性截瘫。痉挛性截瘫可分获得性和遗传性两类，前者包括王老师每次讨论要说的热带痉挛性截瘫，由人嗜 T-淋巴病毒 1 型(Human T-lymphotropic virus 1，HTLV)感染所致；后者的亚类非常多，不少还是复杂性的痉挛性截瘫，不过伴有“骨骼惊奇”的痉挛性截瘫倒真没听说过。患者又拿出在外院做的脊髓 MRI(图 28-3)，眼睛再次被闪瞎。

患者的硬脊膜明显增厚，厚到已经压迫颈部脊髓，其锥体束损害是脊膜增生的结果。皮肤+骨骼+硬脊膜，这是个什么组合？此时我想放弃了。如果该病没神经科什么事，可又能让患者去哪个科呢？去皮肤科？可问题不出在皮肤，在皮下。风湿科？我说服不了自己这是硬皮病。骨科？骨科只管开刀。患者表示华山神经内科是他看病的最后一站，如果没有结果就准备放弃了。本着人道主义精神及舍我其谁的霸气，我准备自己解决，“住院吧”。患

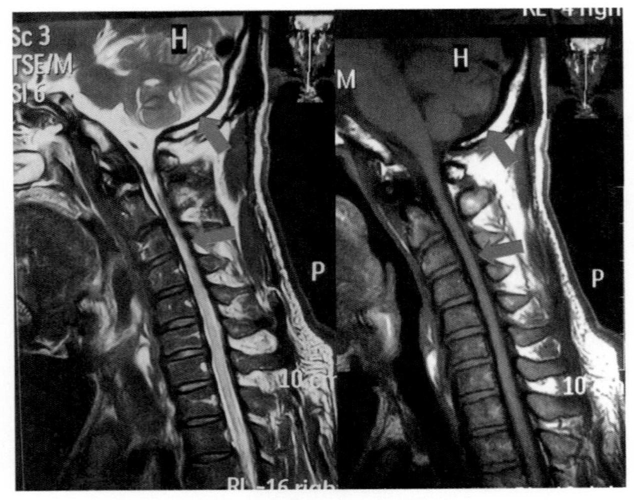

患者从颅底到脊膜的硬脑膜和硬脊膜显著增厚，已严重压迫到脊髓。

图 28-3 颈椎 MRI T2WI（左图）T1WI（右图）

者和我一拍即合。众人拾柴火焰高，或许有哪位高人认识这个病呢。

主治医师查房是件麻烦事，管床位的医生小罗问我病例的定性怎么写？

“考虑遗传病。”“嗯，什么遗传病呢？”“你查查文献。”

小罗咨询了骨科的同学，据说骨科有种叫 Paget 骨病可以长得“骨骼惊奇”。

Paget 骨病

Paget 骨病是一种慢性骨瘤样变性，是骨重建异常所致的临床综合征。病变特点是：过多的破骨细胞失控制后引起高速骨溶解，并导致成骨细胞增多和骨形成过多，生成的骨组织结构脆弱、膨大、疏松，易发生病理性骨折。Paget 病的病因大多被认为与慢性病毒感染和遗传有关，具有一定的遗传倾向，不过只有 15% 的患者有家族史，SQSTM1 基因、RANK 基因以及 5 号和 6 号染色体某区域的突变可能和 Paget 骨病有关，存在家族史的患者中基因突变具有不完全外显性（遗传到却不一定发病）。患者年龄多在 55 岁以上，男女比例为 3∶2，轻症患者无症状，有症状的患者多数有骨痛。随着时间的推移逐步出现骨骼惊奇，好发部位是股骨、胫骨、颅骨、脊椎的腰骶部及骨盆。颅骨增大以面骨为明显，形成“狮面”，可压迫颅神经出现听力下降和视力下降；四肢长骨的畸形变可引起骨的弯曲；椎骨受累导致脊髓损伤、神经根压迫症状和马尾综合征。因破骨和成骨加强，辅助检查可以发现碱性磷酸酶增高，15%～20% 的患者有高钙血症和甲状旁腺激素（parathyroid hormone，PTH）升高。X 线片表现复杂，受累骨骼增粗和增厚，既有囊状透光区又有骨硬化，颅骨表现为局限性骨质疏松，伴棉絮状增生，内外板界限消失，颅缝模糊，头颅增大。

听上去有点像，头大、耳聋、怪骨嶙峋、颈髓压迫症状。不过不像的地方更多，发病年龄不对，没有骨痛，长骨不弯。并且颈髓受压并非椎骨病变所致，而且硬脊膜及皮下筋膜改变仍无法解释。实验室检查结果进一步否定这个可能：碱性磷酸酶、电解质及其他骨代谢指标均正常，头颅、脊柱、盆骨、四肢 X 线平片均未见到破骨或成骨性破坏。

那时我每天回去查文献，输入各种关键词，如遗传性硬皮病、脊膜增厚、遗传性骨病……却没一个对得上。

提请全科讨论，老前辈 L 教授亲自查房，看到患者面容特殊及僵硬的双手，用手指拔了下患者的眉毛，毛发并没有脱落。我忽然想起了以前在公众号上发过的麻风病（详见“我的奖金呢？”），其面容和手是有点像，不过不像的地方更多。讨论当天，患者将他的二哥也带到了医院，两人的表现几乎一模一样（图 28-4）。经讨论大家一致否定了硬皮病，但是诊断是什么？大家也不知道，应该是某种罕见的遗传病，建议行基因检测。

我们联系了第三方公司进行二代测序，重点排查遗传性结缔组织疾病、骨骼疾病和痉挛性截瘫，结果报告 IDUA 基因发现两个杂合突变（图 28-5），该基因对应黏多糖沉积症 1 型。让我们倒回去看，究竟对不对。

黏多糖沉积症 1 型

黏多糖贮积症（mucopolysaccharidosis，MPS）是一组溶酶体累积病，由于溶酶体水解酶缺陷，造成酸性黏多糖（葡糖氨基聚糖）降解受阻，黏多糖在体内积聚而引起一系列临床症状。黏多糖贮积症分为Ⅰ～Ⅶ 6 大类型，Ⅰ型是最常见和最典型的。

黏多糖沉积症 1 型是常染色体隐性遗传病，致病基因为 IDUA，发病率为 1/10 万，患儿一般出生时表现正常，6 个月至 1 岁后逐渐出现生长缓慢、

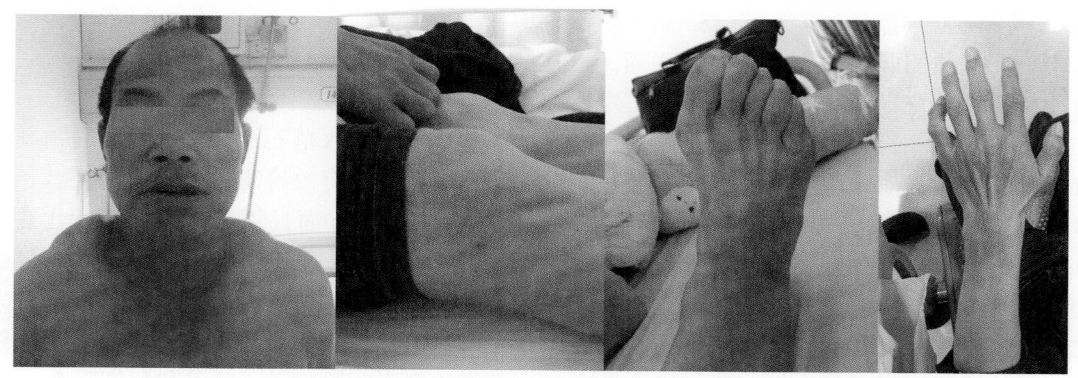

图 28-4　患者二哥的面部和关节体征表现和患者如出一辙

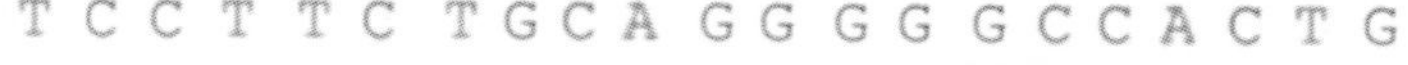

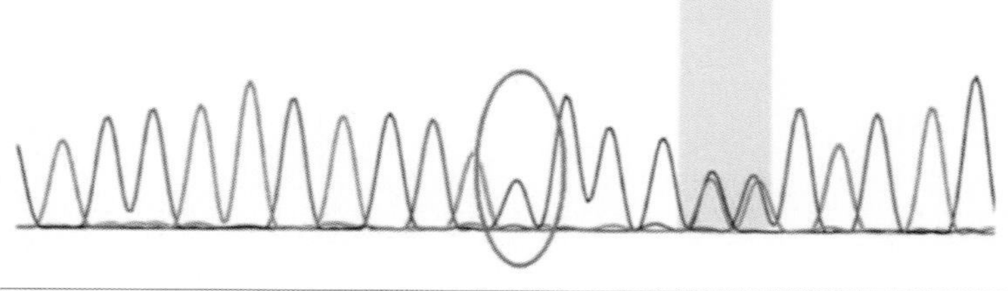

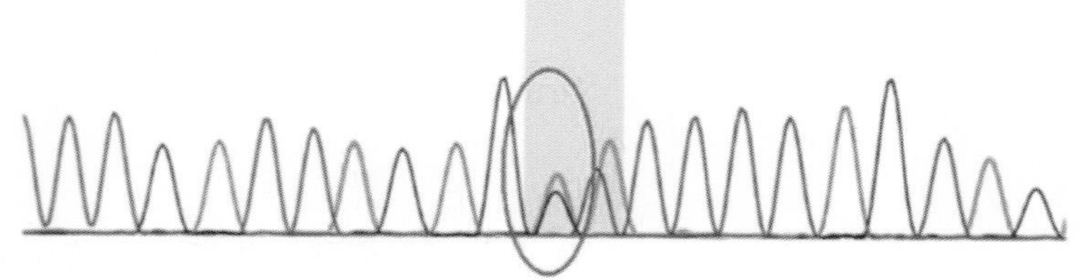

两个杂合突变 c. 300-1delG 和 c. 306delC。

图 28-5　IDUA 基因

表情淡漠、反应迟钝、智力低下、语言幼稚，大头、前额突出呈舟状、眼距增宽、鼻梁塌陷或扁平、鼻孔增大、唇厚并外翻、张口、舌大且常伸于口外，牙齿小且无光泽、齿列稀疏不齐、角膜混浊常见，严重者可致失明。常发生中耳炎，并导致听力下降甚至耳聋。心瓣膜及腱索受累可引起心脏增大与心功能不全。支气管软骨病变可致呼吸道狭窄容易并发感染。腹部膨隆，肝脾肿大，多有腹股沟疝或脐疝，可有腹泻或便秘。毛发浓密、粗黑。短颈，耸肩，四肢及躯干短小，脊柱后凸，呈弓形驼背。多数关节呈屈曲状，强直活动受限，常有膝踝外翻和扁平足等畸形掌，指粗短可出现腕管综合征。

有这么不堪？不会是基因检测错了。前面说到黏多糖贮积症分为Ⅰ～Ⅶ 6 大类型，掰掰手指头就发现不对，Ⅰ～Ⅶ应该是 7 大类，怎么会是 6 大类？其原因是原来的Ⅴ型被撤并入Ⅰ型了。Ⅴ型病变基因也是 IDUA，但临床表现较轻，也称之为 Scheie 综合征。

Scheie 综合征

Scheie 综合征的发病率为 1/50 万，按照中国 14 亿人口来计算的话，这种病例只有 3000 例不到。Scheie 综合征患儿在 2 岁以前发育是正常的，发病时间多在3～10岁，患者面容不如经典Ⅰ型典型，面容粗糙、颈脖较短、嘴大、下巴方。85%的患者有骨发育不良、脊柱侧凸、脊柱后凸及脊背痛，关节炎普遍存在，可使关节活动受限，手部表现为爪样畸形，指掌关节通常僵硬，67%的患者有腕管综合征（可以并案了），其他表现有角膜云翳、听力下降、肝脾肿大等，神经系统表现有蛛网膜下腔囊肿、脑积水，脊髓压迫是常见表现，原因是硬脊膜增厚（颈髓增生性硬脊膜炎）。

如此看来，此患者就是Scheie综合征，回过头去看这个病例的诊断历程真是一波三折，如果没有先进的基因检测技术恐怕这道谜题仍然无解。

后记

诊断终于水落石出，但是患者的颈髓压迫症状还是没有得到有效解决。此病有酶替代治疗法，但国内没有此药，而且用药应该在症状出现前，硬脊膜已经增厚了，酶替代治疗也无良效。目前可能缓解患者症状的方法只有手术，但由于患者无力承担高昂的治疗费用而没有进行，如有哪家医院的骨科愿意为患者解除痛苦，可以和我们联系。

以后看到瞳孔散大先别忙着告病危，具体情况具体分析！云淡风轻是临床医生的宝贵素质。

29. 险中求胜

瞳孔散大意味着什么？神经科医生乃至圈外人都知道。但例外情况总是有的，今天我讲两个故事。

某天早上7点半，急诊，我正准备接班，小王说有个39岁男性患者，建筑工人，在眼科门诊排队候诊时突发意识障碍转送急诊，当时意识丧失，右眼角膜混浊无法观察，左眼瞳孔散大（图29-1），对光反射消失，四肢无活动，病理征没引出，陪同者是工友，病史说不清楚，只知道右眼1个月前被钢丝戳瞎。

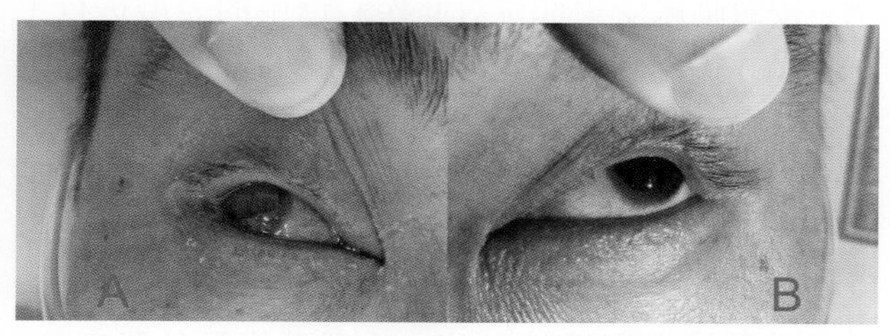

A. 1个月前受到外伤的右眼，可见角膜混浊，结膜红肿；B. 左眼瞳孔几乎散大，对光反射消失。

图29-1　眼部体征

瞳孔散大，意识障碍，定位在后循环，以中脑为主。小王说头颅CT、CTA、CTP看起来不像脑梗死。我的第一感觉像中毒。很多药物和毒物可以引起瞳孔变化，比如对付有机磷中毒的阿托品，其他还有安坦，各种抗抑郁药如阿米替林，河豚中毒、肉毒素、毒蘑菇、毒品（如可卡因，麦角二乙酰胺（LSD），冰毒，摇头丸，大麻），其他还有蓖麻、刺槐树皮、氯仿等。然而中毒要有相关接触史，问了他的工友均表示不了解。查体：心率49次/min，氧饱和度96%（鼻导管吸氧，未行气管插管），血压127/80 mmHg。患者心率慢，双目紧闭不愿说话，但能够遵医嘱动动手动动脚，拉开上眼皮感觉有点违拗，眼珠上窜，意识存在，两眼泪汪，右眼角膜混浊无法透光，左侧瞳孔散大，形态不规则，眼痛。难道是交感性眼炎？

交感性眼炎

交感性眼炎是指一眼穿通伤或内眼手术后的双侧肉芽肿性葡萄膜炎。受伤眼称为诱发眼，未受伤眼称为交感眼，交感性眼炎为其总称。交感性眼炎在外伤后的潜伏时间短者几小时，长者可达40年以上，90%发生在1年以内，最危险的时间在受伤后4~8周。交感眼起初有轻微眼痛、畏光、流泪、视力模糊，刺激症状逐渐明显，轻度睫状充血，房水浑浊，随着病情发展出现虹膜纹理不清，瞳孔缩小而虹膜后粘连，瞳孔缘结节、瞳孔闭锁，玻璃体浑浊，视神经乳头充血、水肿。周边部脉络膜可见细小黄白色类似玻璃膜疣样病灶，逐渐融合扩大，并散布到整个脉络膜，恢复期后眼底遗留色素沉着、色素脱色和色素紊乱，眼底可能出现晚霞样“夕阳红”改变。一经诊断，应及时散瞳，控制炎症，进行综合治疗。

经询问，患者1周前出现左眼剧烈疼痛，就在当地医院配了眼药水，但无效，3天前左眼视力完全丧失，因此这次来本院就诊，也就是在排队时痛得晕过去了。患者用了哪些药工友们说不清，他们从塑料袋里拿出大大小小好几瓶眼药水，包括左氧氟沙星滴眼液、马来酸赛吗洛尔滴眼液、醋酸泼尼松龙滴眼液、阿托品滴眼液。请注意“阿托品滴眼液”。

至此故事的前因后果清楚了：患者1个月前右眼外伤，1周前出现交感眼炎，使用了阿托品扩瞳，导致眼压暴增，迷走神经受到刺激后出现心率下降，乃至晕厥。我们给患者输甘露醇，症状有所好转，然后又踏上了看病之路，祝他好运吧。

第一个故事如果说是乌龙，那第二个故事那真是我们神经科的事。

某天早上7点半我又去急诊接班，小茅说有一位23岁男性患者近5天出现复视、眼球固定以及四肢麻木无力，近2天出现眼球疼痛，但眼球固定，双侧瞳孔散大，几乎到边，对光反射消失，颈项强直。我担心颅内感染导致颅底粘连，建议行颅底增强 MRI，同时需行腰穿。中枢神经系统感染，特别是结核常常会导致颅神经粘连。查体：患者精神萎靡不振，气若游丝，讲话有气无力，双侧眼睑下垂，眼球基本固定，球结膜水肿，视力粗测能看到小四号字，瞳孔散大到边，但对光反射存在，强光多照一会儿瞳孔可以缩小，符合强直性瞳孔表现(图 29-3)。

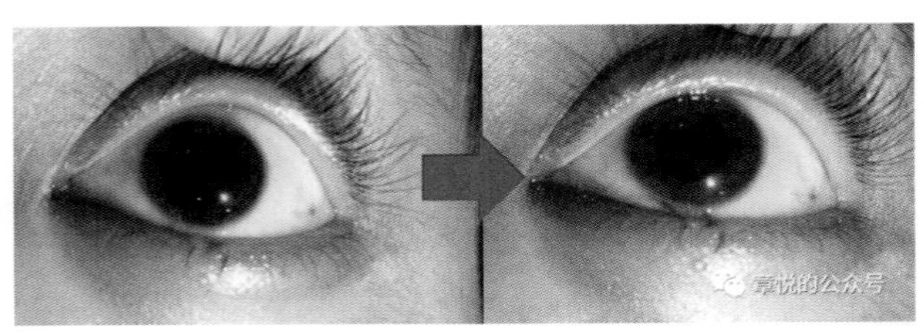

左图为光照 10 s 后的瞳孔，右图为光照 1 min 后的瞳孔，可见瞳孔还是有收缩的。

图 29-3　瞳孔变化

强直性瞳孔

强直性瞳孔又称为 Addie 瞳孔，表现为一侧瞳孔散大，光反应及调节反应消失。但强光持续照射半分钟以上可出现缓慢地瞳孔缩小；双眼会聚 5 min 亦可显示瞳孔缓慢地收缩，病因不清。其病变部位可能在：①睫状神经节以及睫状神经，或其附近的病变；②上颈髓部病变；③动眼神经核病变。此综合征为何伴有膝腱反射消失，至今机制不明。强直性瞳孔大多为特发性，多见于年轻女性，占 70%，自发出现。学者们普遍认为强直性瞳孔是睫状神经节的病毒感染引起，急性的病程造成副交感神经麻痹。

查体：双侧面瘫，颈抗 3 指，抬头肌力 2 级，四肢肌力 2 级，腱反射消失，双手、双下肢脚趾有麻木感，克氏征阴性。

此患者主要问题是眼球活动障碍和四肢麻木无力，加之腱反射消失，粗看应该这是一个 Miller Fisher 叠加综合征。但是细看，瞳孔怎么说？不知道；颈亢怎么说？也不知道了。关注细节是需要的，但我认为不能一叶障目不见泰山，Miller Fisher 综合征有很多细碎的伴发问题，如巴氏征、意识障碍、肠梗阻、发作性睡病、视力减退、心律失常和猝死等，所以瞳孔和颈抗也绝非除外 Miller Fisher 的铁证。反过来，如果是颅内感染能不能解释病情？不行，四肢麻木无力几乎可以除外颅内感染。

Miller Fisher 综合征

Miller Fisher 综合征属于 Guillian-Barre 症候群的鉴别诊断之一，是一种常见在感染后发生的神经根发炎及脑干脑炎的疾病。患者会出现运动失调、眼外肌麻痹和腱反射消失 3 大主征。63%的患者以复视为首发症状。有研究表明 3. 75%的患者会出现瞳孔异常，还有一些研究认为比例更高。2014 年 8 月 Nature Review of Neurology 杂志在 Perspective 栏目中发表 GBS 分类专家组(the GBS Classification Group)对 Guillain-Barre 综合征(GBS)和 Miller Fisher 综合征(MFS)的新分类和诊断标准，将 GBS、MFS 和 Bickstaffer 脑干脑炎(BBE)作为一个疾病谱，按照临床受累部位对此疾病谱中的表型进行了分类，并提出了诊断标准。Miller Fisher 综合征的核心症状为眼外肌麻痹、共济失调和腱反射丧失，不伴肢体无力和嗜睡，出现肢体无力提示与 GBS 重叠。缺乏某些体征提示不完全的 MFS，不完全 MFS 又分为：①急性眼外肌麻痹，此型不伴共济失调；②急性共济失调性神经病，此型不伴眼外肌麻痹；③急性眼睑下垂；④急性瞳孔散大。

尽管发病时间小于 1 周，但为了排除颅内感染，行腰穿还是值得的。腰穿压力 50 mmH_2O，蛋白 414 mg/dL，白细胞 1×10^6/L，未见蛋白细胞分离和感染证据。使用人免疫球蛋白 0. 4 g/kg/d，患者抬头肌力就恢复到了 3 级，四肢肌力也达到了 3~4 级，麻木感仅限于右侧手掌，瞳孔也较第 1 天看到的小(图 29-3)。

Miller Fisher 综合征的瞳孔问题

Miller Fisher 综合征表现出强直性瞳孔最早报道于 1977 年，1993 年 Yuki 报道 16 例中 7 例有瞳孔对光反射消失或减弱。Najim 等总结了 243 例患者的临床表现，发现近半数的案例出现眼内肌的受累。Mori 等发现 50 例患者中有 21 例出现瞳孔散大和对光反应迟钝。而 Nitta 等报道 27 例患者中仅 4 例出现瞳孔散大。我个人感觉眼内肌受累的 Miller

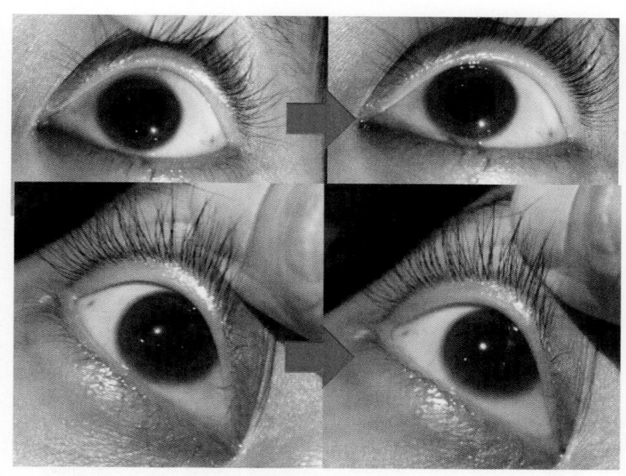

上 2 幅图是丙种球蛋白治疗前的瞳孔和对光反射，下 2 幅图是使用 2 天丙种球蛋白后的瞳孔及对光反射，可见瞳孔已经比治疗前缩小，而强直性瞳孔的表现仍然存在。

图 29-3　瞳孔变化

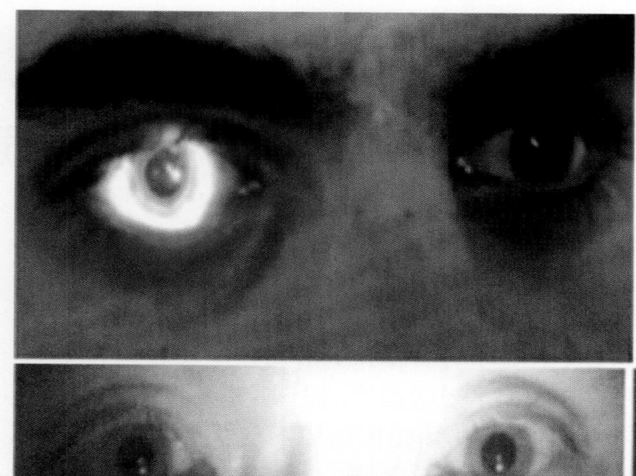

图 29-4　表现为强直瞳孔的 MFS

Fisher 综合征并不像文献报道得多，特别是瞳孔散大几乎到边的。KaymakamzadeB 等（图 29-4）曾报道 2 例强直性瞳孔为表现的 MFS 案例报道，第 1 例为 17 岁男性，表现为复视，体检发现除了眼外肌影响外，双侧瞳孔是散大的，强光刺激性瞳孔可逐渐变小。第 2 例是 66 岁男性，2 周来出现复视和共济失调，查体发现双侧瞳孔散大，但在看近物时，瞳孔可逐渐缩小。国内田国红也有 2 例瞳孔受累的 MFS 报道，分别为 39 岁和 45 岁男性，瞳孔直径可扩大至 5 mm。

后记

富贵险中求，这 2 个病例结局不算太糟糕，只是乍听上去这 2 个案例都挺可怕的，实则虚晃一枪，看来本人运气还算是好的。

参考文献

[1] KaymakamzadeB, Selcuk F, Koysuren, et al. Pupillary Involvement in Miller Fisher Syndrome [J]. Neuro-Ophthalmology, 2013, 37(3): 111-115.

[2] 田国红，王敏，冯超逸. 瞳孔受累的 Miller-Fisher 综合征二例[J]. 中华眼科杂志，2016，52(2)：134-135.

30. 眼大无光

"一个人的眼睛分为眼珠和眼白，一个人平视状态下，眼珠的上沿和下沿是被眼皮轻微覆盖的。那么一个人平视状态下，眼珠上方露出眼白称为上三白，眼珠下方露出眼白为下三白，若眼珠上下都露出眼白，则为四白眼。四白眼凶残，容易情绪激动有暴力倾向，占有欲，自我意识，报复心性都很重。"

以上摘自相面书，基本是说笑，不必当真。但临床上我们确实可以见到一些"四白眼"的患者。

"四白眼"是怎么造成的?

①眼球突出：比较常见的原因是高度近视眼，近视后眼睛的结构会发生改变，眼轴会逐渐的拉长，这样就会造成眼睛外凸。除了眼球本身轴距变长外，球后机械压迫也是造成眼球突出的原因，比如眼眶内的占位。

②眼睑退缩（eyelid retraction）：指的是眼睑后缩离开眼球表面，导致眼球相对突出。眼睑退缩又分为上睑退缩和下睑退缩，前者指上睑缘位置小于遮盖角膜缘 1～2 mm，后者指下睑缘超过下方角膜缘致巩膜显露。"四白眼"的临床典范是甲亢性眼病，其眼球和眼睑两方面原因兼有。甲亢性眼病分为浸润性和非浸润性，非浸润性突眼突出在 18 mm 以下，以眼睑和眼外部改变为主，球后组织无明显改变，主要因交感神经活动亢进，上眼睑肌张力增高所致。浸润性突眼突出多在 19～20 mm 以上，是眼外肌和球后组织体积增加、淋巴细胞浸润所致。

不过我们今天这个案例罹患的是神经科疾病。

患者中年男性，家人用轮椅推进诊室，一双异样的大眼睛让人侧目（图 30–1），究竟遇到什么问题了呢？

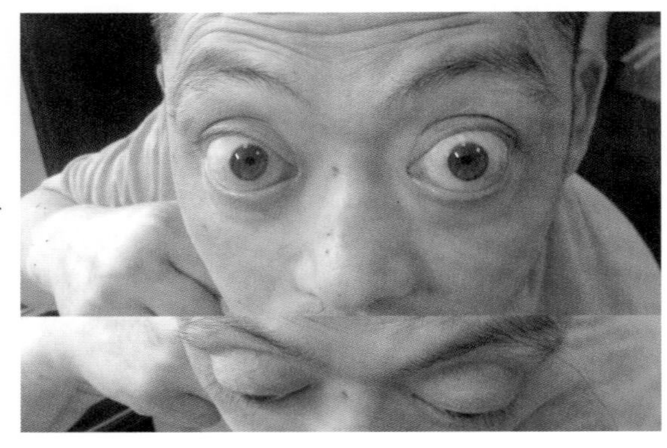

大而前突的眼睛。

图 30–1　眼征

神经科的"四白眼"

首先，"四白眼"并不总是病理性的。早产儿因神经未发育完全可出现短暂的双眼下视；当灯光突然变暗的时，80% 的 14～18 周的幼儿可出现两眼圆睁。

再说说最没技术含量的机械性压迫，在眶内勉强和神经科有关的是视神经，视神经肿瘤如视神经胶质瘤、视神经脑膜瘤和视神经鞘瘤均可将眼球向外顶，而眼眶内生长的脑膜瘤也属神经系统疾病。在颅内与两眼突出有关的结构是海绵窦，海绵窦收集眶内回流的静脉血，当海绵窦自身阻塞或者其被周围组织压迫时，静脉回流不畅可导致眼球外突，此时球结膜水肿甚至充血，并伴有动眼、滑车、外展和三叉神经受损的症状，海绵窦区域的病变性质多样，有肿瘤、感染、炎症、血管性疾病等，随着影像学的发展，这类病因检出度已很高。

颅高压有时也能造成眼球突出。Eldredge 报道了 1 例慢性颅高压的白血病患者出现明显的突眼（图 30–2），通过对比历年来的颅底 CT 发现患者的颅底骨骼有重构现象，考虑突眼与此有关。

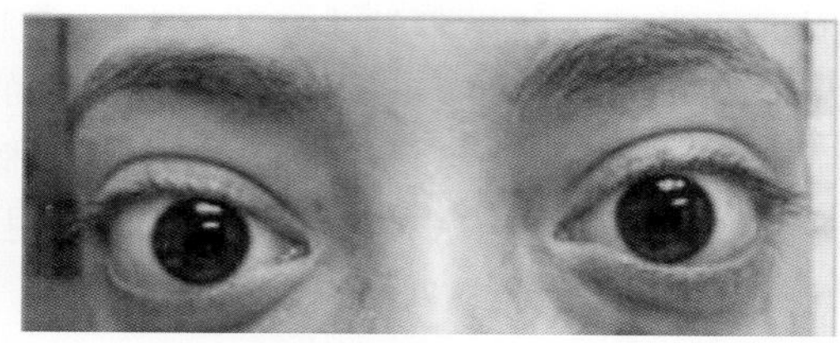

慢性颅高压导致的眼球突出。

图 30-2　突眼

重症肌无力同时合并甲亢突眼的并不少见，但也有纯重症肌无力出现眼睑退缩的报道（图 30-3）。

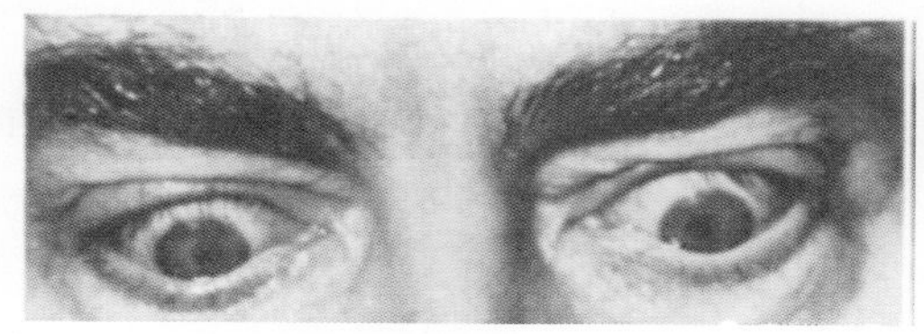

重症肌无力出现眼睑退缩。

图 30-3　眼睑退缩

Parinaud 综合征是由中脑上丘的眼球垂直同向运动皮质下中枢病变而导致的眼球垂直同向运动障碍，累及上丘的破坏性病灶可导致两眼向上同向运动不能。Parinaud 综合征也影响到眼睑，表现出“四白眼”，也称 Collier 征（图 30-4）。有研究表面管理眼睑开闭的核团也基本分布在中脑背侧。Parinaud 综合征背后的原因可以是肿瘤、脑梗或者脑积水。

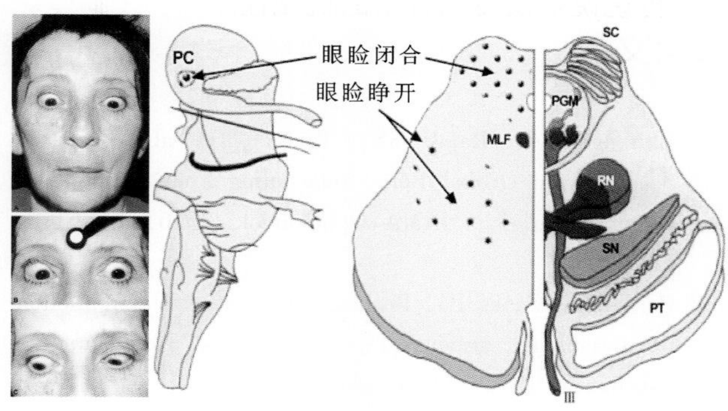

左上图为平视眼位，可见眼睑回缩，即 Collier 征，左侧中图为上视，左侧下图为下视，Collier 征高度提示中脑病变。右图管理眼睑开闭的核团都位于中脑平面。

图 30-4　Collier 征眼征及机制

进行性核上性麻痹（Progressive superanuclear palsy，PSP）在影像上会有什么改变呢？大家自然会想到蜂鸟征、牵牛花征或者米老鼠征，这些征象背后的原因都是中脑被盖部萎缩，因此 PSP 的患者也能出现大眼睛。早在 1888 年 Charcot 就发现患者出现额纹变深，惊恐地睁大眼睛的表现（图 30-5）。

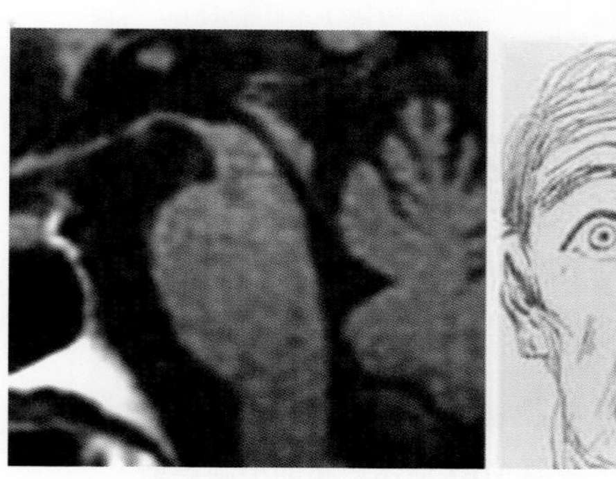
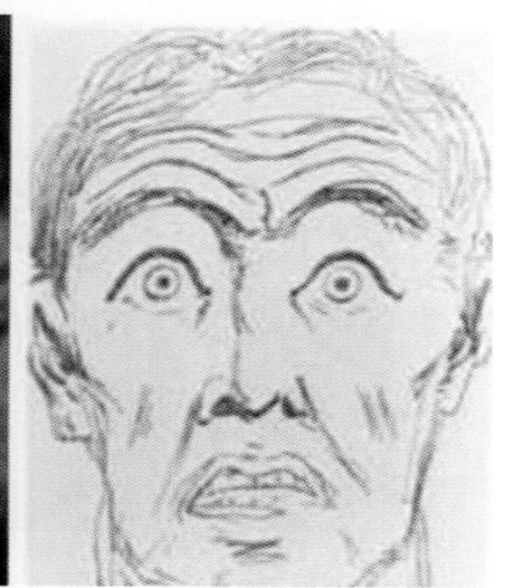

左图为 PSP 的蜂鸟征，右图为 1888 年 Charcot 的写生画，描画了 1 例 PSP 患者的惊恐面容，眼睛也是“四白眼”。

图 30-5　PSP 影像及面容

有一项研究发现入组的 38 例 PSP 患者都有不同程度的眼睑退缩，另一项针对帕金森综合征的研究发现，眼睑退缩不是 PSP 的特有表现，2.8%的帕金森病的患者、15%路易体痴呆的患者及 2.6%的多系统萎缩患者均可出现眼睑退缩，当然相对于 PSP 94%的概率那还是属于少见现象。

该患者今年 47 岁，是坐轮椅进诊室的，从 30 岁开始出现行走问题，最近 2 年已失去行动能力。查体：单眼视力粗测佳，双侧瞳孔等大等圆，对光反射灵敏，双侧眼球基本固定，口齿不清，吟诗样言语，双上肢肌力 5 级，腱反射强阳性，肌张力折刀样增高，双手指鼻差，轮替几乎不能完成，双下肢肌力 4 级，肌张力极高，膝踝反射亢进，双侧病理征阳性，行走不能配合，患者主要表现是小脑性共济失调+眼征+锥体束征。外院 MRI 可见小脑萎缩（图 30-6）。

这些表现已非常经典，追问家族史，其父亲和弟弟均有类似症状，因此基本可明确为遗传性共济失调 3 型（Spinocerebeller ataxia type 3，SCA3），后来基因检测也证实了此诊断。SCA3 是中国人中最常见遗传性共济失调的亚型，每个研究中心 SCA3 几乎都占了共济失调的 50%，眼睑退缩是比较有特征性的表现（图 30-7），看到这样的眼睛去猜 SCA3 基本都能猜对，只是一般情况下很少能见到这样严重的“四白眼”。

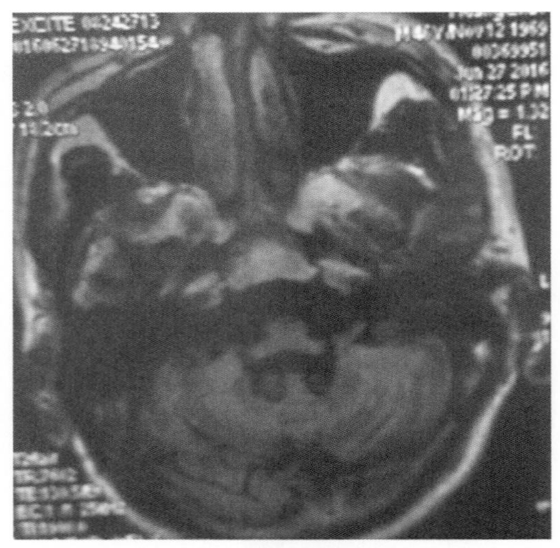

图 30-6　头颅 MRI 显示严重的小脑萎缩

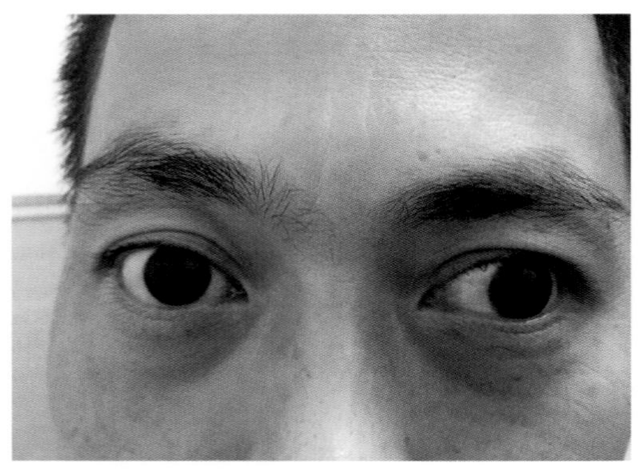

平时见到的 SCA3 的眼睛，眼睑后缩，但不夸张。

图 30-7　眼征

SCA3

SCA3 又称为马查德约瑟夫病（Machado-Joseph disease，MJD），是我国遗传性共济失调中最常见的亚型，约占所有遗传性共济失调的 60%，其患病率为 3~5/10 万，仅我国就有 4 万余名患者。该病以进展性小脑型共济失调为主要临床表现，主要包括步态不稳、肢体摇晃、动作准确性变差等，可伴眼外肌麻痹、吞咽困难、舌肌纤颤、锥体征及锥体外系征等其他临床表现，多数患者在起病后 10~20 年内失去运动能力。SCA3 是一种常染色体显性遗传病，致病基因为 Ataxin3，有 11 个外显子，其 10 号外显子中有一段 CAG 重复序列。正常人 Ataxin3 基因 CAG 重复次数为 12~44 次，当 CAG 重复次数≥52 次时即会发病。如果不钻牛角尖的话，突眼可以认为是 SCA3 的专利，因为 SCA3 出现突眼的概率高达 65%，而其他类型的 SCA 出现突眼的概率小于 5%（图 30-8）。SCA3 突眼的原因并不明确，似乎与中脑关系不大，蜂鸟征很少见于 SCA3。

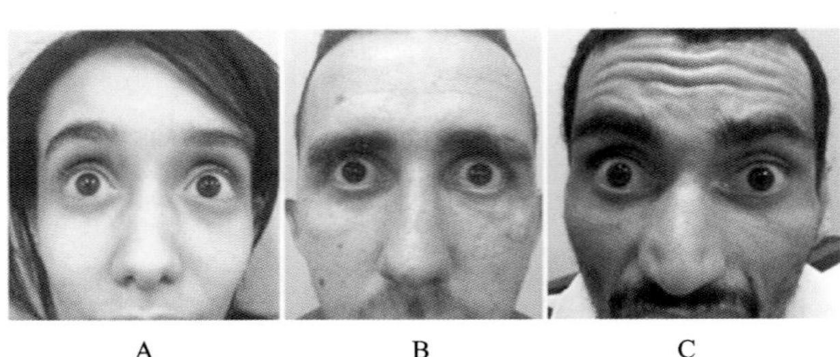

A　　　　B　　　　C

A 为 SCA1；B 为 SCA2；C 为 SCA3，比比看谁眼睛大。但据我们多年观察下来，SCA1 和 SCA2 有“四白眼”的并不多。

图 30-8　突眼

后记

SCA3 是门诊常见病，本例患者的眼睛比较有代表性，因此拿来供大家参考。SCA3 诊断容易但治疗棘手，2003 年 Shirasaki 给予 10 例 SCA3 患者服用他替瑞林，患者构音障碍得到改善，2012 年 Zesiewicz 等报道伐尼克兰治疗 SCA3，显示步态异常和快速轮替运动障碍有改善，但这些药物起到的作用仅仅是改善，而且是可能改善，因而治疗之路依旧漫漫。

参考文献

[1] Eldredge TA，Rajak SN，Taranat，et al. Proptosis Secondary to Orbital Bone Remodeling From Intracranial Hypertension[J]. JAMA Ophthalmol，2016，134(6)：714-715.

[2] Puklin JE，Sacks JG，Boshes. Transient eyelid retraction in myasthenia gravis [J]. J Neurol，Neurosurgery，Psychiatry，1976，39，44-47.

[3] Buckley EG，Holgado s. Surgical treatment of upgaze palsy in Parinaud's syndrome [J]. American Association for Pediatric Ophthalmology and Strabismus. 2004，8(3)：249-253.

31. 往左走，往右走

临床医学是自然科学吗？我认为不完全是，倒觉得临床医学更像一种策略。患者经常要求医生先“对症”再“下药”，但要弄清这个“症”并不是那么容易的，有时是限于目前技术条件根本无法弄清这是什么“症”，或者有时则是需要花时间去澄清这个“症”，而澄清了黄花菜都凉了。已经过了干预的最佳时机，弄清也没有意义了。所以看病确实应该讲道理，但也不能认死理。今天要讲述的是这1个月中连续遇到的3例脊髓前动脉综合征案例。

第1个案例：患者，女性，20岁，2周前曾有腹泻病史，入院前1天下午3点半洗澡时突然出现颈背部疼痛，伴左侧肢体麻木及右侧下肢无力，数小时后右侧肢体也出现麻木，双下肢无力，并出现尿潴留，外院MRI报告提示C5~C8髓内异常信号。患者究竟是横贯性脊髓炎还是脊髓前动脉综合征？这是一个经常困扰神经内科医生的问题。

颈背腰痛不是脊髓前动脉综合征专利

脊髓前动脉综合征又称Beck综合征、Davison综合征、脊髓前动脉闭塞综合征等。其特点为脊髓前动脉分布区域受累，引起肢体瘫痪，痛觉、温度觉障碍，直肠膀胱括约肌障碍。脊髓前动脉综合征发病时，最多见的初发症状是与病灶部一致的剧烈疼痛，Hsu报道的17例脊髓前动脉综合征患者均有剧痛，88%为颈背部的剧烈疼痛，另外几例表现为胸痛和手臂痛。但是脊髓炎也会疼痛，有研究发现24%的视神经脊髓炎（neuromyelitis optica NMO）或者视神经脊髓炎谱系病（neuromyelitis optica spectrum disease，NMOSD）的患者会出现中度颈背疼痛，22%的患者会出现剧烈疼痛。或许脊髓前动脉综合征痛得更厉害一些，但毕竟疼痛是主观症状，光从疼痛鉴别不可靠。

对于此病例，腹泻史是倾向于脊髓炎；而突发起病是倾向于血管病；颈背痛两者均可。所以光看病史很难判断。查体：患者双上肢肌力4级，双下肢肌力0级，胸口以下针刺觉减退，而触觉和关节位置觉保留分离性感觉障碍，这无疑为脊髓前动脉综合征加了分，遂行抗凝外加激素治疗。入院后行MRI见到了经典的蛇眼征（图31-1），DSA明确了脊髓前动脉的闭塞（二维码31-1）。

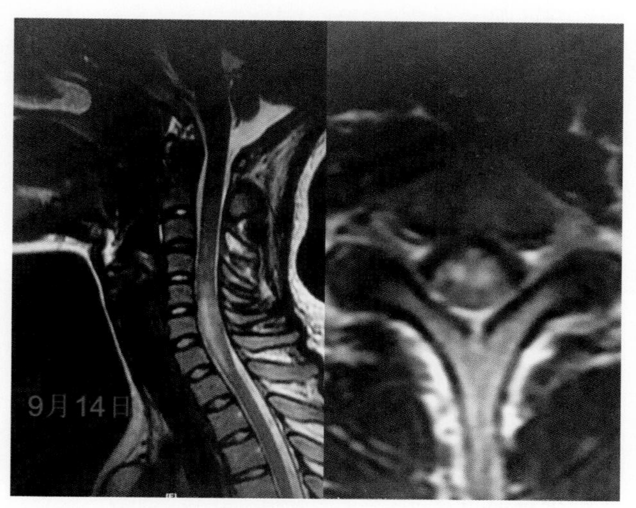

脊髓前动脉综合征的蛇眼征。

图31-1　颈椎MRI T2WI矢状位和轴位

二维码31-1

右侧椎动脉发出脊髓前动脉，至C7水平阻塞，符合脊髓前动脉综合征。

脊髓前动脉综合征的分离性感觉障碍

脊髓前动脉供应脊髓前2/3的血供，其堵塞可造成除后索以外的全脊髓损伤。脊髓后索内含薄束和楔束，分布传递下半身和上半身的骨骼肌、肌腱、骨膜、关节囊与皮肤周围的本体感觉和精细触压觉的神经冲动。在急诊时间有限的情况下可以简单地对比患者的触觉和痛觉，如果皮肤触摸上去有感觉，但指甲掐上去不知道痛，那么则应意识到存在分离性感觉障碍。

然而世上之事并非都是如此简单的。

第 2 个案例：患者，女性，23 岁，9 月 18 日晚上 8 点 30 分突发右侧下腹剧烈疼痛，1 小时后出现右侧下肢无力。9 月 19 日早上患者左侧下肢也开始无力，同时伴双下肢麻木，外院 MRI 发现胸腰髓长节段病变，拟诊脊髓炎并给予激素冲击治疗，同时给予低分子肝素抗凝，9 月 24 日转我院。查体：患者双下肢肌力均降为 0 级，肚脐以下深浅感觉全部消失，无分离性感觉障碍，由于经济条件有限患者拒绝进一步检查。诊断究竟是脊髓炎还是脊髓前动脉综合征呢？

后索回避并非绝对的

后索回避，这在脊髓前动脉综合征中也不是绝对的，Nedeltchev 报道的 57 例患者中有 12%的患者为脊髓横贯性损害，其可能的原因有如下几种。

①时辰到。有一次查房时我听赵老师说过，脊髓前动脉综合征到病程后期脊髓肿胀会转变为全脊髓损害，影像学上时表现可以从眼镜蛇征变为脊髓横贯性改变。比如第 1 个病例在 5 天后复查了 MRI，确实发现脊髓肿胀且惨不忍睹（图 31-2），赵老师不吾欺也。

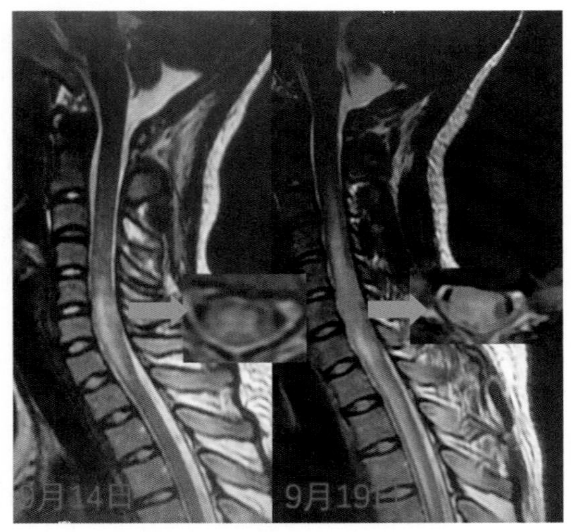

第 1 例患者在 5 天之后复查 MRI 发现脊髓肿胀明显，最严重的节段表现为横贯性损害。

图 31-2　颈椎 MRI T2WI 矢状位

②挤压脊髓后动脉。当脊髓前动脉综合征引起严重的脊髓肿胀时，可压迫脊髓后动脉造成脊髓后动脉综合征，临床表现为本体感觉障碍。在浏览第 1 例患者脊髓 MRI 片子的时候发现脊髓上段出现倒 V 字征（图 31-3），这是脊髓后动脉堵塞的表现，这个征象在发病初期是没有的，可能与下段脊髓肿胀压迫脊髓后动脉有关。

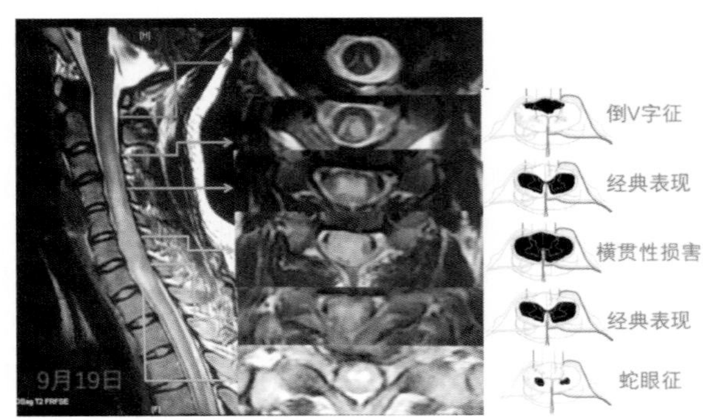

1. 横贯性损害，位于缺血中心位置；2. 中央髓质损害，此病的经典表现，接近缺血中心位置；3. 蛇眼征，提示分水岭梗死，远离缺血中心位置，4. 倒 V 字征，脊髓后动脉堵塞的表现。

图 31-3　第 1 例患者复查 MRI 有 4 种表现及模式图

③如果延髓段的脊髓前动脉堵塞可造成脑干梗死。因薄束和楔束在内侧丘系交叉上行，患者深浅感觉可同时受累，并且可能是同侧受累。Sharma 报道的 1 例延髓到上颈段受累的患者，右侧深浅感觉同时缺失。Hsu 等报道的 17 例椎动脉夹层导致的脊髓缺血病例中，65%的患者出现关节位置觉和震动觉缺失。

第 2 个病例我之所以有发言权，是因为 9 月 24 日我在急诊给患者查体时发现患者双下肢肌力 1 级，下肢腱反射消失，右侧肋弓以下针刺觉存在，左侧肋弓以下针刺觉消失；触觉双侧均存在，只是左侧肋弓以下稍差。这是个不怎么对称的分离性感觉障碍。仔细查看 MRI 发现靠下的病变节段有蛇眼征（图 31-4），所以最终诊断还是脊髓前动脉综合征，我们延续了外院的治疗方案：激素加抗凝治疗。

如果患者已发展为脊髓横贯性损害，还有哪些蛛丝马迹可以提示脊髓前动脉综合征呢？以上 2 例患者都是不对称起病的，不对称性可以作为线索吗？以下是卢老师提供的稀罕案例。

第 3 个案例：患者，男性，59 岁，2 个月前搬

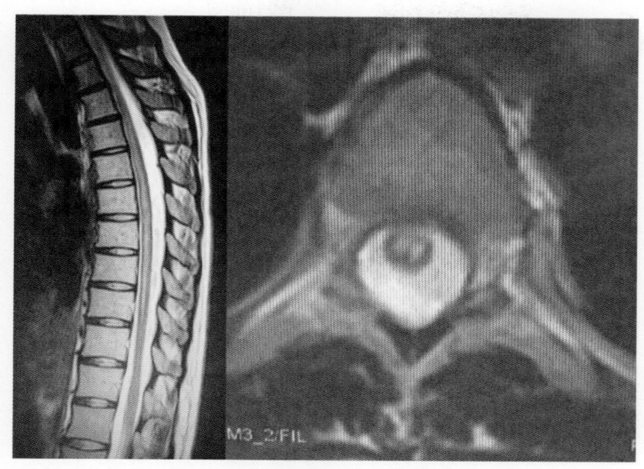

T2WI 提示脊髓长节段的病变，靠下的节段存在蛇眼征。

图 31-4　外院脊髓 MRI

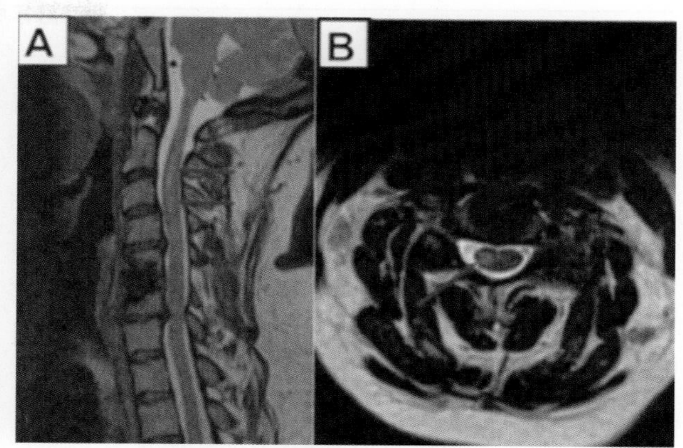

图 31-5　颈椎 MRI

家后出现颈部疼痛，同时出现右臂麻木，数小时后出现左手臂麻木无力，经治疗数日后，右臂麻木消失，但左前臂仍麻木，无法抬腕、持握，且左手肌肉逐步出现萎缩，外院拟诊断“运动神经元病”，遂来我院确诊。查体：左前臂屈曲伸直肌力 3 级，握拳肌力 2 级，伸指抬腕肌力 0 级，手内肌明显萎缩，四肢腱反射活跃，左侧前臂针刺觉和温度觉减退，深感觉正常，单肢的分离性感觉障碍。肌电图证实是以左侧 C7~T1 为主的前角损害。脊髓 MRI 可见 C6~C7 髓内短节段病变，截面表现为“蛇眼征”。这个患者脊髓前动脉综合征的问题集中在左侧颈段前角和后角，难道这也行？

脊髓前动脉综合征的不对称性

脊髓前动脉综合征可以不对称吗？查阅文献得知这种现象在脊髓前动脉综合征中不少见，仅最近 5 年这种不对称案例就有很多（表 31-1），有些甚至只有半侧脊髓受累，连影像都是“独眼龙”（图 31-5）。从再早的文献中得知，脊髓部分性损伤确实不少见，其比例为 20%~50%。

表 31-1　近 5 年不对称的脊髓前动脉综合征案例及以往小宗文献报道

年份作者	年龄/性别	症　状
2018 Sharma	50 岁/女	右侧肢体疼痛无力 2 天，查体发现右侧肢体无力，左侧针刺觉减退
	53 岁/男	右侧肢体感觉障碍、共济失调伴剧烈颈痛头痛 2 周，查体右上肢无力，右侧深浅感觉障碍
2017 Lillemoe	64 岁/女	左侧下肢疼痛无力 10 小时，查体发现左侧下肢无力右侧痛温觉减退
2016 Nelson	17 岁/女	左侧臀部疼痛及左侧下肢无力 1 天，查体左侧下肢肌力减退，浅感觉片状减退，5 天后右侧下肢出现肌力减退，右侧下肢浅感觉减退
2015 Ginos	33 岁/女	突发左手麻木及左侧肢体无力，查体发现左侧 Horner 征，左侧肢体无力，右侧胸以下感觉过敏
2014 Park	81 岁/男	突发右侧肢体无力 1 天，查体右侧 Horner 综合征及右侧肢体无力，左侧 C2 以下浅感觉减退
2012 Müller	68 岁/男	突发颈痛和双侧肢体无力，左侧为重，查体右侧肢体无力，左侧瘫痪，C4 以下浅感觉差
2013 Matusubara	66 岁/男	左侧肢体及右上肢无力 5 小时

续表31-1

年份作者	年龄/性别	症　状
	69 岁/男	左侧肢体无力 2 天，右侧肢体无力 1 天
年份作者	人数	表现
2013 Hsu	17 例	88%的患者有颈痛或头痛，53%的患者有布朗萨卡综合征
2008 Sohal	19 例	起病不对称者 2 例，最终症状不对称者 6 例
2004 Nedeltchev	57 例	18%的患者表现为布朗萨卡综合征，3%为脊髓部分损害，12%的患者为脊髓横贯性损害
2001 De Seze	11 例	27%的患者表现为脊髓部分性损伤

脊髓前动脉综合征确实有理由表现不对称。横截面上来看，脊髓前动脉上可以分出脊髓沟回动脉，一支脊髓沟回动脉可为半侧脊髓供血，因此理论上沟回动脉闭塞上有可能导致脊髓半切(图 31-6)。

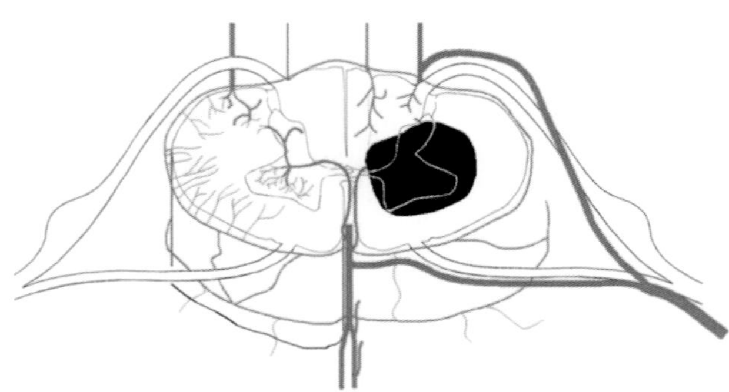

一侧脊髓沟回动脉闭塞导致前后角受损，似乎和卢老师的病例对得上。

图 31-6　脊髓缺血模式图

但一支沟动脉供血的节段有限，有学者认为如果是长节段的脊髓半切，其原因可能是存在两根脊髓前动脉(图 31-7)。

炎症类疾病中，多发性硬化可导致不完全的脊髓损害，而横贯性脊髓炎和视神经脊髓炎较少出现不对称的情况。2008 年 Moon 等报道了 1 例特发性横贯性脊髓炎表现为脊髓半切综合征。2015 年 Agrawal 等报道 1 例 NMO 表现为脊髓半切综合征。同年 Zhang 报道 1 例巨细胞病毒(cytomegalovirus，CMV)脊髓炎表现为脊髓半切综合征，但这毕竟是少数。其实想想也是，脊髓就跟手指头一样粗细，炎症细胞似乎没有吊死在半棵树上的道理，所以遇到起病时两侧症状不对称者，应当警惕脊髓前动脉综合征；而当症状稳定后两边症状仍然不对称者，那更要警惕此症。

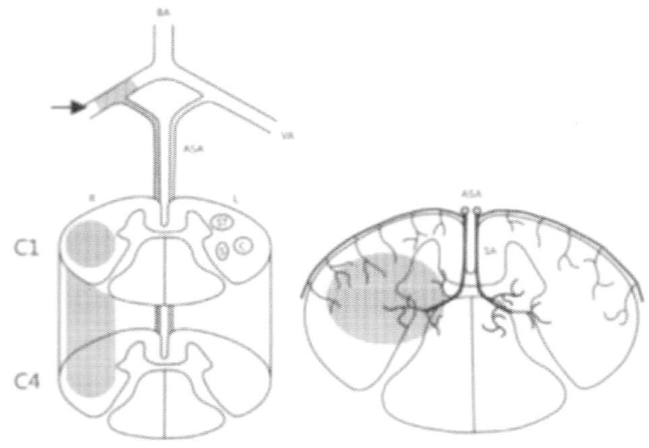

有些患者有 2 根脊髓前动脉，一侧闭塞可以造成偏侧症状。

图 31-7　双脊髓前动脉闭塞

后记

扯了这么多，大家可能仍会觉得惴惴不安，因为无论从疼痛、后索回避或是对称性的角度来看，都无法绝对支持或排除脊髓前动脉综合征或炎症，而误判的代价巨大，患者可能会终身与轮椅相伴。我个人的做法如下(也许得不到广泛认同)：搁置炎症和血管性疾病的争议，尽快联合使用激素和低分子肝素。如果是脊髓炎，为了预防下肢深静脉血栓，抗凝是有指征的；如果是脊髓前动脉综合征，使用激素可减轻脊髓水肿，也有利于病情恢复。在我看来，患者利益最大化远比无休止的争论有意义。

参考文献

[1] Reynolds JM, Belvadi YS, Kane AG, et al. Thoracic disc herniation leads to anteriorspinal artery syndrome demonstrated by diffusion-weighted magnetic resonance imaging (DWI): a case report and literature review. Spine J, 2014, 14(6): e17-22.

[2] Muller KI, Steffensen LH, Johnsen SH. Thrombolysis in anterior spinal artery syndrome. BMJ Case Rep, 2012, 2012.

[3] Drazin D, Jeswani S, Shirzadi A, et al. Anterior spinal artery syndrome in a patient with vasospasm secondary to a ruptured cervical dural arteriovenous fistula. J Neuroimaging, 2014, 24(1): 88-91.
[4] Sohal AS, Sundaram M, Mallewa M, et al. Anterior spinal artery syndrome in a girl with Down syndrome: case report and literature review. J Spinal Cord Med, 2009, 32(3): 349-354.
[5] Kanika Sharma, John A kamholz, Enrique C Leira. Spinal Cord Infarction Presenting as a Hemicord Syndrome: Report of 2 Cases. Journal of Stroke and Cerebrovascular Diseases, 2018, 27(6): e107-e109.
[6] Nelson JA, Ho CY, Golomb MR. Spinal Cord Stroke Presenting With Acute Monoplegia in a 17-Year-Old Tennis Player. Pediatr Neurol, 2016, 56: 76-79.
[7] Sang Won Park, et al. Cervical Spinal Cord Infarction Presenting Brown-Séquard-plus Syndrome Keimyung Med J, 2014, 33(1): 45-47.
[8] Hsu CY, Cheng CY, Lee JD, et al. Clinical features and outcomes of spinal cord infarction following vertebral artery dissection: a systematic review of the literature. Neurol Res, 2013, 35(7): 676-683.
[9] Carolina Rouanet, DanyelleReges, EvaRocha, et al. "Man in the Barrel" Syndrome with Anterior Spinal Artery Infarct due to Vertebral Artery Dissection. Journal of Stroke and Cerebrovascular Diseases, 2017, 26(3): e41-e42.
[10] Weidauer S, Nichtweiss M, Hattingen E, et al. Spinal cord ischemia: aetiology, clinical syndromes and imaging features. Neuroradiology, 2015, 57(3): 241-257.

喝酒不能带来任何健康收益，适量饮酒有益的说法，根本就不存在！

32. 劝君少饮一杯酒

患者为年轻男性，8 年前离异后自暴自弃，每日大量饮酒(400 g/d)，几乎天天喝醉，平时独居，家属对他平日生活状态知之甚少。约在入院前 2 个月患者住到了某旅馆，每日足不出户在房间里饮酒，饿了就点外卖。直到 20 多天前在房内呼喊救命，被人发现时患者已躺在地上，神志不清，经 110 送至当地医院。住院期间患者处于谵妄状态，言语混乱，四肢舞动，伴有视听幻觉，偶有发作性意识不清，肢体抽搐，经过 1 周治疗改善不明显，遂送我院急诊。入院时患者处于意识混乱状态，与外界无交流，查体不能合作，四肢在空中挥舞震颤，心率 130 次/min，呼吸血压尚可，下嘴唇因为癫痫发作被自己咬得和香肠差不多。

患者缘何会谵妄?

多方面原因可导致慢性酒精中毒患者出现意识障碍。

①戒断症状。

长期酗酒者不可突然戒酒，否则可能出现生命危险，这可能是酒鬼最听得进去的话。长期酗酒者突然停止饮酒一般会在 12~48 h 后出现交感兴奋症状，患者表现出十分亢奋和激越：面部潮红、结膜充血、心动过速、全身性震颤，其中震颤是本病最明显的特征，这是一种快速(6~8 Hz)的震颤。严重的者可出现各种幻觉，甚至癫痫发作，如此时没有得到有效控制，可发展成震颤谵妄状态，此时患者出现严重的意识模糊、焦躁不安、定向力丧失、出现生动的妄想和幻觉，同时交感神经活动极度兴奋，出现瞳孔扩大、发热，大汗、呼吸、血压和心律失常，不及时处理可导致患者死亡。该患者在住院期间滴酒未沾，因而戒断症状可能十分大。

② Wernicke 脑病。

Wernicke 脑病又称 Wernicke - Korsakoff 综合征，是慢性酒中毒常见的代谢性脑病，是硫胺(维生素 B1)缺乏导致的急症。精神异常是 Wernicke 脑病的三主征之一，表现为注意力、记忆力和定向力障碍，精神涣散、易激惹、情感淡漠和痴呆等，有时与戒断症状难以区别，常称为泛发混浊状态。MRI 检查可见双侧丘脑及脑干对称性病变，急性期的典型改变是第Ⅲ脑室和导水管周围对称性 T2WI 高信号(图 32-1)。

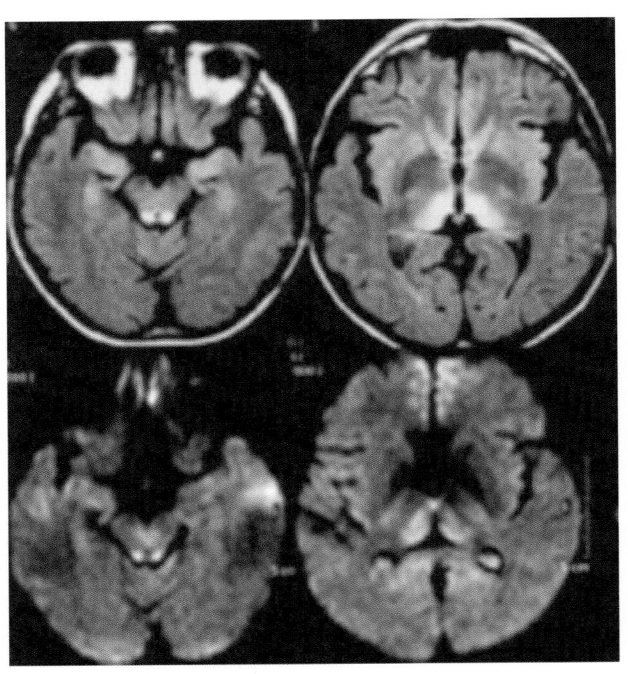

中脑背侧，双侧丘脑对称性病变，头颅 MRI Flair 高信号(上图)，头颅 MRI DWI 高信号(下图)。

图 32-1　典型的 Wernicke 脑病头颅影像

③髓鞘溶解症。

桥脑中央髓鞘溶解症(central pontine myelinolysis，CPM)和桥脑外髓鞘溶解症(extrapontine myelinolysis，EPM)，过半数的病例发生于慢性酒精中毒症的后期，常伴有 Wernicke 脑病和多发性周围性神经炎。CPM 患者常突发四肢弛缓性瘫，咀嚼、吞咽及言语障碍，眼震及眼球凝视障碍等，可呈缄默及完全或不完全闭锁综合征。头颅 MRI 检查时发现的脑桥基底部典型的蝙蝠翅形病变。EPM 则表现为精神行为异常以及锥体外系的症状和体征，头颅 MRI 常表现为基底节、丘脑等对称性长 T1 长 T2 异常信号，尤其是双侧豆状核、尾状核等部位敏感(图 32-2)。

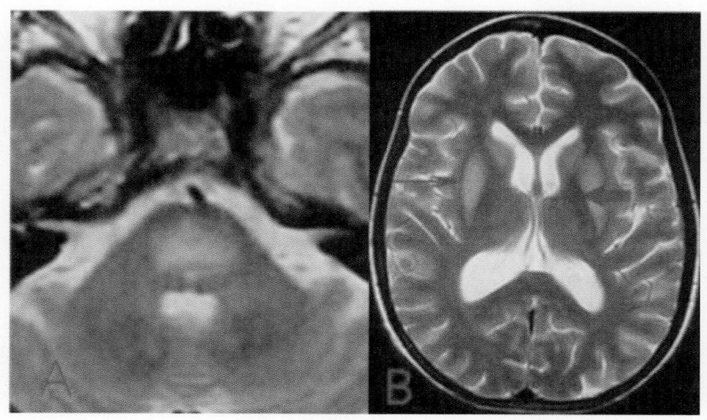

头颅 MRI T2WI，图 A：CPM 桥脑基底部高信号，图 B：EPM 双侧基底节区对称高信号。

图 32-2　髓鞘溶解症头颅影像

在急诊观察期间患者完成了血常规和生化指标的检查，但无特别异常的指标，我们按照戒断症状和 Wernicke 脑病进行处理，给予氯硝西泮、阿立哌唑、酒石酸美托洛尔、维生素 B1 和甲钴胺处理，患者逐渐平静，偶尔能够回答 1~2 个词。7 天之后患者被收入了病房，完成了头颅 MRI 检查，那结果究竟是 Wernicke 脑病还是渗透压性脑病呢？结果我们失算了(图 32-3，图 32-4)。

这个是慢性酒精中毒的又一影像学表现，称为 Marchiafava-Bignami 病(MBD)，此情形较前 3 种更为少见。2010 年 Geibprasert 在 1 篇题为"Alcohol-induced changes in the brain as assessed by MRI and CT"中介绍了这些表现和酒精中毒相关的情况。

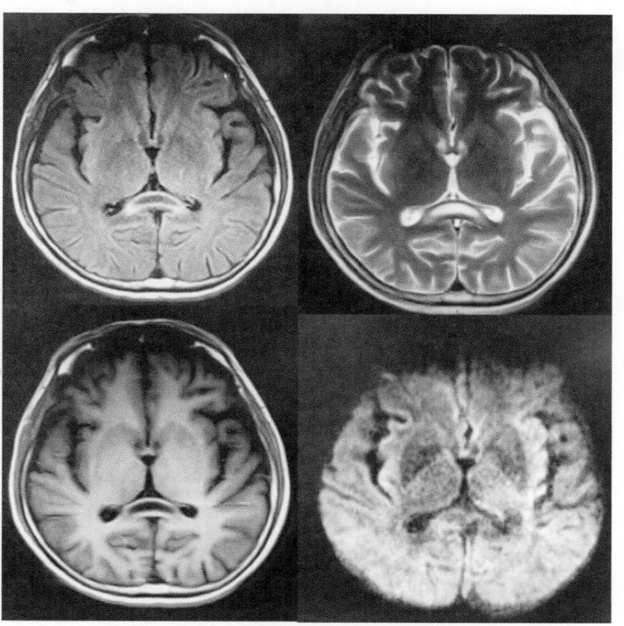

以上为 FLAIR，T2WI，T1WI 和 DWI 相，胼胝体的中央层受累为主，背层和腹层相对保留。

图 32-3　患者头颅影像

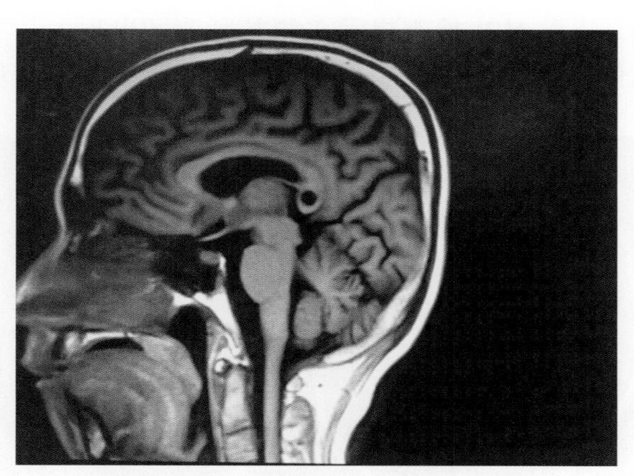

见到胼胝体压部"脑洞小开"，不禁思考此乃何物。

图 32-4　头颅 MRI T1WI 矢状位

Marchiafava-Bignami 病

MBD 是慢性酒精中毒罕见的并发症，主要表现为胼胝体中央部分的脱髓鞘和坏死。1903 年意大利人 Marchiafava 和 Bignami 对 3 具意大利红酒饮用者进行尸检发现其胼胝体中层坏死和囊状退化，并命名为 MBD。此病临床表现十分多样，包括急性和亚急性的认知功能减退，步态障碍，肢体肌张力增高，构音障碍和半球失联络症状。其他表现有精神异常、抑郁、偏瘫和失用，病情进一步恶化可出现癫痫、昏睡、昏迷乃至死亡。MBD 的症状经常和 Wernicke 脑病的症状重叠。MBD 的原因不明，红酒中的少量毒性物质和维生素 B 族缺乏可能是背后的原因。影像上，MBD 以胼胝体的中央层受累为主，背层和腹层相对保留，表现出"三明治征"，除了胼胝体外，前后联合、皮质脊髓束、外囊、半球白质及小脑中脚也可能受累。MBD 的影像表现胼胝体 T2WI 高信号，不伴占位效应。急性期病灶在 DWI 上可出现强化，需要和脑梗死、剪切伤、脱髓鞘疾病、癫痫及放射性脑病鉴别。慢性阶段，MBD 可出现边缘清晰的囊化。

成吉思汗箴言第十六：酒醉的人，就成了瞎子，他什么也看不见，他也成了聋子，喊他的时候，他听不到，他还成了哑巴，有人同他说话时他不能回答。他喝醉了时，就像快要死的人一样，他想挺直地坐下也做不到，他像个麻木、发呆、头脑受损伤的人。喝酒既无好处，也不增进智慧和勇敢，不会产生善行美德：在酒醉时人们只会干坏事、杀人、吵架。酒使人丧失知识、技能，成为他前进道路上的障碍和事业的障碍。

患者，男性，55 岁，2013 年 1 月 8 日晚在外应酬，喝酒 1 斤多，回家倒头便睡，酣睡之时家属发现其意识模糊，指甲微微发紫，因此让村医上门补液，大约补入钠 3 g。晚上 9 时患者出现剧烈呕吐，10 点 30 分被送至当地医院，CT 未见明显异常，予补液，补入钠 3.5 g，1 月 9 日凌晨患者血压测不出，心率最慢 20 余次/min，立即予气管插管，吸出呕吐物后生命体征逐渐平稳。1 月 12 日拔除气管插管，事后发现患者反应迟钝，嗜睡，记忆力下降，当地医院 MRI 检查提示双侧基底节区出现大片异常信号(图 32-5)，立即转至我院。入院查体：反应迟钝，淡漠，不愿意交流，手上有摸索动作，计算能力稍差，近事记忆减退。当晚患者喝的虫草酒，近 1 个月来也常饮此酒，每次 6 两左右，1 月 8 日和他饮酒者也出现了醉酒症状，经过补液治疗后均已好转。

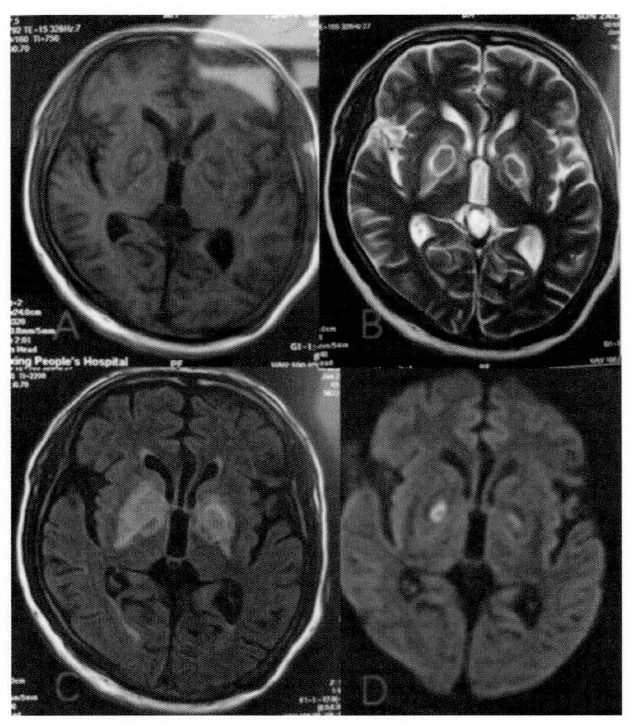

双侧基底节区异常信号，T1WI 为高信号，DWI 也为高信号。

图 32-5　甲醇中毒头颅影像

因为以前遇到过髓鞘溶解症，于是我就盯上了补钠，希望能从纠钠过快上找到证据。但回头看，患者影像表现不符合 EPM，EPM 的病灶非常光滑对称，那患者的诊断究竟是什么呢？

通过远程会诊，赵老师提出这可能是甲醇中毒，甲醇中毒在以前文章里有介绍(花式甲醇中毒)，除了造成失明外，还可造中枢神经系统损害，不过当年我不认识这病，因此除了敬仰之外还是带有一些怀疑。我让家属把酒带来检测，但医院没有该检查项目，我想到了某宝网，于是在网上买了一套价值 88 元的甲醇检测试剂自己测，结果还真的甲醇超标(图 32-6)，赵老师终于舒了一口气。

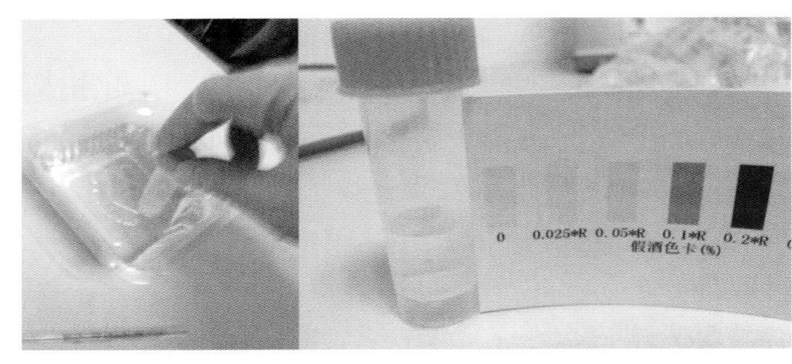

左图，试管放在温水里温浴，左下方有一根体温计；右图，检查结果发现这酒里确实含有少量甲醇。

图 32-6　测试甲醇

甲醇中毒的临床表现和影像表现

甲醇中毒的早期症状有恶心，呕吐，腹痛，头痛，头晕和癫痫发作，严重者可出现昏迷，呼吸骤停可在饮酒后 6～36 小时出现。甲醇中毒特征性表现为尾状核坏死，7%～14%的患者可以有病灶内出血，因此 MRI 可见 T1 高、低信号，T2 通常为高信号，DWI 通常可见高信号，提示细胞源性水肿。

患者入院后予丙种球蛋白持续 3 天、甲强龙 500 mg 冲击，并给予各类营养神经抗氧化等治疗，患者病情有所好转。

后记

在门诊看病的时候，长期饮酒的患者常问“我能不能少喝点酒，就那么一点点”，我通常回答可以。但是 2018 年在世界著名医学杂志《柳叶刀》上，全球疾病负担研究组研究发现：喝酒不能带来任何健康收益，适量饮酒有益的说法根本就不存在。而且，饮酒是全世界范围内导致中青年男性（15~49 岁）死亡的头号凶手，所以，抛弃幻想吧。

参考文献

[1] GBD 2016 Alcohol Collaborators. Alcohol use and burden for 195 countries andterritories, 1990-2016: a systematic analysis for the Global Burden of Disease Study 2016[J]. Lancet, 2018, 392(10152): 1015-1035.

山芋虽然烫手，但也很美味!

33. 烘山芋，滚滚烫

叮铃铃……

——“喂，华山北院神经内科吗?我是总院神经内科急诊，急诊有一个脑梗死患者想来北院住院。”

——“好的，病情严重吗?是否需要监护设备?”

——“还好吧，脑梗死的体积不是太大。”

——“好吧，下午可以来住院。”

以上是某一天发生在我的上级医生和急诊医生之间的对话，一个不太严重的脑梗死患者要来住院，脑梗死是神经内科常见病，处理应该不难。

很快就听同事们说转来了一个病情很重的患者，“不会吧?不是说一个很轻的脑梗死么?”“这个患者病情挺重的，人是昏迷的，体温一测将近有40℃!”

到急诊一看，只见几个家属围着一张救护车担架，上面躺着一名中年妇女，呼之不应，压眶不醒，右手不自主地摸索着自己的衣角。伸手一摸额头，烫得跟烘山芋似的(二维码33-1)。

二维码33-1

患者入院后出现意识障碍时拍摄。

“她这样有多久啦?”我问道。家属说有半个多月了。半个月的意识障碍和发热，这不是中枢神经系统感染吗?患者脖子倒是不硬，鼻子里有氧气管，手臂上有输液管，下身有导尿管，但是，唯独没有鼻饲管。“她老这么睡着，那吃饭你们是怎么弄的?”我又问道。“不，她能醒。”家属说道:“大约过1小时她就能醒过来，醒来以后能吃饭，而且还特别能吃，不叫停还不肯停的。”(二维码33-2)

二维码33-2

王教授查完这个房间后，患者旋即就醒了，不过依然是对我们爱理不理的。

哦?还有这种事情?体查时发现患者右侧巴氏征阳性。“在外面拍过片子吗?”“有，MRI都在这里。”片子一看，我顿时蔫了(图33-1)。

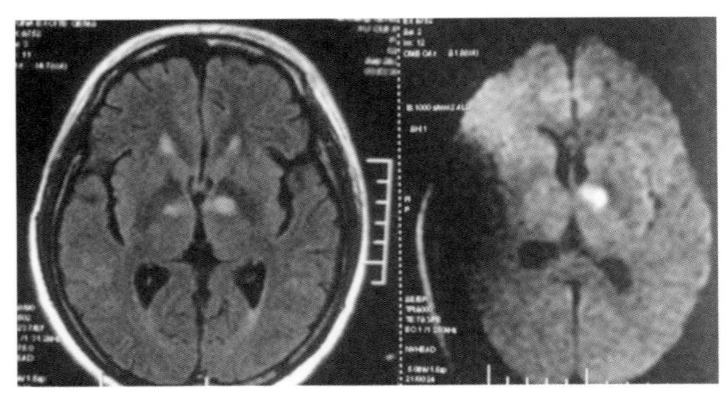

左图为Flair，右图为DWI。DWI左侧丘脑前端出现高信号，提示是急性脑梗死，这个部位的供血动脉为丘脑结节动脉。

图33-1 患者在外院做的头颅MRI

这确实是脑梗死，请示上级医生后就将“烫手山芋”收住院了。回病房途中我寻思这究竟是怎么回事?

卒中患者的发热问题

脑卒中的患者会不会发热?不知道大家观察到的现象怎么样，我的感觉，病情轻的脑梗死一般不发热。发热通常见于严重的特别是伴有意识障碍的脑梗死，比如大面积梗死或者后循环梗死，发热的原因通常是继发感染。据既往文献报道，脑卒中患者中有22.1%~37.6%的个体在病程中会出现发热，缺血性卒中发热比例为13.2%~31.6%，较出血性卒中发热比例低。与发热相关的因素有卒中类型(缺血性或出血性)、老年、占位效应、脑疝、脑室出血和大面积梗死。发热患者的Glasgow评分更低，通常存在有创性操作。发热绝大多数原因为感染，而尿路感染和呼吸道感染是最常见。但也有33.3%~39.4%的卒中患者查找不到感染原因。还有一些感染性疾病和自身免疫性疾病既可发热也可发生脑梗死，比如颅内结核性血管炎、亚急性心内膜炎、系统性红斑狼疮等，不过这些疾病的血象、血沉和 CRP 很少会完全正常。而如果是血管内淋巴瘤，患者病程只有 17 天，半个月的淋巴瘤就昏迷了，想想不太可能。

患者大约在 17 天前开始发病，首先是发热，体温最高达 39. 5℃，这对于脑梗死来说是比较罕见的，同时患者有波动性意识障碍，清醒时神智淡漠，言语减少，声音低沉，发作性意识障碍，时呼之不应，疼痛刺激无反应，每日 7~8 次，每次半小时到数小时，同时伴有右手摸索样动作。家属感觉患者的发热和昏睡基本同步，怀疑是烧糊涂了。无咳嗽、咳痰、腹痛和腹泻等。当地医院行肺 CT 和腹部 B 超均未见明显异常，3 次血常规、2 次血沉，1 次腰穿也未见异常，头颅 MRI 提示左侧丘脑梗死。尽管找不到感染证据，当地医院仍然尝试了抗感染治疗，美罗培南、左氧氟沙星和头孢噻肟均无效果。

既往史：20 年前行输卵管结扎，此次发病后血压高（200/140 mmHg），糖尿病病史 3 年，血糖控制不好。入院后血常规、血沉、C 反应蛋白、腰穿等感染相关检查未见明显异常；类风湿因子、抗 O 抗体、抗核抗体及抗中性粒细胞抗体均正常。所以未发现脑梗死以外的情况，那丘脑梗死能这样表现吗？

丘脑有多个方面的供血动脉，似乎不应该如此表现（图 33-2）。

但是仔细研究了患者 T2WI 矢状位的片子后，我们发现患者不仅丘脑，其实下丘脑也是有受到影响的（图 33-3），那发热会不会是下丘脑梗死的症状。

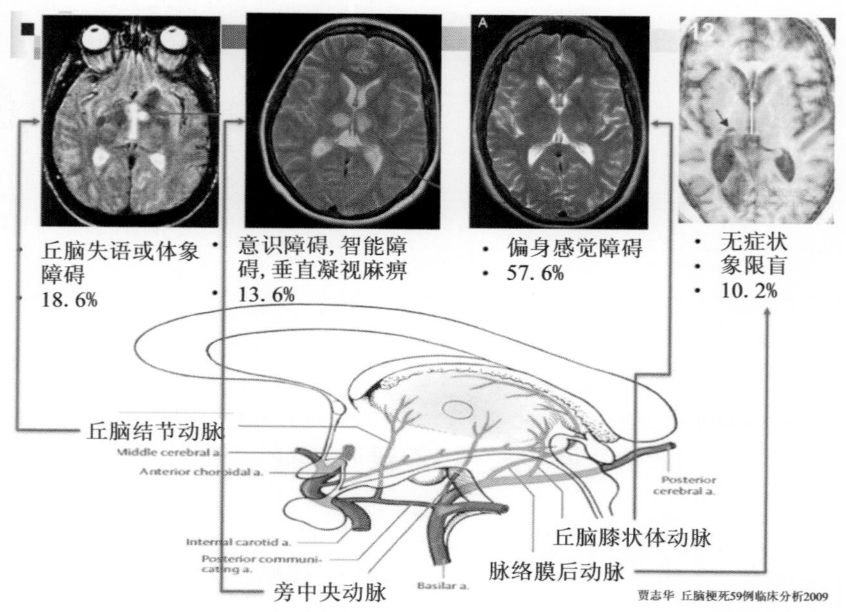

图 33-2 丘脑的血供及临床表现

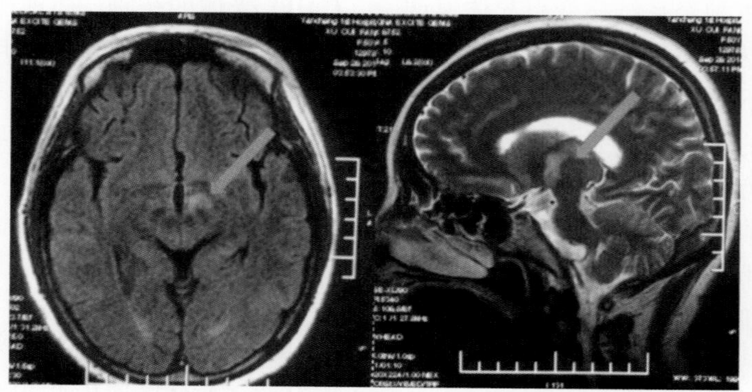

图 33-3 头颅 MRI（左：Flair，右：T2WI）患者下丘脑也受到波及

从体温打开缺口

入院后观察一段时间，发现患者发热有其特点的。

首先，体温是骤起骤降，一日反复多次，发热前无寒战，发热结束后也无大汗；其次，从体温记录单上看，患者的心率和发热没有正比关系（图 33－4）。用吲哚美辛控制体温，也基本无效。给患者测体温时发现患者双侧腋温相差 1℃，这些特征符合中枢性高热。

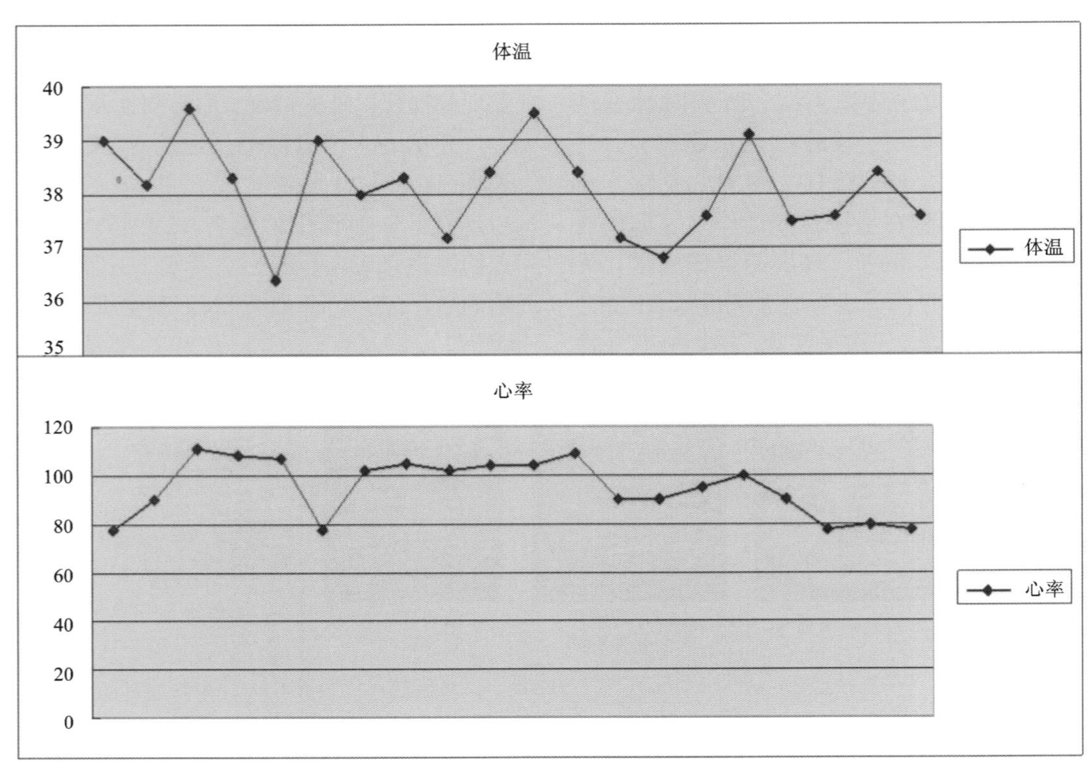

入院后每 4 小时观察生命体征，患者的发热和心率并没有呈很明显的正比关系。

图 33－4　患者体温和心率变化

中枢性高热

中枢性高热为因中枢神经系统病变引起体温调节中枢异常所产生的发热。体温调节中枢主要位于下丘脑，视交叉后方的下丘脑较靠前侧的区域主要是促进散热，较靠后侧的区域主要是促进产热，这两个区域之间保持着交互抑制的关系，使体温维持相对恒定。下丘脑的血供极为丰富，大脑前后循环均有供血，因而很少发生梗死，目前仅有下丘脑梗死导致 Horner 综合征及低体温的病例报道，而没有中枢性高热的报道。

没法从文献中得到答案，就先按照中枢性高热治疗。枢性高热的主要治疗方法为物理降温，包括冰袋、冰帽、冰毯及酒精擦浴等，药物治疗有溴隐亭和巴氯芬，后者作用于 γ－氨基丁酸（γ－Aminobutyric acid，GABA）受体，而加巴喷丁是针对 GABA 受体的药物，药理作用类似于巴氯芬甚至更有针对性。因既往没有使用经验，我们尝试予以加巴喷丁 0.3 g，口服，每日 3 次，经过数天的观察，患者体温逐步下降（图 33－5），发作性意识障碍频次也在降低。

乘胜追击

患者体温下降了，伴随而来的是发作性意识障碍好转，朱教授提出此患者应该进行脑电图检查，不排除间脑癫痫。

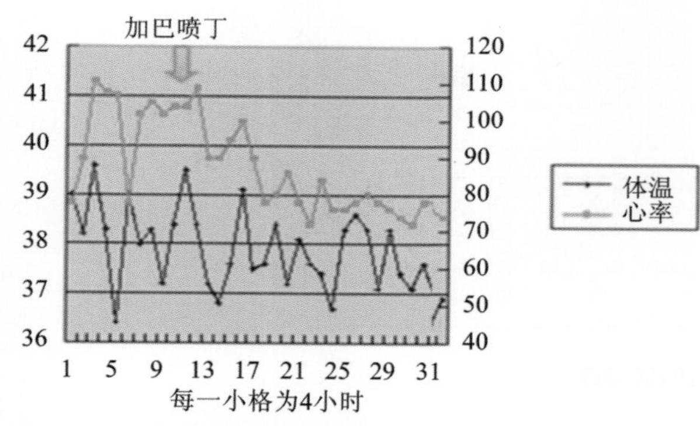

患者使用加巴喷丁后体温逐渐下降。

图 33-5　用药后体温和心率变化

卒中后癫痫

卒中后的患者可出现癫痫，据报道其比例为2%~4%，一般认为导致癫痫的脑梗死类型主要为皮层梗死，偶可由皮层下梗死导致，而丘脑梗死导致间脑癫痫未见报道。间脑癫痫在癫痫国际分类中并未单独分型，而将其列为单纯部分性发作的一种类型。间脑癫痫起源于丘脑及下丘脑，主要表现有意识障碍、不自主运动、自主神经症状等，其中以自主神经症状表现最为突出，包括体温改变、饮食障碍和睡眠障碍等。间脑癫痫理论上可由脑外伤、脑出血、脑肿瘤、缺氧及脑积水等造成，而最常见的原因为脑外伤。间脑癫痫的发病机制不明确，可能原因有间脑自主神经中枢功能紊乱或者间脑与大脑其他部位的联系受损。

此患者的高热、右手不自主活动及睡眠障碍具备突发突止、刻板重复的特点，因此有癫痫可能。行脑电图检查提示双侧大脑半球有大量慢波、尖波和尖慢波发放(图 33-6)。

在朱教授的指导下，我们加用了左乙拉西坦0.5 g，口服，每天 2 次。此后患者未再出现过 38℃以上的发热，意识障碍也没有出现(图 33-7)。

2 个月后随访，患者仍在服用加巴喷丁和左乙拉西坦，反应较前好转，行走稳，无发热，无发作性意识障碍，脑电图也较前好转(图 33-8)。

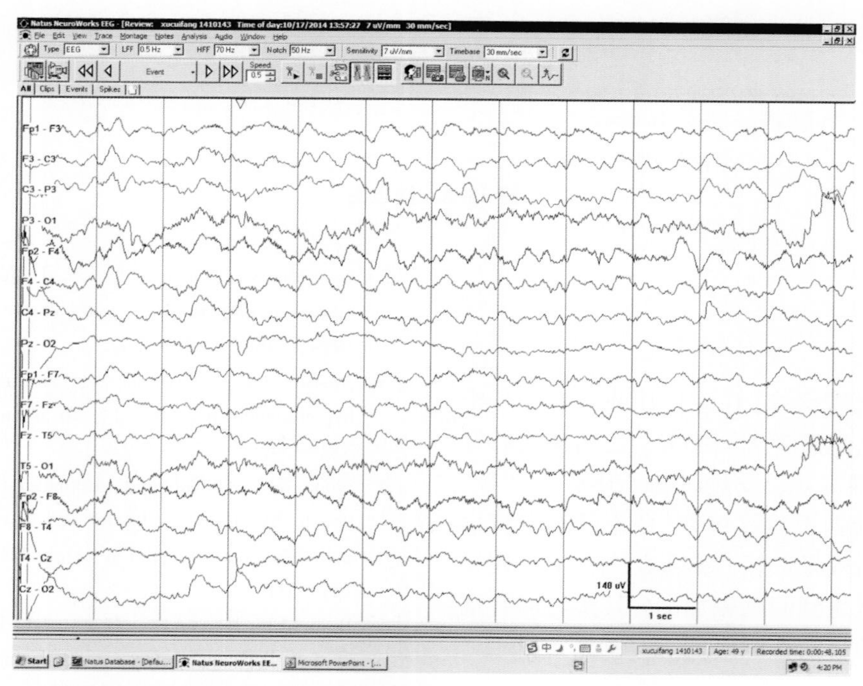

双侧大脑半球有大量慢波，尖波和尖慢波发放。

图 33-6　脑电图

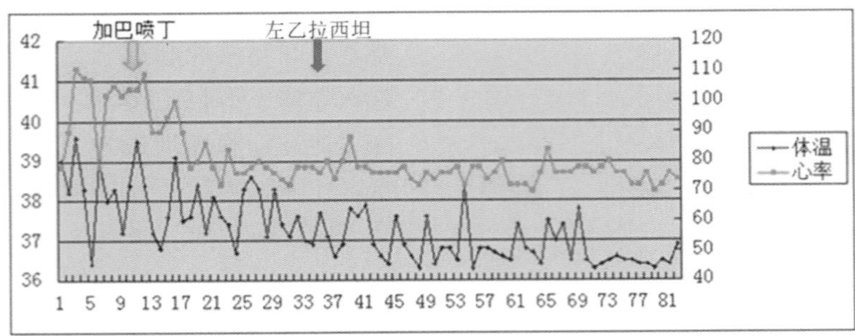

图 33-7　患者入院后的体温曲线

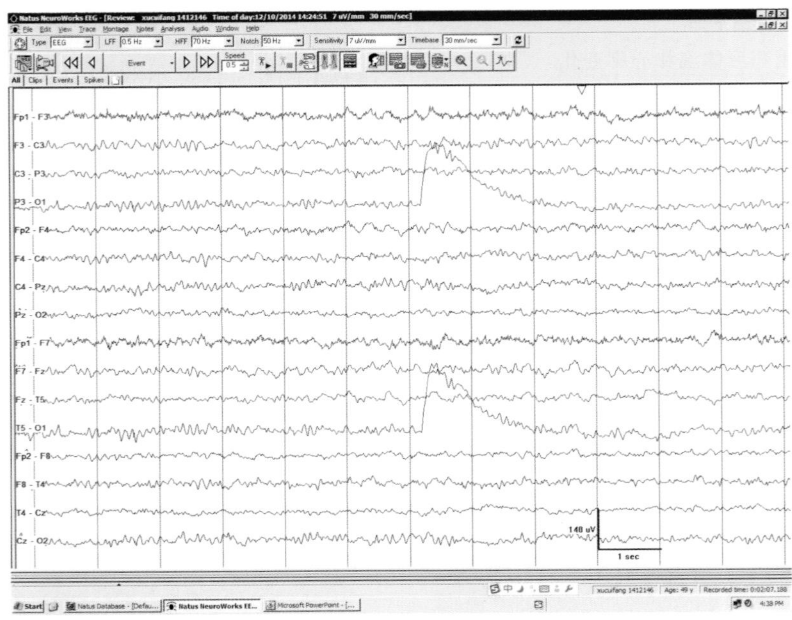

2 个月后患者脑电图节律较前增快。

图 33-8　脑电图

后记

有一次去某医院会诊，G 主任让我查看了一个患者，其情况和上述患者大同小异，丘脑梗死后好几个月出现发作性高热，发热时脑子还有点迷糊，我说可以用左乙拉西坦。我知道，G 主任有点将信将疑，不过用药后效果奇好，事后 G 主任十分诧异不解，问我是怎么想到间脑癫痫的？其实之前有这么一段故事，我一直没告诉他。

参考文献

[1] Sung CY, Lee TH, Chu NS. Central hyperthermia in acute stroke[J]. Eur Neurol, 2009, 62(2): 86-92.

[2] Georgilis K, Plomaritoglou A, Dafni U, et al. Aetiology offever in patients with acute stroke[J]. J intern med, 1999, 246(2): 203-209.

[3] Austin CP, Lessell S. Horner's syndrome from hypothalamic infarction[J]. Arch Nneurol, 1991, 48(3): 332-334.

[4] Stone WM, de Toledo J, Romanul FC. Horner'ssyndrome due to hypothalamic infarction. Clinical, radiologic, and pathologiccorrelations[J]. Arch Neurol, 1986, 43(2): 199-200.

[5] BranchEF, Burger PC, Brewer DL. Hypothermia in a case of hypothalamic infarction and sarcoidosis [J]. Arch Neurol, 1971, 25(3): 245-255.

[6] Berg AT. Seizures andepilepsy after ischemic stroke[J]. Epilepsy currents/American Epilepsy Society, 2003, 3(4): 129-130.

吸烟的不见得短命，喝酒的不见得会患韦尼克脑病，生吃活物的也不见得一定会感染寄生虫，高危因素不等于事实，虚晃一枪的情况在现实生活中还真不少见。

34. 有头有尾

我住长江头，君住长江尾，今天讲述同一种疾病，病灶一个在头，一个在尾(图 34-1)。

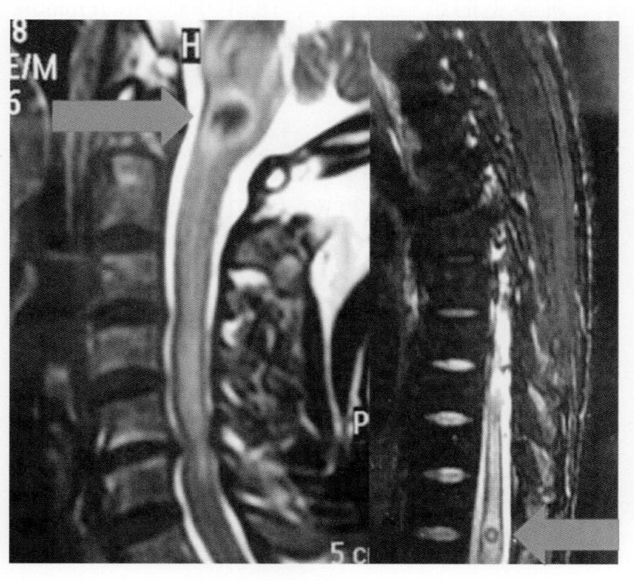

T2WI 颈髓内病灶(左)，胸髓内病灶(右)。

图 34-1 脊髓 MRI

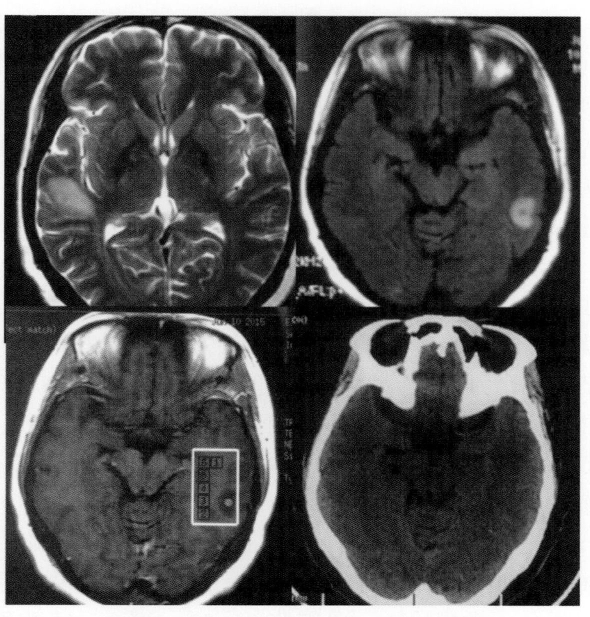

上两图为 T2WI 和 FLAIR 像，可见低信号周围大片水肿；左下图为增强像，病灶呈小环形强化；右下图为 CT，未见明显异常。

图 34-2 头颅 MRI

某天晚上我在急诊值夜班，有位来自外地的患者家属抱着一堆片子来咨询，患者是一位中年妇女，1 个月前开始头部出现电击样疼痛，不伴明显发热、四肢活动或感觉障碍，在当地医院就诊，头颅 MRI 平扫提示双侧大脑半球、脑干及颈髓内多发异常信号，MRI 增强提示为转移瘤。看片子，患者的病灶主要有 3 个，分别位于两侧颞叶和延髓脊髓交界，其他细碎病灶若隐若现。在幕上能见到的病灶十分细小，伴有点状或者结节状强化，T2WI 和 FLAIR 相上略呈低信号，但看得不真切(图 34-2)；延髓脊髓交界病灶较大，占据延髓中心位置，T1WI 略呈高信号，T2 低信号，像空洞一样，强化则是呈结节状的，周围水肿明显(图 34-3)。

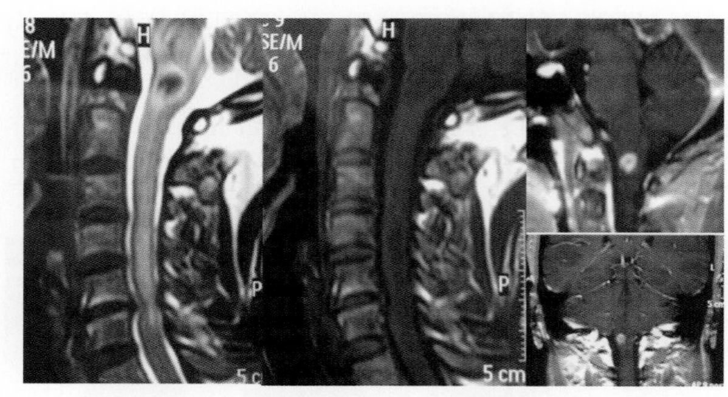

延髓脊髓交界处的病灶，T1WI 略呈高信号，T2 为低信号，强化呈结节状，周围水肿明显。

图 34-3 脊髓 MRI

我们见到 T2 低信号的病变没有高信号的多，这已经是老生常谈，常见的有血红蛋白降解产物、黑色素瘤、富含黏液或蛋白病变、矿物质元素沉积、流空效应、空气。然而真的到实战，恐怕脑子要发昏。当时我只记得钙化会这样黑，而转移性肿瘤钙化比较罕见，比如乳腺癌、肺癌、骨源性肿瘤等，因此需要鉴别寄生虫。家属一听有非肿瘤的可能，马上来劲了。“是的，她以往有头痛病，她听村里人说生吃泥鳅可以治疗头痛，所以就每天吃一条，叫她别吃也不听。平时在家里种地，赤脚下水劳动，田里可能会有蚂蟥，去年被查出有血吸虫肝病。我仿佛看到一条条泥鳅和蚂蟥在她脑子里钻。一个很有意思的案例，我说留个联系方式吧，必要时可以收治住院。几天后联系，家属说患者已经住到另外一家医院去了，外院的看法和我一样，也首先考虑寄生虫病。为了明确诊断，行脑活检，结果为带有钙化的炎症组织，外院考虑血吸虫可能大，建议内科除虫治疗。

看来我的眼力不错，连病灶里有钙化都猜到了。手术顺利，麻醉插管损伤气道，术后患者有喉咙痛，咳嗽咳痰，伴发热。遂转来我科。查体：神清，记忆力及计算力稍差，肌张力正常，抬头 3，四肢肌力 5-级，双上肢腱反射 3+，双下肢腱反射 3+，双下肢巴氏征可疑阳性，深浅感觉未见明显异常。颈软，脑膜刺激征阴性。腰穿压力正常，白细胞数 1×10^6/L，糖正常，氯偏低 112 mmol/L，蛋白略高 501 mg/L，血和脑寄生虫阴性，血吸虫证据并不是很充分。常规检查：白细胞 21. 22×10^9/L，嗜酸细胞正常，血沉 63 mm/h，CRP 142 mg/L。查看外院化验单：第一家医院查血沉高达 90 mm/h，CRP 30. 3 mg/L，患者入院后有发热，伴畏寒，每天下午或夜间发热，体温约 38. 5℃，咽痛且咳痰较多，为白色黏稠痰。我感觉不太对劲，又查看了患者在外院做的术前检查：胸部 X 线片报告正常，但 CT 片有粟粒样改变（图 34-4），血 T-SPOT 强阳性，但是因为脑脊液 T-SPOT 白细胞数量不够没有做成，所以不足以说明问题。

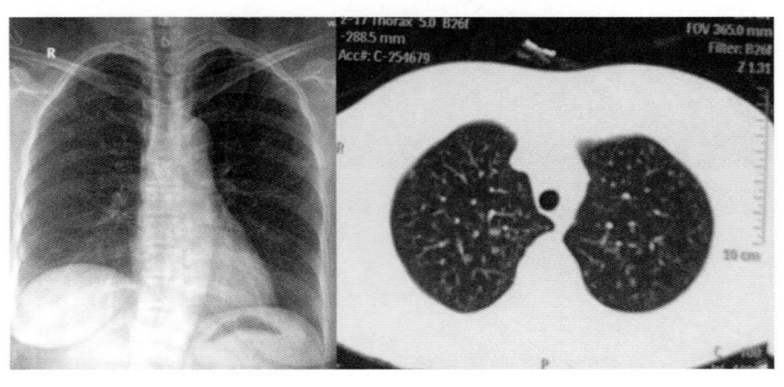

貌似正常的 X 线片和略带粟粒样改变的胸部 CT。

图 34-4 肺部影像

痰培养示结核菌++++，最终被诊断。患者立刻被转到公共卫生中心接受诊治。我忽然想到给患者做活检的那家医院，在手术中患者张着嘴，插着管，气道大开，空气里飞舞着结核菌，我不禁毛骨悚然，于是赶快拨通了那家医院的电话……

脊髓结核球瘤

脊髓内结核瘤（intramedullary tuberculoma，IMT）是一种罕见的结核病表现，1828 年被 Abercrombie 首先报道，在结核病患者中发病率仅为 2/10 万，在中枢神经系统结核病病例中占 2%。脊髓内结核瘤与脑内结核瘤之比约为 1∶42，位于胸段脊髓的病灶占 72%。对于脊髓内结核瘤，MRI 是最理想的检查方法，结核瘤早期 T1WI 和 T2WI 均显示出等信号，强化为均匀的增强。随着结核瘤囊性坏死增加，T1WI 显示了等信号，T2WI 显示等信号或低信号强度，增强扫描显示环形增强。随着干酪样坏死的产生，T2WI 显示一个典型的“靶征象”，即病灶中心 T2 像显示低信号，病灶边缘一圈为高信号，而高信号圈之外信号又逐渐减弱（图 34-5）。需要与脊髓结核球瘤鉴别的诊断包括星状神经胶质细胞瘤、室管膜瘤和血管母细胞瘤。

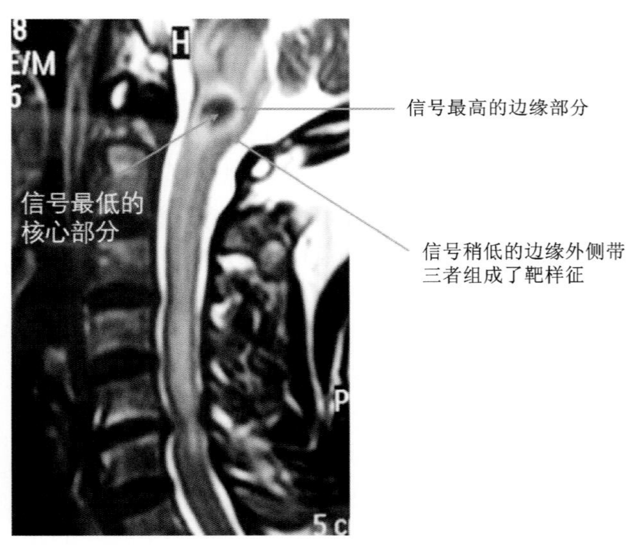

图 34-5 脊髓 MRI 靶征象

尽管文献认为脊髓结核球瘤比较罕见，但对于我们这样一个人口大国来说，再少见的病都有可能见到，最近我在外院结核科请会诊时又遇到了 1 例。具体如下：

患者，男性，24 岁，因左侧下肢进行性活动障碍半月有余入院。半个月前患者感觉左侧下肢无力，且逐渐加重，并出现下腹部束带感。外院行头颅和全脊髓 MRI，发现中枢神经系统多发占位，其中脊髓圆锥上占位最明显（图 34-6），也是和患者的症状也最为对应的病灶。胸部 CT 可见包裹性胸腔积液，T-SPOT 强阳性，血沉 120 mm/h，CRP 128.48 mg/L，腰穿无阳性发现。这个病例与我科的案例十分相似。外院医生询问，该患者预后会如何？

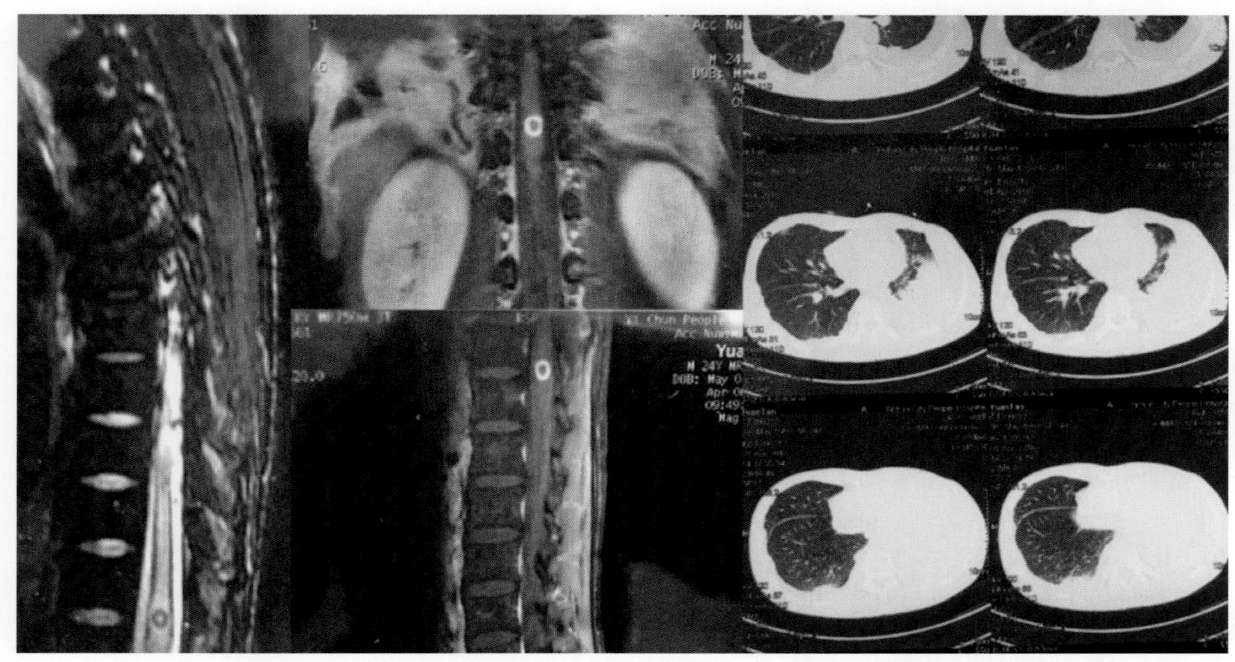

T2WI 上的病灶信号和上 1 例不同，推测可能处于结核瘤早期阶段。有环形强化，胸部 CT 显示左侧包裹性胸腔积液。

图 34-6　胸椎 MRI 和肺部影像

脊髓结核的治疗及预后

脊髓结核球瘤究竟应该采取内科保守治疗还是外科治疗尚无定论，Park 和 Muthukumar 等认为对于截瘫患者倾向于手术治疗，并且应该在不可逆损害出现前手术，赞成手术的学者认为切除边界清楚的结核球瘤所带来的残疾风险较小，还有学者认为手术治疗可以作为药物治疗无效的备用手段，比如保守治疗后病灶变大，存在占位效应或者诊断存在疑问。不过也有文献报道内科保守治疗同样有效。

第 1 个患者后来接受药物治疗，预后不错，体温恢复正常，生活也逐步自理。因此我猜想第 2 个患者预后应该也还行。不过经过 1 个月的正规抗结核治疗，患者下肢肌力没有好转，病灶反而增大了（图 34-7）。之后患者又接受了圆锥占位切除手术，但是术后下肢瘫痪症状依然没有改善。

后记

第 1 个病例在诊断时为什么会掉入陷阱？因为我们认准了不洁饮食等同于寄生虫感染，因此在病史询问采集时出现倾向性问诊，而家属为了否定肿瘤，也积极地配合我们将错就错，于是酿成了冤假错案。上次我发了那篇“劝君少饮一杯酒”后，陈神立即提出抗议，几天后我又转发了篇“吸烟与脊柱健康”，烟酒不离手的陈神认准我和他扛上了。的确，吸烟的不见得短命，喝酒的不见得会患韦尼克

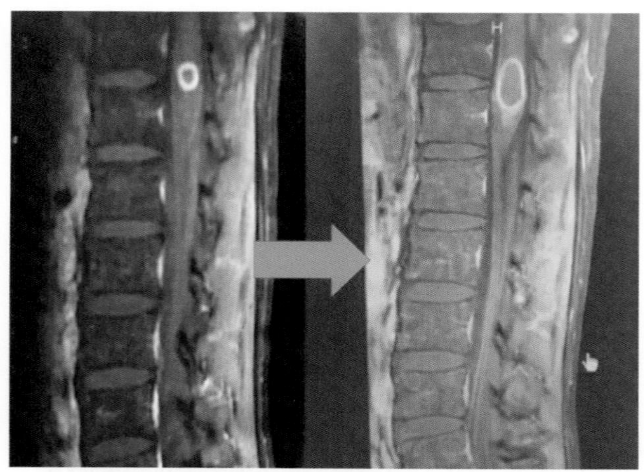

经过 1 个月的抗结核治疗，病灶逐步增大。

图 34-7　胸椎 MRI 增强

脑病，生吃活物的也不见得一定会感染寄生虫，高危因素不等于事实，虚晃一枪的情况在现实生活中还真不少见。

参考文献

[1] Lu M. Imaging diagnosis of spinal intramedullary tuberculoma: case reports and literatureReview [J]. J Spinal Cord Med, 2010, 33(2): 159-162.

[2] Krishnan SS, Patel BR, Vasudevan M. Concurrent multilevel spinal intramedullary withextensive intracranial tuberculomas: a rare case report[J]. Asian J Neurosurg, 2017, 12: 774-778.

生活中不知有多少“黑匣子”现象！

35. 来也匆匆，去也匆匆

本章讲述的病例，发病莫名其妙，好得也莫名其妙，虽然结局皆大欢喜，然而我真心地认为和我用药没啥关系。不知道您的判断如何？

某日上午，一名中年男性被外院转至我院急诊。他是一名建筑工人，上午9点工作时突然意识丧失跌倒在地，无四肢抽搐、口吐白沫、大小便失禁，工友发现其呼之不应，随即将送至当地医院。当时患者处于昏迷状态，外院立即给予气管插管，头颅CT未见明显异常，血常规、肝肾功能、电解质、血糖等均正常。当地医院考虑急性脑梗死可能，故急送至我院。

患者平时和工友住在宿舍，据了解，患者性格内向，很少主动和他们谈话，所以大家对他的了解很少，但大家觉得他是个老实人，没有什么不良嗜好，每天就是宿舍、工地两点一线，有钱就寄回老家，平时可能抽点烟，但没见他醉酒，吸毒更是没影的事。发病当天早上，患者像往常一样吃好早饭上工地工作，大约在上午9点，他推平板车时突然倒地，没来得及说一句话就昏过去了。

海阔凭鱼跃，天高任鸟飞。这份病史概括起来就是：早上9点患者昏过去了，其他一概不知。怎么办？只能靠猜。

送来急诊室的昏迷患者

据统计，在急诊约有2%的患者送来时表现为不明原因的昏迷状态，就如同此患者，原因分为原发性中枢神经系统损害（比如脑梗死、脑出血）和继发性中枢神经系统损害（比如代谢或中毒）。Braun等总结了医院急诊自2013年5月至2015年4月期间以非外伤性昏迷为表现的325例患者，原发性中枢神经系统损害者占58.1%，其中脑出血73例（22.5%），脑梗死31例（9.5%），癫痫66例（20.3%），其他神经系统疾病19例（5.8%）；继发性中枢系统损害者占41.9%，其中中毒54例（16.6%），心血管疾病19例（5.8%），呼吸系统疾病18例（5.5%），代谢性疾病17例（5.2%），败血症9例（2.8%），其他状况19例（5.8%）。所有患者均行头颅CT，有异常表现者110例（基本是脑出血和脑梗死患者）。所以对于一个昏迷患者，神经科疾病的可能占一半以上；在非神经系统疾病中，最要小心的是中毒（图35-1）。

患者来院之后做了很多检查，包括血糖、血氨、动脉血气、肝肾功能、凝血功能等均未发现异常，心电图，肺CT也都正常，溶栓小组行头颅CTA和CTP的评估，也未见缺血性卒中的表现，因此无溶栓指征。下午患者略微清醒，呼吸平稳，拔去气管插管，此时患者表现为谵妄，问诊依旧无结果（二维码35-1）。遂收入病房。查体：言语含糊，查体不合作，掰眼皮时违拗，但能看到瞳孔有对光反射，四肢肌力5级，需要保护性约束，颈无抵抗，病理征阴性，克氏征阴性。行腰穿压力正常，白细胞10×10^6/L，蛋白糖氯化物均正常。

二维码35-1

患者入院第2天上午的表现和第1天下午的表现基本一致，言语含糊，定向力混乱，情绪不稳。

观察到第2天上午（周六），患者依旧意识混乱，不是脑梗死，不是脑出血，腰穿未提示颅内感染，无抽搐也不是癫痫，毒物接触史问不出，代谢性的指标均正常。我推测此患者很可能是自身免疫性脑炎，究竟是抗N-甲基-D-天冬氨酸受体（N-methyl-D-aspartate-receptor，NMDAR）脑炎、桥本脑炎、谷氨酸脱羧酶（glutamicaciddecarboxylase，GAD）脑炎还是狼疮性脑炎？这只能拿抗体说话。此时患者老婆来到医院，因为文化程度不高且感情脆弱，感觉向她解释不清楚情况，所以没有贸然使用丙种球蛋白和激素，但鉴于患者精神症状严重，周末就先上了奥氮平2.5 mg，每日2次。周一，患

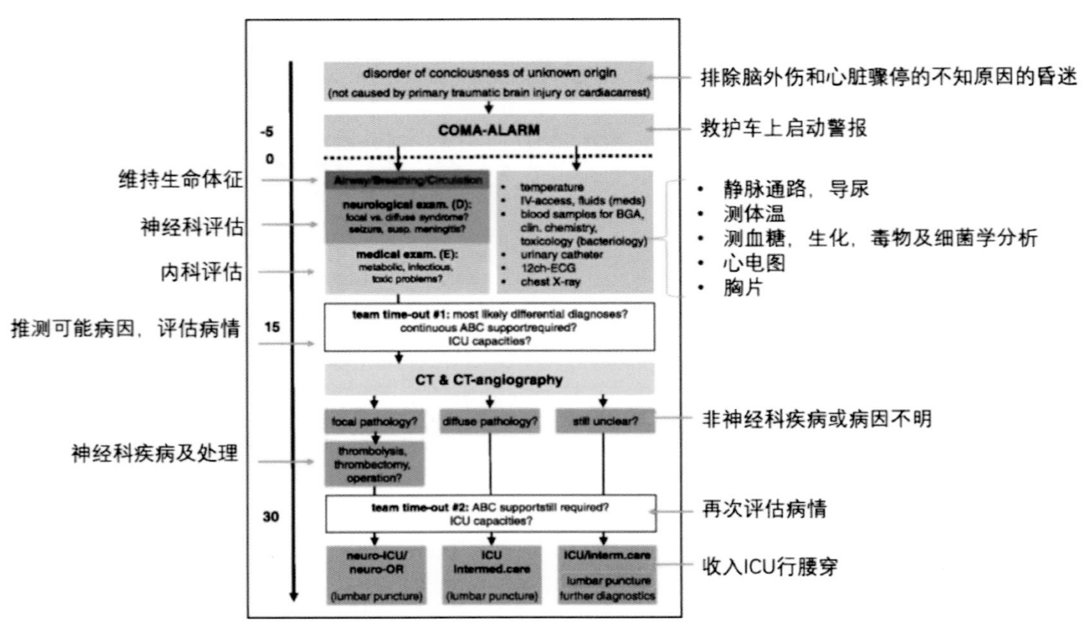

基本意思就是在生命体征得到维持的情况下，第一步进行神经科和非神经科的体征评估，同时进行最基本的理化检查，对于此患者，这一步并没有得到想要的结果；第二步是行头颅 CT 和 CTA，结果也排除神经科局灶性的病变；第三步行腰穿，依然一无所获。因此这是一个跳出三界外不在五行中的案例。

图 35-1　昏迷患者的处理模式图

者家属眼里呛着泪花上前握住我的手，不住地道谢。患者从周日下午开始居然神志完全恢复正常了，这是我始料未及的(二维码 35-2)。

二维码35-2

患者周一上午神志清楚，对答切题，不过对前 2 天的事情没有记忆。这和二维码 35-1 中视频录制的时间只间隔 2 天。

我被弄得丈二和尚摸不着头脑，随后又详细询问了患者的发病情况。患者告诉我们那天他正常去上工地，在推平板车时突然感觉一阵头晕，接下来腿就软了，再后面就倒地不知道了。患者否认特殊药物接触史，否认工地上有什么毒物，宿舍里也从来不开灶，全是食堂里吃的，吸烟不饮酒。我们又进行了简单的计算和近事记忆检查，也都正常。家属对我们感激涕零，真乃神医也，一片药就把病治好了，反倒是我们羞愧难当。如此一来自身免疫性脑病也不可能了，哪有这么容易治好的自身免疫性脑病，一片奥氮平就摆平了。果不其然，后续自身免疫性脑病抗体、风湿免疫抗体陆续回报均正常，头颅 MRI 也未见明显异常。

回到上面的统计数据，导致急性意识障碍常见的前 3 位原因是脑出血(22.5%)、癫痫(20.3%)和中毒(16.6%)，不是出血不是中毒，难道是非惊厥性癫痫持续状态?

非惊厥性癫痫持续状态

非惊厥性癫痫持续状态(non-convulsive status epilepticus，NCSE)是癫痫持续状态的一种，指大脑持续痫性放电活动>30 min，同时伴有某些精神、意识或行为的异常，但缺乏惊厥性症状的临床病理。NCSE 主要有 4 种临床类型：失神发作持续状态(absence status epilepticus，ASE)、简单部分发作持续状态(simple partial status epilepticus，SPSE)、复杂部分发作持续状态(complex partial status epilepticus，CPSE)和昏迷中的癫痫持续状态。复杂部分发作持续状态最为常见，患者一定会出现意识的改变，通常表现为与环境接触能力的改变。Towne 等通过脑电图监测发现，在 236 例非惊厥性昏迷患者中有 19 例诊断为 NCSE，约占 8%，因而作者推荐对昏迷原因不明的患者进行脑电图监测。对于发作间期就诊的患者，常规脑电图不易发现异常放电，建议行视频脑电图。

于是我们给患者做了脑电图检查，结果提示患者左侧大脑半球较多散在和阵发性尖波发放，正当准备用药调整时，家属要求出院，一方面因没钱治疗，另一方面患者已经和好人一样，认为没必要再查下去。后来为了报销的事情患者家属找过我一次，问起患者情况时，她说患者出院回家后脾气一阵阵地暴躁，时常对家人拳脚相加，而且会出现一过性的意识朦胧。我建议她再带患者来门诊就诊，但患者自此再也没有出现过。

后记

癫痫一定有抽搐，无抽搐的不是癫痫，很多患者有这样的认识误区。为了澄清事实，有时要费很大劲才能把事情说清楚，甚至要先从颅脑的解剖说起，最后有些患者还不领情，“谁说我有癫痫的？”然而拂袖而去，就如同此病例一样。还有的症状见好就收，换来的是疾病的复发和生死未卜的未来，这样的患者不知还有多少。他们会不会被送去精神病医院？会不会暴力危害社会？想想就不寒而栗。

参考文献

[1] Braun M, Schmidt WU, Möckel M, et al. Coma of unknown origin in the emergency department: implementation of an in-house management routine[J]. Scand J Trauma, Resusc Emerg Med, 2016, 24: 61.

病来如山倒，如果病因明确且可治，治疗必须快、准、稳！

36. 缚虎不得不急

曹操入城，即传令退了所决之水，出榜安民；一面与玄德同坐白门楼上。关、张侍立于侧，提过擒获一干人来。吕布虽然长大，却被绳索捆作一团，布叫曰："缚太急，乞缓之！"操曰："缚虎不得不急。"

某日，一患者家属来北院代诊，患者是一位67岁的男性，主诉为突发左侧肢体麻木1周，现在有所缓解。家属带来的MRI片子惨不忍睹，片子是打印在纸上的，清晰度本来就不够，加之又卷起来过，更是看不清楚(图36-1)。

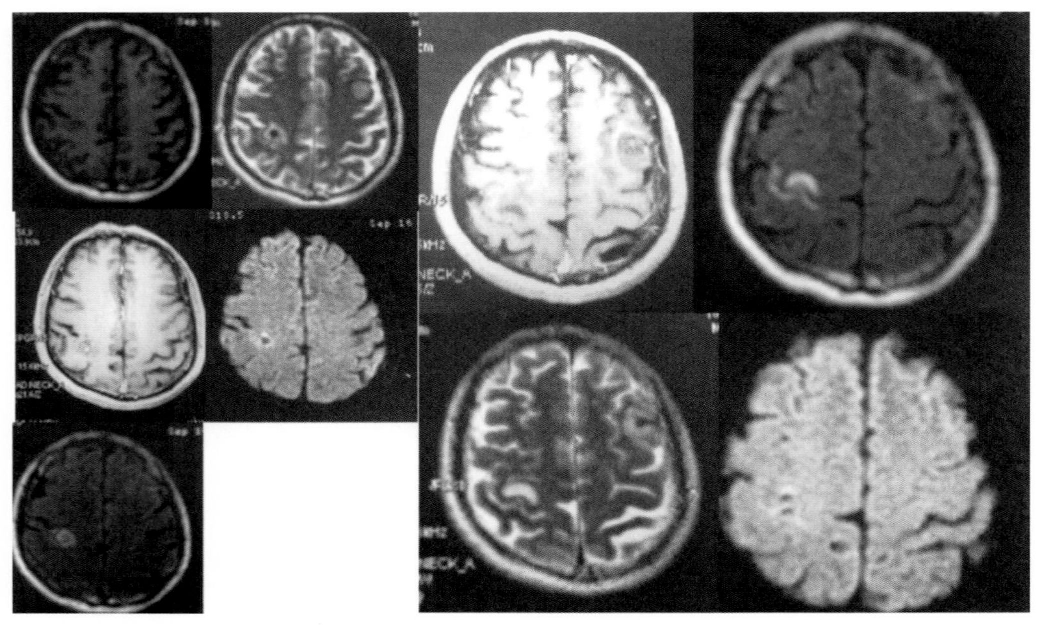

片子清晰度不够，似乎是多发微出血病灶。

图36-1　头颅MRI

患者没来，片子看不清，大致判断是血源播散性疾病，转移性肿瘤、寄生虫、结核、真菌都有可能，建议住院详细检查。家属听到这么多诊断可能心生怀疑，于是就没下文了。1周后，护士长要我帮忙看一个熟人，一看不就是上周看到的片子。原来家属回去后果然嫌北院"庙小"，又去其他医院找专家看了，专家说这个是淋巴瘤，然后做了PET-CT检查，但PET-CT也没有提供肯定的结论，只提示颅内多发FDG高代谢病灶，肿瘤和炎症均不除外(图36-2)。决定收入院。

患者10天前突发左侧半身麻木没在意，过了几天去医院检查，头颅CT见颅内多发高密度病灶，病灶周围有水肿，考虑转移性肿瘤(图36-3)，建议行头颅MRI增强，然后就拍了我们上面见到的片子。管床的小王毅医生查体的时候听到二尖瓣听诊区及三尖瓣听诊区明显收缩期杂音，当天上午就联系了心脏B超，B超见到二尖瓣上的赘生物(二维码36-1)。原来患者有扩张性心肌病及心房颤动病史，平时服用

二维码36-1

二尖瓣赘生物

地高辛控制心率，但没有服用华法林。

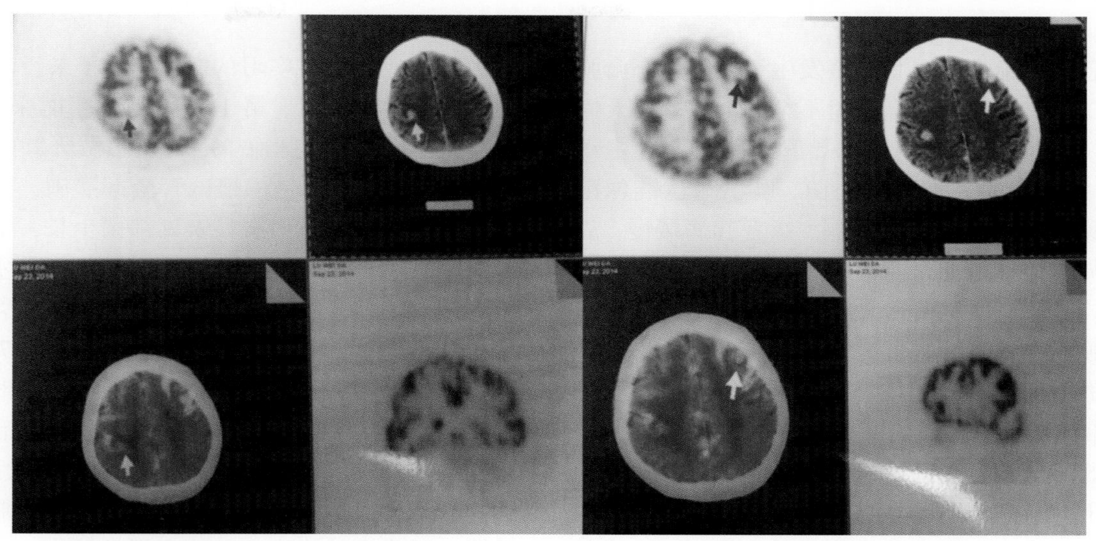

颅内多发 FDG 高代谢病灶。

图 36-2　PET-CT

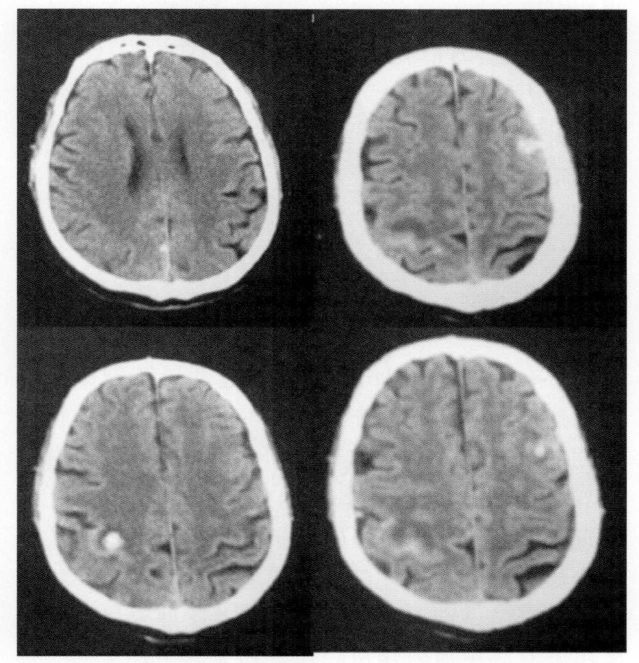

多发高密度病灶，考虑为出血灶。先看 MRI，再看 PET-CT，最后看 CT，这难道是倒叙手法？

图 36-3　头颅 CT

扩张性心肌病

扩张性心肌病是一种原因未明的原发性心肌疾病。其特征为左或右心室或双侧心室扩大，并伴有心室收缩功能减退，伴或不伴充血性心力衰竭，室性或房性心律失常多见。扩张性心肌病常伴有不同程度的二尖瓣关闭不全和返流，高速血流容易导致内膜损伤，损伤部位容易形成血栓，血小板和纤维蛋白沉积形成 McCallum 斑，如加上细菌感染，则会发展成为感染性心内膜炎。

追问病史，大约在 4 个月前患者每隔 2～3 天会发热，体温在 38.5℃ 左右，并无特别不适，自此体重下降 10 kg。4 个月前患者在外院做了包括心脏 B 超在内的各项检查，均无特别发现。入院后患者辅助检查结果：红细胞 4.28×10^{12}/L↓，血红蛋白 118 g/L↓，WBC6.41×10^9/L，PLT：173×10^9/L，RF35↑（<20），CRP34.8↑（<8），腰穿压力 180 mmH_2O，生化和常规正常，细菌、结核、真菌、肿瘤均未发现，寄生虫抗体和 T-spot 均阴性。你可能猜到了，这是一个亚急性心内膜炎患者。

亚急性细菌性心内膜炎和卒中

亚急性感染性心内膜炎多发生于风湿性心瓣膜病(如二尖瓣与主动脉瓣关闭不全)及某些先天性心脏病(如室间隔缺损、动脉导管未闭与二叶主动脉瓣),病原多为条件性致病菌,以草绿色链球菌最为常见。由于致病菌毒力弱,患者起病缓慢,症状非特异且隐袭,如全身不适、疲倦、低热及体重减轻等。查体时心脏听诊是必不可少的,大多数左心心内膜炎患者听诊时可闻及心脏杂音,而右心心内膜炎的心脏杂音并不常见,其他特异性体征包括:詹韦氏斑,手掌和足底的非触痛性红斑;Osler结节,指(趾)端、大鱼际和小鱼际隆起处柔软的紫红色皮下结节。

卒中是感染性心内膜炎常见并发症,MRI检查发现80%的感染性心内膜炎患者颅内存在脑血管病灶,特别是微出血灶,但绝大多数患者没有神经系统表现,仅10%~35%的患者会出现急性脑栓塞的症状,缺血性卒中占所有神经系统并发症的40%~50%,其余还有脑膜反应(2%~20%)、脑脓肿(12%)、真菌性动脉瘤(9%)和颅内出血(5%)。对于合并卒中的患者抗感染是必须的,但是否使用抗凝药物存在争议。抗凝药物并不是治疗感染性心内膜炎必须的,但有时患者会有机械瓣膜、心房颤动或高凝状态等合并症,因此要个体化选择。如患者发病前已经抗凝,那就继续抗凝,据说可以减少赘生物体积及降低脑血管病并发症风险。如若机械瓣膜患者发生脑出血,应停止原先抗凝药,改用低剂量低分子肝素抗凝。抗血小板药物似乎理论上可以阻止赘生物生成,但证明其有效的证据并不充分。不建议对患者进行静脉溶栓,其风险可能大于获益,这些患者更可能会出现梗死灶的出血性转化、动脉瘤破裂以及动脉炎相关血管的破裂。

下午,患者家属诉苦:“1个小时前抽了满满一大管的血,说要去做培养,现在又要抽了,而且还说1个小时之后还要抽!血都要被抽光啦!人本来就体质虚,哪里经得起这么抽的……”。我说:“缚虎不得不急”!亚急性心内膜炎需要抽血做培养,但有时一次抽血不见得有阳性结果,需要多次查验。

小王毅医生如是说

以前在感染科实习的时候,对于未经治疗的亚急性心内膜炎患者,第1天间隔1小时采血1次,共3次,每次抽静脉血10~20 mL做厌氧菌和需要菌的培养,那基本是一根试管全部灌满,我觉得他抽的量还不够呢。如次日未见细菌生长,需要重复采血3次后再开始抗生素治疗。2周内用过抗生素或者采血、培养技术不当,常降低血培养的阳性率,因此对于已用过抗生素者,应停药2~7天后采血。如果病情紧急,患者应在入院后3小时内,每隔1小时1次共取3个血标本后立即开始治疗。在近期未接受过抗生素治疗的患者血培养阳性率可高达95%以上,其中90%以上患者的阳性结果为入院后第1天采取的标本。此病为慢性感染,不需要在体温升高时抽血。

所以晚查房时,就与患者说清楚了,如果第1次血培养没有结果的话不排除第2天还要继续抽血,家属无奈地表示理解。不过好在第2天检验结果发现革兰阳性球菌,具体菌种还在鉴定中。我们给予患者青霉素480万U,每天4次和庆大霉素12万U,每天2次,同时给予低分子肝素抗凝,地高辛和倍他乐克控制心率。过了2天血培养报告提示是变异链球菌,且对所有抗生素敏感。

变异链球菌

早在1924年Clarke已报道过变异链球菌是龋齿的病原菌。这种菌在普通培养基中呈球形,而在葡萄糖培养基中菌体变长,所以叫作变异链球菌。变异链球菌是龋齿最主要的病原菌。Tonomura等发现,约有8%的日本人携带一种含胶原蛋白的特殊变异链球菌。但在脑出血患者中,约有30%携带这种变异链球菌。由此推算,携带这种变异链球菌的患者其脑出血发病风险比其他人高出约3倍。动物实验中,研究人员用一种特殊设备破坏实验鼠的脑血管使其出血,并从人类脑出血患者唾液中采集这种变异链球菌投放到这些实验鼠的血管中。结果发现,投放变异链球菌的实验鼠的脑血管出血量比对照组实验鼠多5~6倍,这种变异链球菌的胶原蛋白会富集到血管破损处,妨碍血管修复,从而导致出血增加。研究表明,健康人携带此类变异链球菌并无太大问题，但对于高血压患者、吸烟者等血管较脆弱的人群，容易引发脑出血。

那这位患者的口腔卫生情况如何呢？直接看照片吧(图 36-4)。

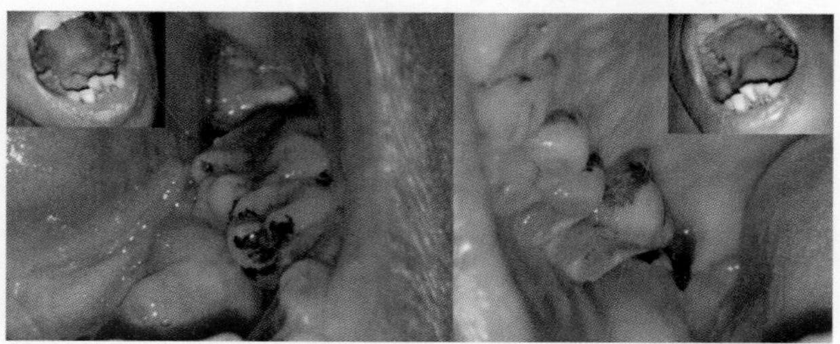

图 36-4　口腔龋齿

经过 6 周的抗生素治疗后，患者转去胸外科进行换瓣手术了，手术顺利，患者家属后来发过一条消息向我们表示由衷的感谢。

后记

这个病例在诊断方面我基本没费什么脑子，因为小王在 1 天之内完成了所有的关键性诊断步骤，让我着实体验了一把当“太上皇”的感觉，唯独抽血的部分我向患者作了解释。医学上有很多看似残忍和多余的操作，但是其实其背后是有理论依据的，“缚虎不得不急”，我们残忍对待的并不是患者，而是导致疾病的元凶。手段不够狠毒有时会让凶手逃脱，反而会对患者造成伤害，是为霹雳手段菩萨心肠。

参考文献

[1] Jiad E, Gill SK, Krutikov M, et al. When the heart rules the head: ischaemic stroke and intracerebral haemorrhage complicating infective endocarditis [J]. Pract Neurol, 2017, 17: 28-34.

[2] Tonomura S, Ihara M, Kawano T, et al. Intracerebral hemorrhage and deep microbleeds associated with cnm-positive Streptococcus mutans; a hospital cohort study[J]. Sci Rep, 2016, 6: 20074.

能自圆其说的故事并不是真相!

37. 人造自身免疫性脑炎

某日，急诊神经内科医生咨询，遗传性共济失调的患者会出现发热吗？我说不会吧，但鉴于较高的挑战性，我将这个患者收入院了。共济失调怎么和高热联系起来？我首先想到的是多系统萎缩（mutiple system atrophy，MSA），MSA-小脑型（MSA-cerebellar ataxia，MCA-C）可以出现共济失调症状，而MSA到晚期又可以出现体温调节功能障碍，天气炎热时会出现中枢性高热，因此两者联系起来了。这个故事编得很完美，但现实很骨感，首先现在是深秋，秋风吹得人瑟瑟发抖，不存在高温环境；再者这个女患者今年才35岁，发病已经有5个年头，王老师以前说过很多变性病它有年龄下限，MSA的年龄下限在45岁，因此不太可能是MSA。

查看患者：满头大汗，呼之不应，额头滚烫，体温高达39.5℃，鼻子里插着鼻饲管，全身梆硬，四肢肌张力呈齿轮样增高，双侧病理征均为阳性，头颅MRI可见明确的小脑萎缩（图37-1）。说到这里应该有人想到答案了，不过容我把故事继续说下去。

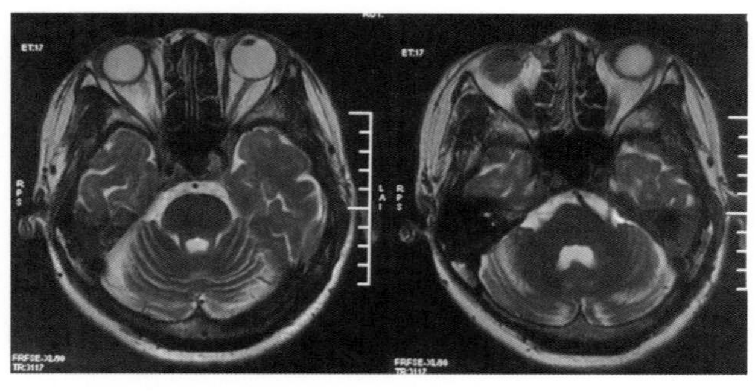

T2WI 小脑萎缩，未见十字征。

图 37-1　头颅 MRI

20多天前，患者开始出现胡言乱语、大吵大闹，说“有人要带她走”，不能吞咽，后来逐渐不认识家人。5天前，出现言语不能，反应迟钝，呼之不应，不能进食。13天前，被送往当地医院急诊，入院后患者查体不能合作，体温升高到38℃，白细胞略高（10.81×10^9/L），血检发现胰淀粉酶略有升高，为200 U/L（<110 U/L）。

12天前，患者体温飙升至39.5℃，因为白细胞和胰淀粉酶高，当地医院怀疑急性胰腺炎可能，给予胃肠道减压，禁食制酸治疗，同时给予左氧氟沙星和头孢哌酮舒巴坦抗感染，然而患者上腹部CT未见明显异常。按胰腺炎治疗几天后患者陷入昏迷状态，体温仍高达39℃，心率120次/min，血压高达180/120 mmHg。

胰淀粉酶升高

血液中胰淀粉酶不仅仅来自胰腺，还可来自唾液腺，此外输卵管、睾丸、肺、甲状腺、扁桃体、乳腺也可少量分泌胰淀粉酶，血液当中的胰淀粉酶经肾脏排泄。因此除了胰腺炎外、腮腺炎、肿瘤（不仅仅是胰腺癌，也可以是唾液腺癌，前列腺癌，肺癌或卵巢癌）、胆道感染、肾功能衰竭均能造成胰淀粉酶升高，其他少见原因还有酸中毒、手术后、红斑狼疮、肺炎、脑外伤、烧伤、腹主动脉瘤、外伤、休克、应激、某些药物如环丙沙星等，因此引起胰淀粉酶高的原因非常复杂。

神经内科登场

外科找神经内科会诊，鉴于患者发病初有精神症状且目前有高热，神经内科考虑脑炎可能，因此进行了腰穿检查，可是腰穿压力只有110 mmH_2O，细胞数10×10^6/L，蛋白0.48/L、氯化物139 mmol/L及糖3.9 mmol/L，均在正常范围内，细菌真菌、结核菌均为阴性，尽管病毒性脑炎证据不足，但还是给予了更昔洛韦抗病毒治疗。

用药2天，即10天前患者体温攀升至40℃，血压飙到200/120 mmHg，复查血象WBC7.78×10^9/L，血沉、肿瘤指标、降钙素原、T-SPOT均正常。

7天前，医院组织全院大讨论，患者腰穿脑脊液正常，意识障碍，锥体外系症状和交感神经兴奋症状明显，大家不约而同地想到自身免疫性脑炎。患者进行了自身免疫抗体的检测，第1批结果出炉，发现血TPO抗体>500 U/L，于是用甲强龙120 mg/d，当天患者体温下降至38℃并维持了2天，患者体温又飙到了39.2℃，激素压不下来，那就使用免疫球蛋白，环磷酰胺可伺机而上，当时是这么决策的，但家属没有同意。

3天前，患者转送我院急诊，发热和高血压依旧，此时患者血常规、血沉、降钙素原，CRP等均正常，但肌酶升高269 U/L(40~200U/L)。内科停用激素按照感染治疗2天无明显好转，认为感染依据不足，因此请神经内科共同诊治，这就是我们开篇说到的场景。

以上病史其实有可疑之处：①尽管患者体温高达30℃~40℃，但血沉、CRP和降钙素一直不高，我在以前的公众号文章中谈到过这种现象("烘山芋，滚滚烫")，后来那个患者是间脑癫痫。②此患者在4年前住过院，查阅当时病史发现当时测TPO抗体就是>1300 U/L，4年了，因此不能赖上桥本甲状腺炎。

此病例的突破口在哪里？查体发现患者四肢齿轮样增高，这提示患者有帕金森样表现，因此询问了家属相关情况。患者家属表示，患者不仅有小脑萎缩，而且确实患有帕金森病，多年以来一直服用美多芭、息宁、泰舒达、金刚烷胺、维生素B6等药物，这次出现精神症状后进食特别差，药也无法按时服，到医院发现胰淀粉酶高后更是被勒令禁食，再后来体温就越来越高。

帕金森病撤药恶性综合征

此病最早由Toru等1981年首次报道，临床表现与精神病药物所致的恶性综合征相似，主要表现为发热、意识障碍、肌强直、自主神经功能紊乱及血清肌酸激酶(creatine kinase，CK)增高，重症患者可出现致死性的横纹肌溶解、弥散性血管内凝血(disseminated intravascular coagulation，DIC)及肾功能衰竭。抗帕金森药物的突然中断或减量是此病的主要诱因，药物包括左旋多巴、美多芭、普拉克索、苯海索及金刚烷胺等。一旦发现本病应立即开始治疗，原则上应尽早给予发病前剂量的治疗药物，同时给予静脉补液及物理降温。小样本研究发现甲强龙冲击治疗可缩短病程，加速症状缓解(歪打正着)。大多数患者经过治疗后预后良好。

此起彼伏的叫声

帕金森患者的药物不可突然撤退，非专科医生有时不知道其危害性。入院当天我们将帕金森药物悉数加上，并予以静脉补液，物理降温，第2天进入病房就听到她的房间里传来凄厉的叫声，家属说这是个好现象，因为患者在过去的十几天里一直全身僵硬，想叫都叫不出来，今天总算是喊出来了，并且清晨体温也降到了38℃以下，这也是十几天来第1次，我们查体也发现患者的肌张力也较昨天下降，四肢能够自主活动了。

随着时间的推移，患者的体温逐渐恢复到37℃左右，但时常有精神症状和头部异动症，一般出现在服泰舒达之后，询问患者家属得知患者此前就是如此，他们已经见怪不怪了，患者服用泰舒达后就会有视幻觉。

帕金森药物诱导的精神症状

几乎所有帕金森病药物都能诱发精神症状，视幻觉是最为常见的类型，见于30%接受治疗的帕金森病患者，视幻觉通常是完整和友善的，通常在夜间反复刻板地出现，但也有28%的视幻觉为恐怖或具有威胁性的。听幻觉很少单独出现，但26%~40%存在视幻觉的患者中可以合并有听幻觉。其他的有睡眠障碍、错觉和妄想等症状。对于药物诱导的精神症状，首先应考虑调整药物剂量，在众多药物中最先考虑减量或撤药的是辅助用药，最后才是多巴制剂。其次可考虑使用抗精神病药物，最主要的药物是氯氮平，平均用量为24.7 mg/d，用药期间应每周检查血常规，以防粒细胞缺乏症。

所以患者最初的精神症状是帕金森药物的不良反应。而此时搅局的来了，患者在外院检查的血自身免疫脑炎抗体Caspr2抗体1:10阳性(表37-1)。

表 37-1　自身免疫脑炎抗体

检测项目	检测方法	结　　果	单位	提示	参考值
免疫性脑炎检测					
抗谷氨酸受体(NMDA 型)抗体 IgG	IIFT	阴性(-)			阴性
抗谷氨酸受体(AMPA1 型)抗体 IgG	IIFT	阴性(-)			阴性
抗谷氨酸受体(AMPA2 型)抗体 IgG	IIFT	阴性(-)			阴性
抗富亮氨酸胶质瘤失活蛋白 1(LGI 1)抗体 IgG	IIFT	阴性(-)			阴性
抗接触蛋白关联蛋白 2(CASP R2)抗体 IgG	IIFT	+1：10			阴性
抗 GABA B 受体抗体 IgG	IIFT	阴性(-)			阴性

究竟是自身免疫性脑炎还是帕金森药物诱导的精神症状？临床医生是看病的，不是看化验单的，这个抗体且靠边站吧。我们给患者服用了氯氮平，1 周之后患者大喊大叫现象逐渐消失，并且能和我们挥手致意了(二维码 37-1)，而旁边的 NMDAR 脑炎也逐渐好转，病房终于又恢复了平静。

二维码37-1

患者向我们挥手致意，你说是不是"自免脑"？

后记

这个患者多年之前曾经在我院诊治过，但当时受到了技术条件的限制，没有进行基因检测，当时患者出院时留了一个尾巴，考虑遗传性疾病可能大，就症状而言该患者表现是小脑萎缩+帕金森病的组合+锥体束受累，家族史方面父母双方均体健，有识之士可以就此进行探讨。但我想说的是患者最近 1 个月的病史，因为对恶性综合征和帕金森药物诱导的精神症状认识不足，阴差阳错地人为地制造了一个"自身免疫性脑炎"，这才是应当引起我们警觉的。

参考文献

[1] Molho ES, Factor SA. Parkinson's Disease: The treatment of drug-induced hallucinations and psychosis[J]. Curr Neurol Neurosci Rep, 2001, 1: 320-328.

一个症候的"罗生门"。

38. 一剑封喉(上)

请看二维码 38－1 中的视频。

二维码38－1

声嘶

这有什么稀奇，不就是声带麻痹造成的声音嘶哑么？定位在迷走神经的分支喉返神经，诊断需要考虑……(以下省去一千字)。确实，五官科喉镜提示左侧声带麻痹，神经内科常见的疾病有重症肌无力和运动神经元病。且慢，请再看二维码 38-2 中的视频。

二维码38－2

发作性喘鸣

除了声音嘶哑外，患者还有发作性呼吸困难，但每次短时间能缓解。视频中见到的这次发作大约持续了 5 分钟，此情况已经 4 个月了。运动神经元病和重症肌无力能这样反反复复地发作吗？这究竟会是什么病？

今天我讲述的故事像天方夜谭，但仔细想想倒也合情合理。

老先生今年 72 岁，因声音嘶哑伴 8 个月，发作性呼吸困难 4 个月来我院就诊。8 个月前患者受凉后出现咽部不适，有异物感，说话音调低，稍有呛咳，晨起时症状轻，晚间症状重。近 4 个月来出现发作性呼吸憋闷感，持续时间数分钟，起初每月发作数次，现在几乎每天都有，下午和晚上居多，需要右侧卧位，同时家属拍背才能缓解，喘鸣最严重的一次全身紫绀，曾行气管切开，喉部的切痕十分醒目。外院喉镜检查发现左侧声带麻痹(图 38-1)。

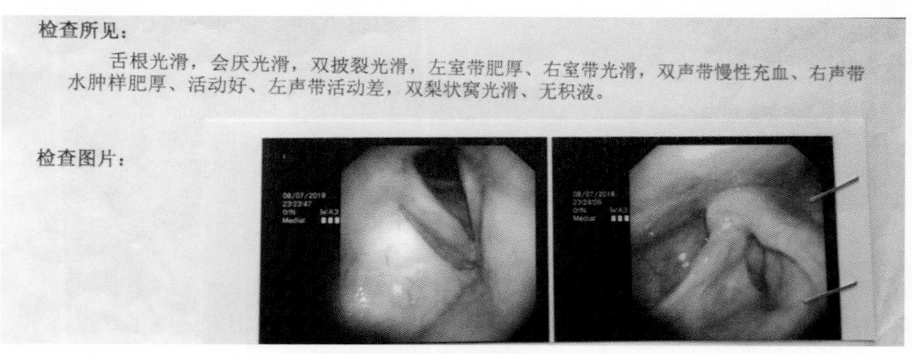

检查所见：

舌根光滑，会厌光滑，双披裂光滑，左室带肥厚、右室带光滑，双声带慢性充血、右声带水肿样肥厚、活动好、左声带活动差，双梨状窝光滑、无积液。

检查图片：

图 38-1　喉镜左侧声带活动度差

五官科发出通缉令

尽管是五官科首先发现声带麻痹，但咽喉本身的疾病很少引起声带麻痹，于是患者带着喉镜报告四处求医，去探寻声带麻痹的原因。

呼吸科的考量

因为是发作性呼吸困难，最先被怀疑到的是哮喘，呼吸科做了肺功能检查仅提示轻度限制性通气，支气管舒张试验阴性。尽管证据不足，呼吸科仍然试用了沙丁胺醇及激素喷雾，患者感觉不喷还好，一喷喉咙更难受，反而像是马上就要发作。后来患者去上海中山医院就诊，再次行肺功能和支气管激发试验，结果依然阴性，中山医院权威专家排除了哮喘的可能。其实这个视频也能看得出，患者是吸气性呼吸困难，而哮喘是呼气性呼吸困难。

胸外科的考量

患者那次气管插管就是在胸外科完成的，在气管切开后，胸外科医生进行了气管镜检查，排除了大气道内占位的可能。又因为左侧喉返神经绕行于主动脉弓，肺尖部的病变可以导致左侧声带麻痹，病因主要是肺癌和肺结核，尚有左侧心房增大或大血管压迫导致左侧声带麻痹的报道，也称 Ortner 综合征(图 38-2)。但是患者胸部 CT 和心脏超声均无阳性发现，因此胸外科医生表示无奈。

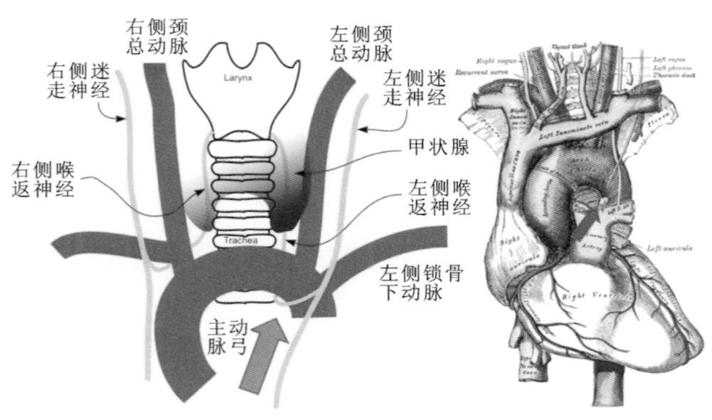

左侧喉返神经绕行于主动脉弓，肺尖部的病变可以导致左侧声带麻痹。

图 38-2　肺尖病变导致声带麻痹的解剖模式图

外科的考量

喉返神经自右锁骨上动脉或主动脉弓绕行上来后，行于同侧气管食管间沟内，然后至咽下缩肌下缘水平延续为喉下神经。喉返神经属于混合性神经，控制着除环甲肌以外所有的喉肌肉，其感觉纤维分布至声门裂以下的喉黏膜。喉返神经前方是甲状腺和甲状旁腺，在颈部，甲状腺和甲状旁腺疾病或者手术是造成声带麻痹主要原因，其他少见的有肿大的淋巴结压迫，通常是转移性肿瘤所致(图 38-3)。然而这个患者并没有颈部手术史，外科医生给患者做了颈部 B 超和喉部增强 CT，无阳性发现，外科医生表示他们也没辙。

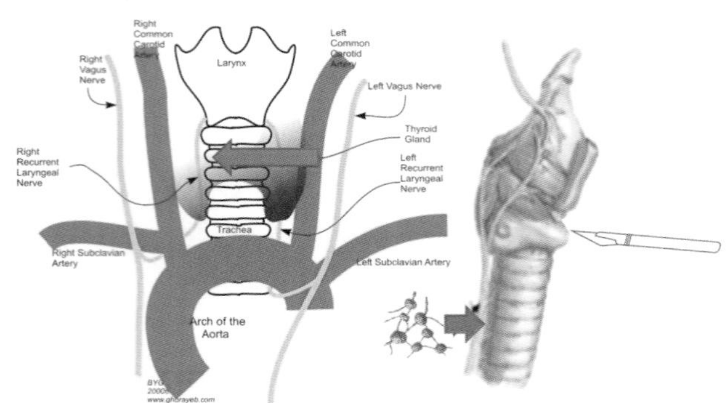

喉返神经前方是甲状腺和甲状旁腺，手术和颈部淋巴结压迫是造成声带麻痹主要原因。

图 38-3　颈部手术及淋巴结压迫导致声带麻痹解剖模式图

消化科的考量

气管的后面是食管(图 38-4)，近年来胃食道反流症发病率越来越高，其典型的表现为胃灼热、反酸、吞咽疼痛和吞咽困难，有的患者可因反流物刺激咽部黏膜引起咽喉炎，出现声嘶、咽部不适或异物感。吸入呼吸道可发生咳嗽、哮喘，这种哮喘无季节性，常在夜间发生阵发性咳嗽和气喘，这倒是和患者的表现十分相似。消化科医生给患者做了

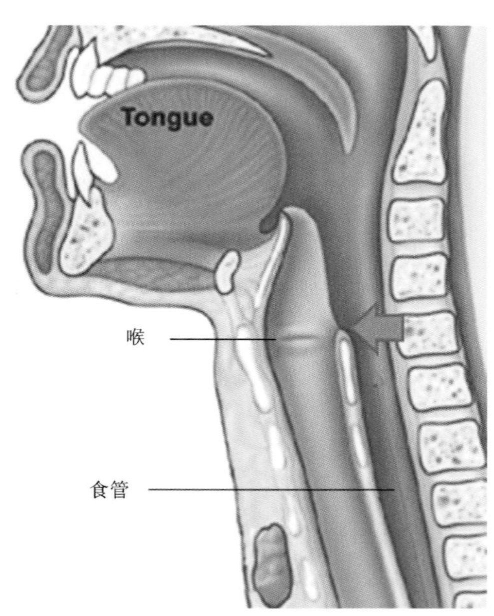

气管后边是食管，反流物刺激咽部黏膜引起咽喉炎，出现声嘶，咽部不适或异物感。

图 38-4　食管返流导致声带麻痹解剖模式图

胃镜，结果提示浅表性胃炎，患者服用奥美拉唑后症状无缓解。

神经科初探

以上科室都扑空了，五官科建议再看神经内科。于是患者在3个月前花费巨资找了一个神经科专家看病，当时的查体记录如下：声音嘶哑，舌肌无萎缩，但有可疑纤颤，双侧掌颌反射阳性。处理：肌电图+颅底MRI。迷走神经核团位于延髓，迷走神经从延髓两侧发出(图38-5)，颅底肿瘤、颅颈交界畸形及血管性疾病偶可导致声带麻痹，但患者颅底MRI并无异常。由于患者有舌肌纤颤及掌颌反射阳性，不由让人担心进行性延髓肌麻痹，它是运动神经元病的一种类型，表现为进行性吞咽困难、构音不清及面肌和咀嚼肌的无力。不过，患者的肌电图检查无异常，又扑了个空。

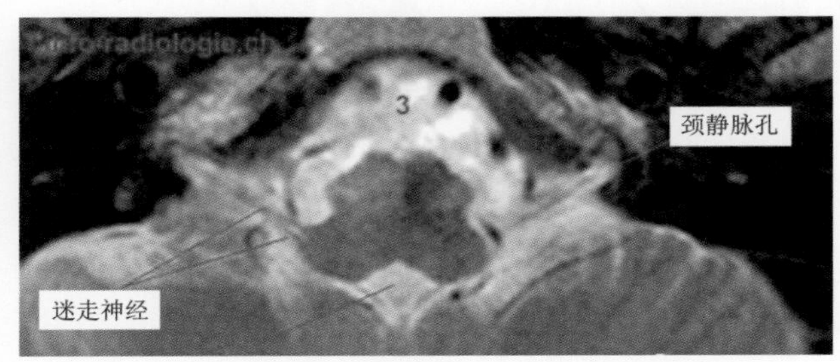

迷走神经核团位于延髓，迷走神经从延髓两侧发出。

图38-5　迷走神经核及神经分布

患者转了一大圈又回到了五官科，五官科茫然不知所措。后来几个月患者游走在各科室间，反复做了4次喉镜，结论依旧是左侧声带麻痹。最后五官科说，还是看神经科吧，估计是神经控制出了问题。

患者来到我诊室的时候一般情况尚可，无呼吸困难，仅表现为声音嘶哑，伸舌可见纤颤，但无舌肌萎缩，咽反射存在，软腭抬举正常，双侧掌颌反射阳性，四肢力量正常，反射并不活跃，没有见到肉跳。患者的家里人说患者的呼吸困难一般在傍晚到夜间出现，大声讲话、情绪紧张或者饮食刺激喉咙可以诱发出来。哦？难道是晨轻暮重？(不过入院后我们做了新斯的明试验和重复电刺激检测，结果均为阴性，重症肌无力也被排除)。既往史：患者5年前被诊断为呼吸睡眠暂停综合征，夜间出现呼吸困难，曾用过BiPAP呼吸机，患者戴上面罩以后反而觉得容易发作，所以后来呼吸机也就被弃用了。患者白天尚可，只是偶尔会出现呛咳。

入院后，我们目睹了一次比较严重的发作。患者家属在给患者拍背的时候提及以前发作厉害时，给予阿普唑仑片口服后能症状缓解，他们曾一度怀疑患者有心理问题。为了验证此事，我们真的给患者打了一针地西泮，那时我手里捧着一个心肺复苏皮球，生怕出事，但患者确实缓解了(二维码38-3)。

二维码38-3

患者肌肉注射安定前后对比，此时我手里抱着个皮球。

究竟是声带麻痹还是声带痉挛?

患者平时声音嘶哑时可见左侧声带麻痹、声门无法关闭；但发作性吸气困难时声门处于怎样的状态，恐怕此时没有人敢给他做喉镜。我们大胆推测，此时双侧声带应处于内收状态，声门应该是关闭的，只有这样才会导致吸气性呼吸困难。那为什么双侧声带会内收呢？

原因一：双侧环杓后肌麻痹，如图38-6所示，环杓后肌收缩时声门开启，而肌肉麻痹时声门关闭。

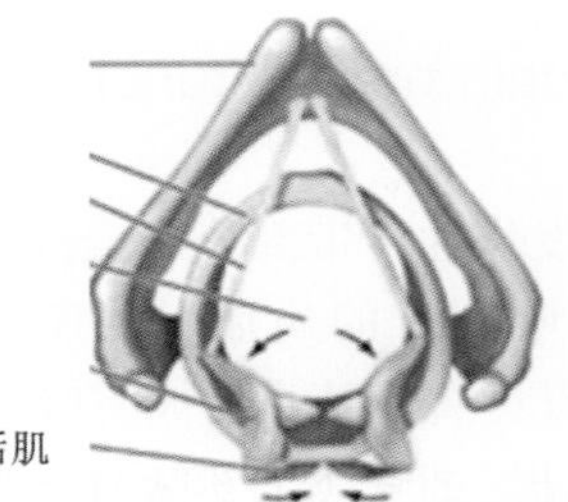

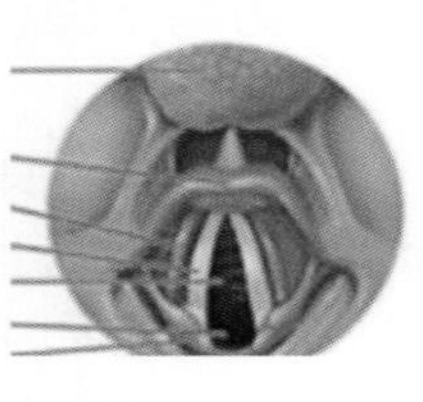

图38-6　双侧环杓后肌麻痹模式图

原因二：双侧环杓侧肌痉挛，环杓侧肌收缩时声门关闭，当双侧环杓侧肌痉挛时，环杓后肌与之无法抗衡则出现声门关闭(图38-7)。

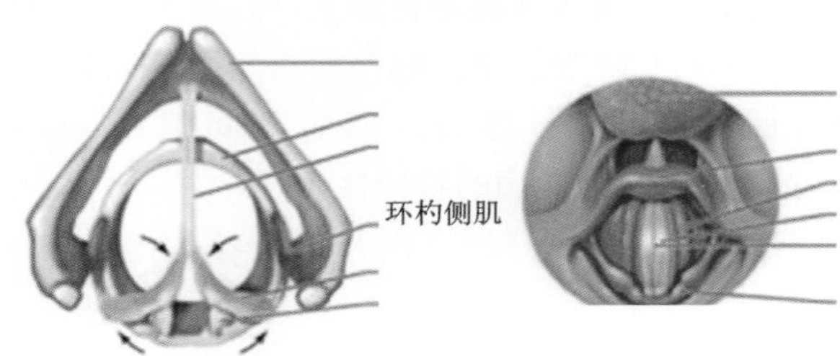

图38-7　双侧环杓侧肌痉挛模式图

麻痹还是痉挛？地西泮一打症状就好转，其实从病史中可以看出不少疑点。首先，如此反复、刻板且短暂的发作极像癫痫、面肌痉挛和三叉神经痛等神经异常放电的疾病；其次，此患者发作时最强烈的感觉是喉头肌肉发紧，情绪紧张和喉头刺激可以诱发；再次，查体也可以发现端倪，患者双侧掌颌反射阳性，这提示假性球麻痹。追问病史患者吃固体比较容易，而喝水容易呛，这也是假性球麻痹的特点；最后，苯二氮䓬类药物能减轻症状，这是很有意思的现象。因为苯二氮䓬有肌松作用，无论是对于重症肌无力还是进行性延髓麻痹，通常只会雪上加霜。因此我认为这是声带痉挛。以前我只见过狂犬病患者出现声带痉挛，这基本就是一击毙命，患者最后是活生生被自己关闭的声门憋死的，而这个患者显然不是狂犬病。

我们又给患者做了一个喉镜，这次检查发现了新的情况：患者双侧声带活动度差，可以内收，但很难外展，而且在声门后 1/3 段可见一菱形开口（图 38-8），查阅文献得知这个开口称为声门后部间隙（posterior glottic chink），为声带功能不良的特异性表现。

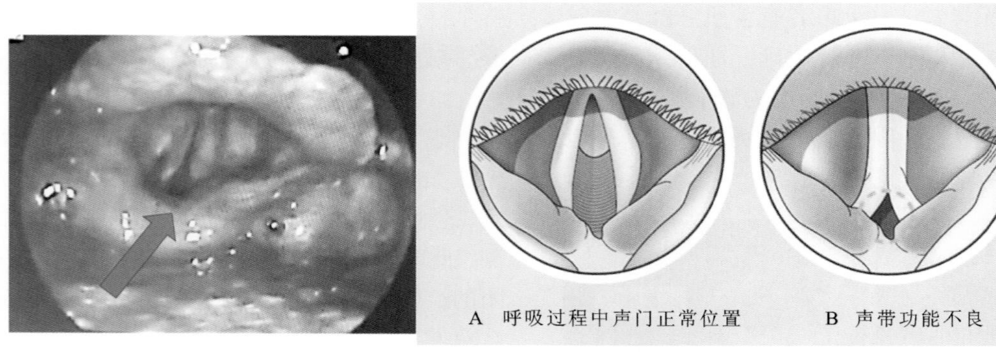

患者声门后 1/3 段可见一菱形开口，为声门后部间隙。

图 38-8 患者喉镜照片及声门后部间隙模式图

声带功能不良（Vocal cord dysfunction）

声带功能不良指发作性声带部分或全部关闭导致患者出现吸气性呼吸困难的病症。此症诱因很多，最常见的原因为胃食管反流，其他有吸入过敏源、滴鼻液、运动、焦虑、抑郁及神经系统疾病，神经系统疾病包括颅颈交界畸形、导水管硬化、皮层或上运动神经元损害、运动神经元病、帕金森综合征及其他运动障碍疾病。抗组胺药会造成黏膜干燥，反而容易诱发发作。此病女性更多见，在青少年中此病与竞争激烈或家长要求过高有关。声带功能不良容易与哮喘混淆。喉镜检查可见声带后 1/3 段可见菱形开口，称为声门后部间隙（posterior glottic chink），为此病的特异性表现。

后记

故事讲到一半，声带痉挛背后还有什么原因？后续我们是怎么治疗的？效果究竟如何？请听下回分解。如果你对这个病例有独到的见解，欢迎给我留言。

参考文献

[1] Truong A, Truong DT. Vocal cord dysfunction: an updated review[J]. Otolaryngol, 2011, S1: 002.

黑箱理论是临床医生实践中的常态。有的病不知道是啥，但预后很好；有的病知道是啥，却束手无策。

39. 一剑封喉(下)

这个病例没有找到最终的答案。

上回说到一个 72 岁的老爷子，近 4 个月出现原因不明的反复发作性的喘鸣，被折腾得提心吊胆，各科医生都爱莫能助，最后神经科充当了背锅侠。我们初步考虑声带功能不良(vocal cord dysfunction)，这个不是神经科常见的疾病，于是我们提请了全科讨论，讨论之前我们查阅了一些文献，提出了几个可能的诊断。

①运动神经元病。

运动神经元病中有一种臭名昭著的亚型，叫作“进行性延髓麻痹”，表现为进行性吞咽困难、构音不清及面肌和咀嚼肌无力。此亚型进展迅速，很快波及全身，预后很差，而这个患者球部表现十分突出，很容易让人想到此症。但患者的病史已有 8 个月，如果算上偶尔呛咳，病史可达 5 年，而且没有肢体及其他部位累及，难道还会是运动神经元病吗？有可能。近年来部分临床研究发现，有少数球部起病的患者肢体功能可保留较长时间，这种少见亚型叫孤立性球部表型肌萎缩侧索硬化(isolated bulbar phenotype of amyotrophic lateral sclerosis, IBALS)，IBALS 和 ALS 于 2011 年由 Burrell 等提出，此型仅占所有 ALS 中的 3%~4%，国内迄今未见相关报道。IBALS 平均发病年龄 61 岁，女性多见，男女比为 1∶3，预后较经典的 ALS 好，局限性球部症状可持续 6 个月以上，75%的患者在发病 54 个月时仍然存活。

ALS 造成急性呼吸衰竭的原因除了呼吸肌无力外，还有声带功能不良(vocal cord dysfunction)。但神经内科医生很少关注此症，倒是五官科对此更为关注。一项由五官科医生发起的研究发现，441 例 ALS 患者中有 3.9%的患者首发症状为声音嘶哑；另一项包含 100 例延髓起病型的 ALS 患者的研究中有 30%出现双侧声带外展麻痹，即声带功能不良。我们最开始确实怀疑过 ALS，但因为 2 次肌电图均为阴性而作罢。那肌电图阴性真能排除 ALS 吗？Maaike 等报道了 4 例延髓起病的 ALS 病例，其中有 2 例最初肌的电图无阳性发现，而随着病程的进展患者才逐渐出现特征性表现。

②癫痫。

患者呼吸困难表现刻板、重复而短暂，“咽痉挛性癫痫”，我鉴别诊断时胡诌了一把，住院医生真的去查文献，居然真的有。这是一种表现为发作性喉头痉挛的癫痫发作形式，患者多数为儿童，通常在睡下后 1~2 小时出现，表现为咳嗽后吸气性困难和喘鸣，可出现紫绀，常伴有意识障碍，每次 1~5 分钟缓解，醒来后对发作没有记忆。有些患者可有激烈头痛和恶心，脑电图可以见到痫样放电，一般服用卡马西平有效。尽管不像的地方很多，我们还是给患者进行了长程脑电图检查，结果未发现异常放电，因此诊断不成立。

③发作性半侧咽喉痉挛综合征(Hemilaryngopharyngeal spasm, HELPS)。

颅底血管与三叉神经关系密切可导致三叉神经痛，与面神经关系密切可能导致面肌痉挛，那如果和迷走神经关系密切呢？查阅文献还真的找到这样的报道，而且临床症状十分相似(表 39-1)。这是一种小脑后下动脉压迫迷走神经导致的发作性声带关闭的病症，称为发作性半侧咽喉痉挛综合征(HELPS)。

我们仔细查看患者的颅底血管情况，还真的发现患者左侧小脑后下动脉特别粗，而且和左侧迷走神经关系比较密切，患者起初不是左侧声带麻痹么？似乎能对应上(图 39-1)。

表 39-1 HELPS 的病例总结

序号	年龄/性别	病史	体检	手术治疗
1	65 岁/男	5 年发作性进行性加重的喉部痉挛咳嗽。 起病隐匿，发作频率，持续时间和严重程度逐渐增加。夜间发作，每次 15 分钟，有时可一连串地发作。患者有喘鸣和窒息感，可由惊恐和焦虑诱发，通常自然缓解，起初被认为是心因性发作，直到有几次出现意识丧失。再后来出现发作性咳嗽	按照哮喘和食管反流治疗无效，发作时给予气管切开能缓解，喉肌注射肉毒素能改善 80%的严重程度，MRI 提示 PICA 影响到左侧迷走神经根	行解压术，术中刺激迷走神经下 3 根可诱发喉肌痉挛，术后患者出现 2 周左侧声带活动度减弱，2 个月吞咽困难，后来症状减轻
2	43 岁/女	5 年发作性进行性加重的呛咳，咳嗽和声带改变。 自发起病，起初感到喉头发紧，可由轻微咳嗽诱发，后来出现夜间发作。自幼有哮喘，但这种发作用哮喘药物无效，质子泵抑制药无效，有焦虑，但可能与疾病诊断不明有关。疾病逐渐加重，出现发作性喘鸣和意识丧失，可由长时间说话或大声说话诱发	苯二氮䓬，氟西汀，沙丁胺醇等无效，MRI 发现 PICA 的袢靠近右侧迷走神经，肉毒素有效	行解压术，术后症状缓解
3	48 岁/女	咳嗽 10 年，呛咳 2 年。 10 年前出现发作性咳嗽，咳嗽可由大声说话、长时间说话或心率加快诱发，近来出现发作性喉头痉挛，逐步加重，可由咳嗽诱发，常夜间发作，可诱发喘鸣，并有一次意识丧失	抗组胺药，支气管扩张药，激素及 PPI 无效，气管镜和食管镜正常，肉毒素有效，MRI 发现 PICA 袢靠近左侧迷走神经	行解压手术，术后神经嘶哑，1 周后恢复，症状缓解
4	50 岁/女	4 年的发作性喉头痉挛，伴呛咳和舌头肿胀感。 14 年前出现发作性舌头肿胀感，可由异味诱发，当时被诊断为橡胶过敏，但抗组胺药无效。4 年前开始出现呛咳，可由长时间说话或大声说话诱发，每次持续数分钟然后自然缓解。患者多次急诊就诊，治疗药物包括抗组胺药，去甲肾上肾素，气管扩张药等，均无效	有几次使用劳拉西泮，该药可以减轻发作严重程度。患者曾 2 次气管插管，后予肉毒素治疗，发作严重程度减轻，MRI 发现 PICA 和右侧舌咽神经及迷走神经关系紧密	解压手术有效

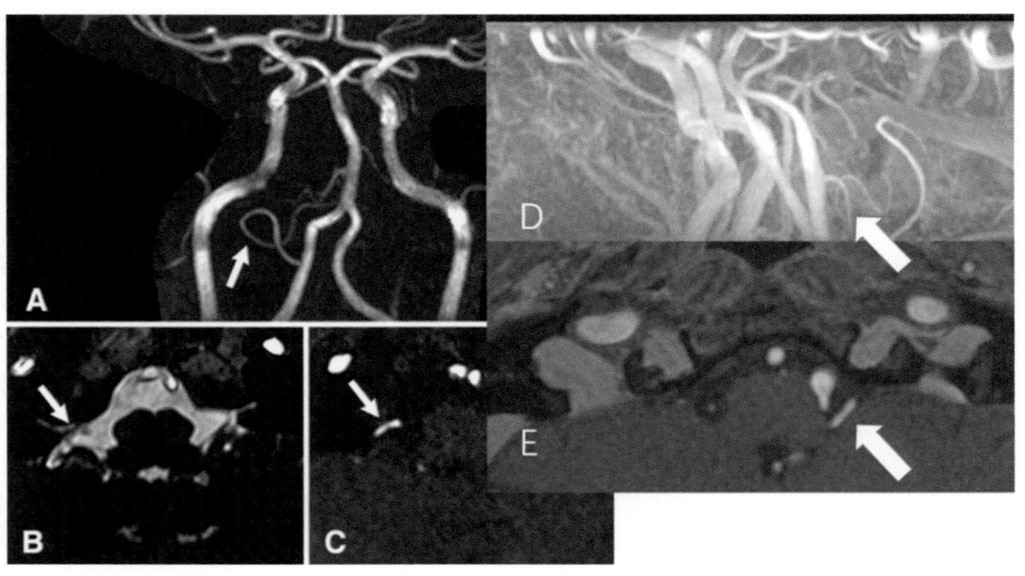

A、B、C 为文献中提到的病例的影像，提示右侧小脑后下动脉增粗扭曲；D、E 为我们收治的案例的影像，结果似乎比较相似。

图 39-1 小脑后下动脉影像

但不像的地方更多，半侧咽喉痉挛总该有半侧的样子，复查喉镜发现患者两侧的声带都有问题，用一侧小脑后下动脉压迫解释顾此必然失彼，这是致命伤，而且压迫外周神经应该导致下运动神经元瘫痪，而这个患者表现为假性球麻痹，因此很难解释得通。

那天我在台上呱啦呱啦汇报病史，努力想让下面的听众默认"声带功能不良症"这一诊断，这时吴DY提出小心多系统萎缩(multiple system atrophy，MSA)。吴DY是睡眠相关疾病的专家，为了这个患者她特地前来参加讨论。"声带功能不良症"的诱因之一是帕金森综合征及其他运动障碍疾病。

MSA和发作性喘鸣

不少MSA患者可出现夜间喘鸣，甚至喘鸣可以是某些病例的首发症状。Giannini等的研究发现，136例MSA患者中42例有喘鸣，而22例患者早期就出现喘鸣，甚至有7例患者始发症状就是喘鸣。Yamaguchi等的研究发现，104例MSA患者中有36例出现喘鸣，出现喘鸣的患者中更多地出现吞咽困难和声音嘶哑。Glass等报道了6例以呼吸困难为首发症状的MSA患者，3例被诊断为急性呼吸窘迫症，另3例被诊断为阻塞性睡眠呼吸暂停综合征。退行性疾病里也有其他病种会有发作性喘鸣，如多脊髓小脑共济失调3型、帕金森病、进行性核上性眼肌麻痹等，但都没有MSA来得常见。

瓜田李下之嫌

根据这个提示，我们回到病房查看患者。体位性低血压(直立性低血压)，确认没有；排尿困难，有，而且需要服用坦索罗率，不过患者说这是前列腺肥大引起的；便秘，有，需要服用乳果糖(杜密克)；快动眼期睡眠障碍，没有，但有严重失眠；反应迟钝，好像有，但也可能是声音嘶哑造成的假象；双眼上下视障碍，确认没有；肌张力增高，没有；行动迟缓，似乎不明显；共济失调，没有。MRI上没有什么指向性(图39-2)。

后续我们又给患者做了多导睡眠监测(Polysomnography，PSG)检查，未发现呼吸睡眠暂停综合征的相关表现，夜间睡眠呼吸顺畅。

PET-CT，DAT显像正常，FDG提示双侧顶叶代谢降低，结果未提示帕金森病或多系统萎缩(图39-3)。

诊断无法再继续推进，我们的诊断停留在声带功能不良症上。我个人的看法：我觉得吴DY的想法是对的，这应该是某种退行性疾病的早期，它究竟会往MSA，还是往运动神经元病发展还要进一步随访。

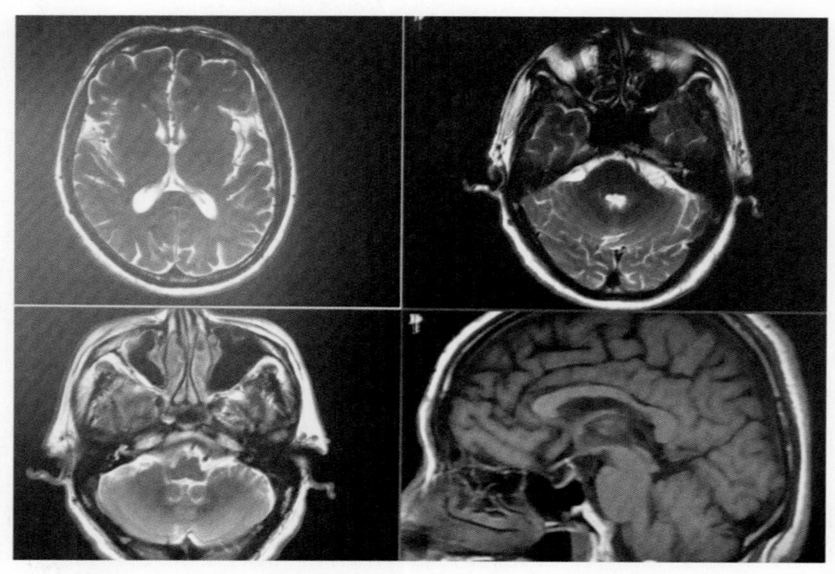

无小脑萎缩，基底节对称性异常信号，脑干十字征，小脑臂异常信号和蜂鸟征。

图39-2　头颅影像：正常

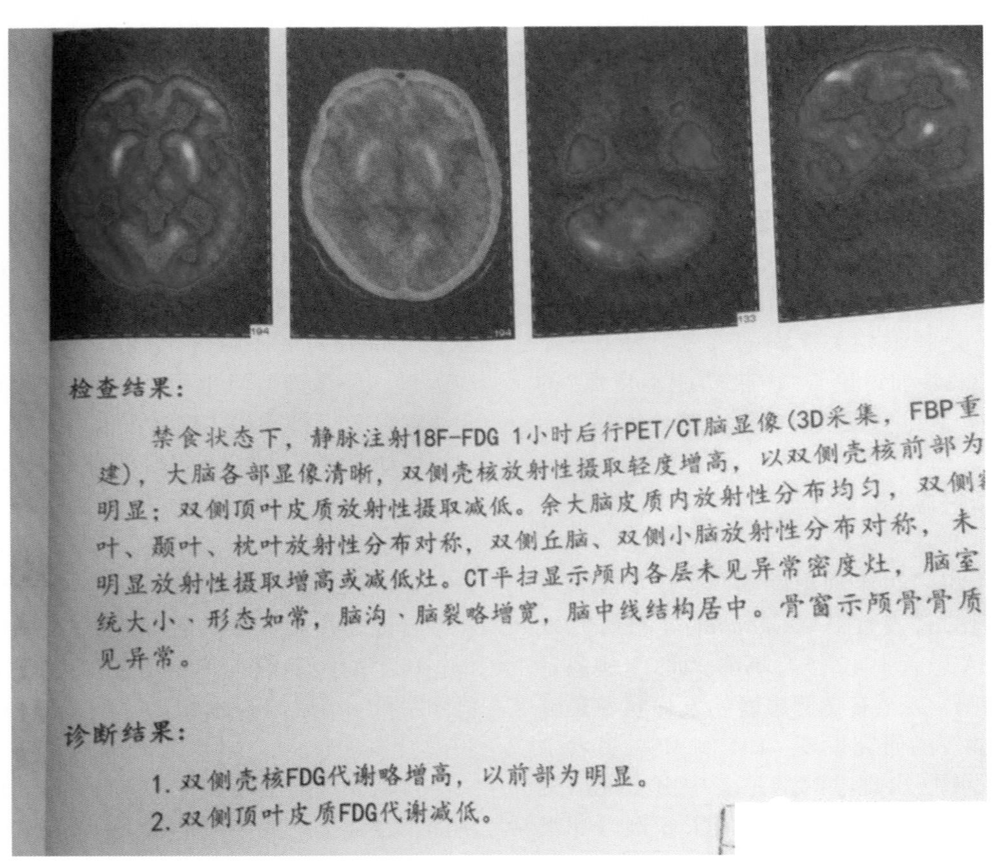
检查结果：

禁食状态下，静脉注射18F-FDG 1小时后行PET/CT脑显像(3D采集，FBP重建)，大脑各部显像清晰，双侧壳核放射性摄取轻度增高，以双侧壳核前部为明显；双侧顶叶皮质放射性摄取减低。余大脑皮质内放射性分布均匀，双侧叶、颞叶、枕叶放射性分布对称，双侧丘脑、双侧小脑放射性分布对称，未明显放射性摄取增高或减低灶。CT平扫显示颅内各层未见异常密度灶，脑室统大小、形态如常，脑沟、脑裂略增宽，脑中线结构居中。骨窗示颅骨骨质见异常。

诊断结果：

1. 双侧壳核FDG代谢略增高，以前部为明显。
2. 双侧顶叶皮质FDG代谢减低。

图 39-3 PET-CT

一剑封喉

说了这么多该务实了，患者的喉肌痉挛症状如何缓解呢？以往文献很少有报道，有的说要治疗原发病，然而我们不知道原发病是什么；有的说往声带上打肉毒素，可这种操作风险相当大；有的说用BiPAP 呼吸机，可是这个患者戴上面罩发得更凶；还有的说要行气管切开术，这个还是比较靠谱的，废掉声门直接从声门以下进出气，虽然是一劳永逸的办法，不过这样做毕竟是有创操作，不到万不得已不能做。那患者如此这般痛苦，如何解决呢？治疗方案：①巴氯芬和圣美弗（氟哌噻吨美利曲辛片）：入院伊始我们就给予患者巴氯芬 5 mg 口服，每日 3 次。由于此症心理因素也有影响，因此同时用了圣美弗，患者感觉发作的程度有所减轻，但不明显。②卡马西平：这是治面肌痉挛和三叉神经痛的药物，我们从小剂量开始逐渐递增，患者感觉略有好转，不过后来因为出现皮疹只能停药。③美多芭：我们一度怀疑帕金森综合征，于是给予美多芭，但才服用半片病情就加重了，这是患者入院后最严重的一次发作。④氯硝西泮：神农尝百草般的尝试都未见成效，最后我们使用了氯硝西泮 2 mg，顿服，服药后患者病情明显好转，连续 1 周无发作。但药物的不良出现了，患者感觉双脚无力要跌倒、大小便无力、咀嚼无力、声音嘶哑更严重，但比起喘鸣发作那种恐怖和焦虑，患者认为这些都无所谓了。

后记

此无名之病一剑封住了患者的喉，而我们用氯硝西泮一剑封住了疾病的喉，虽然诊断过程看似毫无章法，但其实有理可循，乱拳打死老师傅般的用药毕竟暂时缓解了患者的痛苦。我们希望对这个案例感兴趣的人士能给予进一步的诊治意见，比如到底能不能局部打肉毒素，毕竟氯硝西泮全身不良反应太大，而且什么时候失效真的不好说。

补充后记

我们对患者进行了2年的随访，患者在出院半年后出现典型的ALS的症状：肢体无力、肌肉萎缩、肉跳等，肌电图最终证实存在广泛前角损害。类似的病例极其罕见，以发作性喉痉挛的为首发的ALS尚未有过报道。

参考文献

[1] Jawdat, Omar, Katz, et al. Amyotrophic lateral sclerosis regional variants (brachial amyotrophic diplegia, leg amyotrophic diplegia, and isolated bulbar amyotrophic lateral sclerosis)[J]. Neurol Clin, 2015, 33(4): 775-785.

[2] Burrell JR, et al. Isolated bulbar phenotype of amyotrophic lateral sclerosis. Amyotroph Lateral Scler. 2011 Jul; 12(4): 283-289.

[3] Van derGraaff MM, Grolman W, Westermann E J, et al. Vocal cord dysfunction in amyotrophic lateral sclerosis: four cases and a review of the literature[J]. Arch Neurol, 2009, 66(11): 1329-1333.

[4] Cohen HA, shkenazi A, Barzilai A, et al. Nocturnal Acute Laryngospasm in Children: A Possible Epileptic Phenomenon[J]. J Child Neurol 2000, 15: 202-204.

[5] Honey, CR, Gooderham P, Morrison M, et al. Episodic hemilaryngopharyngeal spasm (HELPS) syndrome: case report of a surgically treatable novel neuropathy[J]. J Neurosurg, 2017, 126(5): 1653-1656.

[6] Honey, CR, Moeeison MD, Heran MK, et al. Hemi-laryngopharyngeal spasm as a novel cause of inducible laryngeal obstruction with a surgical cure: report of 3 cases[J]. J Neurosurg, 2018, 130(6): 1-5.

[7] Giannini G, Calandra-Buonaura G, Mastrolilli F, et al. Early stridor onset and stridor treatment predict survival in 136 patients with MSA[J]. Neurology, 2016, 87: 1375-1383.

[8] Yamaguchi M, Arai K, Asahina M, et al. Laryngealstridor inmultiple system atrophy[J]. Eur Neurol, 2003, 49: 154-159.

[9] Glass GA, Josephs KA, Ahlskog JE. Respiratory Insufficiency as the primary presenting symptom of multiple-system atrophy[J]. Arch Neurol, 2006, 63: 978-981.

40. 睡美人的烦恼

睡美人是王后诞下的孩子，她过16岁生日时忘了请女巫卡拉波斯参加生日晚会，因此被邪恶的女巫施了魔法陷入沉睡，只有当真心爱慕公主的人前来献上亲吻，公主才会醒过来。年复一年地过去，直至有一天，一个年轻的王子路过，“啵”地一声把公主吻醒了，从此以后，王子和公主就过上了幸福的生活。

我今天讲述的这个故事远没有这么浪漫，我们的女主人公4年来反反复复陷入沉睡，而且一睡就是好几个星期，给她的生活带来了无尽的烦恼，谁能猜出她沉睡的原因吗？

“睡美人”今年28岁，自2014年开始出现反复发作性嗜睡伴意识改变。2014年10月，患者在某日傍晚时出现乏力和困倦，自认为可能感冒了，遂上床休息。第2天早上家属发现她意识模糊，如醉酒状态，能够被唤醒作简单交流，能够自己摸索或由家人搀扶进食和排便活动，但完事之后便继续上床睡觉，那天她的睡眠时间累计达22小时。家人惊慌失措地带她至当地医院就诊，查血生化全套均正常，医院每日给她挂些营养针水，直至10天后每日睡眠时间才开始减少，此时患者可起床听音乐、打电话、晒太阳和散步，但神志仍然恍惚，直到发病20天后患者突然清醒，但对发作过程没有记忆，同时发现双眼视物模糊，10余天后视力才逐渐恢复。这究竟怎么回事？因为患者恢复正常了，家属并没有去深究。原本以为事情就这么过去了，可没想到此后发作居然成了常态。患者基本固定在每年4月份和10月份就要大发作，长则20余天，短的发作不定期出现，一般持续3~4天，每次清醒后视力都有障碍，而且后来几次发作视力都未能恢复。

今年10月份，魔咒如期而至，入院前4天她又开始犯困，家里人已习以为常，于是把她送到了医院，来院后没几天患者就睡着了。

睡美人综合征

睡美人综合征也叫作Kleine-Levine综合征（Kleine-Levine syndrome，KLS），这是一种罕见的神经系统疾病，最早于1926年初见报道，其患病率为1/100万。主要特征为发作性嗜睡，患者会连续睡上好几周，甚至是几个月，沉睡期间除了自己醒来吃东西、喝水之外，任何事都叫不醒他，每天睡眠时间长达15~21小时，待沉睡期过后患者记不起在此期间发生的事。1/2~2/3的患者会有贪食表现，部分男性患者会出现性欲亢进。其他常见表现有情绪和认知改变，80%的患者存在对周围环境的不真实感、严重的淡漠，1/3的患者会出现幻觉及错觉，25%的患者有抑郁和焦虑。病因不清，有些学者认为是下丘脑功能异常导致的，有些学者认为是颞叶或额叶在起作用，还有学者认为是五羟色胺和多巴胺代谢紊乱所致。本病第1次发作可由某些事件诱发，75%的患者在发病前有呼吸道感染和发热，其他的诱因有饮酒、头部外伤、国际旅行、精神压力等，其诊断标准如下：①复发性睡眠过度：反复发作性的白昼睡眠，持续2天到4周；每年至少发1次；发作间期意识、认知功能和行为正常。排除其他睡眠疾病、内科、神经科或精神科疾病，药物或毒品滥用。②患者至少还有以下一种表现：认知功能损害，如意识混乱、失真感和幻觉；行为异常，如激惹、好斗；嗜食症；性欲亢进。

医学上有许多诊断标准，要问诊断条目里哪一项最叫人头痛，我觉得一定是“除外其他情况”。这句话说起来轻巧，施行起来却不容易。对于睡美人综合征也是如此。需要排除其他睡眠疾病、内科、神经科或精神科疾病，药物或毒品滥用。而如今我们收治的此患者既往史非常复杂，并不是KLS。

患者2008年6月（18岁）出现头痛头晕，当地医院完善CT检查发现脑积水，行右侧脑室腹腔

(Ventriculoperitoneal, VP)分流术。2011 年 7 月(21 岁)再次出现头痛头晕，复查 CT 发现双侧侧脑室及第三脑室扩大，左侧侧脑室扩大较明显，故再次行左侧 VP 分流术，分流泵压力调至 130 mmH_2O，术后 3 年平稳，直到 2014 年 10 月(24 岁)开始发病。家属说以前都是去找神经外科看病，神经外科医生多次下调分流泵压力直至 110 mmH_2O 依然不见效，外院还怀疑癫痫发作，试着给予左乙拉西坦 0.5 g，口服，每日 2 次，但效果不明显。我们接诊时患者神志不清，查体不合作，呼之不应，满头大汗，心率 110 次/min，双眼圆睁，双瞳孔直径较大，为 3.5 mm，对光反射消失，舌头反复伸缩，双上肢肌张力折刀样增高伴摸索动作，下肢伸直肌张力偏高，四肢反射++，双侧病理征+，有点像下丘脑的症状(二维码 40-1)。

二维码40-1

患者发作时双眼圆睁，呼之不应，满头大汗，口唇不自主抖动。

尽管这段病史像极了 KLS，但是有一个细节绝对不是 KLS 可以解释的，那就是视力下降。患者曾于半月前在五官科就诊，眼底检查发现视神经乳头萎缩(图 40-1)，鉴于她反反复复地发作，五官科考虑诊断为球后视神经炎，因此给予强的松口服，来院的时候还在继续口服，剂量为 30 mg/d。我并不是想说脑积水的患者不可以得视神经炎，但一个人得 2 种少见病那也太倒霉了。

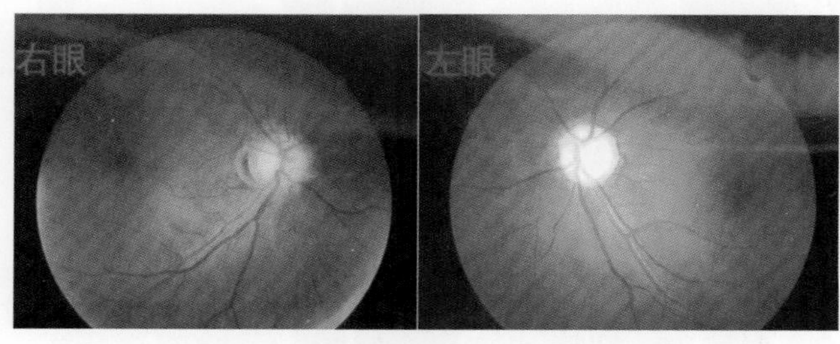

图 40-1　眼底摄片示双侧视乳头萎缩

入院后做了头颅 CT，发现幕上脑室系统积水，双侧侧脑室颞角、枕角旁稍低密度(脑水肿?)，其中第三脑室积水十分严重(图 40-2)，间脑症状可能由此而来。但紧接着做了腰穿，发现腰穿压力不仅不高，反而有点低，只有 55 mmH_2O。

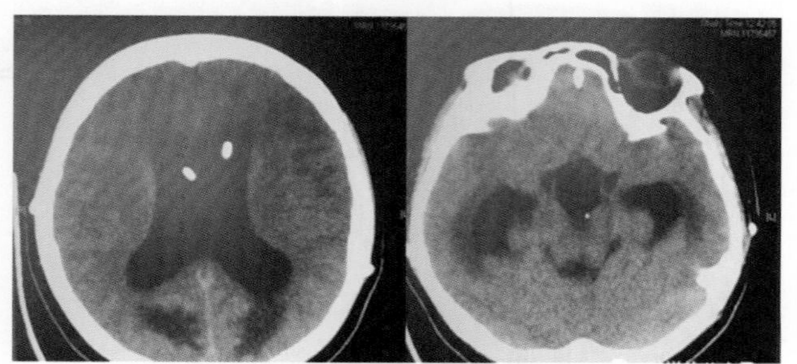

发现幕上脑室系统积水，双侧侧脑室颞角、枕角旁稍低密度(脑水肿?)。

图 40-2　头颅 CT

正常压力性脑积水和代偿性脑积水

正常压力性脑积水是发生在成人的一种慢性脑积水，脑室扩大颅内压力不超过 180~200 mmHg 的交通性脑积水所致的临床综合征，其临床三联征包括：①精神障碍，记忆力减退，思维和动作缓慢、进行性痴呆；②步态障碍；③尿失禁。正常压力性脑积水其发病机制通常是在脑积水形成早期由于颅内压力增高使脑室扩张，脑脊液吸收压增加，在较高压力达到平衡后颅内压逐渐下降，从脑室到颅底脑池、再到大脑蛛网膜下隙压力梯度逐渐下降，如不能代偿或代偿不完全可形成高压力性脑积水。正常压力性脑积水的病因常为脑脊髓膜炎、蛛网膜下隙出血、外伤、颅内及脊髓内手术。中脑导水管堵塞也是造成正常压力性脑积水的一个原因。1986 年 Vanneste 等发现 17 例正常压力性脑积水患者中有 9 例病因为中脑导水管堵塞。CT 表现为显著的侧脑室和第三脑室扩大，而第四脑室是正常的。腰穿压力范围为 140~190 mmH_2O。

另外，并不是所有脑积水都会引起症状，部分慢性脑积水患者可常年无症状。Alvin 等报道过 1 例因昏迷倒地被送医的老年男性患者入院后 CT 发现严重脑积水(图 40-3)，于是给予脑脊液外引流，但后来血培养发现为败血症，因此最终诊断更正为败血症。作者提醒大家，有些看似很严重的脑积水，实际上是出生后就存在的代偿性脑积水。

所以如果“睡美人”以往脑室就是如此，那么脑积水不见得和发作有关。那接下来该怎么办？具体措施如下：①对比既往所有影像学资料，但此次就诊患者没有带以往资料，快递过来需要时日。②尝

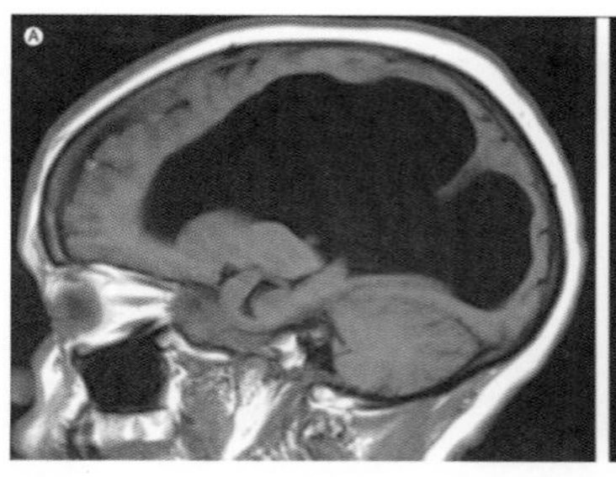
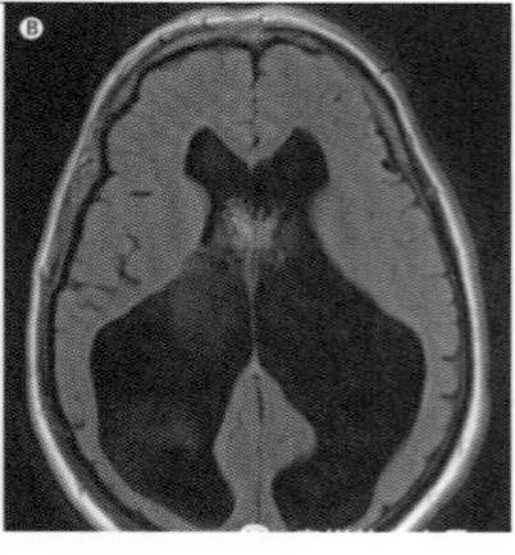

图 40-3　头颅 CT：脑积水

试脱水，我们给予患者甘露醇 250 mL，每日 3 次，静滴。脱水当天患者发作性地满头大汗未再出现，次日患者能够有简单言语对答，比如要去上厕所或者吃饭，到了下午患者就清醒能行走，但对之前的事情没有记忆，且还有阵发性的幻觉（二维码 40-2）。

二维码40-2

使用甘露醇以后，第 2 天上午患者可以对答，到下午就能行走了。

补充查体：表情淡漠，定向力正常，双眼视力稍差，双侧瞳孔依然对光反射消失，双眼上下视不能，左右视可，肢体肌力、肌张力均正常。上下视障碍及对光反射消失也不是 KLS 能解释的，上视中枢在中脑背盖部，除了进行性核上性麻痹（progressive supranuclear palsy，PSP）外，脑积水也是罪魁祸首之一。

此时患者拿来了 2015 年到 2017 年的病历资料，查看资料后发现 CT 片上脑室像变魔术一样时大时小，但患者回忆不清每次做 CT 时的具体状态。但记得 2016 年 7 月份的那次发作，发病后神经外科将压力调整至 110 mmH_2O，脑室迅速缩小，到 12 月份脑室又像吹气球一样鼓起来。这提示引流管是通而不畅的，我们推测当脑积水积攒到半年时可能就发病了，所以表现出一定的周期性（图 40-4）。另外我们还看到了一张当年做的视野检查图，似乎有点颞侧偏盲（图 40-5）。

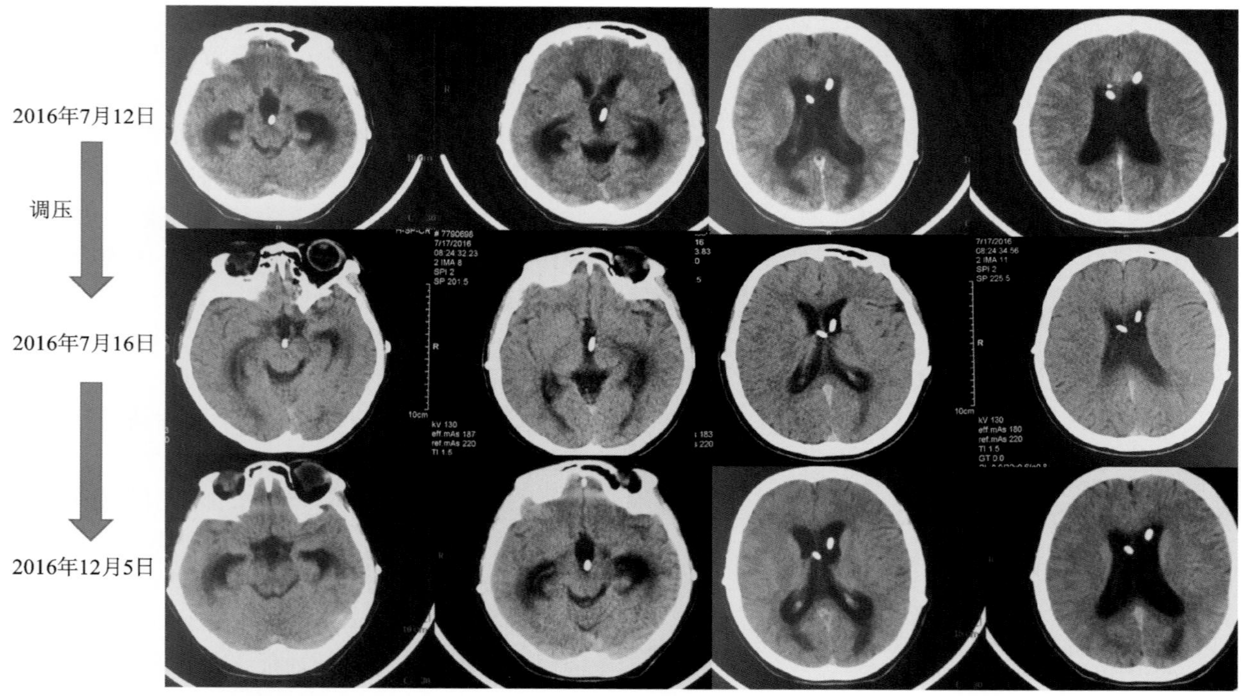

2016 年 7 月至 2016 年 12 月的 CT 动态变化。

图 40-4　头颅 CT 复查

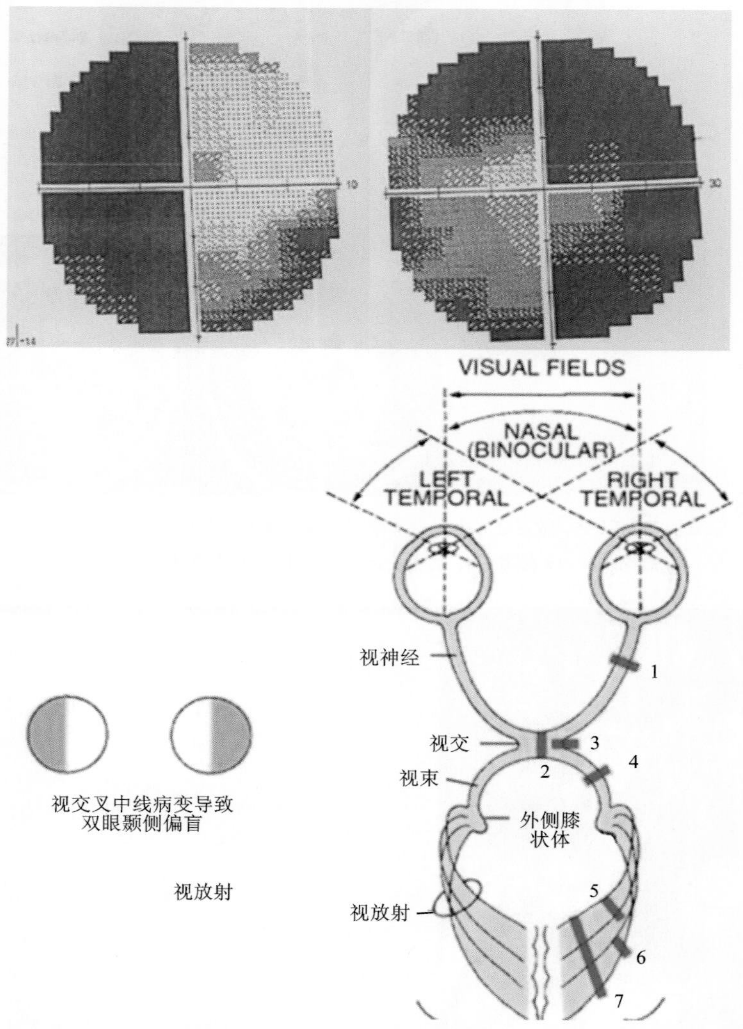

颞侧偏盲，提示视交叉病变，从解剖结构上看视交叉就在第三脑室前方，会不会是扩大的第三脑室压迫视交叉引起的视觉障碍呢？

图 40-5　视野检查图

歪打正着

大家知道，甘露醇反复使用后效果是会减退的，1 周后患者故态复萌，“睡美人”又开始昏昏欲睡了。我们建议患者服用醋氮酰胺，可是这种药哪里都买不到，只能作罢。同时我们也担心患者会不会还有其他神经系统问题，但因为患者植入的是可调压式 VP 分流管，阀门开关会受到 MRI 磁场的影响(据患者家属说压力可能会因此降到 0)，所以入院以来我们一直没开过 MRI 检查，患者现在再次陷入嗜睡症状，因此我们建议还是排除万难做 MRI 检查，患者家属负责请公司调压。做完 MRI 当天患者似乎神志就有所好转，我们惊奇地发现 MRI 上可见脑室较 3 天前小，并且我们看清了第三脑室和视交叉及中脑背盖部的关系，另外中脑导水管是狭窄的(图 40-6 至图 40-8)。

之后我们请工程师将阀门压力调到 100 mmH_2O，患者神志进一步好转，复查头颅 CT 和之前比简直是天壤之别(图 40-9)，于是患者出院了。

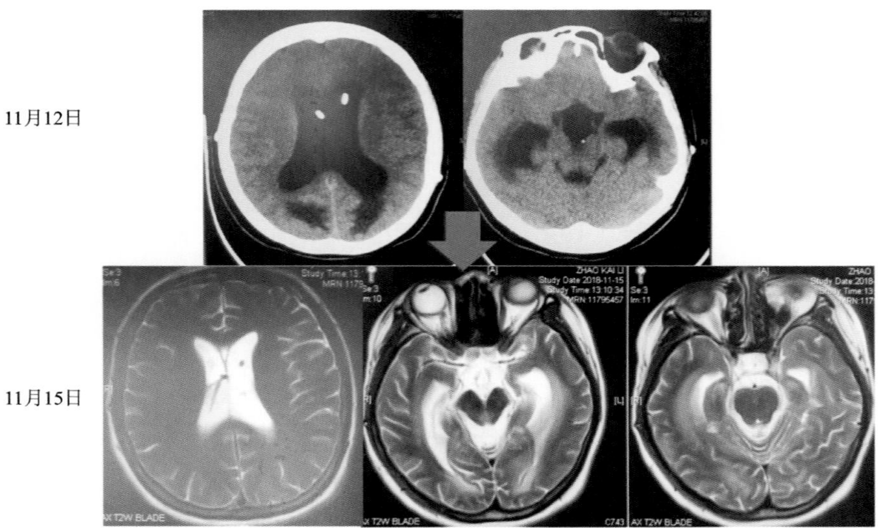

万能的 MRI 啊，做完之后患者就清醒了，脑室也比 3 天前小了。

图 40-6　头颅影像(上：头颅 CT，下：头颅 MRI T2WI)

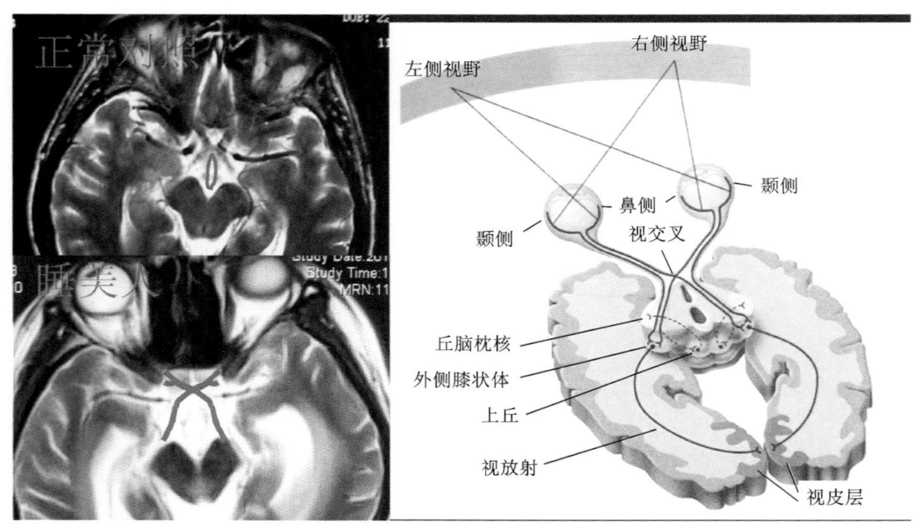

第三脑室明显扩大，其前方为视交叉，所以患者会出现颞侧偏盲。

图 40-7　头颅 MRI T2WI 及视路模式图

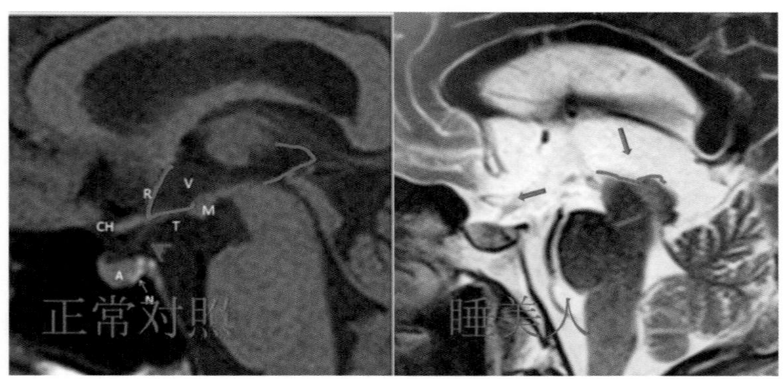

第三脑室明显扩大，其下方就是上视中枢，所以会出现上视麻痹。同时发现中脑导水管也是狭窄的。

图 40-8　头颅 MRI(左：T1WI，右：T2WI)

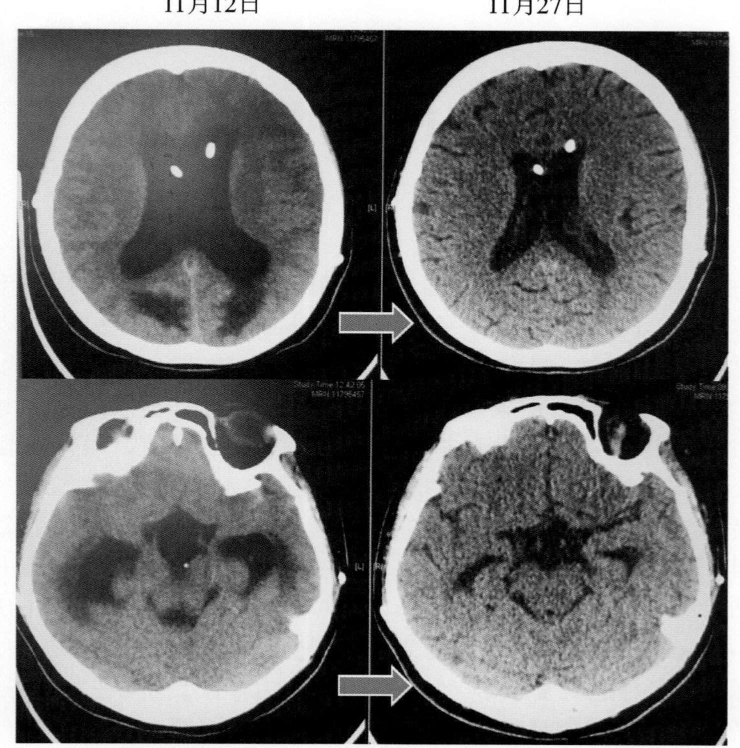

患者 10 余天后复查，脑室已经明显缩小。

图 40-9 头颅 CT 再次复查

VP 分流管堵塞

VP 分流管堵塞是 VP 术后最常见的并发症，约占所有并发症的 71.4%。最常见的堵塞部位为腹腔端占 70%，常见的原因为大网膜包裹、纤维素堵塞、脂肪粒堵塞、腹腔脓肿形成、分流管打折、分流管脱落等。其次是脑室端堵塞，原因有脑组织碎屑、脉络丛组织或凝血块堵塞，炎性纤维组织、肿瘤包裹，近端分流管插入过长刺入脑室壁或者穿通至对侧脑室、插入过短可因脑室缩小而缩入脑实质内。

后记

我有幸经历了此患者整个曲折的诊治经过，这段病史带给我很多收获。首先我见到了平时不太常见的间脑发作，并把它记录了下来；其次，KLS 是一种病因不明的疾病，通过这个病例我更相信 KLS 是源自下丘脑的一种疾病；最后，脑积水的临床表现本身已经很复杂，再加上一些医源性的并发症，更是如同雾里看花。虽然故事的结局很圆满，但根据“睡美人”2016 年 7 月至 12 月的经历，我们推测患者将来还是会发病。这根管子处于通而不畅的状态，经过半年的周期可能又要出现脑积水，如何才能一劳永逸地解决“睡美人”的烦恼呢？大家不妨想一想。

参考文献

[1] Vanneste J, Hyman R. Non-tumoural aqueduct stenosis and normal pressure hydrocephalus in the elderly[J]. J Neurol, Neurosurgery Psychiatry, 1986, 49: 529-535.

[2] Alvin MD, Miller PE. Compensated hydrocephalus[J]. Lancet, 2016, 2422-2422.

41. 饕餮

相传，饕餮是龙的第五个儿子，《史记》详细记载了饕餮的来历：饕餮乃缙云氏之子，更是一种神秘怪兽，生性凶残贪食，无物不食，最终被撑死，象征着贪欲。又据《山海经·西山经》记载：“又北三百五十里，曰钩吾之山，其上多玉，其下多铜。有兽焉，其状如羊身人面，其目在腋下，虎齿人爪，其音如婴儿，名曰狍鸮，是食人。”这是饕餮更早的记载，“狍鸮”指代饕餮。

这是一个重症抗 N-甲基-D-天冬氨酸受体（N-methyl-D-aspartate-receptor，NMDAR）脑炎的患者。经过 1 个月的救治，患者神志恢复正常，气管插管也得以拔除，患者拔管后第一句话就是“我要吃东西”，家属见状喜极而泣，忙问他要吃啥。“我要吃蛋糕，小炒肉，葡萄……”“好，都给你买！”多么感人的场景，重病初愈患者要吃饭，还有什么比这个更让人动容呢？这时别说是蛋糕，就算是龙肝凤胆那也是有求必应。我们这个月收治了 4 个自身免疫性脑炎的患者，3 个已经康复出院，现在就剩此例患者了，我们见到这样的场景甚是欣慰。

几天下来患者总体恢复得不错，精神症状逐渐消失，四肢运动功能也逐渐恢复，家属很满意，唯一担心的是患者的胃口有点大，我说这个可以理解，患者还在口服激素和丙戊酸钠，这两种药吃了都会引起食欲增加，此外 1 个月来患者始终是鼻饲饮食，食物没有经过嘴，馋一点也情有可原，算是一种补偿吧。

激素和丙戊酸钠引起的食欲增加

众所周知使用激素可使人食欲增加，Jollin 等发现患者使用激素前每日热量摄入量为 6.62 ± 0.46 MJ/d，使用激素后为 7.35 ± 0.43 MJ/d（$P>0.05$）。Mingrone 等的研究发现使用激素患者的每日热量摄入为 9.61 ± 0.88 MJ/d，而对照组为 7.76 ± 0.52 MJ/d。Burera 等对 40 例肿瘤晚期的患者使用口服激素，发现患者食物消耗量增加 50%~80%。Udden 等发现使用激素前患者每日热量摄入为 7.13 ± 0.62 MJ/d，使用激素后为 7.39 ± 0.51 MJ/d；（$P>0.05$），而食物摄入克数由原来的 221 ± 36 克提高为 264 ± 44 克。尽管激素引起的摄入量增加，但程度比较有限。

丙戊酸钠也有增强食欲的不良反应，Martin 等随机将 52 例健康参与者随机分配入丙戊酸钠组和对照组，结果发现研究组的患者对食物的渴望更强烈，更容易出现饥饿和暴食。但是患者通常能通过意志力自控，结果在实验终点发现两组事物摄入量没有显著差别。

除此之外，还有一些药物会增加食欲，如抗精神病药五羟色胺再摄取抑制药（Selective Serotonin Reuptake Inhibitor，SSRI），三环类抗抑郁药，避孕药和抗组胺药等。

我们手上服用激素的患者很多，确实发现不少人食欲增加，不过经过劝慰一般都能自控。而此患者的家属反映，患者不仅食欲大，而且脾气也大，如果不给他吃东西就要发脾气——“你们要饿死我啊！”，所以家里人不敢不给他吃。

我起初并不为意，直到有一天早上……

那天早查房，我为了看他记忆功能如何，提了这样一个问题：“早饭吃过哪些食物？”“1 个奶黄包、1 个酸菜包、半个肉包、1 碗稀饭、1 个香蕉、半碗排骨汤、3 大块筒骨、1 盒牛奶、1 包豆浆，早上九点还吃了 1 个蛋挞、1 个香蕉、半块大蛋糕、1 个苹果、1 个橙子。”我发现我手指都不够用了。到了下午晚查房，患者又在吃东西，这次是提拉米苏，我看到时已经大半块下肚，我刚准备说话，他就风卷残云地把剩下的小半块吞下肚了，最后还不忘用塑料勺子把盘子上的奶油刮刮干净，往嘴巴里一送。家属说他现在见到食物眼睛发绿，吃完之后还要翻箱倒柜，看看还有什么食物。才说着，桌上的一碗葡萄就被他消灭了。我问家属他发病前胃口有这么大吗？他们说患者以前胃口很小，经常早饭都不吃，有时吃一块蛋糕就当一顿饭，现在的饭量足有以前的4~5倍，吃下去都不知道饱。我问患者："你为什么要吃这么多东西，是因为饿吗?"患者拿起1个苹果说："我也不知道为什么，感觉闲着没事做就吃呗"。

二维码41-1

具体情况见二维码41-1。

这是一种病态！我补充介绍一下这位患者的病史。这是一位青年男性，3个多月前开始出现精神症状和癫痫发作。1个多月前出现NMDAR脑炎的经典症状：口面部运动障碍和低通气障碍。在整个治疗过程中患者间脑症状十分显著，经常性出现心动过速、高热、血压降低、大汗淋漓、口水分泌过多等，暴食会不会也是间脑的症状呢?

NMDAR脑炎引起的食欲亢进

Perogamvros等报道了1例22岁女性NMDAR脑炎患者在发病3个月后出现食欲亢进，食量是正常时的2~3倍，甚至会去抢夺他人盘子中的食物，这种情况维持了2个月。作者认为造成患者贪食的原因有以下原因：①NMDAR抗体作用于神经内分泌机系统，人和动物的食欲由一些神经多肽调节，研究发现这些神经多肽可由NMDAR拮抗药激活或抑制；②NMDAR抗体作用于享乐/动机系统，吃有时并不是因为饿，有时它是一种爱好或是冲动，情绪的色彩更浓重一点；③NMDA作用于下丘脑外侧的摄食中枢。

不能再吃了！暴饮暴食带来的危害显而易见，万一吃出个急性胰腺炎来那真是阴沟里翻船了。那有什么药可以倒胃口呢?

托吡酯，一个被FDA批准的减肥药

托吡酯导致体重下降的原因是它能让人产生饱腹感。2012年7月17日，美国FDA批准了复方减肥药Qsymia(含有苯丁胺和托吡酯的缓释剂)上市。该药获准用于成人体质指数(body mass idex，BMI)≥30的肥胖或BMI≥27的超重者，且这些患者至少有一项与体重相关的疾病，如高血压、2型糖尿病或高脂血症。两项随机安慰剂对照试验评估了Qsymia的安全性和有效性，共纳入约3，700名伴有或不伴有与体重相关疾病的肥胖或超重者，对这些受试者进行1年治疗。所有受试者同时还接受生活方式治疗。结果显示，接受推荐剂量和高剂量的Qsymia治疗1年后，受试者体重分别平均降低6.7%和8.9%，降幅高于安慰剂组。约62%和69%服用该药的患者至少减轻体重的5%，而安慰剂组只有20%的患者达到了这一水平。

于是我们给患者服用了托吡酯25 mg，每日2次，患者食欲亢进的症状逐渐好转，尽管吃得还是平时的2倍，但他至少能有饱腹感了。

后记

患者那天报出一连串食物时，我是又喜又忧，喜的是这么多种类他都记得，证明认知恢复得不错；忧的是他吃这么多别吃出毛病来。好在经过药物治疗后暴食现象得到抑制，当时有幸记录到这样的现象，以博大家一笑。

参考文献

[1] Bruera E, Roca E, Cedaro L, et al. Action of oral methylprednisolone interminal cancer patients: A prospective randomized double-blind study[J]. Cancer Treat Rep, 1985, 69: 751-754.

[2] Berthon BS, MacDonald-Wicks LS, Wood LG, et al. A systematic review of the effect of oral glucocorticoids on energy intake, appetite, and body weight in humans[J]. Nutr Res, 2014, 34(3): 179-190.

[3] Martin C, Han H, Anton S, et al. Effect of valproic acid on body weight, food intake, physical activity and hormones: results of a randomized controlled trial[J]. J Psychopharmacol, 2009, 23(7): 814-825.

[4] Perogamvros L, Schinider A, Leemann B, et al. The Role of NMDA Receptors in Human Eating Behavior: Evidence From a Case of Anti-NMDA Receptor Encephalitis[J]. Cogn Behav Neurol, 2012, 25(2): 93-97.

救人一命胜造七级浮屠，对于可治疗性疾病，在医生帮助患者解除病痛的那一刻，在患者眼里医生的确有“神”的光环。

42. 救人一命胜造七级浮屠

不得不承认，神经内科医生的成就感是建立在患者痛苦之上的。神经内科的疾病多数治不好，有时甚至连控制病情都是奢望。当我们历经艰辛诊断出来是某个疑难杂症时，然后，就没有然后了。难怪其他科室要嘲笑我们的治疗就是“三素一汤”（抗生素，激素或维生素，泡在盐水里），想到这里我就感到索然无味，想想当年真该去当个外科医生。神经内科疾病当中要属退行性疾病最难缠，帕金森病和阿尔茨海默症是其中的代表，得了这两种病要再翻盘几乎没有可能。

患者是一位 74 岁的老先生，1 年多前曾因中枢神经系统感染住院。那时正值盛夏，老先生白天下水田劳动回家后出现剧烈头痛，伴有寒战、高热、恶心呕吐及腹泻，之后头痛逐步加重，并出现精神异常、癫痫乃至意识障碍。当地医院行腰穿检查，压力 400 mmH_2O，白细胞 $200\times10^6/L$，蛋白 0.75 g/L，糖和氯正常，诊断为中枢神经系统感染，给予罗氏芬抗感染、甘露醇脱水降压，救治过程中患者出现少尿，复查肌酐达 211 mmol/L，考虑甘露醇导致的急性肾功能衰竭，甚至动用了血液透析治疗。

甘露醇和肾衰

甘露醇是临床降低颅内压的常用药，甘露醇进入体内后能提高血浆渗透压，使组织脱水，可降低颅内压和眼内压，从肾小球滤过后，不易被肾小球重吸收，使尿渗透压增高，带出大量水分而脱水，因此可用于颅脑外伤、脑瘤、脑组织缺氧引起的水肿，大面积烧伤后引起的水肿，肾功能衰竭引起的腹水，青光眼，并可防治早期急性肾功能不全。虽然甘露醇的不良反应比较小，但也可引起急性肾功能衰竭，其发生率为 0.45%~6.03%。

于是转来我院，要说华山医院风水可能真的是好，来了之后患者体温也降了，神志很快也清楚了，肌酐也恢复正常了，腰穿压力也不高了，神经系统查体都正常，查体就看到髋臀部瘀斑，所以我们就延续之前的罗氏芬治疗，患者就出院了。

下水田+中枢神经系统感染+肾功能衰竭+瘀斑≈？

甘露醇引起肾功能衰竭的概率十分小，我们感觉下水田+中枢神经系统感染+肾功能衰竭+瘀斑可以用一元论解释：钩端螺旋体病。

钩端螺旋体病（简称“钩体病”）是致病性钩端螺旋体所引起的一种急性传染病，俗称“打谷黄”或“稻瘟病”。钩体病主要在多雨、鼠类等动物活动频繁的夏、秋季节流行，带菌的鼠和猪是钩端螺旋体的重要储存宿主和传染源。猪、鼠的尿污染的水源、稻田、小溪、塘水等称为疫水，农业劳动者接触疫水时，钩体经皮肤（特别是破损的皮肤）、消化道黏膜引起感染，在局部经 7~10 天潜伏期（所以不见得和患者当天下水田有关），然后进入血流大量繁殖，引起早期钩体败血症，患者出现发热、恶寒、全身酸痛、头痛、结膜充血、腓肠肌痛等表现。钩体病在临床上有多种类型，其中就有脑膜脑炎型和肾功能衰竭型。前者表现为剧烈头痛、频繁呕吐和颈项强直等，个别患者可见大脑或脑干损害。后者临床表现主要以少尿、蛋白尿、尿中有少量白细胞、红细胞、管型等，少数严重患者病情呈进行性加重，出现无尿、酸中毒、肾功能衰竭、尿毒症。严重病例可有出血倾向，常见的有鼻出血，皮肤、黏膜瘀点，瘀斑，紫癜，咯血，尿血，阴道流血等。

然而我们今天的主题并不是什么东西感染。

患者出院后行走比较慢，但生活能够自理，于是就这样生活了 1 年多，直到 1 个月前患者行走困难明显加重，呈现小碎步，后来甚至摔跤跌断了颧骨，再后来连独立行走也不能了。最近 1 周，患者出现小便失禁，记忆力和反应也开始明显减退。来院时查体：神志清，理解力欠佳，口齿不清，查体欠合作，定向力差，计算力及记忆力无法配合，时有强哭强笑表现，检查对光反射时违拗，双上肢肌力大于 4 级，双上肢腱反射阳性，双侧掌颌反射阳性，左侧下肢肌力 3 级，右侧下肢肌力 2 级，膝反射和踝反射阳性，右侧 Chaddock 征阳性，行走时要搀扶或者扶墙，呈现典型的小碎步，转身十分困难(二维码 42-1)。

二维码42-1

患者表现为小碎步，行走需要扶墙或支持床栏，转身尤其困难；强哭强笑表现。

未卜先知

患者看上去不是帕金森病就是阿尔茨海默症，但根据既往脑膜脑炎病史，行走不稳+尿失禁+认知功能障碍，其表现让我联想到一种疾病。

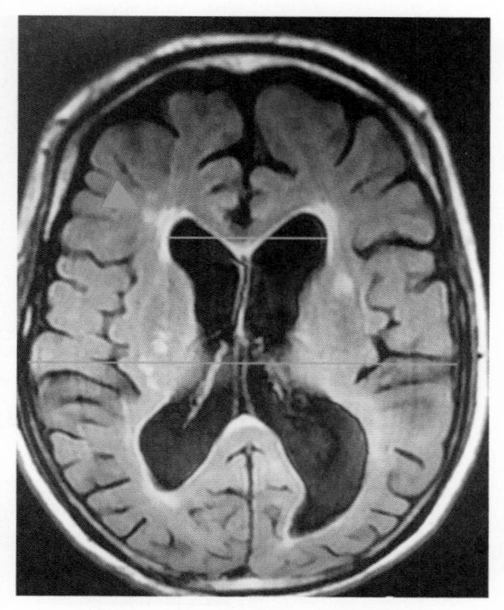

FLAIR 患者脑室扩大，但和蛛网膜下隙扩大不成比例，脑室周围及深部白质水肿，Evan 指数，即两侧侧脑室前角间最大距离与同一层面颅腔的最大直径之比 0.36，以上表现符合正常压力性脑积水。

图 42-1　头颅 MRI

正常压力性脑积水

正常压力性脑积水是发生在成人的一种慢性脑积水，脑室扩大颅内压力不超过 180~200 mmHg 的交通性脑积水所致的临床综合征。其临床三联征包括：①精神障碍，记忆力减退，思维和动作缓慢、进行性痴呆；②步态障碍；③尿失禁。除上述三大主征外，还可出现人格改变、癫痫、水平性眼球震颤、锥体外系症状、抓握反射、原始反射及丘脑下部垂体功能低下等，晚期可出现不全截瘫、下肢腱反射亢进及病理反射阳性。正常压力性脑积水的病因常为脑脊髓膜炎、蛛网膜下隙出血、外伤、颅内及脊髓内手术、中脑导水管堵塞。

尽管临床表现很像，但以上都是凭空猜测，此时无论说“正常压力性”，还是说“脑积水”都为时过早，一样样来吧。

首先要证明是脑积水，因此入院第 1 天患者做了头颅 CT，发现所有脑室都是扩大的，符合脑积水表现，MRI 检查也是如此提示(图 42-1)，但能否将患者临床症状归咎于此呢？那可不一定。

无症状性脑积水

并不是所有脑积水都会引起症状，部分慢性脑积水患者可常年无症状。Iseki 等的研究发现 790 例 60 岁以上的日本老年人中，12 例(1.52%)患者在 MRI 上有正常压力性脑积水的表现，其中 8 例没有临床表现，而且在此后的 4~8 年随访中，也只有 2 例出现智力减退和/或步态异常。

Alvin 等曾经报道了 1 例因昏迷倒地被送医的老年男性患者，入院后 CT 检查发现有严重脑积水，于是给予脑脊液外引流，但后来血培养发现为败血症，因此最终诊断为败血症。作者提醒大家，有些看似很严重的脑积水，实际上是出生后就存在的代偿性脑积水(图 42-2)。

所以正常压力性脑积水诊断是有一定流程的(图 42-3)，其中最重要的部分就是腰穿，一方面要证明压力是正常的，另一方面要求放掉脑脊液后症状要有改善。

在做腰穿之前，我们给患者拍摄了一段录像，感觉患者上肢相对灵活，能支撑身体，能摆动；而下半身则是经典的帕金森表现(二维码 42-2)。

二维码42-2

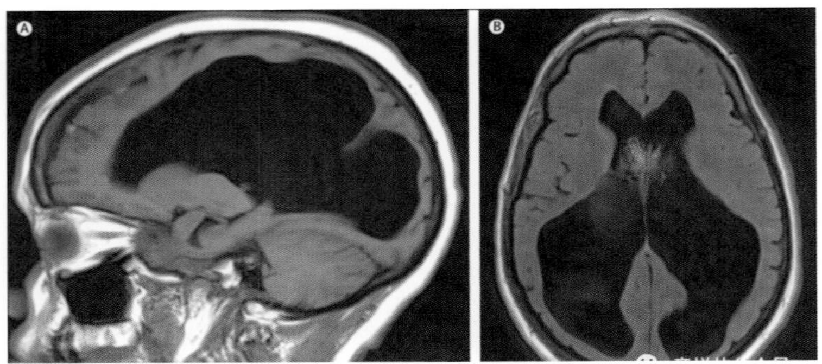

图 42-2　头颅 MRI 示脑积水

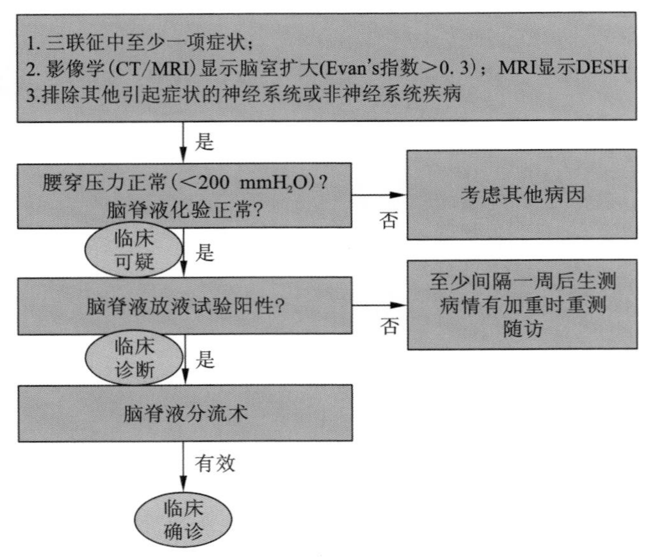

图 42-3　正常压力性脑积水诊断流程

（来源：医脉通：陈小慧，特发性正常压力性脑积水：谁都不想误诊的“脑子进水”）

下半身帕金森(lowerbody Parkinsonism)[3]

在我们的黄皮书中写道，血管性帕金森综合征下肢表现更为显著，而实际上下半身帕金森还有其他可能性，其中之一就是正常压力性脑积水。

①正常压力性脑积水分特发和继发，后者包括脑膜炎和脑外伤。一般的帕金森病可通过感官、视觉或听觉的节奏性刺激改善步态，而对正常压力性脑积水这是无效的。

②血管性帕金森，包括 Binswanger 病，常染色体显性遗传病合并皮质下梗死和白质脑病(cerebral autosomal dominant arteriopathy with subcortical infarcts and leukoencephalopathy CADASIL)，血管周围间隙扩大，多发性隙性脑梗死。

③额叶病变，包括原发性肿瘤或转移性肿瘤，缺血性疾病，脱髓鞘如多发性硬化。

④进行性核上性麻痹。

腰穿操作是成功的，测初压为 100 mmH_2O，随后我们放掉 30 mL 脑脊液，这个过程几乎持续了半小时，做完之后我们让患者立即、1 小时、6 小时后(二维码 42-2)行走，发现患者行走明显变稳，24 小时后再看，患者神志、定向力明显改进，体检能够合作，说话也清楚，下肢肌力恢复到 3 级以上，强哭强笑消失，白天尿失禁现象消失，家属感觉患者已经好了 50%左右。

患者腰穿前后的步态变化详见二维码 42-2。

此时患者家属带来了 1 年前的 MRI，相比之下，目前的脑室扩大要较去年明显(图 42-4)。诊断至此基本明确，患者后来转神经外科进一步治疗。

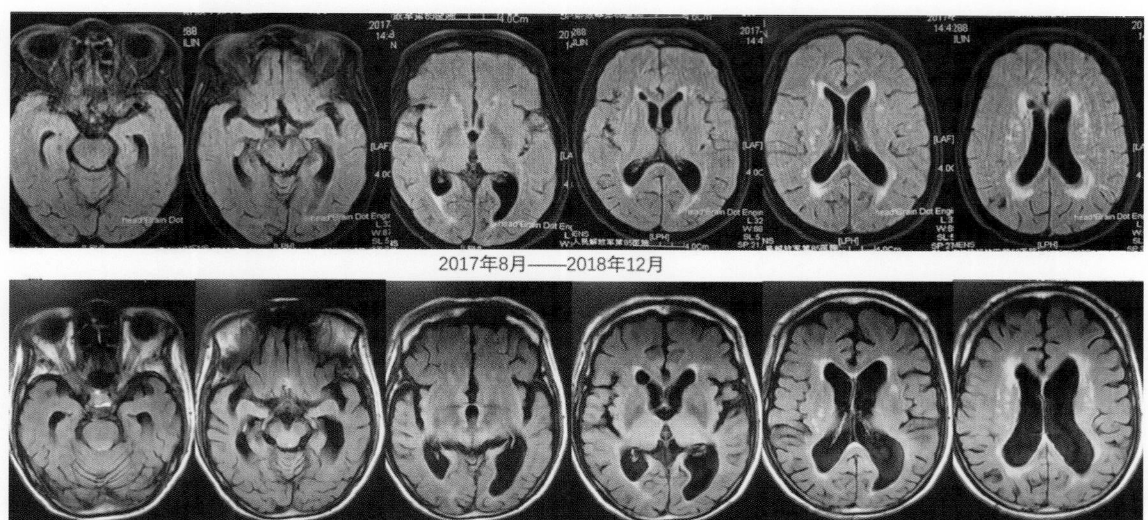

患者 2017 年 8 月的 MRI FLAIR 和 2018 年 12 月复查的 MRI FLAIR 对比，可见脑室有明显扩大。

图 42-4　头颅 MRI 随访变化

后记

救人一命胜造七级浮屠，这又是一个很有成就感的病例。然而细思之下，正常压力性脑积水依旧不是神经内科的疾病，我们不过是那个摇旗呐喊的配角，兴奋个什么劲呢？可是转念一想，神经内科是起关键性作用的，这种患者首诊不太可能是神经外科，作为神经内科医生一不注意很容易把它归类到退行性疾病里。我们的功劳在于成功地从帕金森病堆里和阿尔茨海默症堆里把患者扒拉出来，功莫大焉，善莫大焉。

补充后记

我对患者进行了随访，患者在当地医院行了侧脑室引流管置入手术，术后状况不断，最终没有能够存活。

参考文献

[1] Iseki C, Kawanami T, Nagasawa H, et al. Asymptomatic ventriculomegaly with features of idiopathic normal pressure hydrocephalus onMRI (AVIM) in the elderly: a prospective study in a Japanese population[J]. J Neurol Sci, 2009, 277(1-2): 54-57.

[2] Alvin MD, Miller PE. Compensated hydrocephalus[J]. Lancet, 2016, 2422-2422.

[3] Szirmai I. Vascular or "lower body Parkinsonism": rise and fall of a diagnosis[J]. Ideggyógy sz, 2011, 64(11-12): 385-393.

颅压也必须遵循中庸之道，中不偏，庸不易。

43. 天方奇谭(上)

这件离奇的事情我跟脑外科医生沟通过，可能是我表达能力欠缺，电话那边听着听着就迷糊了。深吸一口气，我再把这件事情原委说一遍吧。

波澜不惊

这是一位16岁的男性患者，2个月前因阵发性剧烈头痛在A医院就治，当时腰穿压力为420 mmH_2O，A医院给予甘露醇脱水治疗，但颅高压原因不明。1个月前患者发作性头痛症状加重，并在头痛数分钟后出现意识丧失，四肢僵硬，眼球上翻，伴大小便失禁，发作持续5~10 min，清醒后不能回忆发作时的情况，发作频率开始数日1次，之后增加到每日5~6次，转上级B医院治疗。B医院仍延续颅高压的诊断予甘露醇治疗，患者头痛好转，腰穿压力为150 mmH_2O，于是停用甘露醇，1周后复查腰穿压力只有80 mmH_2O。B医院怀疑患者此前可能是癫痫发作，故转来我科治疗。既往史：患者在5岁时发现左侧颞叶前方的蛛网膜下隙囊肿，于是行囊肿+腹腔引流手术。

患者来院时头痛已经基本缓解，但不能坐久，坐久仍会感觉不自在。这不是低颅压的体位性头痛么？

低颅压性头痛

低颅压性头痛是指各种原因造成的脑脊液压力降低(<70 mmH_2O)导致的头痛，是神经内科就诊患者中较少见的一种临床综合征，容易漏诊和误诊。颅内低压最突出的症状是头痛，头痛多位于额部和枕部，有时波及全头，或向项、肩、背及下肢放射，性质为钝痛或搏动性痛。其头痛与体位有明显关系，当患者坐起或站立时头痛剧烈，平卧或头低脚高位则很快消失或明显减轻，因此常被迫卧床不起。一般的对症治疗包括卧床休息、补液(2000~3000 mL/d)、穿紧身裤和束腹带等，保守治疗无效者可采用硬脑膜外血贴疗法。

不了了之

患者临床表现确实像颅低压，但以往毕竟有过420 mmH_2O的压力记录。入院后查看眼底未见视神经乳头水肿，复查腰穿，测压78 mmH_2O，所以低颅压诊断明确。那又是什么原因导致的低颅压呢？首先，过度使用脱水药物，因为患者入院以后就再没用过甘露醇，这个不可能；其次，多次腰穿所致的脑脊液漏？这倒是有可能，但导致颅高压原发病原因仍旧没有着落，一元论的忠实粉丝总心里不踏实；最后，难道是这根VP引流管的问题？颅高压是因为管子堵了，低颅压是因为过度引流了。不过这个可能性很快被神经外科医生否定了，他们对引流管进行了抽吸，抽不出脑脊液，他们判断这根管子已经废弃了。不是神经外科的事还是请回神经内科继续按癫痫治疗。哪个癫痫会和颅压有这么紧密的联系？具体是什么病我们不知道，但肯定不是癫痫，对此我们有自己的判断。患者住院期间接受了静脉补液治疗，情况还算稳定，每天躺在床上打打王者荣耀，倒也悠然自得。行吧，只要患者好了就行，原因也别去深究了，经过2周治疗患者出院。

腰穿和低颅压

腰穿会不会引起如此严重的颅低压呢？有，但极其罕见，且多数与继发硬脑膜下血肿有关。Francia等报道了1例患者腰穿后出现严重低颅压及硬脑膜下血肿，表现为头痛、意识障碍，硬脑膜下血肿清除术后患者出现陈-施式呼吸(潮式呼吸)，但类似报道罕见，以个位数计。

悲天悯人

“章医生，我儿子又不行了!”出院才2天，家属说患者在宾馆里又开始发作了，头痛欲裂、呕吐，意识时好时坏，双手痉挛，情形与在A医院时差不多。收还是不收，我内心十分纠结，因为直觉上这不是神经内科的病，但神经外科明确回绝患者，难道看着如此年轻的生命逝去？于是又将患者收入院了。

此时，不禁琢磨起患者在A医院的经历，当时颅压高达420 mmH_2O，目前的症状可是和当时一模一样，难道是颅压又变高了？上次在我院所测颅压确实只有78 mmH_2O，难道是腰穿漏口愈合？颅高压如果真能这么容易转变为颅低压，那以后脑室引流管也别放了，隔几个星期做1次腰穿好了。

我们试图询问患者此次头痛与体位有无关系，但患者因为疼痛根本无法说清楚。于是，我们决定再做一次腰穿，这次是在发作时候做的，一针下去，所测压力只有60 mmH_2O。

颅低压能否表现为发作性意识障碍？

颅高压导致的发作性意识障碍和去脑/皮层强直较常见，而颅低压也能引起类似症状。Hedna等报道过类似症状的3例患者。第1例患者因头痛2周入院，入院后患者出现发作性去皮层强直，腰穿虽然压力也有140 mmH_2O，但MRI影像符合低颅压表现，予外周血贴片和补液治疗后病情好转。第2例患者以往做过脑室腹腔脑脊液分流术，多年来因发作性意识障碍就诊，此次发作入院MRI提示低颅压，引流管测压为80 mmH_2O，当压力设定调整到180 mmH_2O后，患者病情明显好转。第3例患者9个月来反复出现头痛、恶呕、视物模糊及短暂的意识障碍，脊髓MRI提示胸腰段的脑脊液漏，予外周血贴片治疗后病情明显好转。作者认为低颅压引起反复意识障碍的原因是切迹疝压迫丘脑皮质通路。

长江之水天上来，奔流到海不复回。水呢？低颅压一定是有地方漏水。穿刺那个小针眼能决堤决成这样，应该不可能，一定是那根引流管，于是我们又请脑外科来抽水，结果依旧是一滴水都没抽出来。再复查腰穿，压力仍然低，我们压住患者耳后的那个阀门，但腰穿压力仍然升不上来。

我想静静

通过以上测试，我认为是管子不通，可水总要有个地方去。翻看患者的头颅CT，感觉患者鼻窦有点古怪，窦腔大，骨壁薄。回顾患者10年来的头颅CT，发现这是一个动态过程。随着年龄增大，各个鼻窦逐渐变大(图43-1)。作为非专科医生，我无法用专业术语去描述这一现象，但直觉告诉我，这可能就是决堤的位置，这么薄的骨壁，颅高压下是很容易破的。我不禁要为自己鼓掌，但这个假设更像是天方夜谭，这个故事怎么听怎么离谱。不过那天我认定罪魁祸首就是它了，于是开具了鼻窦CT和脑脊液鼻漏MRI检查。

气窦扩张症(pneumosinus dilatans)与脑脊液鼻漏/气颅

查阅Pubmed后发现真有这样的病。这种病叫pneumosinus dilatans，翻译为气窦扩张症，指的是一个或多个鼻窦异常扩张导致的一种病症，它可导致脑脊液鼻漏或气颅(图43-2)。Lee等报道1例31岁男性气窦扩张症患者发生自发性气颅。Pishbin等报道1例51岁女性突发严重头痛和恶心，CT发现筛窦和蝶窦扩张及广泛气颅，类似的情况《新英格兰医学杂志》上也有报道。

询问患者是否流过清水鼻涕，他的回答是否定的，我感觉有点失望。这一把是不是玩得太过火了。

中场休息

故事讲到一半，猜想这个珍珑棋局已经把大家都搞糊涂了，后面的故事将更科幻离奇，现在想起来我都觉得是在做梦。线索很多，但真相只有一个，敬请期待!

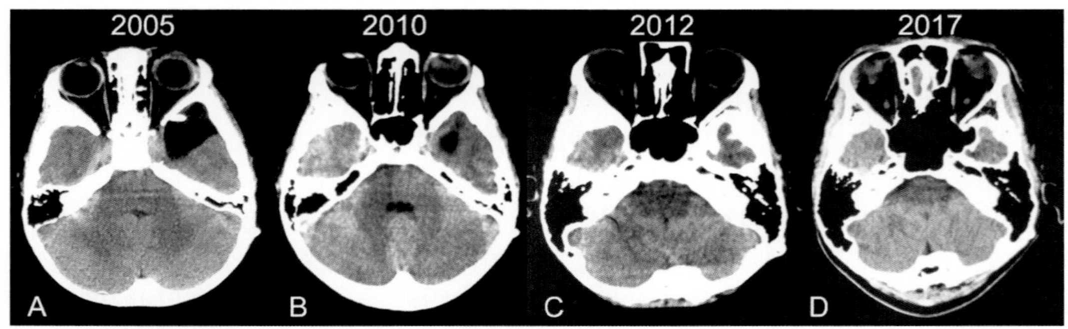

A 到 D 分别是患者于 2005，2010，2012 和 2017 年拍摄的头颅 CT，可见蝶窦逐步扩大，而蝶窦的骨壁逐渐变薄，脆弱的骨壁上方就是颅腔。

图 43-1　头颅 CT 随访变化

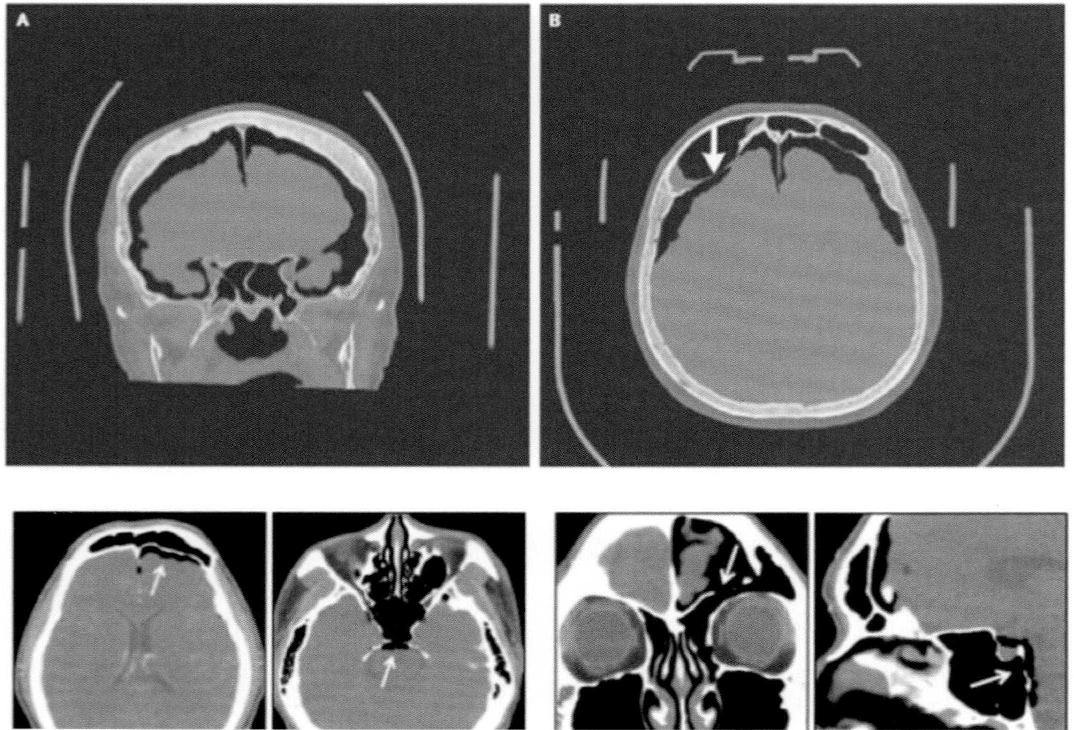

鼻旁窦扩张症伴自发性气颅。

图 43-2　头颅 CT 骨窗

参考文献

[1] Francia A, Parisi P, Vitale AM, et al. Life-threatening intracranial hypotension afterdiagnostic lumbar puncture [J]. Neurol Sci, 2001, 22: 385-389.

[2] Hedna VS, Kumar A, Miller B, et al. Intracranial hypotension masquerading asnonconvulsive status epilepticus[J]. J Neurosurg, 2014, 120: 624-627.

[3] Lee JS, Park YS, Kwon JT, et al. Spontaneous pneumocephalus associated with pneumosinus dilatans[J]. J Korean Neurosurg Soc, 2010, 47: 395-398.

[4] Pishbin E, Azarfardian N, Salarian M, et al. Spontaneous nontraumatic pneumocephalus: a case report[J]. Iran Red Crescent Med J, 2015, 17(7): e23920.

众里寻他千百度，那人却在灯火阑珊处！

44. 天方奇谭(下)

“南风来了！”施琅心情突然一阵激动，略一沉思，便拨转马头，疾驰回城。此刻，姚启圣和李光地正在下棋，施琅看也不看他们一眼，便急急匆匆地换上朝服，摘下壁间宝剑系在腰上。二人不禁一惊，李光地起身问道：“施将军，出了什么事?”施琅早已披挂整齐，脸上毫无表情地说道：“李大人，启圣兄，等了多少年，多少天，总算皇天开眼，南风将起。机不可失，时不我待，即刻渡海作战！”

——二月河《康熙大帝》

在“天方奇谭(上)”中我们说到一位曾经诊断为颅高压的患者莫名其妙地变成了颅低压。水究竟去哪里了，通过一项项排除，我们最终锁定在“气窦扩张症”，既往文献报道此症可以导致脑脊液鼻漏和气颅，然而患者坚决否认与脑脊液鼻漏相关的症状，这使得我们的推测成了空中楼阁。然而……

风信来了!

也就是在发现患者鼻窦异常扩大的第2天，家属发现患者夜间右侧卧位时右侧鼻孔内流出不少淡黄色的透明液体，滴到枕头上湿了一大片，用脸盆凑上去接，发现这是一种清亮透明的液体，由于患者吐得厉害，脸盆里的液体里混杂不少呕吐物，因而也没法送检，不过倒在试管里，发现液体还算比较稀薄透明，不似一般的呕吐物(图 44-1)。正好预约的 CT 和脑脊液 MRI 已经可以做了，鼻窦 CT 发现右侧额窦、筛窦及下颌窦大量积液(图 44-2)，MRI 报告脑脊液鼻漏(图 44-3)！

脑脊液鼻漏 MRI

随着 MRI 检查的普及，MRI 水成像用于脑脊液鼻漏的定位诊断越来越多，和 CT 相比，MRI 的优势在于对组织的高清晰显像，MRI 检查常采取俯卧

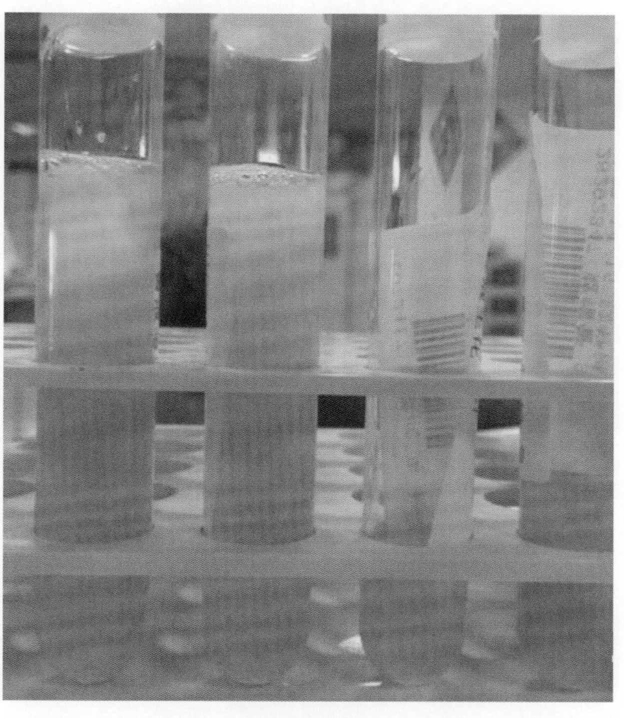

从脸盆里取出来的鼻涕和呕吐物的混合物，可见上层比较清亮。

图 44-1　患者体液

位，此时脑脊液最容易漏出。MRI 还可以显示疝出的脑实质组织，对于非活动性的脑脊液鼻漏敏感性接近 100%。MRI 水成像示长 T2 液性信号影，自颅底脑池向下呈细线状经漏口进入鼻道内，对活动性脑脊液鼻漏的敏感性接近 100%。MRI 水成像(图 44-4)常结合 MRI 平扫，敏感性和特异性都很高。

患者 MRI 报告和鼻涕让我们兴奋不已，这无疑是证据链中最重要的环节，不过此时我们预感到了事情有点不对劲。

幕后真凶

气窦扩张症确实可以导致脑脊液鼻漏，但毕竟

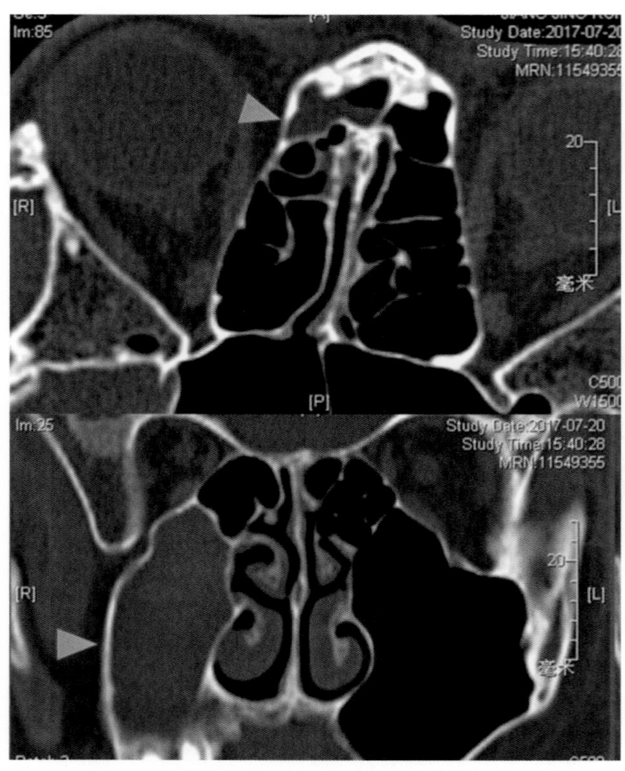

右侧筛窦及下颌窦大量积液，同时看到各个鼻窦异常扩大骨壁菲薄。

图 44-2　鼻窦 CT

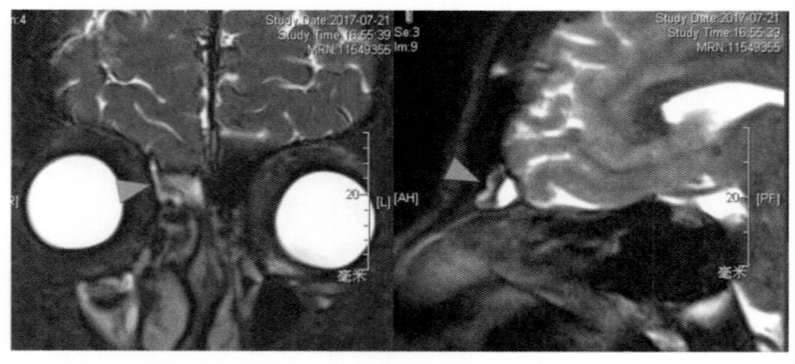

脑脊液鼻漏。MRI 可见右侧额窦内脑脊液信号，脑组织下疝

图 44-3　鼻窦 MRI

罕见，究竟是什么外在因素在诱导发作，是时候追查患者颅高压的原因了。我感觉颅高压的潜在原因并没有解除，否则患者为什么会反反复复发作。此时家属供述了一段貌似稀松平常却又耐人寻味的病史，请大家来品品其中滋味。患者 5 岁时发生过一次车祸，随后被送往当地医院，头颅 CT 发现左侧中颅窝有一蛛网膜下隙囊肿，尽管是偶然发现，但当地医院还是建议行囊肿腹腔分流手术（这个手术该不该做并不在我们这次讨论的范围内），在做完

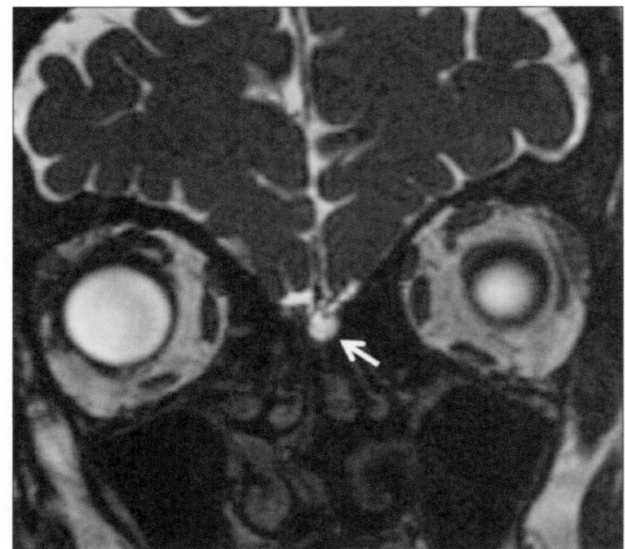

图 44-4　头颅 MRI 水成像示左侧额窦有脑脊液信号

引流手术后的几年中，神经外科医生曾 3 次试图将引流管封闭，但均告失败，因为每次封管后患者便出现剧烈头痛，因此只能再放开来，当时医生的解释是脑脊液从引流管“走习惯”了，就不走原来的途径了。

分流管依赖综合征（shunt dependency）

患者封管后的头痛只可能源于颅高压，而不可能是颅低压，所以即便当时没有测颅压，我们也基本可以推定患者当时是颅高压头痛，也就是说此患者是“分流管依赖”。

分流管依赖（shunt dependency，SD）综合征是长期放置分流管导致的少见并发症，文献报道从首次分流至出现 SD 的间隔为 0.6～10 年，平均为 6.2 年。长期分流后，患者生理性脑脊液的重吸收功能遭到废弃，脑脊液完全依赖分流管分流，当分流管梗阻或拔除分流管，已减退的脑脊液吸收功能无法代偿，引流管引流的突然中止，则可导致脑脊液排出受阻，脑室壁因长时间低颅压导致顺应性下降无法扩张代偿而迅速出现颅高压症状。此症国内外报道较少，临床上主要表现为急性的剧烈头痛、恶心、呕吐伴视神经乳头水肿等颅高压现象，腰穿压力常常超过 300 mmH_2O，个别患者的腰穿压力甚至超过 600 mmH_2O。影像学检查上，如果是脑室-腹腔引流，可见脑室呈裂隙样缩小（slit ventricle），即

便颅高压时也不能使其扩张；如果是蛛网膜囊肿分流术后，可见囊肿明显缩小，有的还可见分流管脑室端退缩至脑实质内。

SD 的原因尚未阐明，可能的机制有：①长期脑脊液分流可导致脑脊液吸收功能的废用性减退(chronic idling)；①部分术后患者会出现低颅压，慢性低颅压会导致脑和硬脑膜纤维化，脑组织顺应性下降不利于对抗颅高压；③脑脊液持续分流可以使原来的蛛网膜囊肿缩小，因此间歇性堵塞了引流管开口，导致间歇性严重的颅高压，长期颅高压导致硬脑膜纤维化，脑脊液吸收功能减退。

发生 SD 的根本原因还是引流装置出现故障导致脑脊液分流不畅，治疗的关键是重建脑脊液循环通路，缓解颅高压。

对比患者十多年来拍的所有的 CT 或 MRI，确实发现他的蛛网膜囊肿越来越小，最后几乎完全消失(图 44-5)！

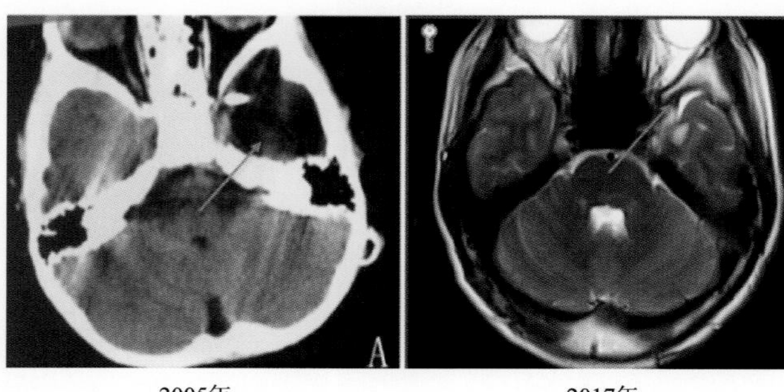

左侧头颅 CT 显示左侧颞极蛛网膜囊肿(2005 年)；右图头颅 MRI 显示囊肿几乎消失(2017 年)。

图 44-5 头颅影像

西西弗斯的石头

在希腊神话中西西弗斯触犯了众神，诸神为了惩罚西西弗斯，便要求他把一块巨石推上山顶。由于那巨石太重了，每每未上山顶就又滚下山去，前功尽弃，于是他就不断重复、永无止境地在做这件事。

此时此刻，事情的原委已经水落石出，脑外科建议保守治疗。假如过几天鼻漏长好了，接下来会发生什么事？我猜测颅压很有可能因为分流管依赖再次飙升，压力升高之后再次压碎骨壁，再次形成脑脊液鼻漏，如此周而复始，永无止境。想到这里我就不寒而栗，不行，这根分流管必须换掉。患者家属再次上门诊寻求脑外科的帮助，脑外科会诊意见：同意脑脊液鼻漏和低颅压的诊断，建议患者继续平躺+补液治疗，但无更换分流管的指征。看到这份会诊意见，我无可奈何。在后面的日子里，事态按照我预想的在发展，每隔 2 个星期，患者便出现剧烈的头痛，意识间歇性地丧失，持续 2~3 天又好转，然后周而复始……我们与脑外科沟通过几次，最终也没要去动管子。患者在神经内科治疗了 2 个月，最终患者没走，我倒要轮换走了。临走之前，我将患者安排到另外一家医院去继续治疗，得亏接手的医生思路清晰，口齿伶俐，说动了他们医院的脑外科接手了，并安装了一根可调压的引流管，术后 1 个月患者便开开心心地回课堂了。现在时隔 1 年，再也没出现过类似的发作。回想住院期间患者一直躺在床上玩王者荣耀，其实真的是出于无奈，宝宝心里苦，唯有他知道。

圆满的句号

在某次病例分享前，我又复习了一下文献，发现很早就有文献报道蛛网膜下隙囊肿经常和气窦扩张症共存，但孰因孰果并无定论。对于此病例，我觉得患者十多年来的轨迹像画了一个大圆圈(图 44-6)，至此故事圆满了。

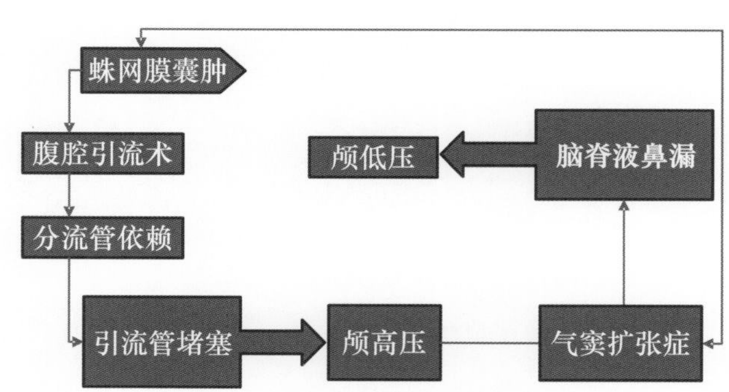

图 44-6 该病例临床思维图

后记

这是一个极具戏剧性的案例，发现气窦扩张症实属巧合，而次日患者出现鼻漏更如同上天的眷顾，这段经历即便写成小说也不过分。后来我和罗苏珊医生试图把它写成病例报道，无奈每一次投给国外杂志社都被礼貌地退回。写病例的目的何在，我想绝不是要宣誓我们发现了一个多么罕见的病例，而是告诉大家一个思路或者让大家警惕某种疾病，而杂志社横挑眉毛竖挑眼，篇幅压缩得根本无法保留这个病例的原汁原味，硬生生地把鲜嫩多汁的牛排烤成了牛肉干，而且还是英文的，我想即便登出来广大国内同行也不会去看。所以我和小罗商量下来，罢了，还是写成公众号吧，或许受益面还广一点，不是说要雁过留声，人过留名吗，如是而已。

当然，如果有哪位大神觉得故事挺好，愿意再去投投看的，那也欢迎！

参考文献

[1] 杨邦坤，聂颖，秦军，等. 脑脊液鼻漏的诊断和治疗分析[J]. 中国临床神经外科杂志，2014，19(4)：203-205.

[2] Hingwala D, Chatterjee S, Kesavadas C, et al. Applications of 3D CISS sequence for problem solving in neuroimaging[J]. Indian J Radiol Imaging, 2011, 21(2): 90-97.

[3] Li C, Yin L, Jiang T, et al. Shunt dependency syndrome after cystoperitoneal shunting of arachnoid cysts[J]. Childs Nerv Syst, 2014, 30(3): 471-476.

[4] Sener RN. Arachnoid cysts and pneumosinus dilatans[J]. Comput Med Imaging Graph, 1997, 21(2): 125-129.

[5] Dross PE, Lally J F, Bonier B. Pneumosinus dilatansandarachnoid cyst: a unique association[J]. AJNR Am J Neuroradiol. 1992, 13(1): 209-211.

刀下留人！作为神经内科医生，我想吼出这四个字的时候那一定酷毙了，颇有救世主的感觉。不过妖魔鬼怪见多了，我觉得我没有这份自信，刀下留人留对的自然不少，而留错的也绝非个案。

45. 刀下不留人

这是一名罹患病毒性脑炎的中年女性，因为在外院行 MRI 检查时发现了颅内占位差点被推上手术台，幸亏术前来了华山 MDT 门诊，才避免了厄运。我也是此事的亲历者之一，当时奉初教授之命亲自上医院会过一次诊，自此便和患者及家属经常有交流并谈到过我的公众号，我说我想把这件事发到公众号，家属欣然同意，并愿意提供一切资料，连篇名都想好了，叫“刀下留人”。然而我觉得这个篇名不免狂妄自大，刀下留不留人，真不是一件简单的事。

先把上述病例补充完：患者 22 天前出现出汗、头痛和发热，体温高达 39℃；9 天前出现行走不稳，手乱抓，口齿不清，内容紊乱；8 天前出现二便失禁。查体：言语有时不流利，近事记忆力欠佳，“100-7”不能得出计算结果，鸡鸭莫辨。头颅 MRI 见右侧颞叶大片异常信号，考虑胶质瘤（图 45-1），拿到检查报告后家属几乎崩溃。

在 MDT 门诊时初教授对诊断产生了怀疑，而这段病史更加印证了初教授的英明。从临床角度看，患者急性发病，神经症状出现的时间仅 9 天，而病情相当严重，相比之下胶质瘤生长速度更慢，临床症状常以月进展，且临床症状通常和病灶尺寸不成正比，常常是症状貌不惊人，病变范围却惊为天人。后来患者复查 MRI 示颅内出现多发病灶，因此病毒性脑炎的诊断明确（图 45-2）。

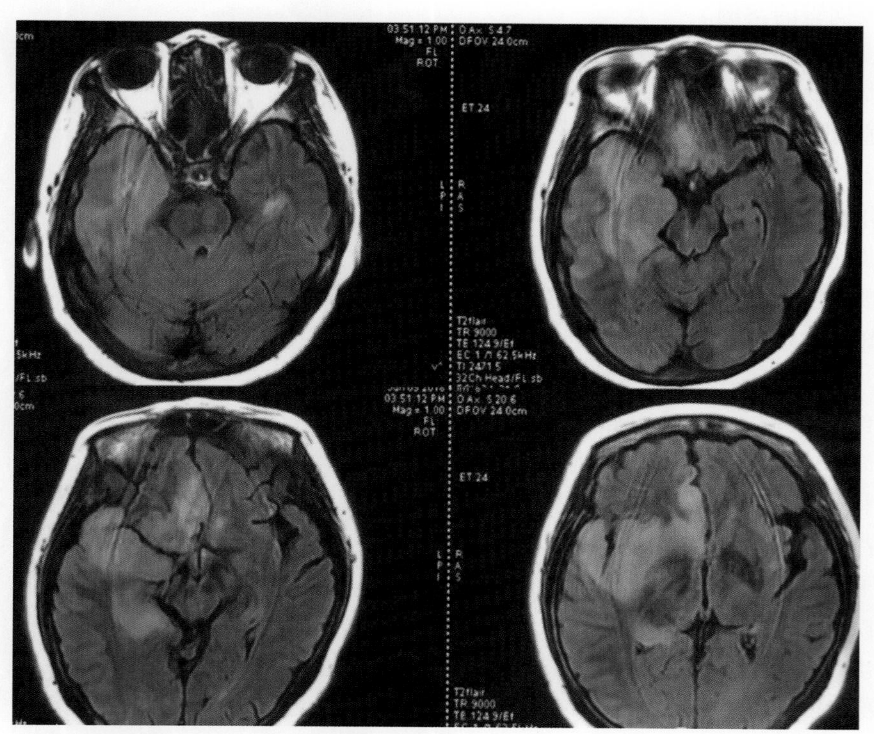

FLAIR 右侧颞叶大片异常信号，考虑胶质瘤。

图 45-1　患者 MRI

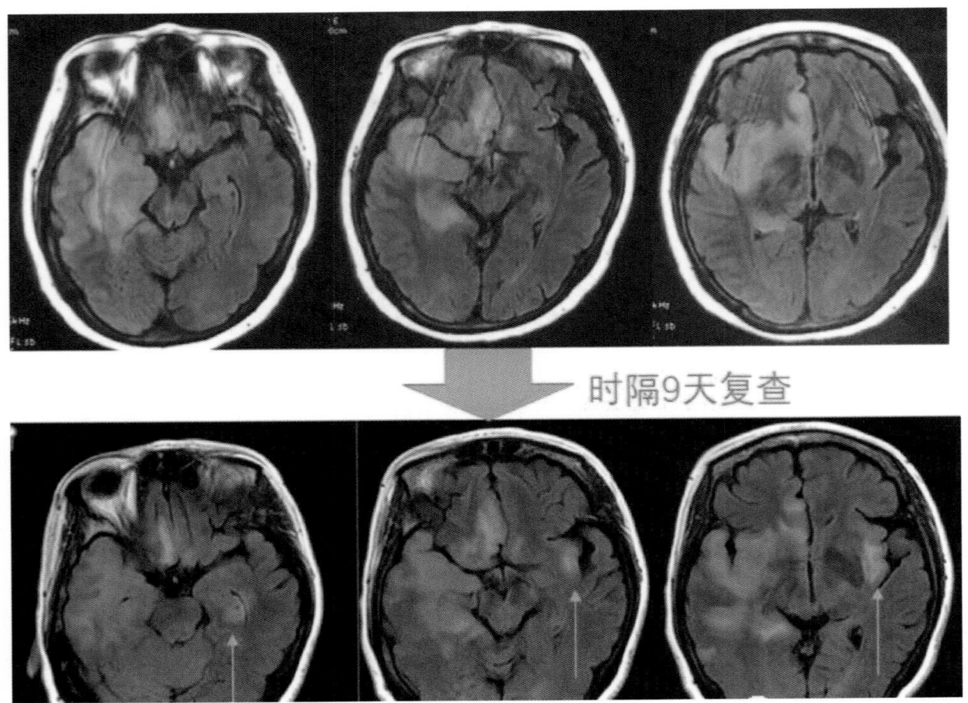

时隔 9 天之后，左侧大脑半球也出现病灶，因此诊断更正为病毒性脑炎。

图 45-2　头颅 MRI 随访变化

而我今天说的是一个神经内科医生想留却留不住，留来留去反成祸害的案例。

患者，男性，30 岁，因发作性头痛 1 年余，加重伴反应迟钝肢体无力半年入院。患者的主要症状是发作性头痛，通常在咳嗽和大笑时候出现，止痛药能缓解。过了半年，患者头痛逐步加重，止痛药不能控制症状，并出现双眼视力下降，头颅 CT（图 45-3）和 MRI 仅提示脑肿胀。眼科检查发现双侧视神经乳头水肿，腰穿压力有 420 mmH_2O。脑脊液里能查的都查了，却没发现阳性指标。那会不会是静脉窦血栓呢？

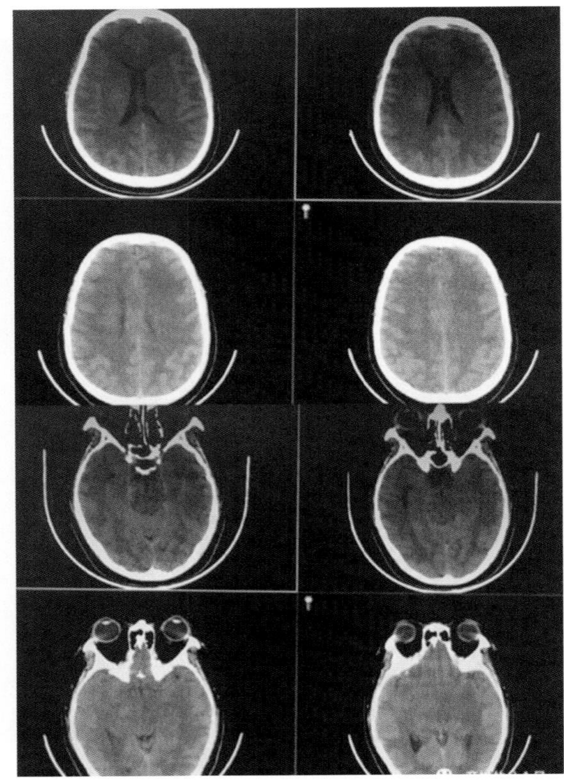

图 45-3　头颅 CT 示脑组织极度肿胀

当地医院又给患者做了 MRV，提示右侧横窦纤细，右侧乙状窦未显影，但无静脉窦血栓诊断。医院给予甘露醇和小剂量激素脱水，此时脱水效果正逐渐显现，患者不仅头痛消失，而且视力也恢复正常，复查腰穿压力下降到 190 mmH_2O，故给予口服激素治疗后出院。然而好景不长，出院后患者头痛经常发作，并出现头晕，行走不稳，偶尔有呛咳和复视（双侧外展麻痹，假性定位体征，也就是说颅高压并没有得到有效解决）。1 个月后复查腰穿压力果然又飙到 380 mmH_2O，当地医院咬定血栓不松口，给予华法林抗凝治疗，同时辅以甘露醇和激素脱水，患者头痛症状很快又减轻了。用药 20 天后，复查腰穿压力仍有 408 mmH_2O，当地医院给患者加用乙酰唑胺片口服，同时减少甘露醇用量，没料到这样一处理却惹祸了。患者头痛明显加重，连行走也要人搀扶了，且反应迟钝，言语含糊不清，全身乏力，睡眠增多，尿失禁，直至后来进入了嗜睡状态。

乙酰唑胺的不良反应

乙酰唑胺是碳酸酐酶抑制剂，有减少眼睛房水和脑脊液生成的作用。在肾脏由于乙酰唑胺能抑制氢离子分泌及减少 HCO_3^- 重吸收，可使尿 pH 值升高而血 pH 值下降，引起代谢性酸中毒。国内罗赛华等报道 137 例使用乙酰唑胺的颅高压患者中，有 24 例出现代谢性酸中毒(17.5%)，临床表现有疲乏、嗜睡(14 例)，头痛眩晕(12 例)，烦躁不安(5 例)，腱反射减弱(5 例)，意识障碍(5 例)，以及深昏迷(1 例)。

于是当地医院停用乙酰唑胺，恢复至原先甘露醇的用量，并给予激素和丙种球蛋白治疗(怎么会想着采用免疫治疗的，这个待会再说)。经治疗患者神志转清，肢体活动也慢慢恢复。难道真是乙酰唑胺惹的祸？医生们决定再试一次。服药后患者再次出现全身乏力、言语含糊，肢体活动障碍加重，随后立即停药，并口服碳酸氢钠片纠正酸中毒，患者症状又缓解了。

怎么会想到免疫治疗？此时此刻距患者第 1 次做 MRI 已有半年，影像学上有什么变化吗？阅过患者的 MRI 片子，感觉患者不仅脑子肿胀得厉害，而且整个脑组织像被薄雾笼罩了一样。不过影像科最早并没有报告颅内有信号异常，直到半年后才觉得可能有问题，报告了大脑、小脑及脑干肿胀伴多发信号异常，考虑为炎性脱髓鞘(图 45-4)，这就是为什么当时会上激素和丙种球蛋白的原因。

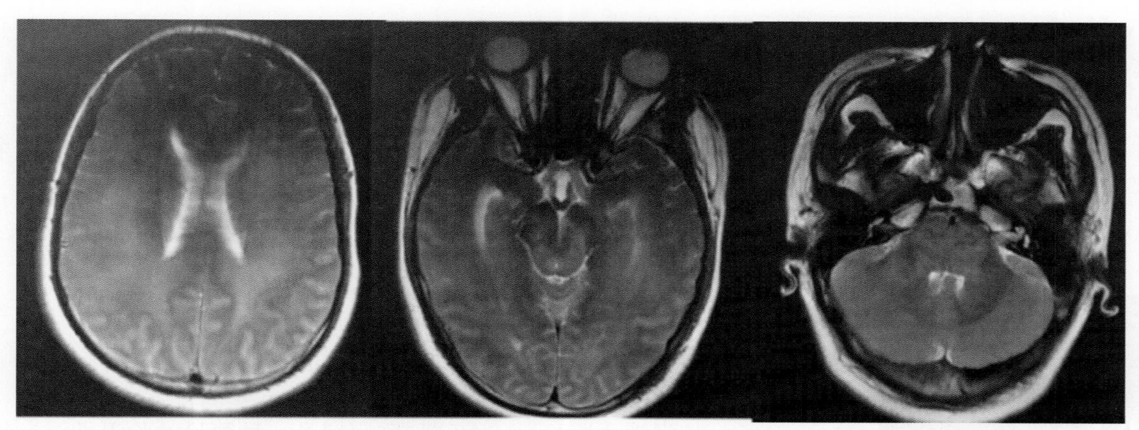

这些图片是电脑上放大截下来的，好歹清楚点。而实际上在读片灯下看，这些图像是非常迷你而朦胧的，看起来跟眼镜没洗干净一样。

图 45-4　头颅 MRI T2WI

患者之后转来我院，全科进行了大讨论。这是一个予以抗凝治疗和激素治疗均有效的疾病，乙酰唑胺是当中的插曲作另案处理，所以患者的诊断考虑是血管炎。不过我当时有点疑惑，这个病例的病程已经 1 年以上，炎症拖这么长时间了，要么好了，要么死了，如此迁延别是肿瘤吧，不过这个看法除了初老师以外并没有得到广泛认同。患者后来做了磁共振波谱(magnetic resonance spectrum，MRS)，结果提示胆碱(Choline，Cho)峰升高，考虑肿瘤性病变不能排除；行了 FDG-PET 报告双侧额顶叶、双侧基底节区及脑干、双侧小脑 FDG 代谢降低，考虑脑内原发病变。复查头颅 MRV 依然很肯定是静脉窦血栓形成，再后来 DSA 检查报告左侧乙状窦、右侧横窦多发血栓形成，脑动静脉循环时间延长，皮层静脉扩张(图 45-5)。在这么多证据面前我百口莫辩，不过心里仍然不服。

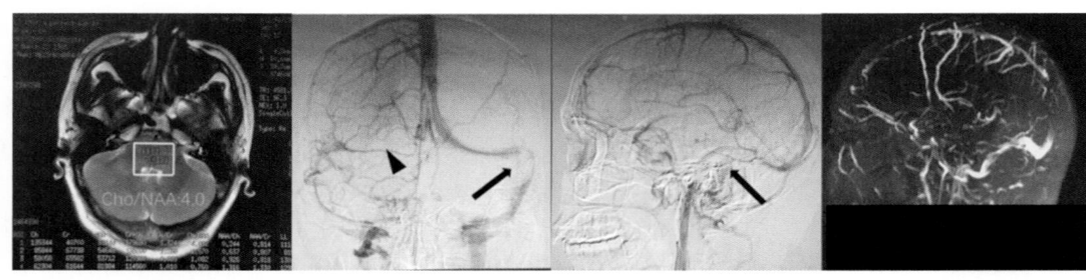

图 45-5　患者的 MRS，DSA 和 MRV

孰因孰果?

近年静脉窦狭窄症导致颅高压的报道铺天盖地，静脉支架植入术和球囊扩张术在全国如火如荼地开展。不过，我一直怀疑有“因果倒置”的可能，颅高压是不是可以压闭静脉窦？2007 年 Rohr 等报道了 3 例颅高压缓解后静脉窦复张的病例。其中第 2 例为 16 岁女性患者，腰穿压力为 50 cmH_2O，最初 MRV 提示双侧横窦狭窄，而腰穿后复查 MRV 发现横窦血流信号改善，而再做腰穿放水直至脑压正常后再做 MRV 发现双侧横窦显影完全，患者接受了脑脊液分流术，术后横窦复张（图 45-6），作者认为部分案例的静脉窦狭窄可能是继发于颅高压的改变，需要和原发性静脉窦狭窄鉴别。

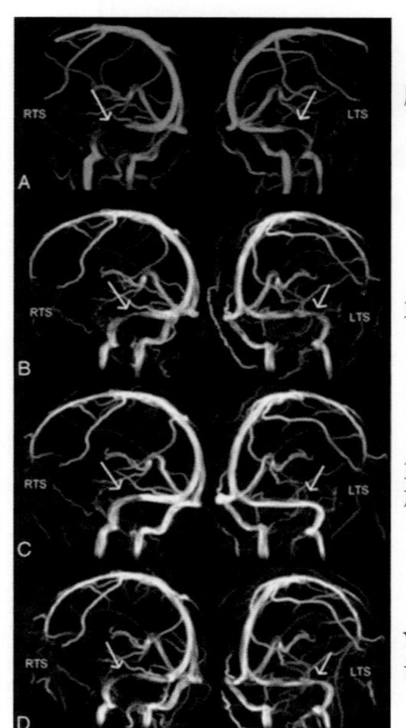

腰穿前，压力为50 cmH_2O时

第一次腰穿后

第二次腰穿后，压力放至正常时

V-P分流术后，将压力调高仍可见横窦狭窄

图 45-6　静脉窦狭窄和颅高压

患者最终还是诊断为血管炎导致的静脉窦血栓和脑实质病变，除了使用激素以外还加用了静脉环磷酰胺。患者出院后长期服用激素和华法林，定期住院注射环磷酰胺。

事情过去 2 个月，患者又被送至我院急诊。家属说当地医院复查头颅 CT 发现颅内出血。查看片子发现脑干出血，但脑子没以前肿胀了，难道会是免疫治疗和抗凝起效了？不过很快发现原来是患者家属把片子拿错了。当晚再复查 CT 见脑肿胀依旧，无脑出血。2 个月来患者总体情况一天不如一天。那次患者住院又打了一次环磷酰胺，之后我再没见过他。

有一次初教授问起患者后来的情况，后来的故事是这样的：患者在当地医院做了脑活检了，提示大脑胶质瘤病（WHO Ⅲ级），术后没多久去世了，故事就此终结。

大脑胶质瘤病

大脑胶质瘤病是一种罕见的弥漫性浸润性生长的胶质瘤，预后极差，26%～52%的患者生存时间少于 1 年。以往认为这是一个独立的疾病，但 2016 年 WHO 取消了这个分类，而将它分散归入不同类型的弥漫性胶质瘤中。大脑胶质瘤病平均发病年龄为 46～53 岁，男性略多，症状多样且缺乏特异性，十分容易误诊。常见表现有局灶神经功能缺失、癫痫、头痛、共济失调、颅高压和痴呆等。皮质脊髓束受累占 58%，智能减退或痴呆占 44%，头痛占 39%，癫痫发作占 38%，脑神经损害占 37%，颅内压增高占 34%。在 MRI 诞生之前，此病诊断靠的是尸检，而有 MRI 以后，大脑胶质病的诊断率提高，此病在 T1WI 加权上可见弥漫性低信号或等信号，而 T2WI 和 FLAIR 加权相上可见高信号，其他可能见到的征象有弥漫性皮层浸润，灰质白质界限模糊，脑组织肿胀及脑回增粗，16%～56%的患者可出现病灶强化(图 45-7)。

从影像角度出发，需要鉴别的疾病包括多发性硬化、进行性多灶性白质脑病、白塞病、脑梗死、病毒性脑炎、血管炎、亚急性硬化性全脑炎等疾病。MRS 可发现胆碱峰增高，不过可靠性不高；FDG-PET 价值不大，据报道肿瘤浸润区既可出现高代谢也可出现低代谢。手术活检仅起到明确诊断的作用，治疗需要放疗或/和化疗，预后差。

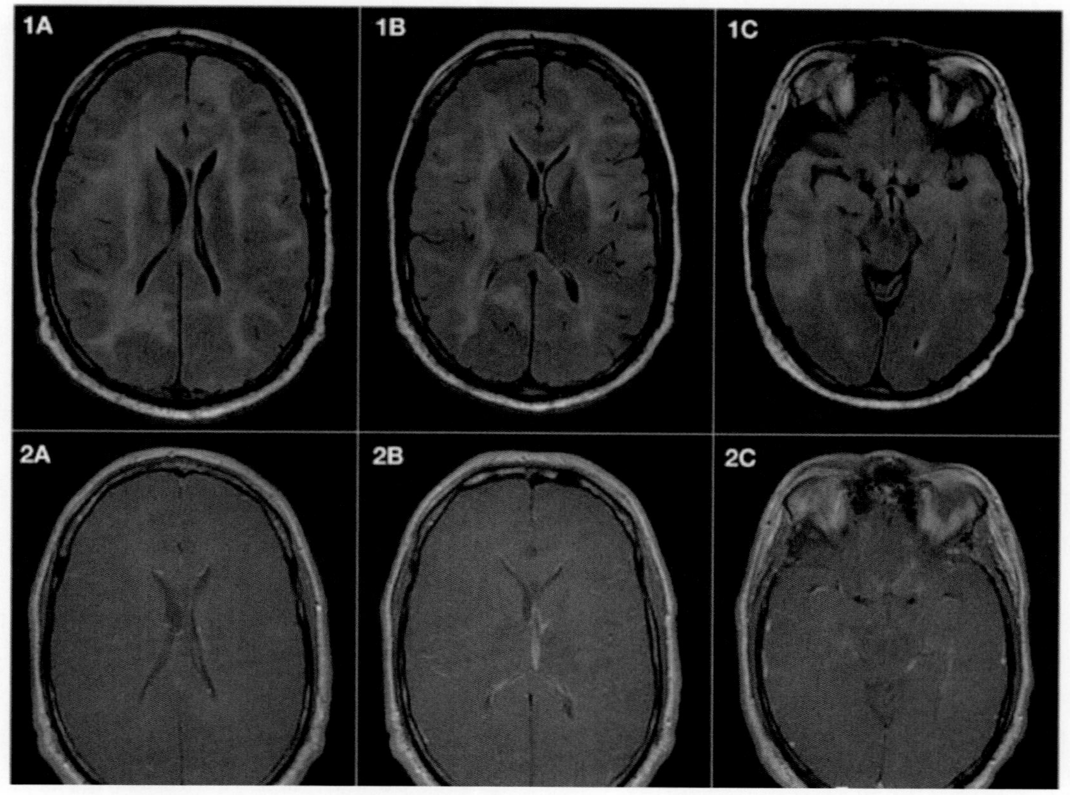

图 1A～C：头颅 MRI FLAIR；图 2A～C：头颅 MRI 增强。

图 45-7 大脑胶质瘤病

后记

刀下留人！作为神经内科医生，我想吼出这四个字的时候那一定酷毙了，颇有救世主的感觉。不过妖魔鬼怪见多了，我觉得我没有这份自信，刀下留人留对的自然不少，而留错的也绝非个案，专业知识的积累对诊断自然有帮助，但不可能每一次都判断得绝对准确。在疾病面前人类是弱小的，老天爷卯足劲挖个坑，我们只有认栽的份。

参考文献

[1] 罗赛华，郭赛群. 颅脑外伤后应用乙酰唑胺致代谢性酸中毒[J]. 临床误诊误治杂志，2002，15(1)：85-87.

[2] Rohr A，Dörner L，Stingele R，et al. Reversibility of venousSinus obstruction in idiopathic intracranial hypertension[J]. AJNR Am J Neuroradiol 2007，28：656-59.

[3] Surabhi R，Warren K E. Gliomatosis Cerebri：Current Understanding and Controversies[J]. Front Oncol. 2017；7：165.

在群众眼里，一个受爱戴的医生不见得医术多高明，而是他会嘘寒问暖，及时地与患者进行感情交流。

46. 无脉神剑

只听平一指问道："哪一位是令狐兄弟？"言辞居然甚为客气。令狐冲慢慢走到船头，道："在下令狐冲，不知阁下尊姓大名，有何见教。"平一指向他上下打量，说道："有人托我来治你之伤。"伸手抓住他手腕，一根食指搭上他脉搏，突然双眉一轩，"咦"的一声，过了一会，眉头慢慢皱了拢来，又是"啊"的一声，仰头向天，左手不住搔头，喃喃地道："奇怪，奇怪！"隔了良久，伸手去搭令狐冲另一只手的脉搏，突然打了个喷嚏，说道："古怪得紧，老夫生平从所未遇。"桃谷六仙纷纷大发谬论，各执一词，自居大功。平一指突然大喝："放屁，放屁！"桃根仙怒道："是你放屁，还是我五兄弟放屁？"平一指道："自然是你们六兄弟放屁！令狐兄弟体内，有两道较强真气，似乎是不戒和尚所注，另有六道较弱真气，多半是你们六个大傻瓜的了。"

——金庸《笑傲江湖》

中医传统上注重望、闻、问、切，其中这个"切"指的便是摸脉象，脉象种类繁多，有浮脉、沉脉、迟脉、数脉、细脉、微脉、弱脉、实脉等。尽管以前也学过中医课，但我真的不太会摸脉象。我给患者搭脉很大程度上是给自己缓口气，想想接下来要询问什么，为了不冷场，所以就给患者把一下脉，而这样看上去还挺专业的。我后来发现这么做的医生似乎不止我一个人。

患者，女性，26 岁，白富美，某年 1 月份起无明显诱因出现头晕，以起床时明显，无神志不清。早上去上班时可出现发作性视物模糊，一路上可发作数次，数分钟即恢复正常。曾去外院就诊，考虑椎基底动脉痉挛，服用改善血管循环药物后头晕症状有所减轻，具体不详。今年 9 月起感觉头晕有所加重，头痛、视物模糊发作频率也较前增加。11 月份有次起床小解时突然出现头晕、神志不清、四肢抽搐、头向后仰、双目上视，约 5 秒后缓解。之后发作频率逐渐增加，由原先的每日 1 次增加为每日 2~3 次，每次发作经过类似，均在起床至上厕所期间发作，最近感觉记忆力变差，乏力感明显。外院头颅 MRI 未见明显异常，常规脑电图检查见双侧散在和短阵 θ 波、尖波，左侧更明显。

这个患者的临床表现具有短暂、刻板和重复的特点，最初为视力障碍和头晕，近来又出来意识障碍、肢体抽搐和双眼上翻等癫痫的特征，发作多了记忆力也开始下降，临床上应考虑复杂部分性发作继发全身性发作，脑电图见尖波和慢波发放，因此更支持癫痫诊断。原本患者入院的目的是为了进行长程脑电图监测，准备住 1 天就出院，然而事不凑巧(或者说很凑巧)，用于做长程脑电图的火棉胶那天正好全部用完，供货至少需要 3 天。

入院查体：神志清楚，查体合作，瘦高体型，心率 80 次/min，血压 100/70 mmHg，神经科没有体征，貌似就是个普通的癫痫。入院初我们并没有特别关注，反正就等着检查。而第 2 天早上病房里乱成一团，医生护士在她床旁进行抢救。原来患者一大早上完厕所回自己床位时倒在地上。又发作了，脉搏和血压也测不出，桡动脉搏动一点都听不到，肾上腺素、多巴胺、间羟胺赶快预备进行抢救。

可不对啊，此时患者呼吸仍然在继续，双侧瞳孔等大等圆，直径 3 mm，对光反射灵敏，四肢也在不自主的活动，不像心跳骤停，再听心脏，搏动有力，没一会儿患者就醒过来了。患者醒后比较萎靡，但对答都切题，此时再摸患者的桡动脉依旧一点都摸不到。你可能要问了，患者入院时血压是怎么测出来的？入院时血压 100/70 mmHg 可是清清楚楚地写在入院护理评估单上的，我们去问了当时接待的护士，这才知道这个血压是电子血压计量出来的。

电子血压计

我们传统使用的血压计为水银血压计，由于水银对环境的破坏性太大，国家已经立法禁止使用水银血压计。电子血压计是利用现代电子技术与血压间接测量原理进行血压测量的医疗设备，它是利用示波法，即根据脉搏振幅与气袖压力之间的关系来测定血压值。电子血压计体积小、携带和使用方便，不含水银，更加绿色环保，但它也有缺点，不适用于过度肥胖者、心律失常者、脉搏极弱、严重呼吸困难和低体温者，连接人工心肺机的患者，心率低于 40 次/min 和高于 240 次/min 的患者和测压期间血压急剧变化的患者，以及帕金森病患者。

这应该是传说中的“无脉症”，于是我们用超声的方法对患者的全身表浅血管进行评估，评估完后我们倒吸一口冷气：双侧颈总动脉管壁增厚，右侧颈总动脉管腔狭窄 91%，左侧颈总动脉管腔狭窄 95%，无名动脉、右侧锁骨下动脉起始段管壁增厚，管腔狭窄，管腔内几乎未见明显血流。

颈部 CTA 的结果基本也是如此(图 46-1)，胸腹部的 CTA 排除了大动脉夹层的可能。风湿免疫科会诊做了风湿免疫指标检测，血沉高达 79 mm/h（正常 0~15 mm/h），C 反应蛋白 26. 20 mg/L(正常值为 8. 20 mg/L)，球蛋白 41 g/L(<40 g/L)，抗心磷脂抗体阳性，另外血红蛋白略低，因此诊断考虑为 Takayasu 血管炎。

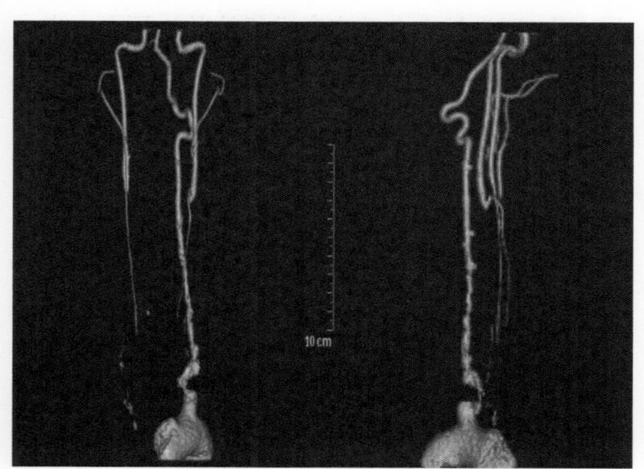

双侧颈总动脉未见显示，主动脉弓“光板没毛”。

图 46-1　颈部 CTA

Takayasu 血管炎

Takayasu 动脉炎又称高安血管炎、无脉症（pulseless disease）、特发性主动脉炎（idiopathic aortitis），是一种主要侵犯大动脉及其分支的慢性进行性炎症性闭塞性疾病。此病早在 1830 年就有报道，1905 年正式命名。Takayasu 血管炎在日本、印度、东南亚和墨西哥比较多见，1990 年至今日本登记在案的病患已超过 5000 例。患者多为 20~40 岁的女性，在日本 96%的患者为女性，在印度 63%的患者为女性。在疾病早期患者可出现一些非特异性症状，如发热、盗汗、疲劳、体重下降、关节痛、肌痛和轻度贫血。常见的临床表现有无脉症(84%~96%)，血管杂音(80%~94%)，源于肾动脉狭窄的高血压(33%~83%)，眼底血管病变(37%)、主动脉返流（20% ~ 24%），肺动脉高压（14% ~ 100%），其他表现还有心力衰竭、呼吸困难、头痛、心脏缺血、结节红斑、体位性头晕、癫痫和黑矇等。血管造影是诊断本病的金标准，B 超检查可测量血管壁的厚度，50%~75%的患者有血沉增高，部分患者可有轻度贫血和球蛋白水平升高，但本病缺乏特异性的免疫学指标。Takayasu 动脉炎的治疗效果不佳，激素对 50%的患者有效，对于激素无反应的病例中，环磷酰胺、硫唑嘌呤或甲氨蝶呤的有效率为 33%，另外尚有麦考酚酯治疗有效的病例报道。对于内科治疗无效的案例应求助于血管外科。

明确诊断之后患者转风湿科接受进一步治疗，遗憾的是我们没有对该患者进行随访。自此以后，面对癫痫、晕厥或黑矇发作的患者，我都会习惯性地给他们把个脉。

后记

当电子血压计替代了水银血压计，辅助检查取代了视触叩听，手写病史被电子病史取而代之，面对面的热情交流被冷冰冰的远程会诊替代，我们和患者的肢体接触越来越少，而心灵上的隔阂也变得越来越大。我向来不看好医疗领域的人工智能，即便做到百分之百诊断正确那又如何，这是医患关系的毒药。在群众眼里，一个受爱戴的医生不见得医术多高明，而是他会嘘寒问暖，及时地与患者进行感情交流。美国医生特鲁多说“总是安慰，有时帮助，偶尔治愈”，这实际上就是医疗领域老兵油子的深刻体会。好多疾病实在是治不好，在患者面前没法交代，那就学着嘴甜一点吧。老祖宗留给我们的把脉技术实在是个有中国特色的好东西，尽管我只能摸得出有没有脉搏，但这一摸人心就暖了。

参考文献

[1] Maffei S，Di Renzo M，Bova G，et al. Takayasu's arteritis：areview of the literature[J]. Intern Emerg Med，2006，1(2)：105-112.

HIV may mimic everything.

47. 替罪猫

今年我又和小杨医生搭档带组了，她是一个富有同情心的人。几年前她做总住院时在急诊间遇到过一个病情很复杂的案例，神经内科和内科都在管，但究竟是哪个科室该管的问题一下子判断不出来，因此患者暂时没有去向，这一滞留就是好几天。小杨觉得患者挺可怜的，于是问我能不能收这个患者。陪同患者的是他的老母亲，东北农村人，文化程度不高，但从谈吐看得出是个通情达理的人，尽管那时已经是周五下午快下班的点，我还是把他收进来了。

小杨说这是一个中年男性患者，神经科的主要问题是头痛、呕吐 2 个月，几天前头痛加重，并出现一次发作性意识不清，大约 2 分钟后自行醒来。查体：体温 38℃，长得眉清目秀，但精神萎靡，近乎嗜睡状态，问话爱理不理。四肢活动可，右侧肢体力量稍弱，颈项硬，克氏征阳性，双侧巴氏征阳性，急诊头颅 CT 报告左侧基底节区腔隙性梗死灶。

内科的情况比较复杂：患者 2 个月前不洁饮食(吃羊肉串)后出现腹泻、呕吐，反复发热，体温不详，服用阿司匹林体温未明显下降，伴乏力。患者自诉左侧腹股沟触及一肿块，未就诊，2 个月体重下降 5 kg。血常规：白细胞 2.5×10^9/L↓，红细胞 3.78×10^9/L↓，血红蛋白 115 g/L↓，血小板 75×10^9/L↓，上腹部 CT 提示脾肿大，左侧脾肾间隙团块影，脾脏变异？占位性病变？追问病史，患者说自己有长期养猫史。

猫抓病

猫抓病是由汉塞巴尔通体经猫抓、咬后侵入人体而引起的感染性疾病，临床表现多变，主要表现有：①原发皮损，被猫抓、咬后局部出现一至数个红斑性丘疹，疼痛不显著，因症状轻微而被忽视；②局部淋巴结肿大，抓伤感染后 1~2 周，引流区淋巴结呈现肿大，以头颈部、腋窝、腹股沟等处常见。初期质地较坚，有轻触痛，大小为 1~8 cm，肿大淋巴结一般在 2~4 个月内自行消退；③全身症状，大多轻微有发热、疲乏、厌食、恶心、呕吐、腹痛等胃肠道症状和体重减轻。

猫抓病确实可以引起中枢神经系统病变，比如脑膜炎、脑膜脑炎、视神经炎等等，入院当天完成了 MRI 检查，影像上可见颅内多发病灶(图 47-1)，可是猫抓病的神经影像学表现是怎样，真实案例我也没见过。

猫抓病的中枢神经系统表现

以神经系统病变为主的猫抓病十分少见，只占所有病例的 2%~3%，神经系统的表现有脑炎或脑膜脑炎，占所有神经系统并发症的 90%，多发生于淋巴结肿大后 1~6 周，病情一般较轻，很快恢复。脑脊液中淋巴细胞及蛋白质正常或轻度增加。重症患者的症状常持续数周，可伴昏迷及抽搐，但多数于 1~6 个月完全恢复，偶尔致残或致死。该病多为自限性，一般 2~4 个月内自愈，治疗以对症疗法为主。一般病例尚无应用抗菌药物的指征。对重症病例宜及时采用抗生素联合治疗，临床一般在 2 周以上。Seah 等综述了 64 例猫抓病脑炎的影像学资料，发现仅有 12 例(18.8%)存在影像学上的异常，1 例为枕叶局限性病灶，2 例为枕叶梗死，3 例为弥漫性脑白质病变，4 例为基底节和丘脑病灶，1 例为颞叶病灶，有 1 例无描述，下图为文献中的 MRI 表现(图 47-2)。

总的来说，猫抓病的神经系统表现并不是很特异，猫抓病的抗体好像也无处可查，所以在没有其他证据的情况下，赖在猫咪身上似乎是最合情合理的。但我也有担心，猫抓病本身少见，而猫抓病引起神经系统改变的更少见，有影像表现的病例更更少见，还会有其他可能吗？

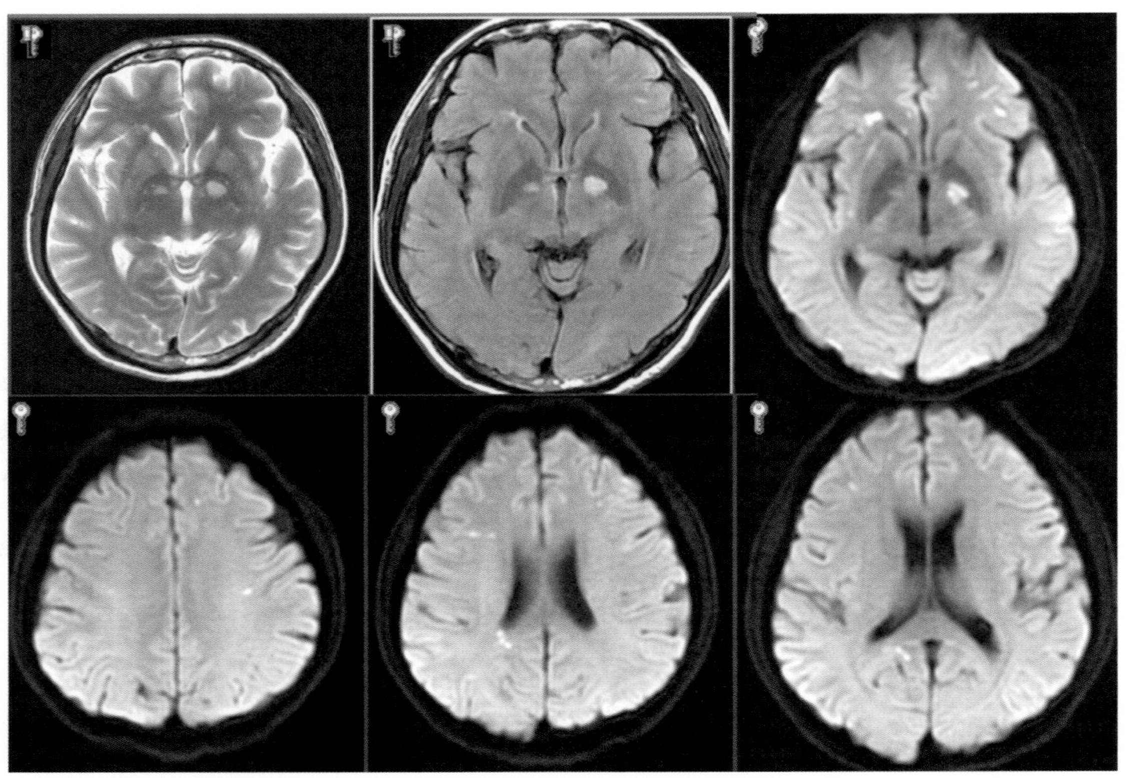

双侧基底节区，半卵圆区见多发异常病灶，T2WI/Flair 高信号，DWI 高信号。

图 47-1　头颅 MRI

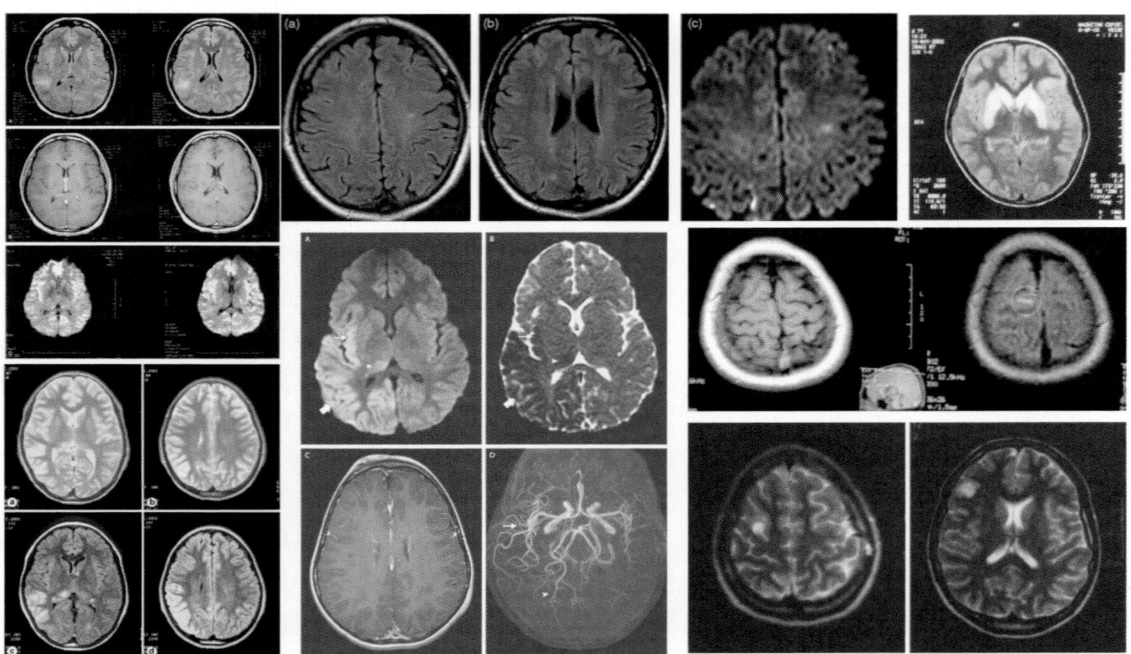

图 47-2　文献中猫抓病的中枢神经系统的影像表现

钻石王老五

管床的医生很厉害，问完病史特地向我汇报，患者43岁，未婚。啊，大龄未婚。后来仔细想想确实有问题，患者在上海和另外2位男性合租，3个男人同住一个屋檐下，为了解除我的疑问，特向患者家属了解详细情况。患者已离开家乡10年，在上海的行径并不知晓，但患者从小有点阴柔之气。患者查体并不很合作，但是从他微张的双唇间可以看到白花花的上颚（图47-3）。反复发热、腹泻、淋巴结肿大、消瘦、贫血，口腔白色念珠菌感染，说到这里大家应该想到是什么诊断了。

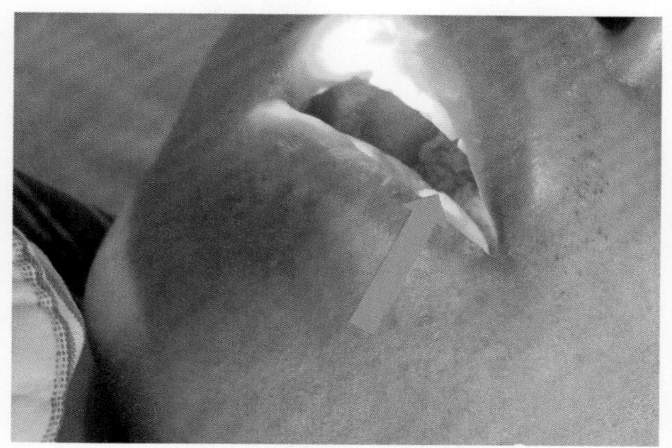

图47-3　口腔白色念珠菌感染

艾滋病

艾滋病是一种危害性极大的传染病，由感染人类免疫缺陷病毒（human immunodeficiency virus，HIV）引起。HIV是一种能攻击人体免疫系统的病毒。它把人体免疫系统中最重要的CD4 T淋巴细胞作为主要攻击目标，大量破坏该细胞，使人体丧失免疫功能。因此，人体易于感染各种疾病，并可发生恶性肿瘤，病死率较高。HIV在人体内的潜伏期平均为8~9年，在发病以前，可以没有任何症状地生活和工作多年。临床症状一般为持续发烧、虚弱、盗汗，持续广泛性全身淋巴结肿大。特别是颈部、腋窝和腹股沟淋巴结肿大更明显，患者消瘦特别明显。消化道症状有食欲下降、厌食、恶心、呕吐、腹泻，严重时可便血。

HIV筛查是入院的常规检查项目，这位患者的检查结果为阳性，果然就是艾滋病患者。除此之外患者还有梅毒、乙肝和隐球菌感染多种传染病，而头颅MRI正是隐球菌脑炎的表现。中枢神经系统隐球菌感染最常见的表现为脑膜炎，表现为软脑膜的强化，其次是血管周围间隙扩大乃至胶状假囊，基底池内的隐球菌可以沿着VR间隙播散到脑实质内，隐球菌的周围包绕着一层多糖荚膜，这是保护隐球菌面罩免疫攻击的屏障，当受到免疫攻击时，隐球菌可产生大量的黏液，因此在影像上可以看到VR间隙扩大，表现为基底节区、内囊、丘脑和脑干点状甚至肥皂泡样T1低信号T2高信号的病灶。缺血性脑血管病也可见于中枢神经系统隐球菌感染，约占所有病例的4%，最常见的梗死部位为基底节和内囊，约半数病例为多发梗死，弥散加权可见多发高信号病灶（图47-4）。

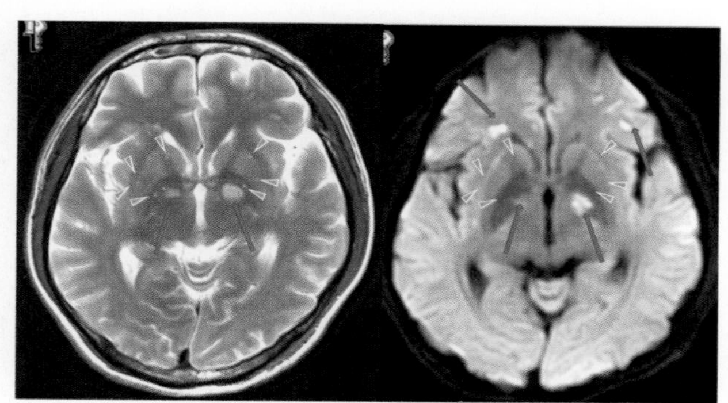

基底节区VR间隙扩大和脑梗病灶，三角箭头为VR间隙扩大，蓝色箭头为新鲜梗死灶。

图47-4　头颅MRI（左：T2WI，右：DWI）

患者第2天陷入浅昏迷状态，右侧肢体彻底不能动弹，几天之后终告不治。

后记

在我读书的时候，虽然也听说过艾滋病和同性恋，但真正遇到同性恋和艾滋病也是工作以后的事。那时有一个温文尔雅的男青年到诊室看病，坐下来开门见山地告诉我他是一名艾滋病患者，非常礼貌非常谦恭，远远不是我想象当中社会人的样子。有个骨科的哥们和我闲聊的时候说到同性恋，他认为同性恋是人类当中正常的现象，就像有人爱萝卜，有人爱青菜一样，为什么就不能有人爱恋同性呢？对此我并不想作评价，但我觉得只要不危害社会不危害他人，他爱干什么就干什么。一个社会越是开明，就应该越包容，如果说大家对艾滋病和同性恋都有理性的认识，这个群体可能就不会羞于暴露自己的身份，而防范工作就可能会做得更到位，于国于民都是大有裨益的。

参考文献

[1] Seah, Alvin BH, Azran, et al. MagneticResonance Imaging Abnormalities in Cat-Scratch Disease Encephalopathy[J]. J Neuro-Ophthalmol, 2003, 23(1): 16-21.

[2] Brinar VV, Habek M. Rare infections mimicking MS[J]. Clin Neurol Neurosurg. 2010, 112(7): 625-628.

[3] Wyllie E, Rincon SP, Pierce VM. Case 16-2015 — A 9-Year-Old Girl with Loss of Consciousness and Seizures [J]. N Engl J Med, 2015, 372: 2050-2058.

[4] Anbu AT, Foulerton M, McMaster P, et al. Basal ganglia involvement in a child withcat-scratch disease[J]. Pediatr Infect Dis J, 2003, 22(10): 931-932.

[5] Puligheddu M, Giagheddu A, Genugu F, et al. Epilepsia partialis continua in cat scratch disease [J]. Seizure, 2004, 13(3): 191-195.

[6] Rocha JL, Pellegrino LN, Riella LV, et al. Acute hemiplegia associated with cat-scratch disease[J]. Braz J Infect Dis, 2004, 8(3): 263-266.

慢性酒精中毒是发生渗透压脑病很常见的潜在因素，大多数正常血钠的患者具有长期饮酒的背景，尽管大多数患者在饮酒后出现症状，但也有少数案例是在戒酒之后出现的。

48. 口吐莲花

这事说起来真是飞来横祸。患者是一位中年男性，1个月前因为多喝了两杯，没站稳，后脑勺磕在地上，鼓出一个大包，随后出现头晕、恶心呕吐及鼻流血。急送医院检查，CT发现枕骨骨折，颅内无出血，医生就嘱其回家好生休养，过几天再复查CT，以防迟发性出血。回去虽然没什么大事，但患者呕吐频繁，1天呕吐3~4次，纳差，持续了7~8天才逐渐好转，饮食逐步恢复正常，复查头颅CT未发现颅内出血。可此时患者出现了一些新情况：有一天家里人开车带他出去散心，可到了地方患者却待在车里不肯出来，问他原因，他说他有打人和扔东西的冲动，家里人对他进行心理抚慰以后倒也平静了。不过自那以后患者脾气变得非常暴躁，性格异常敏感，动作也逐渐变得迟缓。有一天没站稳在浴室里又跌了一跤，家属带来就医，准备做MRI，当将患者推进MRI机器里后，他像疯了一样，惊恐不能配合。

2个月前我自己也体验了一把MRI，当检查床缓缓进入机器时我也有点慌，MRI的内侧孔径比较小，脑袋进去以后鼻子几乎就贴到机器壁上了，在昏暗的光线下，两眼只能盯着面前的塑料壁板，耳朵里尽管塞着棉球，但依然隔绝不了机器诡异的轰鸣，时而长时而短，完全无法预测。我时不时想起以前看过的恐怖故事，假死的人被装进棺材，到半夜醒过来……打住，别胡思乱想了。

MRI和幽闭恐惧症

幽闭恐惧症是人被幽闭在限定空间内的一种病态恐惧，在MRI检查中较易发生，患者表现多种多样，轻者表现为压抑、胸闷，重者心慌、气短、呼吸困难、心情烦躁、恶心、不能坚持检查，此症在30~60岁年龄阶段及知识程度较高者中发病率较高。MRI机器孔径小深度大，患者视野和活动受限，加上扫描室房间屏蔽，光线幽暗且机器噪音大，容易产生恐惧反应。干预的方法包括：①改善环境，比如检查室采用暖色调，保持空气新鲜。②检查前详细讲解检查有关情况，消除恐惧心理。③检查时带上耳塞或者嚼口香糖分散注意力；蒙住眼睛不让看见扫描孔，或者安装镜子允许患者检查时观看扫描孔外面景象；安排亲友陪伴；操作者适时与患者保持对话接触。④给予抗焦虑药物干预。⑤如再不行，可考虑使用开放式MRI。

发神经病了？

经过多次尝试后，患者实在无法完成MRI检查。回家后症状进一步恶化，人变得喜怒无常，一个大男人甚至声泪俱下地向家属下跪恳请带他去看病。患者兴奋异常，不肯睡觉。到精神心理科就诊，在诊所里他也是坐立不安。精神科医生判断患者有器质性精神障碍，坚持一定要做MRI，同时给他开具了一些五羟色胺再摄取抑制药（Selective Serotonin Reuptake Inhibitor，SSRI）。在等候检查的几天里，患者症状持续进展，出现流口水、口齿含糊、双上肢震颤和慌张步态，动作也愈发迟缓，且已丧失了独立行走能力，吃饭也需喂。体查发现患者情绪激动、表达欲很强，尽管听不懂他在说什么。面具脸，音调单一，口角挂涎，KF环阴性，双上肢肌力5级，肌张力齿轮样增高，双上肢平举可见震颤，指鼻尚准，轮替缓慢，双下肢肌张力亦为齿轮样增高，坐轮椅，无法独自行走。患者既往有饮酒史8年，每周喝2~3次，每次黄酒3~4两，不喝醉。这次枕骨骨折之后再也没有饮酒。

在之前的文章“劝君少饮一杯酒”中我曾谈到过慢性酒精中毒可以造成戒断症状、Wernicke脑病、渗透压性脑病和Marchiafava-Bignami病，对此很多喝酒的同志不服气。不过这个案例要赖在酒精上的确有点不公平不公正。要说是戒断症状吧，戒断通常出现在停止饮酒后12~48小时内，而患者出现症状时已经戒酒有10余天，况且他并不是嗜酒如命，1周可以有几天不喝；而Wernicke脑病、渗透压性脑病和Marchiafava-Bignami病的症状通常在大量饮酒后出现，而不是在停止饮酒之后。那究竟是怎么回事呢?

水落石出

要说上次做MRI患者还有能力上蹿下跳逃避检查，现在的他已是呆若木鸡，横竖由着大家摆弄，被硬塞进MRI振机器里，无论机器发出滴还是发出嗒的声响，也不管他意不意外，惊不惊喜，第2次MRI振就这么顺利完成了。影像科报告提示脑干病变(图48-1)，显然这是一个桥脑中央髓鞘溶解症(central pontine myelinolysis，CPM)。林洁问我能不能收入院，他觉得病变和外伤关系不大，我也感觉不能用摔跤来解释，而且从定位角度看，单纯脑干病变不能解释患者的精神症状和锥体外系症状，这个病例应该还有待挖掘的地方。

患者住院第2天，查看片子发现患者可不止脑干一处病灶，双侧基底节也有淡淡的异常信号(图48-2)，这下临床症状能解释了。这是桥脑外髓鞘溶解症(extrapontine myelinolysis，EPM)合并CPM，统称为渗透压性脑病，此病通常见于低钠血症补钠补得太快。但患者入院的血钠并不低(138 mmol/L)而且也没补过钠，其他的电解质也均在正常范围之内(如血钾为4.1 mmol/L，血磷为1.34 mmol/L)，那到底是怎么回事呢?

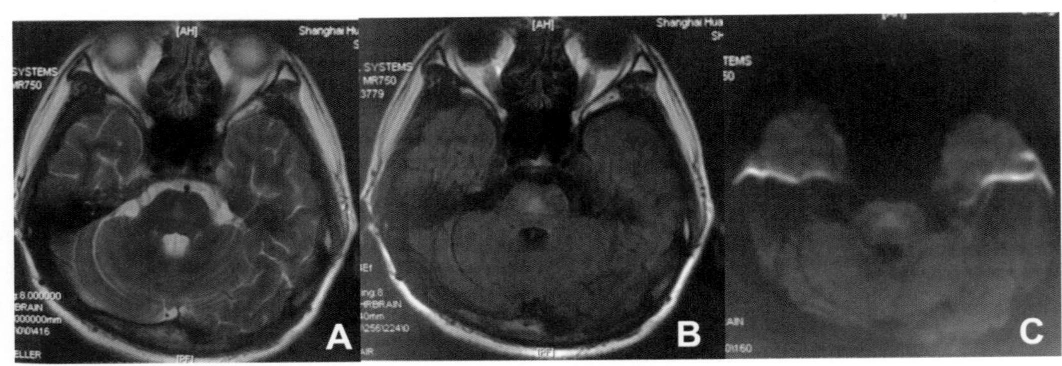

患者桥脑可见等腰三角形似的异常信号，A、B、C分别为T2WI相，FLAIR和DWI相。

图48-1　头颅MRI

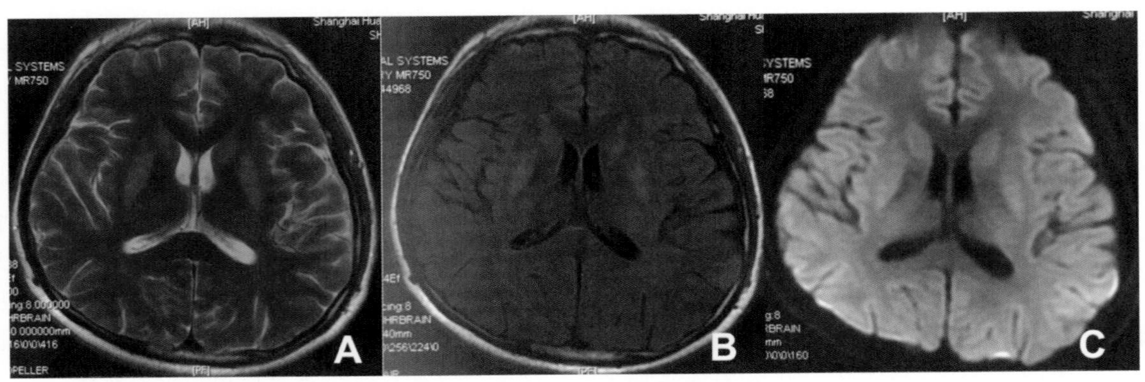

双侧基底节区淡淡的异常对称信号，A、B、C分别为T2WI相，FLAIR和DWI相。

图48-2　头颅MRI

和低钠/补钠无关的渗透压性脑病

渗透压性脑病近年不少见，很多人认为就是单纯医源性疾病，但实际上还有不少非医源性的因素。Singh 等对既往 541 例渗透压性脑病进行分析，发现最常见的诱发因素为低钠血症（78%），但也有 22%左右的患者血钠不低。既往报道的非低钠的危险因素有慢性酒精中毒、严重肝病、肝移植、严重烧伤、营养不良、神经性厌食、低血钾、低血磷、艾滋病、妊娠呕吐、地高辛中毒呕吐、腹透、Wernicke 脑病、系统性红斑狼疮等。慢性酒精中毒是渗透压性脑病很常见的潜在因素，大多数正常血钠患者具有长期饮酒的背景，尽管大多数患者在饮酒后出现症状，但也有少数案例是在戒酒之后出现的。加之该患者颅脑外伤后出现剧烈呕吐，也促成了渗透性脑病的发生（表 48-1）。

表 48-1　与低钠/补钠无关的渗透压性脑病

戒酒诱发的渗透性脑病		
作者	病情介绍	血钠情况
An	45 岁男性，口齿不清，吞咽困难 2 天，3 天前开始戒酒，MRI 见病灶	血钠 138 mmol/L，血钾 4.1 mmol/L
Droogan	52 岁男性，戒酒 1 周后出现意识障碍，MRI 见病灶	血钠 139 mmol/L，血钾 2.9 mmol/L
呕吐诱发的渗透性脑病		
Tsai	39 岁男性，步态不稳及意识障碍 1 周，有饮酒史，近 1 周腹泻和呕吐，MRI 见病灶	电解质正常
Baouahi	18 岁女性，妊娠呕吐，MRI 发现改变	血钠 130 mmol/L
Valiulis	24 岁女性，反复呕吐脱水后出现意识模糊，之前有胆囊炎手术史，MRI 见病灶	血钠 146 mmol/L，血钾 2.6 mmol/L
Sugimoto	31 岁男性，有神经性厌食和自行诱发的呕吐病史，MRI 发现病灶	血钠 140 mmol/L，血钾 2.8 mmol/L
Patel	20 岁女性，妊娠呕吐，出现尿失禁，无力及下肢疼痛，MRI 见病灶	血钠正常，血钾低

本病无特效治疗方案，既往文献报道激素和/或丙种球蛋白可能会改善患者预后，不过家属听到这一方案后开始犹豫了，毕竟激素是有不良反应的。那后来他们有没有接受这套方案？患者的预后又如何呢？请听下回分解。

后记

某次听人侃他减肥的独门秘诀：不吃药不节食，爱怎么吃就怎么吃，吃完之后上卫生间用手指扣下喉咙全部呕掉，神清气爽。听上去有点道理，既满足了口腹之欲，又不会增加体重，但经历了这个案例我想世上没有这么便宜的事情，渗透性脑病就是其中一桩。这个患者的发病和饮酒并无很直接联系，但我想如果他不贪杯应该不会跌出脑震荡，也不会频繁呕吐进而触发渗透压性脑病；而患者既往饮酒史是不是已经造成潜在的维生素缺乏，也只有天晓得。

感谢林洁医生提供病例。

参考文献

[1] Singh TD, Fugate JE, RabinsteinAA, et al. Central pontine and extrapontine myelinolysis: a systematic review [J]. Eur J Neurol, 2014, 21(12): 1443-1450.

[2] An JY, Park SK, Han SR, et al. Centralpontine and extrapontine myelinolysis that developed during alcohol withdrawal, without hyponatremia, in a chronic alcoholic [J]. Inter Med, 2010, 49: 615-618.

[3] Droogan AG, MirakhurM, Allen IV, et al. Central pontine myelinolysis without hyponatraemia [J]. Ulster Med J, 1992, 61(1)98-101.

[4] Tsai CY, Huang PK, Huang P, et al. Simultaneous acute Marchiafava - Bignami disease and central pontine myelinolysis: A case report of a challenging diagnosis[J]. Medicine (Baltimore), 2018, 97(8): e9878.

[5] Baouahi H, Doumiri M. Wernicke encephalopathy complicating hyperemesis gravidarum and associated with pontine myelinolysis [J]. Pan Afr Med J, 2014, 1, 19: 340.

[6] Valiulis B, Kelley RE, Hardjasudarma M, et al. Magnetic resonance imaging detection of a lesion compatible with central pontine myelinolysis in a pregnant patient with recurrent vomiting and confusion [J]. J Neuroimaging, 2001, 11(4): 441-443.

[7] Sugimoto T. Central pontine myelinolysis associated with hypokalaemia in anorexia nervosa[J]. J Neurol Neurosurg Psychiatry, 2003, 74(3): 353-355.
[8] Patel SV, Parish DC, Patel RM, et al. Resolution of MRI findings in central pontine myelinosis associated with hypokalemia[J]. Am J Med Sci, 2007, 334(6): 490-492.

激素乃虎狼之药，不良反应很多，糖尿病、肥胖、痤疮都算轻的，机会性感染、消化道出血和股骨头坏死，发生哪一样都够大家喝一壶的，你要说我不怕那是扯，但权衡利弊后我认为值得一搏。

49. 力挽狂澜

在上次“口吐莲花”一文中我们说到，一个脑外伤患者在呕吐 10 天后出现渗透压性脑病，就诊时患者已经部分失去自理能力，此时我们提出要给患者使用激素和丙种球蛋白，但患者家属确实很担心病情未来的走向，对我们提出的治疗方案也感到忧心忡忡。激素乃虎狼之药，不良反应很多，糖尿病、肥胖、痤疮都算轻的，机会性感染、消化道出血和股骨头坏死，发生哪一样都够大家喝一壶的，你要说我不怕那是扯，但权衡利弊后我认为值得一搏。

渗透压性脑病预后如何?

长久以来，大家都认为渗透压性脑病的预后是很差的，特别是在 CT 和 MRI 诞生以前，文献报道的病例都是死后经尸体解剖的案例。自从进入 CT 和 MRI 时代以后，不少症状轻微甚至无症状的患者被早期发现并及时得到干预，这才出现了存活案例的报道。2004 年 Martin 的综述认为此病的预后可能为死亡、致残或者恢复正常，我认为这是废话，当时大宗报道不多见，因此确切的预后不详。2014 年 Singh 等对 541 例患者进行了系统性综述，结果提示患者的死亡率为 24. 8%，造成终身残疾的为 23. 3%，完全恢复者为 51. 9%。预后不良的因素有：Glasgow 评分下降，血钠低于 115 mmol/L，低血钾和脑干受累。这就是目前所知的渗透压性脑病大致的预后，尽管没有以往认为的这么悲观，但毕竟有一半人非死即残。

既然要及早干预，那怎么干预？目前文献所记载的手段有降血钠、激素、丙种球蛋白和血浆置换。降低血钠就是要恢复补钠前的设置——低钠血症，这个不太敢；血浆置换又太烦琐，动静闹得太大。因此也就激素加丙种球蛋白可行性大，既往文献曾经有过零星报道，但实际效果如何还不清楚。说到这里我要思维奔逸了。

一段美好的回忆

患者最希望知道的是某一种治疗方案的胜率，但很可惜不是所有的疾病都有相应的文献，特别是这种少见病，医生有时候根据的是自己的经验，有时甚至连经验都没有，所以无法保证结局圆满，这点希望患者及家属能够理解。下面这个案例是个成功案例，管床医生小杜办事认真，她把这个案例（图 49-1）详细地记载下来了。

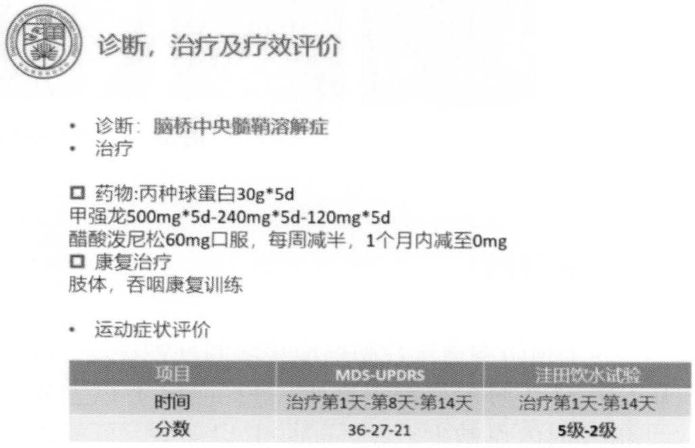

诊断，治疗及疗效评价

- 诊断：脑桥中央髓鞘溶解症
- 治疗

□ 药物:丙种球蛋白30g*5d
甲强龙500mg*5d-240mg*5d-120mg*5d
醋酸泼尼松60mg口服，每周减半，1个月内减至0mg
□ 康复治疗
肢体，吞咽康复训练

- 运动症状评价

项目	MDS-UPDRS	洼田饮水试验
时间	治疗第1天-第8天-第14天	治疗第1天-第14天
分数	36-27-21	5级-2级

图 49-1　案例总结

患者，男性，62 岁，因鼻咽癌化疗之后出现呃逆、纳差、全身无力，到医院就诊查血钠 110 mmol/L，于是给予补钠治疗，持续治疗 5 天血钠竟跌到了 97 mmol/L，于是强化补钠（图 49-2），1 周之后血钠恢复到了 135 mmol/L，再然后就悲剧了（图 49-3）。

日期	c(NA+)（mmol/L）	处理措施
201X.04.17	110	补钠治疗（具体量不明）
201X.04.22	97	NaCl13mg/d(ivgtt.)+NaCl0.3mg/d(po)
201X.04.23	101	NaCl13mg/d(ivgtt.)+NaCl0.3mg/d(po)
201X.04.24	112	NaCl13mg/d(ivgtt.)+NaCl0.3mg/d(po)
201X.04.25	123	NaCl13mg/d(ivgtt.)+NaCl0.3mg/d(po)
201X.04.26	132	NaCl13mg/d(ivgtt.)+NaCl0.3mg/d(po)
201X.04.27	135	未予特殊处理

图 49-2　患者每日血钠情况及应对措施

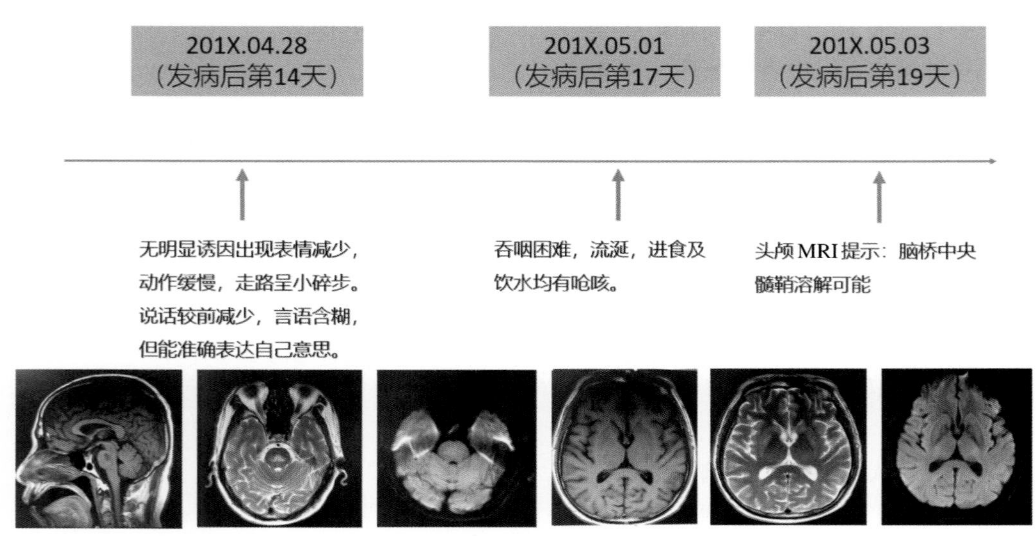

图 49-3　患者病情演变及影像学改变

钠该如何补？

为了预防渗透压性脑病应该限制补钠速度。研究表明 24 小时内血钠上升 10～12 mmol/L 以上或者 48 小时内血钠上升 18 mmol/L 以上者，可能诱发渗透压性脑病。因此多数文献认为每日血钠回升 10 mmol/L 以下是安全的，而具体补钠量可以用公式计算，甚至有些手机 App 也有此功能。此患者在 4 月 23 日至 4 月 25 日血钠上升是偏快的，48h 内血钠上升数值为 21 mmol/L。

患者入院时查体：面具脸，右侧上睑下垂，垂涎三尺，吞咽困难，构音障碍，伸舌左偏，悬雍垂左偏，双侧掌颌反射阳性，双上肢肌张力齿轮样增高，慌张步态。由于吞咽呛咳，入院后插胃管，患者看上去俨然一副晚期帕金森病患者的样子。用帕金森病评分量表（Unified Parkinson's Disease Rating Scale，UPDRS）对患者进行评估，UPDRS III 分值为 36 分。和家属沟通达成共识后给予以下治疗方案：丙种球蛋白每天 30 g，持续 5 天；甲强龙每天 500 mg 持续 5 天，减量为每天 240 mg 持续 5 天，再减量至每天 120 mg，持续 5 天；第 8 天时患者 UPDRS III 分值下降到 27 分，到第 14 天时分值下降到 21 分，鼻饲管顺利拔除，4 个月后门诊随访，除了动作稍许有点缓慢以外，已看不出有渗透压性脑病的迹象了。

激素和丙种球蛋白治疗

激素和丙种球蛋白是治疗自身免疫性疾病的利器，而渗透压性脑病似乎和自身免疫性疾病搭不上边，从病理上看病变部位表现为少突胶质细胞的降解和脱失，但炎症细胞十分少，所以这套方案多少有点死马当活马医的味道。激素为什么有效？动物试验发现，地塞米松可以预防小鼠发生渗透压性脑病，未干预组的脑病理片可见病变部位有免疫球蛋白渗出，而干预组则没有，考虑可能与激素保护血脑屏障有关。丙种球蛋白为什么有效？有人推测患者血液内有损害髓鞘的毒物，或者产生了抗髓鞘的抗体，因此丙种球蛋白能进行中和，再或者丙种球蛋白有髓鞘修复作用，同时作者也不除外病情自然缓解的可能。

转危为安

此时患者的双手震颤已经相当严重，吃饭时勺子怎么也送不进嘴里，一路抖过去饭菜撒了一被单；行走更是奢望，上厕所要两个人架着才能挪进去。眼看着患者的情况越来越重，不能再拖了，我将上述案例向家属介绍了一番，他们有点动心同意使用激素和丙种球蛋白。使用前我们同样采用UPDRS进行评估，量表第二部分评分为32分，第三部分评分为47分，治疗方案为：丙种球蛋白每天30 g，持续用5天，甲强龙每日500 mg，持续3天，然后改为每日120 mg，持续5天，再每日80 mg，持续用5天。14天后复评UPDRS，第二部分降为7分，第三部分降为3分。此时患者症状已基本缓解，吃饭如厕一切自理。

后记

这2个病例的预后都不错，我觉得这离不开患者家属的理解和宽容。

渗透压性脑病现在知晓度越来越高，它几乎等同于医疗事故，但这个看法是不对的。因为，渗透压性脑病会死人，低钠血症不纠正也会死人。Corona等综述了147948例低钠血症患者的结局，提示低钠血症的患者死亡率较血钠正常患者更高（*RR*=2.60[2.31-2.93]）。Gill等研究了104例伴有严重低钠血症的各类疾病患者（<125 mmol/L），发现患者死亡率高达27%，其中血钠低到120~124 mmol/L的患者死亡率23%，低到115~119 mmol/L的死亡率30%，低到114 mmol/L以下的死亡率40%。Baron等观察到血钠低于128 mmol/L时的死亡率为27%，Saeed等观察到血钠低于120 mmol/L时的死亡率为50%，Hockman等观察到血钠低于132 mmol/L时的死亡率为30%，一项香港的统计研究观察到血钠低于125 mmol/L时的死亡率为42%。渗透压性脑病的死亡率是24.8%，低钠血症和渗透压性脑病的病死率在伯仲之间，钠补和不补都有相似的概率出现意外。甚至有文献指出部分案例完全按照指南补钠仍然会出现渗透性脑病，这种情况下只能听天由命。我就曾在外院会诊过这样的案例，兄弟医院甚至在补钠前还编写了并发症（包含渗透压性脑病）的知情同意书，可事情还是发生了，此时患者家属不依不饶一定要讨个说法，我想这真是农夫与蛇的故事，如果当时血钠不纠正现在大约已经没有现在了。

感谢王俊医生对患者的精心管理！

参考文献

[1] Martin RJ. Central pontine and extrapontine myelinolysis: the osmotic demyelination syndromes[J]. J Neurol Neurosurgery Psychiatry, 2004, 75: iii22-iii28.

[2] Singh TD, Fugate JE, Rabinstein AA. Central pontine and extrapontine myelinolysis: a systematic review[J]. Eur J Neurol, 2014, 21(12): 1443-1450.

[3] Murase T, Sugimura Y, Takefuji S, et al. Mechanisms andtherapy of osmotic demyelination[J]. Am J Med, 2006, 119(7-supp-S1): S69-S73.

[4] Finsterer J, Engelmayer E, Trnka E, et al. Immunoglobulinsare effective in pontine myelinolysis[J]. Clin Neuropharmacol, 1999, 23(2): 110-113.

[5] Gill G, Huda B, Boyd A, et al. Characteristics and mortality of severe hyponatraemia-ahospital-based study[J]. Clin Endocrinology, 2006, 65, 246-249.

[6] de Souza A. Akinetic-rigid syndrome due to extrapontine and pontine myelinolysis following appropriate correction of hyponatraemia[J]. J Clin Neurosci, 2011, 18(4): 587-589.

莱布尼茨说过：世界上没有两片完全相同的树叶！

50. 罗德西亚之纷争

罗德西亚在哪里？我问了很多人他们都表示不知道，只觉得这个名字挺高端大气的。

患者，女性，47 岁，因左眼胀痛伴复视 1 个月，结膜充血 10 天就诊。患者 1 个多月前感觉左耳、左侧枕后及颈部疼痛，自认为是颈椎病，找“专家”在宾馆里给她做了一次左侧风池穴“金针穿刺术”。术后第 2 天患者出现复视，原本以为休养 2 天就会好，但没想到迟迟未愈。后来患者去眼科就诊，考虑外展神经炎，试着给予激素治疗，但是用药后眼球更加胀痛，并出现结膜充血。患者来院时因复视难受，索性就用胶布把左眼盖住，这个形象和海盗差不多。外院曾行头颅 MRI、CTA、MRV 等均报告正常，查体：患者左眼略突出，但无搏动感，结膜有充血，左眼不能外展，视力无影响(图 50-1)。

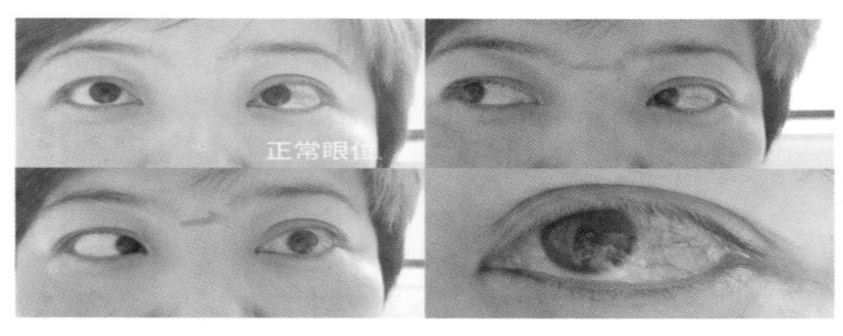

左眼外展麻痹，球结膜水肿充血。

图 50-1　患者眼征

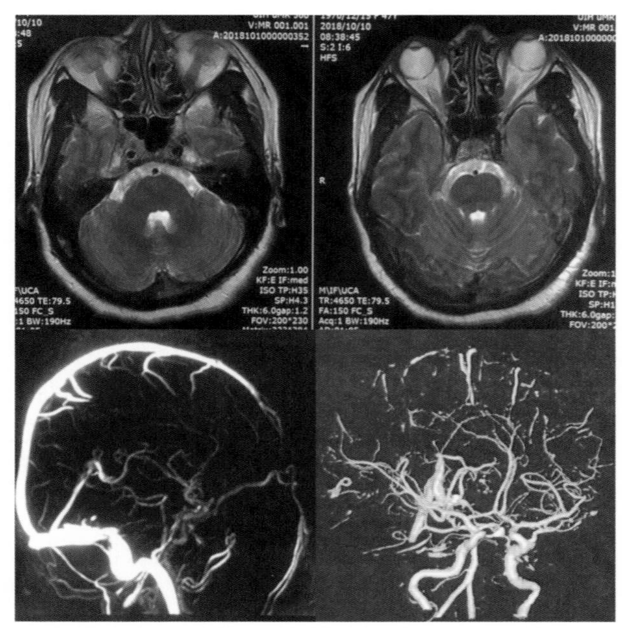

海绵窦略增宽，血管未见明显异常。

图 50-2　头颅影像

显然这个定位应该在左侧海绵窦，尽管外院影像报告正常，我们还是仔细研读了片子，重点在海绵窦。增强 MRI：海绵窦有点增宽，鼻窦少许炎症，未见异常的流空影；CTA：动脉主干清晰可辨，未见动脉狭窄或瘤样扩张；MRV：静脉窦通畅，无血栓征象(图 50-2)。

这段病史让我想到了 1 年前遇到的一个案例(详见“推倒重来”，图 50-3)。那个海绵窦病变的案例在影像学排除了血管性疾病后便陷入感染—肿瘤—炎症纠缠不清的怪圈。在找不到感染证据的情况下我们试用了激素，患者病情很快加重，亏得病情观察及时，改用美罗培南后才扭转局面。如今这个案例和 1 年前的案例何其相似：“推倒重来”案例中患者发病前有头痛，“海盗”也有；“推倒重来”案例中患者有口周疱疹感染史，“海盗”有江湖游医针灸史；“推倒重来”案例中患者感染指标正常，“海盗”亦然；“推倒重来”案例中患者用了激素加重，“海盗”也是如此。

“推倒重来”那篇公众号文章推出来后不久，我聆听了“果冻”教授的一堂课，课上“果冻”教授多次提到我这篇公众号文章。“果冻”教授说这种感染性海绵窦炎临床表现可以很不典型，而脑脊液二代测序可能对诊断有帮助，这句话我记忆犹新。二代测序技术(Next Generation Sequencing，NGS)在单次序列测定中可确定菌株基因组完整的 DNA 序列，并从这些数据中得到抗菌药物耐药性、毒力及分型

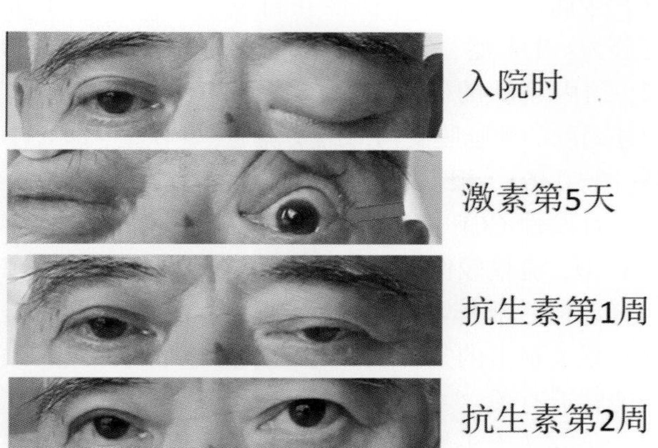

推倒重来的那个案例的眼部表现及后来的演变。

图 50-3　眼征

等可用于疫情调查的信息，进一步用于开展疫情特异性筛查。这个案例准备先做一次脑脊液二代测序，与此同时可先试验性地用美罗培南，等结果出来之后再作调整。

罗德西亚的诱惑

次日我们给患者做了腰穿，压力为 200 mmH_2O，脑脊液生化、常规、细菌、结核、真菌乃至脱落细胞全套阴性，我们等着二代测序结果。与此同时患者感觉头胀眼胀有所减轻，让我们颇感欣慰。5 天后二代测序检测报告：测到罗德西亚分枝杆菌，置信度中等。此菌既往有引起腹膜炎的报道(图 50-4)。我们请抗生素科会诊，医生表示也没见过这种菌，但根据江湖游医耳后“针灸”的病史，会诊医生认为存在罗德西亚分枝杆菌感染的可能。

Table 1：样本中检出的建议关注微生物列表

原核微生物				
类型	中文名	拉丁名	置信度	特异序列数
G+	罗得西亚分支杆菌	Mycolicibacterium rhodesiae	中	4

图 50-4　微生物二代测序结果

罗德西亚分枝杆菌(Mycobacterium rhodesiae)

罗德西亚分枝杆菌是一种快生长的革兰阳性抗酸杆菌，多数情况下不致病。Pubmed 上罗德西亚分枝杆菌致病的报道仅 1 篇，这是 1 例 51 岁糖尿病肾病的女性患者，长期接受腹透治疗。患者既往发生过多次腹膜炎，抗生素一般能控制。但此次出现腹膜炎后予氟康唑、庆大霉素和万古霉素抗感染无效，故暂停腹透改为血透。之后患者腹透液培养出罗德西亚分枝杆菌。明确病原体后予环丙沙星和克拉霉素治疗 3 个月症状缓解。

尽管患者起初用美罗培南症状有好转，不过好景不长，1 周后患者症状便不再改善。使我们不得不怀疑这个罗德西亚分枝杆菌的可信度，为此我求教了“果冻”教授，“果冻”教授指出非结核性分枝杆菌特意序列数太少，假阳性可能较大，对于这份二代测序结果要审慎对待。

回到原点

经过激素和抗生素两轮试验性治疗后发现，此病真是“敌军围困万千重，我自岿然不动”，感染和炎症都没有依据。那肿瘤是否有可能，尽管患者 10 多天来情况无改善，但要像瘤子一样恶化那倒也不至于，并且影像上确实没看到占位。

卫杰医生是中国人民解放军海军第九〇五医院的神经内科大夫，擅长血管介入治疗，有一次去他们医院会诊，正好遇到一个脑出血的患者，临床上高度怀疑血管畸形，但 CTA 报告却正常。卫医生拿起片子说，此患者是动静脉瘘，我很诧异，问他是怎么看出来的。他说这是 CTA，如果片子上见到静脉窦强化，说明动静脉之间有异常沟通，后来做 DSA 证实就是个颈动脉海绵窦瘘。那这个案例我们起初只看了 CTA 后处理的动脉，但没有关注过原始图像和静脉，坐下来再次研读片子，确实发现原始图像上有强化的静脉窦，并且在 3D 成像上可以看到早显的直窦(图 50-5)，但瘘口在哪里就是找不到蛛丝马迹。如果此患者真是颈动脉海绵窦瘘的话，那 CTA 上早显的静脉就是唯一提示。

颈动脉海绵窦瘘的症状除了头痛、头胀、颅神经麻痹、视力下降等非特异症状，还有经典的三联征：①搏动性突眼，我们在入院时就很警惕；②结膜充血和水肿；③搏动性耳鸣/脑鸣。因此我们特地询问了患者是否有耳鸣，患者说 5 个多月前她曾因为头痛住过院，当时认为是感冒，头痛好转出院后便出现了左耳耳鸣，音调不恒定，而是搏动的，

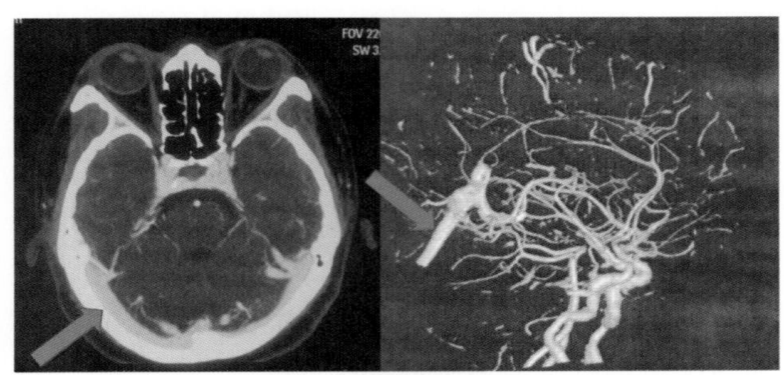

图 50-5　CTA 上早显的横脉及直窦

患者很肯定地说搏动和心跳搏动是一致的。我们听诊器在她的眼球上听诊却没有听到杂音。我坚信我们已经离真相不远了。颈动脉海绵窦瘘有高流量和低流量之分，患者为什么没有搏动性突眼？为什么听诊一无所获？我猜测这可能和瘘流量不大有关。

颈动脉海绵窦瘘

颈动脉海绵窦瘘（carotid-cavernous fistula，CCF）一般指颈内动脉海绵窦段的动脉壁或其分支发生破裂，以致与海绵窦之间形成异常的动静脉交通，但也有颈外动脉分支与海绵窦沟通的案例。CCF 按病因可分为外伤性和自发性。从解剖上分可分为：①A 型，颈内动脉和海绵窦直接沟通；②B 型，颈内动脉的硬脑膜支与海绵窦沟通；③C 型，颈外动脉的硬脑膜支与海绵窦沟通；④D 型，即 C+D 型（图 50-6）。根据流量又可分为高流量和低流量。

自发性 CCF 占所有 CCF 的 30%，解剖分型多为 D 型，流量较低，病患多为中老年女性。海绵窦内有动眼、滑车和外展神经通过，但有意思的是 CCF 累及最多的是外展神经，可能与外展神经靠颈内动脉近有关。

研究认为头颅 CTA 和 DSA 的敏感度相当（87% vs. 94.4%），而 MRA 敏感度较低，为 80%。普通的头颅 CT 和 MRI 上如见到粗大的眼上静脉（superiorophthalmic vein，SOV）则对诊断有很强的提示作用（图 50-7）。

我们给患者做了 DSA，DSA 证明果然就是颈动脉海绵窦瘘（图 50-8）。

我们再回顾一下影像学资料，的确没什么提示，MRI 水平位上未见粗大的静脉。冠状位的头颅磁共振隐隐约约看到了粗大的眼上静脉（图 50-9），不过这也叫事后诸葛亮了，如果能早点发现该多好。

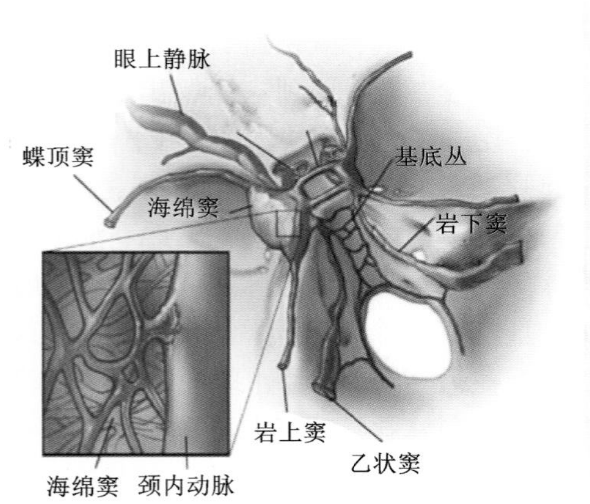

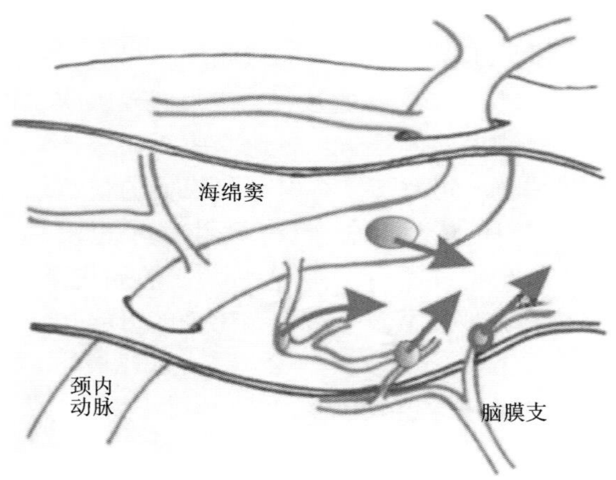

图 50-6　CCF 的四种解剖分型模式图

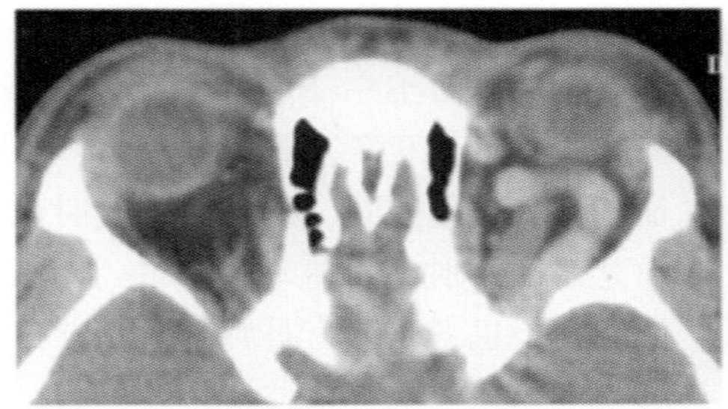

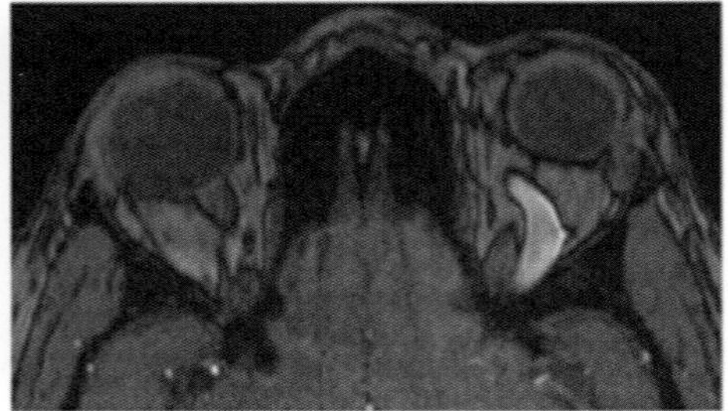

图 50-7　左侧粗大眼上静脉（左：头颅 CT；右：头颅 MRI）

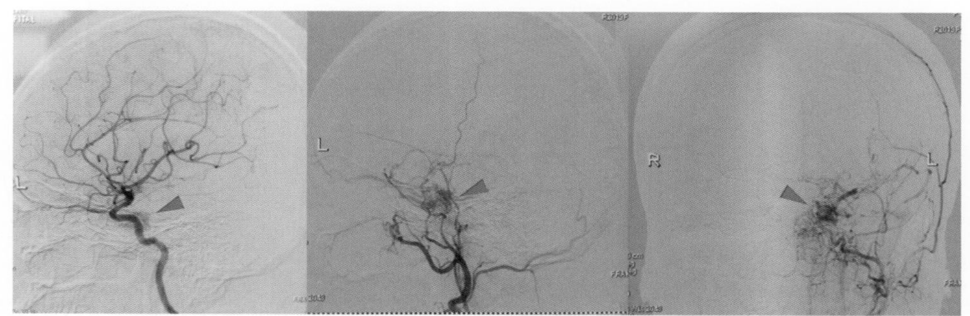

颈内颈外动脉与海绵窦都有交通。

图 50-8 DSA 见 CCF

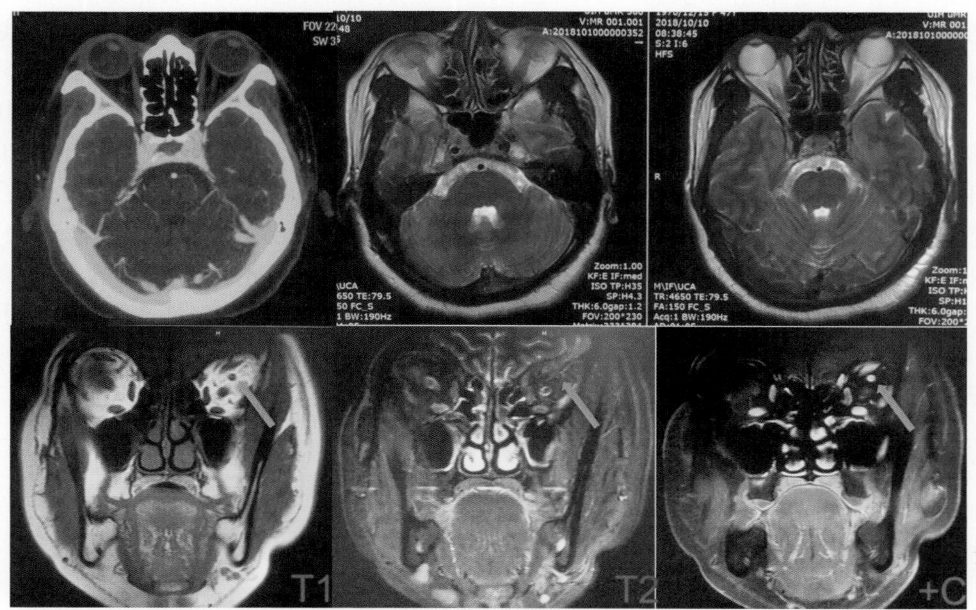

一无所获的 MRI 水平位(上排后两张)和略有提示的冠状位(下排)，箭头所指为眼上静脉。

图 50-9 头颅影像

后记

患者诊断明确后我脑海中浮现出两句关于树的格言：世界上没有两片完全相同的树叶；不要在一棵树上吊死。其中滋味大家慢慢体会。还有，罗德西亚在哪里？罗德西亚就是现在的津巴布韦，其人均 GDP 为 0.1 美元，是全世界最穷的地方之一。

参考文献

[1] Curry EM, Yehia M, Roberts S. CAPD peritonitiscaused by Mycobacterium rhodesiae[J]. Perit Dial Int, 2008, 28(1): 97-99.

[2] Henderson AD, Miller NR. Carotid - cavernous fistula: current concepts in aetiology, investigation and management[J]. Eye (Lond). 2018, 32(2): 164-172.

临床实践中，患者是来看疾病 A 的，结果出现了疾病 B，是否让人既迷惑又抓狂？

51. 异次元空间

“这也叫病史？患者去 XX 医院就诊，这写进去干吗？后面都是检查结果，病情介绍就两行字！这种病史写出来真要打屁股了，如果我们科老前辈 XXX 还在世的话，病历夹子都给你从窗口扔出去了！……”200X 年，蒋教授语。唉，那时的楼盖得没那么高。

201X 年某日凌晨 2 点，急诊室。“兄弟，干吗呢？”内科当班兄弟探头张望。“没什么，闲着无聊，看看影像系统里有什么好玩的东西”。“咦？这是啥？看看影像科怎么打的报告，炎性脱髓鞘病变可能性大，胶质瘤不除外。嗯，跨胼胝体生长，有点意思，咔嚓，拍一张……”

2018 年某天，接到初老师的电话，告诉我有个很有意思的病例，诊断得已经八九不离十了，希望我再看看。患者来了以后，我仔细研究了一番不禁惊叹，哦，原来这个病还能长成这样

今天说的这个患者我和他素未谋面，那我是怎么隔空看病的呢？话说去年初教授给我上了生动的一课，使我对某病的影像表现有了进一步的认识，后来在整理电脑资料的时候，我无意中翻到了某年我拍摄的 MRI 影像。咦？这不就是初老师教我看的那个病人的片子吗？前后翻翻，除了片子没有病史资料，不符合我的风格啊，怎么会没文字记载呢？再看看拍摄时间 201X 年某日凌晨 2 点，一定是我急诊夜班时拍的。请大家欣赏一下（图 51–1），这是什么病。

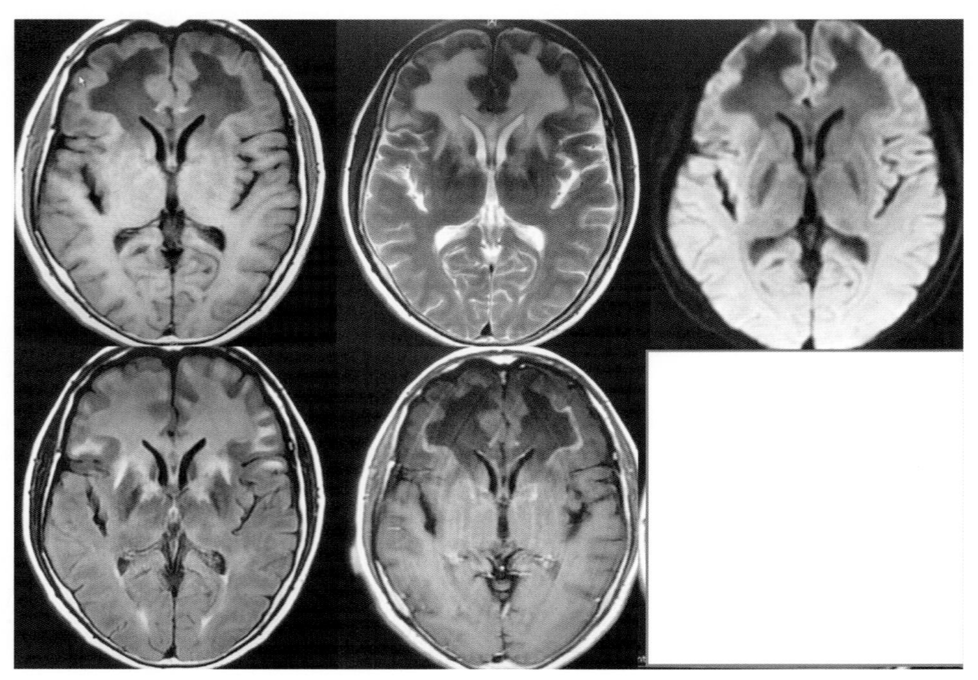

双侧额叶白质对称病变，T1WI 低信号，T2WI 高信号，DWI 低信号，FLAIR 高信号，病灶周围略增强。

图 51–1　头颅 MRI

当时影像科是怎么考虑的？照片上可见患者的姓名和拍摄时间，根据这些线索我找到了当年的报告，顺带找到了患者的年龄和性别，得知这是一个54岁的男性。患者在1年后又复查过MRI，第2次MRI提示病变范围较之前有进展，MRS可见Cho/NAA比值高达10(图51-2)。

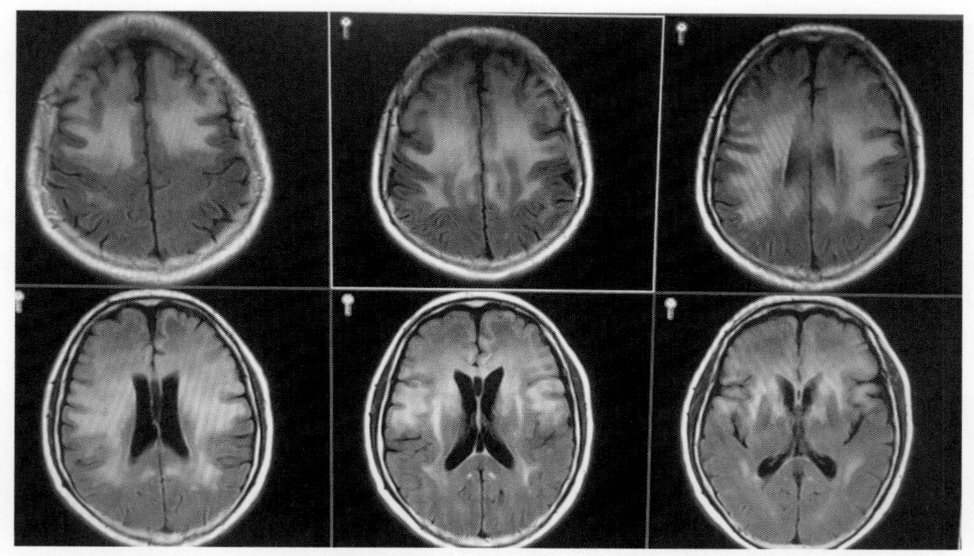

1年后患者不知为何前来复诊，只留有影像学资料，图为1年后的情况，病变范围较前进展。

图51-2 头颅MRI Flair随访变化

蒋教授怒不可遏，床位医生噤若寒蝉，当然，病历夹最终没扔出窗外，但病史重写那是肯定的。蒋教授亲自询问病史，原来还有许多多细节没有被挖掘出来。

经系统询问病史得知，这是一个住院患者，病史写得十分简略，从字里行间只得到以下信息：患者在入院前半年开始出现反应迟钝，行动迟缓，外院诊断为颅内脱髓鞘病灶，如何治疗没写。患者送急诊那天早上上厕所一直没出来，直到傍晚家里人回来了才发现，此时他已经被困厕所十几个小时，出来时左小腿出现明显肿胀，因此急送医院。检查示肌酶明显升高，考虑为骨筋膜综合征，故立即予以筋膜切开手术，术中切取少量肌肉组织送病理活检。蹲马桶还能蹲出骨筋膜综合征，这倒是头回听说。

骨筋膜综合征

骨筋膜室综合征即由骨、骨间膜、肌间隔和深筋膜形成的骨筋膜室内肌肉和神经因急性缺血、缺氧而产生的一系列早期的症状和体征。常由创伤骨折的血肿和组织水肿使其室内内容物体积增加或外包扎过紧，局部压迫使骨筋膜室容积减小而导致骨筋膜室内压力增高所致。但这例患者比较特殊，原因为长时间压迫所致。常见的临床症状有：①持续性剧烈疼痛，且进行性加剧，为本征最早期的症状；②指或趾呈屈曲状态，肌力减弱；③患处表面皮肤略红，温度稍高，肿胀，有严重压痛，触诊可感到室内张力增高。骨筋膜室综合征一经确诊，应立即切开筋膜减压。

病史上没有关于患者认知功能的描述，但如此异常的行为我猜测患者应该有严重的精神和认知功能异常，骨筋膜综合征之剧痛不是一般人能忍受的，精神正常的人即便腿脚不便也总会想法子自救或者呼喊求救，甚至躺倒在地上也比腿这样卡压着舒服，忍受这样的痛苦需要多大的毅力！所以我说这个患者当时肯定很“淡定”，淡定得近乎痴呆了，这和额叶前区病变表现是吻合的。

额叶病变的症状

额叶是大脑半球在中央沟以前、大脑外侧沟以上的部分，额叶皮层与运动、判断性、预见性、情绪和心境有关，额前区病变导致患者情感淡漠、反应迟钝，对周围事物和环境缺乏兴趣，记忆力减退，智力减弱，不注意仪表及主动性严重障碍，呈典型淡漠—意志缺乏—运动不能综合征，有些患者可以持续数小时呆坐着看报纸而没有阅读，或者长时间关注窗外而什么都没看到。

说了半天这是什么病呢？

肾上腺脑白质营养不良！

肾上腺脑白质营养不良

这是一种 X 连锁的隐性遗传病，致病基因为 ABCD1 基因，是一种最常见的过氧化物酶体病，主要累及肾上腺和脑白质，本病发病率为 0.5/10 万～1/10 万，95%是男性，5%为女性杂合子。大多数患者在儿童或青少年期起病，21 岁以上起病者约占 2%～4%。主要表现为进行性的精神运动障碍，视力及听力下降和(或)肾上腺皮质功能低下等。影像上病灶常位于双侧枕顶叶(图 51-3)，但也有 15%～20%的病例为额叶为主或孤立的额叶受累，病灶常呈对称性分布。Kumar 等总结了 164 例成人起病的 X-连锁肾上腺脑白质营养不良的影像表现，其中 13 例患者为额叶受累(7.9%)。血浆、皮肤成纤维细胞极长链脂肪酸增高是目前诊断本病的特异方法，而发现 ABCD1 基因突变是确诊本病的最可靠方法。

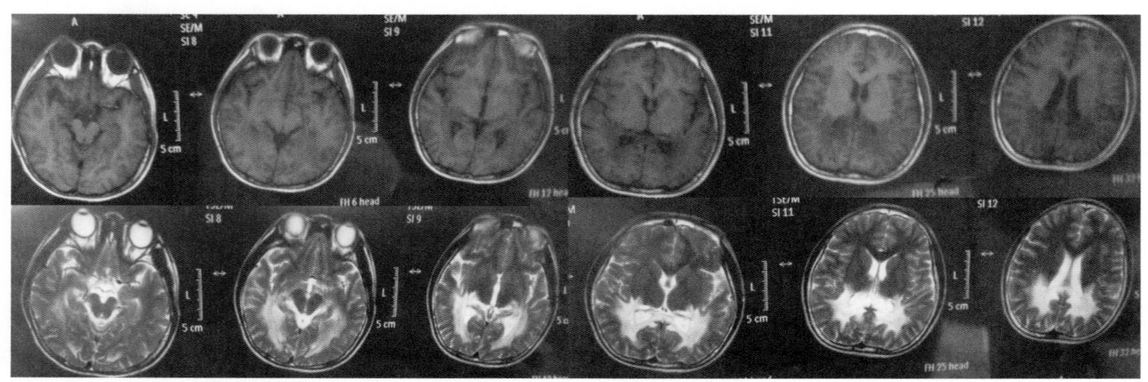

经典肾上腺脑白质营养不良影像学表现，这是我们收治的 1 例 15 岁的男性患者，真实案例。

图 51-3　头颅 MRI(上一排 T1WI，下一排 T2WI)

断线风筝

这种病是 X 染色体隐性遗传病(图 51-4)，根据遗传特点，如果这个患者生的是儿子那还好，但如果是女儿，那必定是携带者，而携带者有 50%的概率将遗传给男性后代，那将又是一出悲剧！

我们试图联系患者但电话已成空号。我又想起当时患者留有的肌肉标本，可做一下 ABCD1 基因检测，如果真的明确了，那即便挖地三尺才能找到患者那也值当了。一问，当年的标本果然还在，我们看到载玻片上静静地躺着一片薄如蝉翼的组织，在日光灯透射下晶莹剔透，这片唐僧肉微小到连塞牙缝都不够，却承载了所有的期望。然而我们还是陷入了接近带来期望、期望带来失望的恶性循环，由于时间过于久远，样本量又不够，DNA 提取失败了。

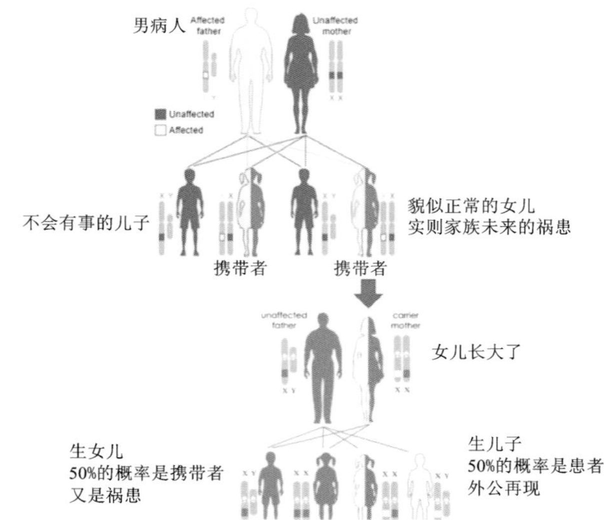

图 51-4　X 染色体隐性遗传病的遗传模式

后记

这个病例最后很无趣，尽管影像学表现千像万像肾上腺脑白质营养不良，但最终没能确诊，更让人惆怅的是患者当时蹲马桶是怎么蹲出个骨筋膜综合征的，病史也描述不详。正当百无聊赖之时，当时见过此患者的 Charlie 看到我这篇文章后向我描述了一些我们所不知道的情况：家属说患者已痴呆很久，生活无法自理，而他家厕所用的不是马桶，而是蹲坑，入院前 1 天晚上就进了厕所没出来，发现时患者屁股坐在坑底，腰骶部顶着坑池后立面，而两条腿依旧在坑外，大腿岔开，髋关节和膝关节极度屈曲，因此造成小腿肚长时间压迫，最终导致骨筋膜综合征的发生。我依稀能想象得见当时的状况，算是给这个无趣的案例添一些慰藉吧。

参考文献

[1] Yue Zhang, Yi-Min Sun, Zun-Guo Du, Shu-Guang Chu http://www.ajnr.org/content/cow/07022020.

[2] Kumar AJ, Kohler W, Kruse B, et al. MR findings in adult - onset adrenoleukodystrophy [J]. AJNR Am J Neuroradiol 1995; 16: 1227-1237.

52. 狸猫换太子

叮铃铃……“喂，有女床吗，有个眼肌型重症肌无力的患者，口服强的松效果不好，想给她冲一把激素看看。”“有，来吧！”电话那头是从事肌病研究的X医生，她办事向来严谨，患者入院前她已经把如何用药都一一交代妥当了。

患者是一名55岁的女性，2017年底出现眼内异物感，双侧眼睑下垂，并有晨轻暮重现象，早上起床轻松点，午后加重。随着病情逐步加重逐渐导致睁眼困难，2018年5月在外院就诊，予以新斯的明1支肌肉注射效果不明显，而给予溴吡斯的明每日3次，每次1片口服，患者感觉有效，但服药期间患者出现腹痛，于是改为每顿半片，然逐步加到1片，但此时患者感觉疗效不佳，故未再服用溴吡斯地明，行重复电刺激检查结果为阳性(图52-1)。

重复电刺激(低频、高频)测定

运动	感觉	神经名称	方向右/左	刺激点	记录点	用3 Hz频率刺激	用20 Hz频率刺激	用50 Hz频率刺激
✓		面	右	耳垂前	眼轮匝肌	+1.33%	+28%	+18%
✓		面	左	耳垂前	跟轮匝肌	-14%	-22%	-14%
✓		腋	右	臂丛	三角肌	9%	-51%	-61%
✓		副	右	胸乳肌后缘	斜方肌	-27%	-62%	-19%
✓		副	左	胸乳肌后缘	斜方肌	-3.33%	+15%	+5%
✓		正中	右	腕部	大鱼际肌	+3.33%	+28%	+8%
✓		尺	右	腕部	小鱼际肌	+0.67%	+25%	+22%

图52-1　重复电刺激检查(动作电位衰减>15%为阳性)

重复神经电刺激

重复神经电刺激是超强重复刺激神经干在相应肌肉记录复合肌肉动作电位，是检测神经肌肉接头功能的重要手段。正常情况下神经干连续受刺激后，肌肉复合动作电位(Compound Muscle Action Potentials，CMAPs)波幅可有轻微波动，但降低或升高超过一定限度则提示神经肌肉接头病变。重复神经电刺激根据刺激频率可分为低频(<5 Hz)和高频(10~30 Hz)。确定波幅递减是计算第4或第5波较第1波波幅下降的百分比，正常人低频波幅递减在10%~15%，低频刺激波幅递减>15%为异常，见于突触后膜病变如重症肌无力(图52-2)。

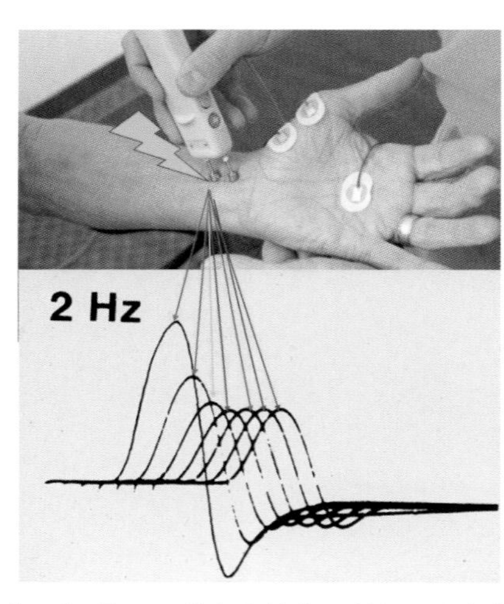

电棍以每秒2次，即2 Hz的频率刺激运动神经，红橙黄绿青蓝紫一通电击后，记录到的动作电位迅速衰减，这是重症肌无力典型的改变。其原理和疲劳试验差不多，一个用力一个靠电。

图52-2　重复电刺激示意图

2018 年 7 月患者又检测了包括重症肌无力在内的相关抗体，结果均为阴性。2018 年 9 月开始给予口服强的松治疗，每日 40 mg 口服，到 2019 年 2 月，此时患者的脸已经吃成了“彭福特”，但效果呢？患者觉得乏善可陈。

这次患者决定一不做二不休，要好好治疗一下，因此接受了激素冲击治疗方案。由于是眼肌型重症肌无力，入院查体没发现患者肢体有其他问题，抬头肌力好，口齿清楚，吞咽无呛咳，双侧眼睑下垂，眉毛上挑，额纹略加深，上视 1 min 即不能坚持(图 52-3)，双眼上下左右视均可，未引出复视。这个病例有 X 医生作保，又有重复电刺激结果为证，那诊断应该是错不了的，而这张 Cushing 面容似乎也成了重症肌无力的佐证。

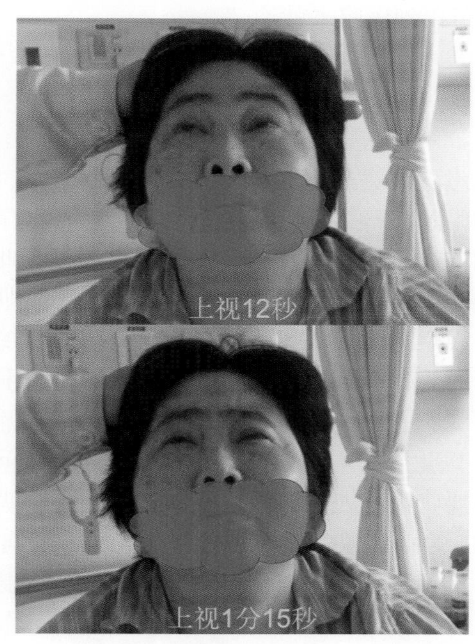

截取视频的第 12 秒和 1 分 15 秒。

图 52-3 患者上视面容

眼肌型重症肌无力

眼肌型重症肌无力是重症肌无力的一个亚型，这一型只累及眼外肌、提上睑肌和眼轮匝肌。50% 的重症肌无力患者首发症状为眼睑下垂和复视，其中 50%~80%患者进展为全身型，约 90%的患者在最初 2 年发展为全身型。眼睑下垂是眼肌型最常见的症状，主要是提上睑肌受累所致，作为代偿，患者额肌会出现收缩，导致额纹加深，眉毛上挑，眉眼距离增宽(图 52-4)。

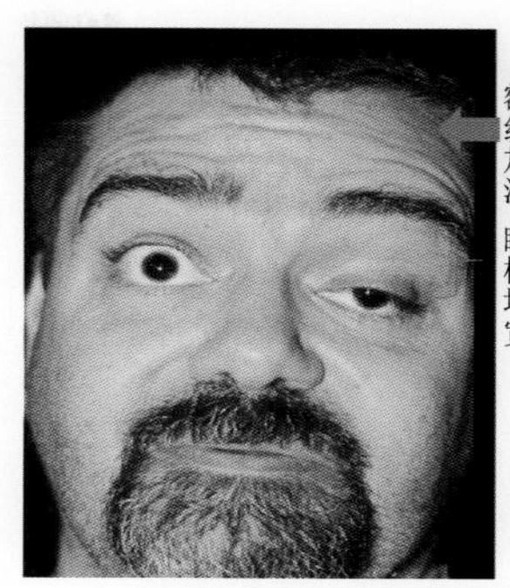

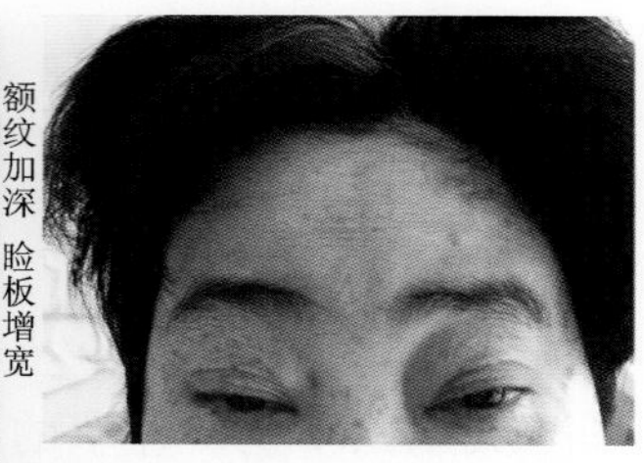

左图为网上找到的重症肌力患者的面相，额纹加深，眉毛上挑，眉眼蹁增宽，右图为我们的患者。

图 52-4 眼肌型重症肌无力的眼部表现

眼睑下垂可发生于单眼也可发生于双眼，双眼累及者通常两边不对称，眼睑下垂常在长时间上视时出现，称之为眼睑疲劳试验；另一个试验称为 Cogan 眼睑抽动，患者先下视 15 s，然后两眼平视，上睑会先出现快速上提然后下垂。当双眼受累时，检查者掰开患者受累较重一侧的眼睑可以看到对侧眼睑下垂加重。复视也是眼肌型重症肌无力常见症状，通常和睑下垂同时出现，但少数情况下可以单独存在，最容易受累眼外肌为内直肌和上直肌，分别导致眼球外斜视和下斜视。抗胆碱能受体抗体在眼肌型重症肌无力中阳性率为 30%~77%，低于全身性重症肌无力(80%~99%)。而重复电刺激的阳性率为 33%。溴吡斯的明对眼肌型重症肌无力比较好，如效果不佳可加用泼尼松龙 10~30 mg/d，维持或递增 2~3 个月，直至有效后递减，如无效可考虑使用大剂量激素冲击外加硫唑嘌呤，如以上治疗均无效可采取外科手术的方法缩短上眼睑。

二维码52-1

拍摄的最后阶段患者出现明显的皱眉、眯眼及鼻子抽动。

激素冲击治疗 2 天后患者似乎感觉有效，不过在减量的过程中，故态复萌。当激素一轮冲击下来后患者又回到了原点，眼睛睁不开。想想觉得奇怪，上抬的眉毛，增宽的眉眼距，这不是重症肌无力常见的面相么？仔细端详着患者的眼睛，忽然感到一丝异样。患者疲劳试验确实为阳性，但原因并不是眼皮往下掉，而是眼睛要紧闭。为此我们拍了一段患者注视前方的录像，在这段录像最后的阶段患者出现明显的皱眉、眯眼及鼻子抽动(二维码 52-1)。

眼睑痉挛——眼肌型重症肌无力的模仿者

眼睑痉挛是由于眼轮匝肌痉挛性收缩引起的眼睑不随意闭合，常为双侧病变，呈进行性进展。2/3 为女性，多在 60 岁以上发病，其病因不明。痉挛的频率和时间不等，轻者眼轮匝肌阵发性、频繁的小抽搐，不影响睁眼；重症者抽搐明显，以致睁眼困难、影响视物，引起功能性失明。为能睁开眼睛，患者同样会额肌收缩，额纹加深，眉毛上挑，睑板增宽，所以这不是重症肌无力特异性表现（二维码 52-2）

二维码52-2

这是一个有着十多年病史的眼睑痉挛患者，其额纹加深、眉毛上挑，眉眼距离增宽。

眼轮匝肌是一横椭圆形环绕睑裂向心分布的薄层肌肉，覆盖眼睑和眶周结构，按所在的位置不同，可分为睑部眼轮匝肌和眶部眼轮匝肌，眼轮匝肌受面部神经支配，主要功能是闭合眼睑，同时参与眼部及眼周的各种表情动作，上睑眼轮匝肌有降眉作用，下睑眼轮匝肌有提颊作用，如果患者出现眯眼、皱眉、蹙鼻等症状应当警惕眼睑痉挛症（图 52-5）。

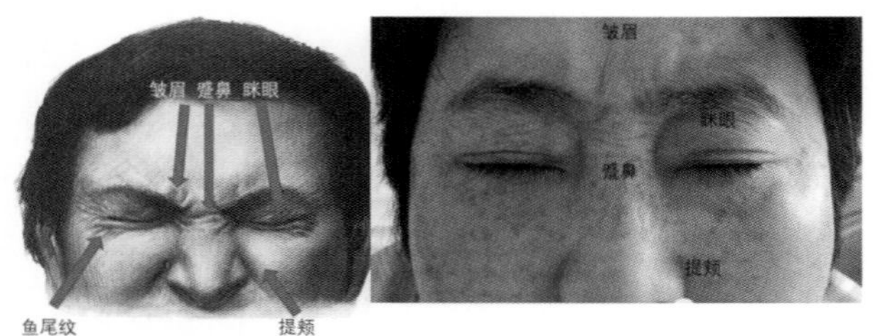

图 52-5　眼睑痉挛面容

难道是眼睑痉挛？我们试着给患者使用巴氯芬（10 mg，一天三次，口服）和氯硝西泮（0.5 mg，每晚一次，口服），患者第 2 天眼裂明显变大（二维码 52-3）。同时又让患者做了一个重复神经电刺激检测，结果为阴性。于是我们建议患者行肉毒素治疗，并将激素逐步减量。

事后我们在网上查询了重症肌无力和眼睑痉挛的要点，正巧查到卢老师对此的见解："眼睑痉挛双眼比较多见（而且是对称的），通常不伴复视（重要的鉴别点）、重影，也没有很明显晨轻暮重的变化（眼睑痉挛有时也有晨轻暮重，但不是特别明显），最主要的是我们刚才讲要看患者的眉毛，眉头和眉眼的距离。眼肌型的重症肌无力往往因为上睑提肌无力，所以眉毛抬高，额头抬高（我感觉部分眼睑痉挛患者也会有），这样可以代偿，尽量地让眼睛睁开。但是眼睑痉挛是因为眼睛周围那一圈眼轮匝肌在收缩，所以眼睛才会变小。你看到的眉头是簇起来的（这应该是重要的鉴别点），虽然这个区分点有点难以辨别，但由临床医生来看还是能够区别出来的。所以如果说没有办法区别，可以到医院来就诊。"

二维码52-3

左边的视频是用药前，而右边则是用药第 2 天，是的，你没看错，差别就是这样明显。

后记

此患者究竟是重症肌无力合并眼睑痉挛，还是单纯的眼睑痉挛，我问了几个专家，他们的看法也不尽相同。不过我觉得这个案例的重点不在此，而在于她有眼睑痉挛。不解决这个问题，激素即便用到海枯石烂地老天荒患者的症状仍不会得到缓解。那我当时为什么会想都不想就将患者诊断为重症肌无力了呢？主要原因可能还是过于轻信 X 医生了，其实 X 医生早在看门诊时就对诊断产生了疑问，这也是她要收治此人的原因。要知道，在门诊就诊时间有限，第一印象完全有可能是不对的，我自己就曾把自带老年环的帕金森患者、自带特发性震颤的慢性乙肝患者当作肝豆状核变性收进病房，作为病房医生不应顺着门诊医生的思路一条道走到黑，而是应该有自己的判断，有自己的思路。

参考文献

[1] Nair AG, Patil-Chhablani. Ocular myasthenia gravis: a review[J]. Indian J Ophthalmol, 2004, 62(10): 985-991.

[2] Karapantzou C, Dressler D, Rohrbac S, et al. Frontalis suspensionsurgery to treat patients with essential blepharospasm and apraxia of eyelid opening-techniqueand results[J]. Head Face Med, 2014, 10: 44.

阴不在阳之对，而在阳之内。

53. 佐罗的眼罩

患者，女性，56 岁，因呕吐、头晕、畏光 20 天从外院转入我科。转述一下当地医院转来的理由——“我们实在搞不定了！”

患者还未到，我已经在琢磨，呕吐、头晕、畏光，这是当地医院的医生在电话里告诉我的 3 个症状，其中和我们神经内科有点联系的大概也就头晕了，而这个“联系”也介于可有可无之间，有时候“头晕”和“头昏”是傻傻分不清的。

眩晕和头昏

眩晕是因为机体对空间定位障碍而产生的一种动性或位置性错觉，它是由眼、本体觉或前庭系统疾病引起的，头晕患者能感觉到面前的东西在旋转或者晃动，或者闭上眼睛时感觉自己在晃动，像坐船一样。在门诊眩晕最常见的病因是耳石症和梅尼埃病，其他还有后循环梗死、出血、前庭阵发症、颞叶癫痫、半规管破裂、听神经鞘瘤、脑干/小脑炎等。头昏在门诊则更为常见，患者感觉“飘飘荡荡”，没有明确的转动感，多由全身系统性疾病引起，如心血管疾病、脑血管疾病、贫血、尿毒症、药物中毒、内分泌疾病及神经官能症等。

所以此患者说不定不是神经内科的病。“搞不定？为什么搞不定？”我在电话里问那边的医生。“吐，吐得很厉害，吃什么吐什么，一天吐十几回，吐得胆汁都出来了，我们给她上了鼻饲管，她把鼻饲管都给呕出来了。”这个病例突出的表现是呕吐，消化系统疾病、代谢性疾病乃至心理疾病均有可能，我们科的疾病中除了后循环脑血管意外，还有什么病能吐得这么厉害？难道是视神经脊髓炎？

中午，患者坐轮椅被家属推进病房，只见她垂头丧气、有气无力地陷在轮椅里，眼睛蒙着佐罗般的黑色眼罩，鼻子里拖着根长长的胃管，说话气若游丝，还冒着一股浓重的胃酸气，右肘搁在轮椅扶手上，手掌托住腮帮子，好像脑袋随时会滚下来一样，两条大腿八字外开，中间供着一个用来接呕吐物的桶，左手颤颤巍巍地虚扶着桶，踏脚板上一双竹竿般的小腿无精打采地往两边倾倒。抓起黄鱼肚子，松垮垮三分是肉七分倒是皮。

我问家属患者为什么要戴眼罩，回答说患者怕光，摘掉就吐。为了检测真伪我们将她的眼罩摘下，只见患者双眼呈现时而粗大、时而细碎且不规则的眼震，无论是左右还是上下视都可看到这种眼震。由于患者状态很差，当天的眼震我们没有能够拍摄下来。显然这是有神经科器质性问题的。正看着，患者一股酸水上涌，头一倾，嘴一鼓，端起小桶就要吐，看得我们也是喉咙一紧，赶忙用手抚了抚自己胸口……您还是把眼罩戴上吧。

这会是什么病？有人说 Wernicke 脑病。Wernicke 脑病三联征之一就是眼球活动障碍，其病因是维生素 B1 缺乏，狂吐确实有可能造成维生素 B1 缺乏的。但患者眼球跳动并不是呕吐后出现的，而是 20 天前和眩晕、恶心、呕吐同时发生，家属如是说。家属还陈述患者头晕反反复复已经 3 年，发作规律，每次发作必有眼球乱跳。

全部枪毙

梅尼埃病、良性位置性眩晕和前庭阵发症是门诊比较常见的引起头晕、恶心呕吐的原因。

梅尼埃病的病因是膜迷路积水，临床表现为反复发作的旋转性眩晕、波动性听力下降、耳鸣和耳闷胀感，发作时间多为十几分钟到数小时，一般不超过 24 小时，随着病情发展，听力损失可逐渐加重，直至耳聋。此患者有右耳失聪，那是 18 岁时被鞭炮炸的，几十年来也没出现其他问题，利尿脱水药和糖皮质激素在梅尼埃病急性发作时可缓解症状，所以我们首先尝试了甘露醇和地塞米松。家属一看药瓶子就知道是什么了，他们说以往用过但效果不好。一瓶药用下去，确实没什么效果。

良性位置性眩晕是耳石脱落引起的一种眩晕病，当头部运动到某一特定位置时可诱发短暂的眩晕，并伴有眼震和自主神经症状，此患者不考虑位置性眩晕，位置性眩晕显著的特点是不动不晕，一动就晕，而患者发作起来就没好的时候。

前庭阵发症是近年来流行的疾病之一，此病的表现有些跨界，听力可受影响，像梅尼埃病；运动也可诱发，像位置性眩晕；它是血管压迫前庭蜗神经导致神经纤维发生脱髓鞘改变并形成异位突触，从而引起一系列前庭、耳蜗症状，不过前庭阵发症发作常持续数秒钟至数分钟。

半规管破裂引起的眩晕和呕吐与用力屏气有关；突发性耳聋要有突发性；前庭神经元炎呈单向自限性病程，所以没有一个诊断能套得上，更重要的是患者眼震的形式直接将上述疾病全部否认了。

周围性眼震和中枢性眼震的鉴别

眼震是指由于无法持续注视目标，眼球缓慢向一侧移动偏离注视目标，之后紧随出现快速的纠正性眼球回跳，是一种不自主、双相、有节律性、往返摆动的眼球运动。眼震大体可以分为中枢性眼震和周围性眼震，其鉴别点如表 53-1 所示。

表 53-1　中枢性眼震和周围性眼震的鉴别

	周围性眼震	中枢性眼震
持续时间	短暂，多为 1 周	持久
类型	水平，或者水平旋转型	垂直型，斜向型
频率	快，>100 次/min	慢，可<50 次/min
自主神经系统	恶心，呕吐较剧烈	轻微或不出现

此患者存在垂直性眼震，而且有时眼震还十分粗大，甚至一度被认为是眼球阵挛。而周围性眼震通常节律稳定，呈快速水平和旋转性，所以这种眼震的形式剑指中枢神经系统。

深度挖掘病史

能引起中枢性眼震的解剖结构是脑干和小脑，那做个 MRI。患者在当地医院已经完成了头部 MRI 及血管 CTA 检查，没有发现阳性结果。患者没来的时候，我曾猜测过视神经脊髓炎，传说中的极后区综合征会导致剧烈呕吐。片子到手之后我们仔细读片确实没有发现问题。家属描述患者 3 年来的病史：2016 年 2 月开始出现发作性眩晕及恶呕，一般睡一觉就能好，且发病前没有征兆。2016 年有过 2 次比较严重的发作，一次持续 6~7 天，经过活血化瘀治疗后好转。2017 年、2018 年发作趋频繁，长的一次住院 15 天，发作间期常感不适，显然这是一种发作性疾病，教科书上发作性疾病有短暂性脑缺血发作（TIA）、癫痫和偏头痛。TIA 不会超过 24 小时，首先排除；癫痫，除非是持续状态，大部分发作在几分钟内就会中止。睡一觉就好，我不知道大家心头是否会泛起一丝涟漪。

家属继续叙述病史：患者去年有 1 次发作比较厉害，服用 1 片阿普唑仑后症状立马缓解，循着这条线索外院开具了多种抗抑郁药，如舒必利、阿普唑仑和舍曲林等，很显然，这是在当作功能性疾病处理。患者肯定地说每次发作都有眼球跳动，且跳动得越来厉害，晕得越厉害，同时还畏惧亮光，把窗帘拉住不算，还要把眼睛蒙起来。有眼震还考虑功能性疾病？

朱教授曾说过，偏头痛有个特点，就是睡一觉就缓解，所以发作时可以给患者吃点安定，然后让患者去睡觉，睡完就好。所以此患者有偏头痛的症状。按着这条思路我们针对性地问下去，患者发作时有中度全头部搏动性头痛，只是因为恶心、呕吐掩盖了头痛的症状，而在其家族成员中，患者的母亲和一个哥哥也有头痛病史。

以头晕为表现的偏头痛

以眩晕为表现的偏头痛有如下几种：①脑干先兆偏头痛，至少有 2 种以上脑干症状，眩晕当然也是脑干症状；②偏瘫性偏头痛，出现可逆性运动障碍，部分可出现发作性共济失调；③前庭性偏头痛，以头晕、恶心和呕吐为主要表现。根据定义，前庭性偏头痛似乎和此患者有点像。

前庭性偏头痛以女性多见，女性与男性的比例为 1.5~5：1，部分女患者在绝经前表现为普通偏头痛，而绝经后转变为前庭性偏头痛。研究发现 10%的患者发作时间为几秒钟，30%为几分钟，30%为几小时，还有 30%为数天。25%的患者眩晕和头痛同时出现，30%的患者头晕和头痛无固定关系，还有些患者没有头痛，但会出现畏光、畏声、恶心及呕吐。前庭性偏头痛发作时可出现眼震，包括凝视诱发眼震、中枢位置性眼震及水平或垂直性自发性眼震，发作时眼震形式多变，其中以低速位置性眼震最多见。50%的患者存在精神心理问题，特别是焦虑和抑郁。而有38%的患者存在听觉症状，如听力下降、耳鸣、耳闷、耳胀。治疗和预防遵循偏头痛的一般原则，发作时可用佐米曲普坦等药物，作为预防可用乙酰唑胺、普萘洛尔、比索洛尔、美托洛尔、丙戊酸钠、拉莫三嗪、托吡酯、文拉法辛、氟桂利嗪、加巴喷丁和三环类抗抑郁药等。

前庭性偏头痛的诊断标准如下：

①至少5次中度到重度的前庭症状发作＊，每次持续15 min到72 h；

②现有或既往有偏头痛史，存在或不存在先兆；

③50%以上的前庭发作具备一项或多项偏头痛的特征＊＊；

④排除其他原因。

可能的前庭性偏头痛：

A. 至少5次中度到重度的前庭症状发作，每次持续15 min到72 h；

B. 以上B或C满足一条；

C. 排除其他原因。

＊前庭症状：自发性眩晕、位置性眩晕、视觉诱发眩晕、头动性眩晕、头动诱发头昏和恶心。

＊＊偏头痛的特征：视觉先兆、畏光、畏声和/或头痛伴有以下至少2个特征，如偏侧头痛、中重度头痛、活动后加重、搏动感。

输完甘露醇加地塞米松已临近下班，观察下来没什么效果，于是给患者用上静脉滴注+静脉维持的德巴金。第2天早上患者已不用戴眼罩，眼震也较昨日缓解（二维码53-1），这是20多天来患者最舒坦的一天，尽管还是吐了4次，但较之前每日吐十几次已经好很多了。

二维码53-1

家属说，静脉滴注德巴金后患者症状明显缓解。眼震也没有之前明显，但仍然可以看到垂直性眼震的痕迹。

此时我们有了底气，在之后的十几天时间里我们用德巴金、西比灵和妥泰联合治疗，最后用阿米替林的，给病程划上了完满的句号。不过此时患者眼震依然存在（二维码53-2）。据文献记载，41%的患者在发作间期存在眼球活动障碍，最常见的形式为位置性眼震占28%。

二维码53-2

患者症状基本缓解，但仍可见到眼震。

后记

前庭性偏头痛在临床上并不少见，一般情况下临床医生是能够辨识的。此病例的特殊之处在于前庭性偏头痛呈持续性发作，当地医院医生一下子没反应过来，还以为是什么高深莫测的疾病。如果详细询问患者的既往史和家族史，其实不难推导出此疾病。

参考文献

[1] O'Connell Ferster AP，Priesol AJ，Isilda H. The clinical manifestations of vestibular migraine：a review[J]. Auris Nasus Larynx，2017，44，249-252.

[2] Bruno Colombo B，Roberto Teggi，On behalf of NIVE Project. ???? Vestibularmigraine：who is the patient?[J]. Neurol Sci，2017，38（Suppl 1）：107-110.

[3] Radtke A，von Brevern M，Neuhauser H，Hottenrott T，Lempert T. Vestibular migraine：long-term follow-up of clinical symptoms and vestibulo-cochlear findings[J]. Neurology. 2012；79(15)：1607-1614.

54. 害喜的大脑

今天讲述的案例对于专科医生来说，那真是小菜一碟，不过这样的病例出现在华山北院的急诊间还是有一定杀伤力的。华山医院北院开张已 5 年有余，我作为神经内科开拓团的一员，当年和急诊科相互配合的场景还历历在目，而那些兄弟姐妹现已各奔东西，不过好在还有几个前辈依然在坚守。

那天，相识多年的急诊科于医生问我，下面有个患者你这边能收吗？那是一个 16 岁的男性，因发热和剧烈头痛 1 周，目前已在急诊留观 3 天，每天都有喷射性呕吐，血白细胞高达 22×10^9/L，CT 见脑室扩大(图 54-1)。片子看得不是很真切，但脑积水是肯定的。根据头痛、发热、血象高这些线索，基本可以推断为脑膜炎，患者随后入院。什么脑膜炎可以有如此严重的脑积水呢？

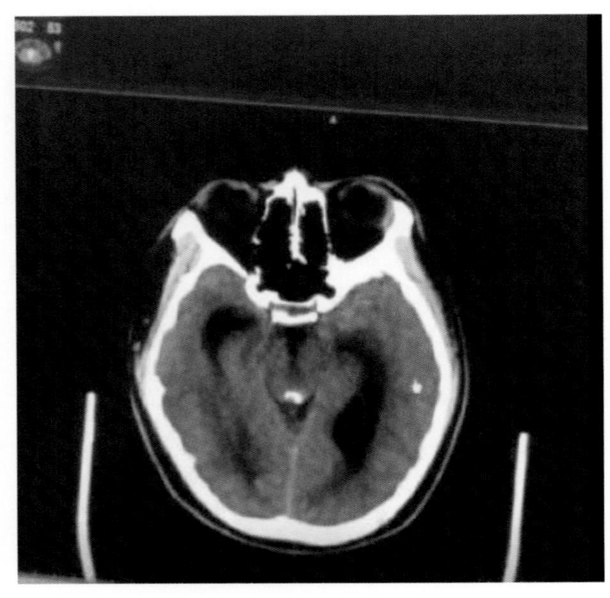

脑室扩大，提示脑积水。

图 54-1　头颅 CT

脑膜炎和脑积水

比较容易引起脑积水的通常为结核性脑膜炎或者真菌性脑膜炎。在一项包括 80 例结核性脑膜炎患者的研究中，在研究起始点即出现脑积水者有 52 例(65%)，在半年的随访过程中又有 8 例患者出现脑积水，故结核性脑膜炎引起脑积水的概率约为 3/4。隐球菌性脑膜炎也容易造成脑积水，在另一项包含了 341 例患者的研究中，有 32 例患者出现脑积水，发生率约为 9%，而其他研究中脑积水的发生率为 9%～63%。社区获得性细菌性脑膜炎鲜有导致脑积水的报道，一项包含了 120 例细菌性脑膜炎患者的研究中仅有 4.2%的患者出现脑积水，多数相关研究提示脑积水的发生率在 5%左右，而比较容易引起脑积水的菌种有李斯特菌和肺炎克雷伯菌。病毒感染引起的脑积水很罕见，以往有报道的病毒种类有淋巴细胞性脉络丛脑膜炎病毒、单纯疱疹 2 型病毒，JC 病毒和 EB 病毒等。

似乎不太对劲

患者来我科病房之前我的判断是结核或者真菌性脑膜炎，但两者都是亚急性或慢性病程，所以我感觉患者的病史应该有挖掘余地。不过家属确定患者的病程只有 7 天，而且主要症状是头痛。发热是从急诊留观第 3 天才出现的，并且使用头孢曲松后体温已经正常了。问题来了：从病程看是细菌性的或病毒性的，从影像看是真菌性或结核性的，究竟听谁的？无奈之下我们只能继续使用头孢曲松，并予以降颅压处理。前面说到患者入院时曾在急诊做过 CT，入院后我们仔细地查看了片子，发现除了脑积水外，三脑室里还有个占位性病变，且带有钙化(图 54-2)。

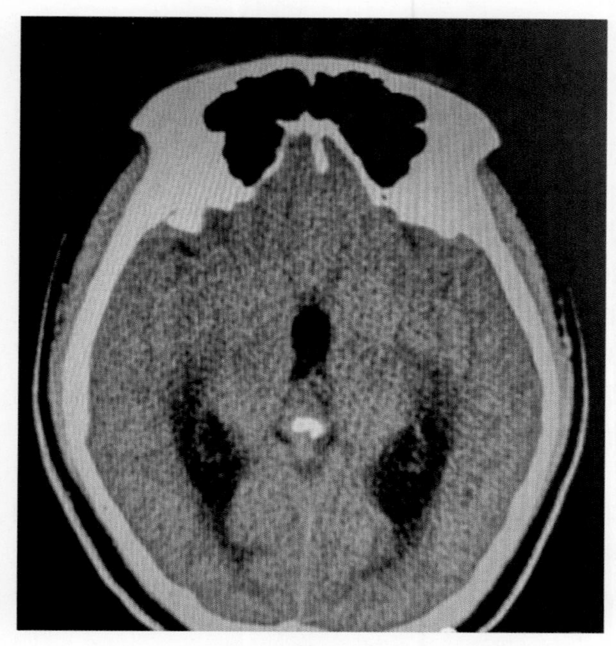

图 54-2　头颅 CT 示松果体区占位伴钙化

松果体钙化

松果体钙化常见于成人，且随年龄增加而更易出现，约 75%的正常成人在 CT 扫描时显示有松果体钙化。其直径范围通常为 3～5 mm，但有时可能会更广泛。水中过量的氟化物可能是导致松果体钙化的原因之一，其他的原因有食物过于精细和精神压力过大等，在阳光下参加户外活动可减少松果体钙化的风险。松果体钙化的症状不显著也不特异，如睡眠障碍、月经紊乱、乳房胀痛、嗜酒、疲劳、抑郁等。但是，松果体钙化面积大，出现移位或出现在小儿身上，则要警惕松果体区肿瘤的可能性。研究发现松果体钙化在 18 岁以下人群中较少出现，Winkler 等研究 1044 例 0～18 岁患儿，发现 80 例患者出现松果体钙化（<8%），0～6 岁患儿出现钙化的比例更低，为 2.9%～4.2%。文献报道出现松果体钙化的感染很罕见。Poon 等报道了 1 例松果体弓形虫感染被误诊为肿瘤的案例，患者为 32 岁患有艾滋病的男性，因嗜睡、厌食及腹痛入院，头颅 CT 提示侧脑室和三脑室扩大，松果体附近有一个伴有钙化的结节样占位，当时考虑为松果体瘤，患者 16 天后死亡，尸体解剖发现松果体占位居然是弓形虫感染。

所以说此患者感染的概率非常低，应该考虑肿瘤，那发热呢？其实大家到急诊间走一趟就知道，那里的环境如此之嘈杂，即便是健康人都受不住，何况患者在急诊间已经留观了 3 天，不发热才怪了。患者入院后查体：体温平稳，神志清楚，颈项强直，四肢肌力佳，克氏征阳性，病理征未及。入院后患者立刻行腰穿检查，腰穿的项目包括生化、常规、细菌、真菌、结核、乳胶凝集、T-SPOT、寄生虫抗体、肿瘤脱落细胞等，总之能查的都查了。同时还加了个血和脑脊液 β-HCG。

大男人查 β-HCG？

人绒毛膜促性腺激素（human chorionic gonadotrophin，HCG），由胎盘的滋养层细胞分泌的一种糖蛋白，结构中包括 α、β 两个亚基，α 亚基与促黄体激素（luteinizing hormone，LH）、促卵泡激素（follicle stimulating hormone，FSH）、促甲状腺激素（Thyroid stimulating hormone，TSH）近似，β 链为其独有，β 亚基被用来制备特异性抗体测定血中的 HCG，专名为 β-HCG，临床上主要用作早期妊娠的诊断和妊娠中期的产前诊断。不过少数情况下 β-HCG 可以用作肿瘤性疾病的检测，如滋养细胞肿瘤、生殖细胞瘤、乳腺癌、睾丸癌、卵巢癌、肺腺癌等，这些肿瘤并非女性专属，生殖细胞瘤、睾丸癌和肺腺癌男性也可有，甚至只有男性可以有。

答案仅供参考

脑脊液标本送出去没多久，检验科来电话了，护士传达："脑脊液 β-HCG 常规是不做的"。听到这个消息我心都凉了，好吧，那也不能难为别人检验科啊。不料护士话只说了半截："但是，如果临床真有需要，可以给做一下，不过参考范围不作数啊。"听到这话我眼前一亮："当然有需要！而且非常重要！做！"给力的检验科当天下午就把报告发出来了，患者血和脑脊液 β-HCG 均超出正常上限，血 β-HCG 为 3.71 mIU/mL（<2 mIU/mL），而脑脊液 β-HCG 上升更为明显，为 14.76 IU/L（<2 IU/L）。

松果体生殖细胞

中枢神经系统生殖细胞是一种主要见于儿科的生殖细胞肿瘤，好发部位为脑中线结构，如松果体（占 73%～86%），三脑室底部、鞍上区（占 15%～40%）和基底节区（5%～10%），而在松果体这个部位，生殖细胞瘤是最常见的，约占所有松果体肿瘤的 50%。中枢神经系统生殖细胞发病高峰年龄为 10～12 岁，90%以下的患者年龄小于 20 岁。松果体区的生殖细胞瘤以男性居多，男女比例为 5～22：1，而鞍上区和三脑室底部者没有如此男性偏向。CT 上可见松果体上的瘤组织呈高密度，伴有钙化，钙化常位于瘤中央，而松果体细胞瘤的钙化则在外周带（图 54-3），MRI 上可见瘤组织呈卵圆形或分叶状，T1 和 T2 均呈等信号或轻度高信号，可伴有囊泡、出血及钙化。增强可见显著而均匀的强化。外周血和脑脊液的 β－HCG 和甲胎蛋白（Alpha－fetoprotein，AFP）升高有助于诊断。Allen 的研究发现，58 例中枢神经系统生殖细胞瘤患者中，23 例患者出现血或脑脊液 β-HCG 升高，其中单纯脑脊液 β-HCG 升高者有 20 例，单纯血中 β-HCG 升高者 1 例，血和脑脊液都升高者 2 例，23 例患者中有 20 例脑脊液 β-HCG 水平要较血中高，可见脑脊液的敏感性要较外周血高很多。一个愿意检测脑脊液 β-HCG 的检验科大大提升了此病的检出率。生殖细胞瘤对放疗敏感，78%～90%的患者可获得长期治愈，90%以上的患者生存期超过 5 年。

除了 β-HCG 外，患者腰穿结果没有任何其他阳性提示。MRI 可见经典的松果体生殖细胞瘤的影像（图 54-4）。患者后转至脑外科进行手术活检，病理检查结果毫无悬念就是生殖细胞瘤。

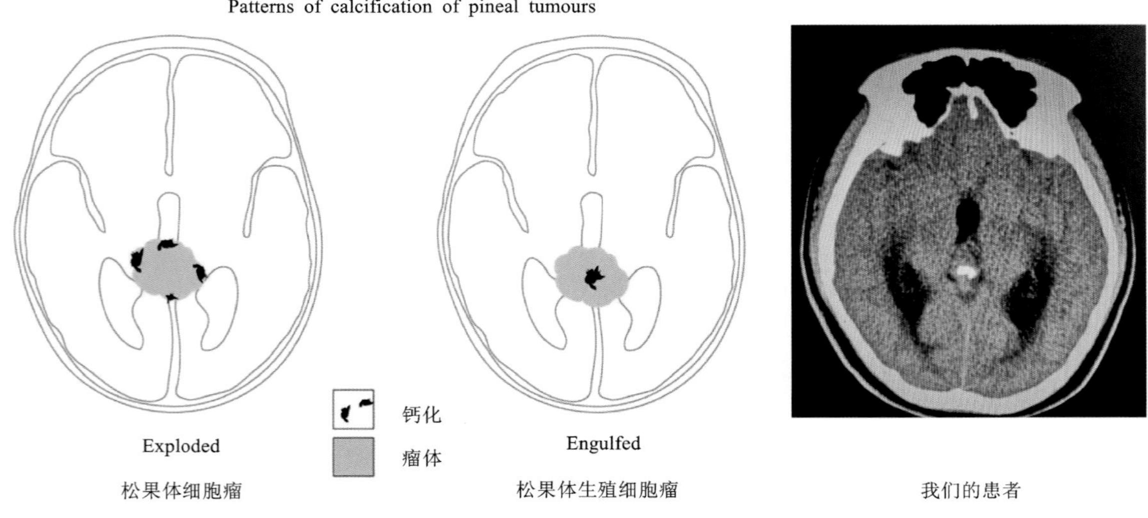

图 54-3　带有钙化的松果体肿瘤鉴别

（左边模式图来源 Case courtesy of A. Prof Frank Gaillard，Radiopaedia. org，rID：36376。）

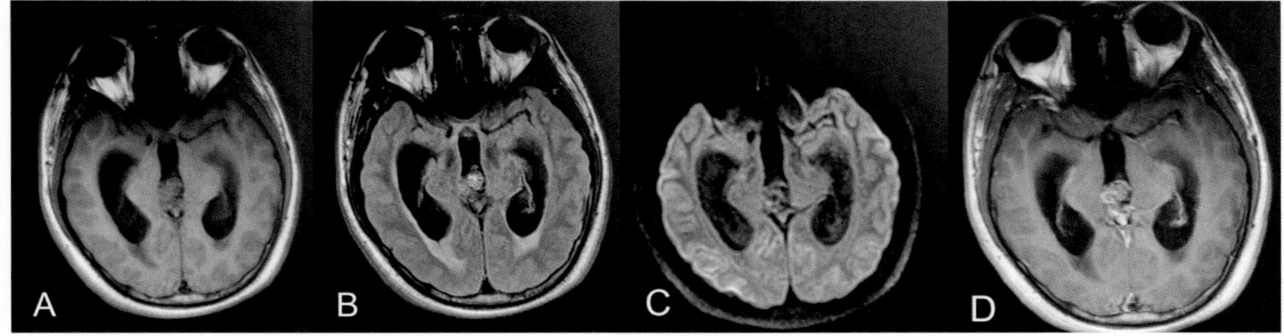

A. T1WI 相，B. FLAIR 相，C. DWI 相，D. T1 增强相，提示松果体占位，符合生殖细胞瘤表现。

图 54-4　头颅 MRI

后记

站在神经外科的角度看，这个病例实则平淡无奇，年龄、性别、部位和临床表现都是经典教科书般的表现，不过对于非专科人员，合并发热还是有点杀伤性的。而此次表现最出彩的是北院的检验科，没有他们的支持这个病例的诊治一条龙不可能如此顺畅。北院建院不过5~6年，但它有着初生牛犊不怕虎、敢为天下先的精神。“如果临床真有需要，可以给做一下，不过参考范围不作数啊”，这含蓄的背后透着的是勇气、霸气和责任心。

参考文献

[1] Raut T, Garg RK, Jain A, et al. Hydrocephalusin tuberculous meningitis: Incidence, its predictive factors and impact on theprognosis[J]. J Infect. 2013, 66(4): 330-337.

[2] Cherian J, AtmarRL, Gopinath SP. Shunting in cryptococcal meningitis[J]. J Neurosurg, 2016, 125: 177-186.

[3] Bodilsen J, Schønheyder HC, Nielsen. Hydrocephalus is a rare outcome in community-acquired bacterial meningitis inadults: a retrospective analysis[J]. BMC Infect Dis, 2013, 13: 321.

[4] Heppner PA, Schweder PM, Monteith et al. Acute hydrocephalus secondaryto herpes simplex type II meningitis[J]. J Clin Neurosci, 2008, 15(10): 1157-1159.

[5] Winkler P, Helmke. Age-related incidence of pineal glandcalcification in children: a roentgenological study of 1, 044 skull films and areview of the literature[J]. J Pineal Res, 1987, 4(3): 247-252.

[6] Poon TP, Behbahani M, Matos, et al. Pinealtoxoplasmosis mimicking pineal tumor in an AIDS patient[J]. J Natl Med Assoc, 1994, 86(7): 550-555.

[7] Allen J, Chacko J, Donahue B, et al. Diagnostic Sensitivity ofSerum and Lumbar CSF bHCG in Newly Diagnosed CNS Germinoma[J]. Pediatr Blood Cancer. 2012, 15, 59(7): 1180-1182.

一念超生，渡人自渡。

55. 流浪地球的重症肌无力

重症肌无力是神经内科常见的神经肌肉接头疾病，理论上说这是一种外周神经系统疾病，不该有中枢累及，在很久以前有人认为重症肌无力可以出现巴宾斯基征。

一天，门诊来了一位32岁的女患者，其母亲陪同，一家人都非常通情达理。患者的母亲发现患者近一段时间反应不太正常，跟她说事情总是有点纠缠不清，患者右眼皮下垂，遮盖一半的黑眼球，额纹加深，眉毛高挑，这不是重症肌无力么？我的注意力被吸引到她的眼皮上去了（图55-1）。

没错，是有重症肌无力。患者去年8月开始出现眼睑下垂，在我院明确诊断为眼肌型重症肌无力，给予溴吡斯的明口服后症状有所改观，且一直在服用溴吡斯的明。诊治过程非常规范的，且完善了包括甲状腺功能、胸腺CT、重复电刺激和乙酰胆碱受体抗体等检查，结果CT发现纵隔有一占位性病变，于去年12月份已行纵隔占位切除手术，病理结果提示胸腺瘤，B2型。

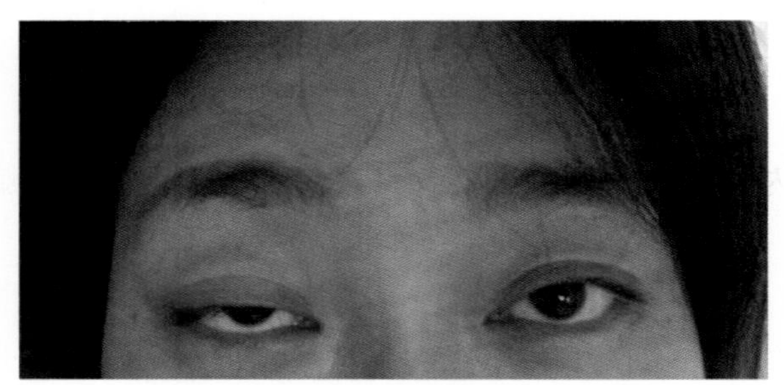

患者右眼睑下垂，额纹加深，眉毛高挑，这是重症肌无力的表现。

图55-1　患者眼征

重症肌无力和胸腺瘤

重症肌无力（myasthenia gravis，MG）是体液免疫为主，细胞免疫为辅，补体参与的自身免疫性疾病。B细胞活化及自身免疫性抗体如乙酰胆碱受体（Acetylcholine receptor，AChR）抗体的产生是MG发病的中心环节。胸腺瘤与自身免疫紊乱密切相关，重症肌无力是胸腺瘤患者最常见伴随疾病，30%~70%的胸腺瘤患者伴有重症肌无力；反过来，重症肌无力患者中有80%~90%存在胸腺异常，其中65%~70%伴有胸腺淋巴滤泡性增生，0%~15%合并胸腺瘤。胸腺瘤分为3型。①a型胸腺瘤：即髓质型或梭型细胞胸腺瘤。②b型胸腺瘤：被分为3个亚型。b1型胸腺瘤即富含淋巴细胞的胸腺瘤、淋巴细胞型胸腺瘤、皮质为主型胸腺瘤或类器官胸腺瘤；b2型胸腺瘤即皮质型胸腺瘤；b3型胸腺瘤即上皮型、非典型、类鳞状上皮胸腺瘤或分化好的胸腺癌。③c型胸腺瘤：即胸腺癌。

我和患者对了几句话，发现谈话根本无法进行下去。盘问下来什么信息都没得到。其母亲说患者近1个月来犯迷糊，一句话要颠过来倒过去说好几遍，说出来的话也听不明白，近来越来越厉害，到医院看病，医生开了MRI，结果报告患者的双侧颞叶有淡淡的异常信号（图55-2）。我告诉家属病情复杂，需要住院检查，他们同意了。

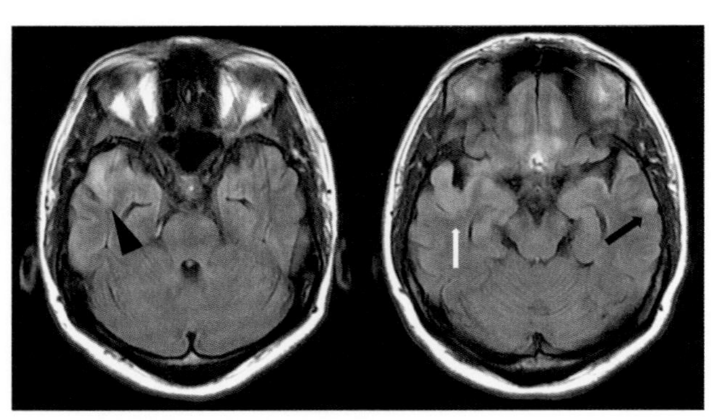

FLAIR相可见双侧颞叶海马淡淡的异常信号。

图55-2　头颅MRI

住院医师询问病史，结果也是折戟而归，患者回答得驴唇不对马嘴，连最基本的简易智力状态检查量表(Mini-mental State Examination，MMSE)都没能够评下去，眼肌疲劳试验也不能配合。从影像角度出发，此患者应该考虑：①病毒性脑炎，双侧颞叶是病毒性脑炎好发部位，但病毒性脑炎多数情况下发病急骤，常伴有高热，而这个患者亚急性病程，而且相对逍遥，所以不像；②梅毒，容易累及双侧颞叶，病程通常为亚急性到慢性，临床上有点像，不过这样抹黑患者有点不厚道，而且患者3个月前行胸腺瘤手术常规要查梅毒的，出院小结似乎没有这方面提示；③自身免疫性脑炎，收入院主要是奔它去的。于是完善了腰穿、梅毒、自身免疫性脑炎等相关检查后，给患者用上了120 mg甲强龙，激素效果非常显著的，3天之后患者反应显著改善，100-7能一路算下去，激素用到1周时，进行了MMSE评分，分数已经到了29分(总分30分)，做了眼肌疲劳试验，这是一个教科书般的案例(图55-3)。

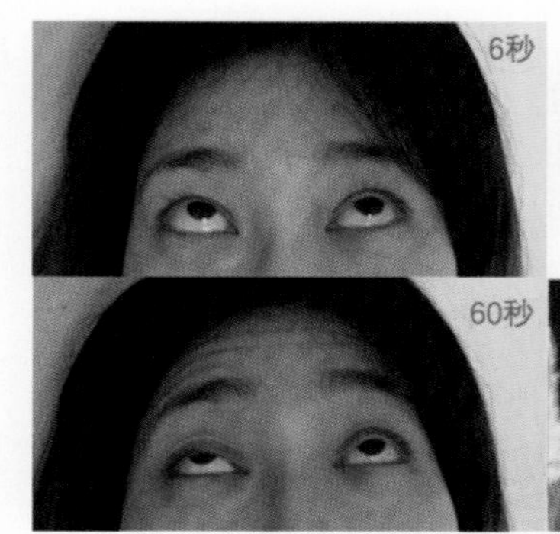

注意左图患者的额纹，
眉毛及眉眼距离变化，
这是真的重症肌无力。
而下图为眼睑痉挛

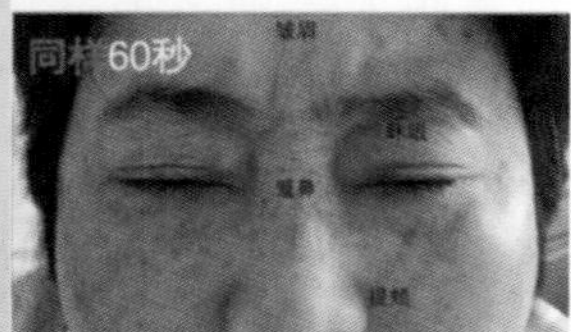

重症肌无力和眼睑肌挛。

图 55-3 眼征

那是什么类型的自身免疫性脑炎呢？此时结果回报，血清AMPA2抗体滴度1∶1000阳性，而脑脊液为阴性(图55-4)。这是一个AMPA2脑炎。

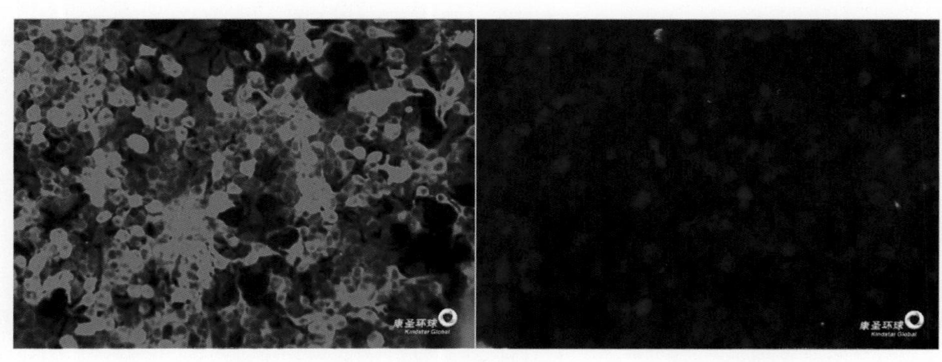

1:10稀释　　　上图由康圣环球提供　　　1:1000稀释

图 55-4 自身免疫性脑炎抗体指标

抗 AMPA2 受体抗体脑炎

抗AMPA2受体抗体脑炎是自身免疫介导性边缘性脑炎的一种少见类型，可伴有边缘叶脑炎症状，在患者的血清及脑脊液中可发现抗AMPA2受体抗体，常伴有肿瘤(包括肺癌、乳腺癌、恶性胸腺瘤等)及自身免疫性疾病，对免疫治疗效果好，癫痫治疗效果欠佳。该病发病机制是作用于AMPA受体，此类受体主要位于海马、杏仁核、岛叶及扣带回皮质等，因此抗AMPA2受体抗体脑炎的临床表现为典型边缘性脑炎症状。

重症肌无力常见，AMPA2脑炎在大医院神经内科也不是少见病；但重症肌无力合并AMPA2脑炎，那是什么样的存在？

重症肌无力合并 AMPA2 脑炎

既往类似的报道十分罕见，2015年我科李翔等报道了1例，患者，女性，47岁，因进行性淡漠和过激行为19天入院。入院查体：无发热，意识混乱，激惹，查体不能合作，语言流畅性下降，复述能力减退。PET-CT提示胸腺瘤。在使用激素后患者症状稍有好转。半年之后患者又出现构音和吞咽困难，查体发现眼睑下垂，肌肉无力症状，重复电刺激提示为重症肌无力。胸腺手术提示为胸腺瘤

B1 型，自身免疫性脑炎抗体检测发现患者血 AMPA2 抗体滴度为 1 : 10 阳性。据称，这是第 1 例两者合并的案例报道。我们这个能算第 2 例么？

患者后续恢复得非常好，甚至连眼肌无力的表现也有所好转。患者清醒后说，其实她在 1 个半月前就听不清别人说话，但因为太专注于自己的工作，每天朝九晚五上下班，就把这病给耽搁了，之后的治疗使她突然从混沌、昏昏沉沉的状态回到现实明亮的生活里，有种从黑暗中爬出来走向光明的感觉。她非常感谢我们，在关键时刻没有让她的脑子流浪地球。以上为患者的原话。

后记

这个病例尽管罕见，但诊治过程波澜不惊，胸腺瘤可以导致重症肌无力；胸腺瘤又可导致自身免疫性脑炎；为什么两者不能同时存在呢？这是意料之外，又是情理之中的事情。我之所以把这个病例写出来，很重要的原因是被患者的切身体会所感动。“治疗使我突然从混沌、昏昏沉沉的状态回到现实明亮的生活里，有种从黑暗中爬出来走向光明的感觉。感谢你们在关键时刻没有让我的脑子流浪地球。”我看到她写的这句话，鼻子有点酸，有点哽咽。

参考文献

[1] Li X, Mao YT, Wu JJ, et al. Anti - AMPAreceptor encephalitis associated with thymomatous myasthenia gravis [J]. J Neuroimmunol, 2015, 281: 35-37.

颅内多发环形强化病灶最常见的就是血源性病因，包括各种病原体、肿瘤细胞和栓子。

56. 岁岁平安

友情提示：有密集恐怖症者慎入。

某年圣诞前 1 个月，正值周五，我值班。

这是一位其他组的患者，一位 23 岁颅内多发病灶待查的小伙子，隔壁组在讨论病情时我不经意瞟过一眼，他们初步考虑脑囊虫可能，给予激素静脉滴注，如没有意外下周就准备行驱虫治疗了。

打虫前为什么要用激素？

寄生虫能够生存下去的必要条件是不被宿主灭掉，因此它们绞尽脑汁用尽各种方法迷惑宿主的免疫系统。大多数寄生虫死亡后会引起宿主免疫反应——收尸，在这个过程中可能会诱发机体强烈的免疫反应，以至于伤害宿主自身。在吡喹酮和阿苯达唑刚问世时，人们就观察到在杀虫的第 1 周，有些患者会出现癫痫、颅高压甚至死亡。因此在杀虫时应使用 10~16 mg 地塞米松，随后根据治疗的效果调整激素的用量。为了预防症状反弹，激素通常会持续 6~8 周之后停用。

然而意外就真的发生了。周五晚上患者开始出现癫痫频繁发作，发作间期意识不清。患者数天前散步时突发双下肢僵直无力，然后癫痫大发作过一次，很快缓解。因此在外院做了头颅 MRI（图 56-1），之后就来我院治疗了。图片显示一簇簇，圆溜溜，长得像葡萄一样的病灶，入院后的检查直扑寄生虫而去，腰穿压力正常，生化常规正常，细菌、真菌、结核镜检阴性，血和脑脊液寄生虫抗体阴性，血 TSPOT 阴性，血常规和血沉正常，连体温都是正常的。

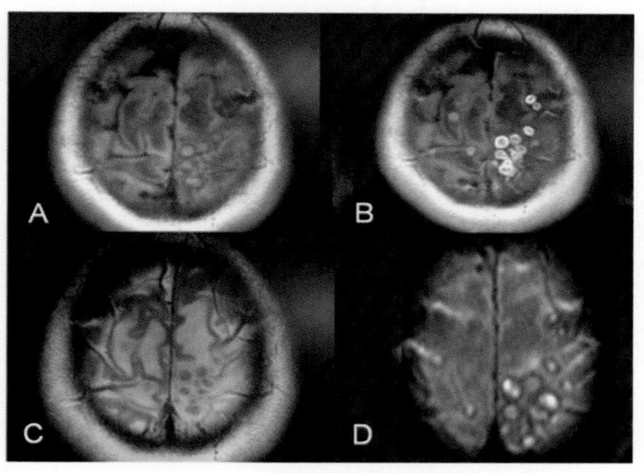

A. T1WI 加权；B. T1+C；C. T2WI 加权；D. DWI 加权；可见一串像葡萄样的病灶，从 T2 加权上看这串葡萄周围的脑组织水肿十分厉害，这白白的都是脑水肿，DWI 可见病灶内部高信号，符合脓肿表现。

图 56-1　头颅 MRI

患者既往有肺结核病史，后来按照结核治疗过，平时喜欢吃烧烤。查体：患者神志不清，查体不能配合，手长满了一个个小肉疙瘩（图 56-2），其母亲说患者自幼便有寻常疣，曾经用冷冻方法去除过几个，但长得比除得快，因此也就不了了之。

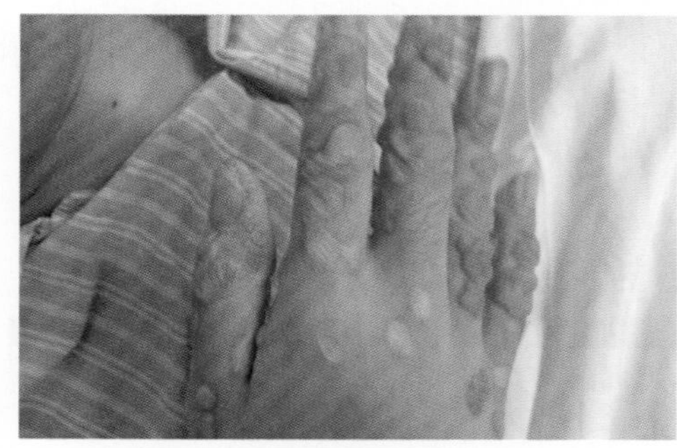

图 56-2　患者手上的寻常疣

寻常疣

疣是人类乳头状瘤病毒（human papillomavirus，HPV）感染引起，可通过直接或间接接触传播，外伤或皮肤破损对 HPV 感染也是一个重要的因素。

疣的病程与机体免疫有重要的关系。疣在相对健康人群长期不消退的机制目前尚未清楚，可能与局部或全身的免疫功能低下或产生免疫耐受有关。疣初起为针尖大的丘疹，渐渐扩大到豌豆大或更大，呈圆形或多角形，表面粗糙，角化明显，质坚硬，呈灰黄、污黄或污褐色，继续发育呈乳头瘤样增殖，摩擦或撞击易出血。

夜半三更，我所知道的信息不会比你更多，不同的是，作为读者可以慢慢观摩，但我无法袖手旁观。在认真询问病史和分析化验单后，我做了一番揣摩：首先撸串不能和寄生虫划等号，这个年代爱撸串的人不少，尽管有些小摊是不够干净，但要把撸串完全和寄生虫划等号那也失之偏颇，并且患者寄生虫抗体阴性，血常规正常，从影像上看这些肉芽肿性的病灶没有头节，没法证明是囊虫，现在用激素治疗反而诱发出癫痫，证明背后另有其因，所以停用激素。

别把豆包不当干粮

此时此刻最高级的证据就出自患者母亲之口，她说患者患过 2 次结核，1 次正规治疗了半年，还有 1 次治过几个月，这段“结核史”其母语焉不详，但是不能当耳边风，患者手上长满疣，证明患者免疫功能有缺陷，虽不能指望患者一定有发热、血象改变或 T-SPOT 阳性等结核典型表现，但大半夜的哪里能调到利福平，况且患者有免疫缺陷，即便其他的感染也可以表现不典型，所以细菌和真菌都要考虑(图 56-3)，转了一圈又回来了。

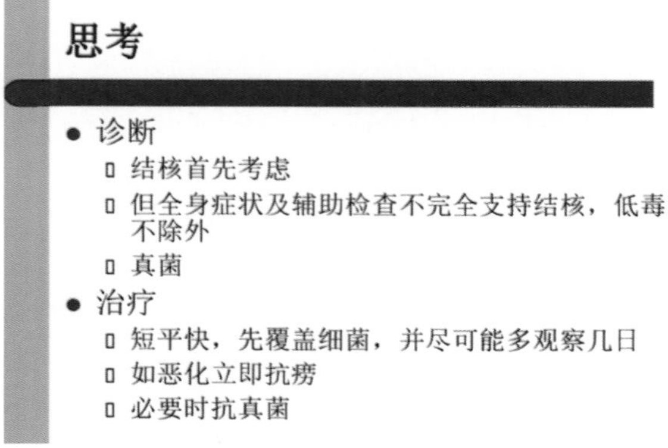

思考

- 诊断
  - 结核首先考虑
  - 但全身症状及辅助检查不完全支持结核，低毒菌类不除外
  - 真菌
- 治疗
  - 短平快，先覆盖细菌，并尽可能多观察几日
  - 如恶化立即抗痨
  - 必要时抗真菌

这张 PPT 是那天晚上我制作的，现在看来颇有意思。

图 56-3　作战方案

用上万古霉素和美罗培南，患者一晚上也没再抽搐，第 2 天早上患者居然醒了，其母亲感激涕零，且继续使用抗生素。

到了周一，患者神志恢复正常，头痛也有减轻，管床医生也比较认可我的诊断顺序，结核首先考虑，因此用上了五联抗结核(利福平、异烟肼、吡嗪酰胺、乙胺丁醇、莫西沙星)，不过此时我灵魂深处爆发了一场革命，既然万古霉素和美罗培南有效那就应该乘胜追击，不应更改方案。不过呢，越俎代庖之事是不可为的，建议无果的情况下我也就不再坚持。患者在之后 2 周里病情逐渐平稳，头痛也较前有所改善，似乎结核的诊断还是靠谱的。

风云突变

就在大家都觉得风平浪静的时候，复查头颅 MRI 的结果提示病灶比原来更多，水肿也更严重了(图 56-4)。屋漏偏逢连夜雨，做完 MRI 的当天患者又出现癫痫发作，其母亲又焦虑起来，强烈要求转院，于是就出院了。我们都觉得颇为无趣，不过好在患者母亲在那晚和我聊得比较多，而且用上抗生素后患者病情得到暂时控制，出于信任，她给我留了个联系方式，使随访工作得以继续。患者后来转院后复查了腰穿，他们做了一个我们遗漏的检查，猜猜是什么？

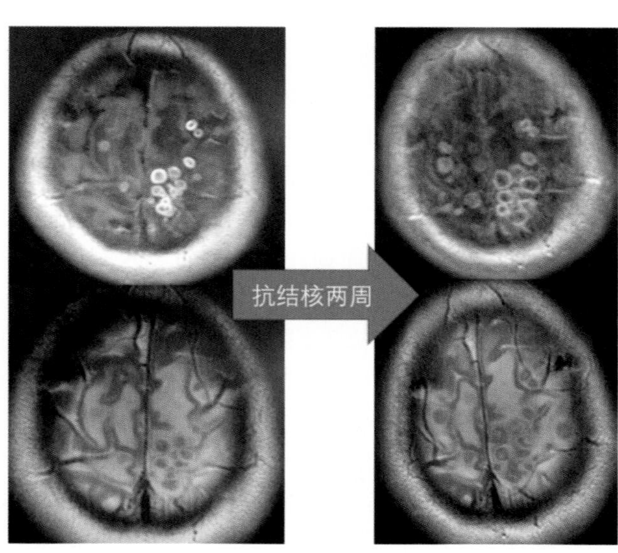

抗结核 2 周，影像上可见病灶更大、更密集了。

图 56-4　头颅 MRI(上一排：增强，下一排：Flair)

乳胶凝集试验!

患者血和脑脊液乳胶凝集试验阳性，此患者是隐球菌感染，该项目分院是没有开展的。

隐球菌性脑膜脑炎

隐球菌病作为一种深部真菌病，主要侵犯中枢神经系统，约占隐球菌感染的80%，预后严重，死亡率高。鸽粪被认为是最重要的传染源，主要感染途径为吸入空气中的孢子，隐球菌孢子经肺到脑部。隐球菌性脑膜炎临床上可分为4型，即脑膜炎型、脑膜脑炎型、肉芽肿型和囊肿型。脑膜炎型最多见，大多数神经科医生都见过，病程可呈急性、亚急性、慢性过程，主要表现为脑膜炎的症状体征，如头痛、发热、颅高压、失明、耳聋、癫痫等。脑膜脑炎型累及脑实质，表现为失语，偏瘫等局灶症状，参考前面的文章“替罪猫”。囊肿型为隐球菌刺激脑膜形成囊肿所致，表现为颅内占位性病变。肉芽肿型很少见，它是新生隐球菌侵犯脑实质后形成的一种炎症性肉芽肿病变，称为隐球菌性脑肉芽肿，其临床症状与体征随肉芽肿病变的部位和范围不同以及是否合并脑膜损害而异，患者脑脊液压力可增高，细胞数轻度增多，但墨汁涂片及真菌培养的阳性率低，术前常难以确诊，须行开颅探查术，术中可见肉芽肿表现为鱼肉样肿块，病理切片发现隐球菌可确诊。

患者在总院接受两性霉素和伊曲康唑等抗真菌治疗，病情渐入佳境，平安夜前夕我去总院随访，其颅内病灶已有好转迹象，我给他捎去一只圣诞夜苹果，他的平安来之不易。在此后的2个月里，患者颅内的病灶逐渐变得暗淡(图56-5)。

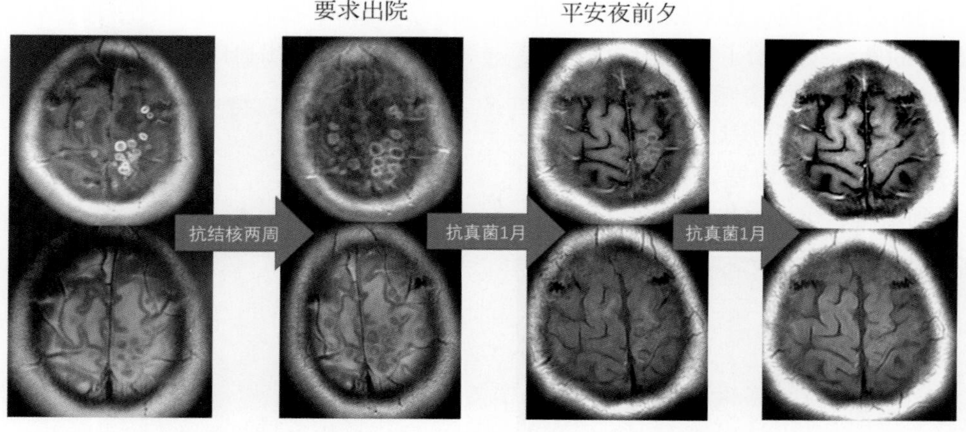

图56-5 患者的头颅MRI演变(上一排：增强，下一排：Flair)

后记

得知乳胶凝集试验结果后，我和他的主管医生有点沮丧。我们怎么会忘了做乳胶凝集试验？不过，患者不发热，白分、血沉和C反应蛋白均正常，脑脊液生化、常规一点感染性疾病的提示都没有，真菌我们也送检了，可没发现异常，这个隐球菌感染我们实在想不到。此患者后续诊治过程十分曲折，如果有机会我再展示给大家。最古怪的事情是为什么万古霉素和美罗培南使用之后患者病情会得到遏制，难道它们有抗真菌的作用？相关的文献非常之少，这里我不敢妄下结论。

参考文献

[1] Spina-França A, Nobrega JP, Livramento JV, et al. Administration of praziquantel in neurocysticercosis[J]. Tropenmed Parasitol, 1982, 33(1): 1-4.

[2] Nash TE, Mahanty S, Garcia HH. Corticosteroid use in neurocysticercosis[J]. Expert Rev Neurother, 2011, 11(8): 1175-1183.

[3] Sidrim JJ, Teixeira CE, Cordeiro RA, et al. β-Lactam antibiotics and vancomycin inhibit the growth of planktonic and biofilm Candida spp.: an additional benefit of antibiotic-lock therapy? [J] Int J Antimicrob Agents, 2015, 45(4): 420-423.

人，总是要生病的，生病总是要看医生的。老百姓最朴素的思维是——来看病；作为医生最朴素的思维是——看好病。

57. “跨瓣厚！”

某年跟着大学同学上他福建老家玩，正好遇到他奶奶，老太太不会讲普通话，但对我们的专业很感兴趣，她问起我们是干吗的，我说神经内科，看病的。我同学翻译过去以后，老太太不住点头，“跨瓣厚，跨瓣厚！”，即“看病好”的意思。然后头一转，问我同学，“跨瓣否？麻醉科？”，得到否定回答后，她眉头一皱直摇头，弄得我同学没脾气。

今天说的这个案例有些离奇。

患者是一名 38 岁的男性，是茅医生从急诊收入院的，已在急诊断断续续诊治了 50 多天了，主要表现为晕眩、呕吐和间断性的嗜睡，头颅影像学提示病灶主要分布皮层下，部分病灶有渗血（图 57-1）。在急诊每次用甘露醇和地塞米松临床症状和影像表现都能得到缓解，我认为此患者值得研究。

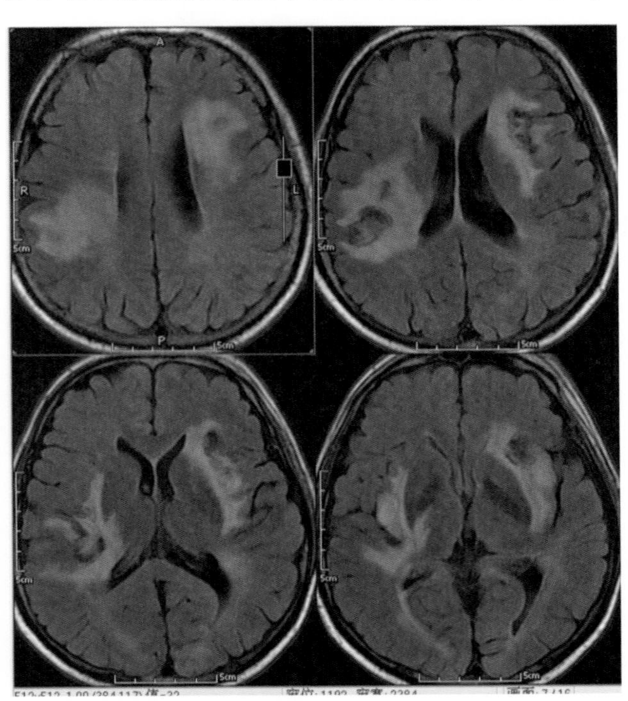

病灶主要分布皮层下，部分病灶有渗血。

图 57-1　头颅 MRI FLAIR

患者身材矮小（图 57-2），查体并询问病史。首先患者有糖尿病，4 年前诊断为 1 型糖尿，每日服用拜糖平并注射甘精胰岛素控制血糖；其次患者右耳有听力下降。到这里大家可能都认为这不是线粒体脑病伴高乳酸血症和卒中样发作（mitochondrial encephalopathy lactic acidosis stroke-like episodes，MELAS）么？颅内病变+听力障碍+糖尿病+身材矮小=MELAS！我说没那么简单，从影像上看病灶就不像 MELAS 那种皮层坏死，而更像血管炎，并且 MELAS 极少有出血的。

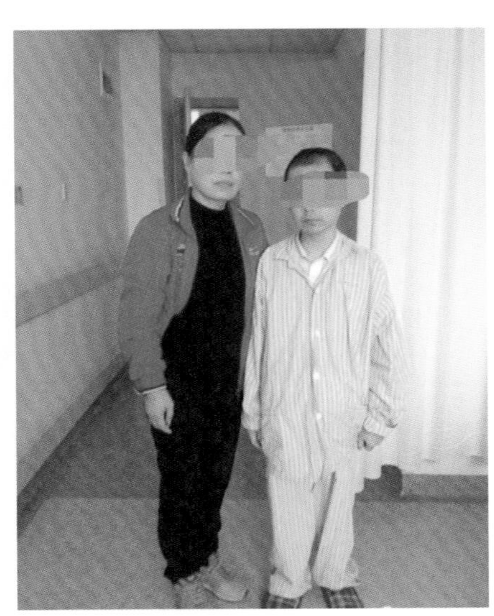

患者和他的阿姨站在一起。

图 57-2　患者身材

MELAS 的影像表现

MELAS 的头颅 MRI 显示卒中样发作期在颞、顶、枕叶的大脑皮质以及皮质下白质出现长 T2 信号，呈层状坏死，称为“花边征”或“飘带征”（图 57-3）。病灶可以动态变化，病灶经治疗后可逐渐缩小甚至消失，部分患者出现基底核钙化、脑萎缩和脑室扩大。

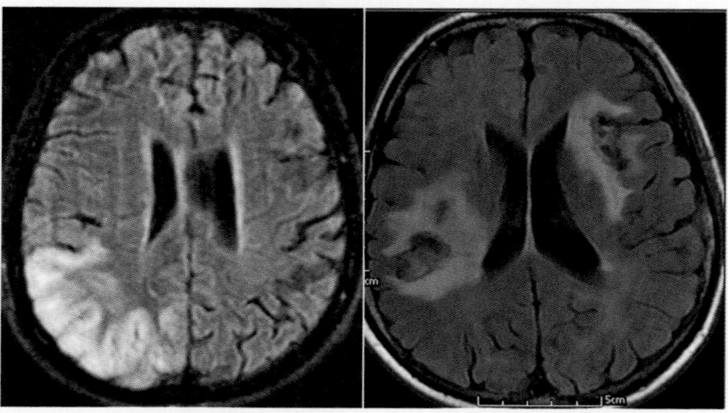

图 57-3 MELAS 影像学 头颅 MRI FLAIR 花边征

关于患者的长相和身材我也有不同的考虑，从影视资料上一定见过侏儒症，比如封神榜里的土行孙，魔戒里的霍比特人，甚至有时大街上也能偶遇到这样的人，但大家有没有仔细观察过他们，我们这里所列举的侏儒症不作原理上的阐述，只做体征上的描述。

不同种类的侏儒症

①软骨营养不良：(Achondroplasis)是最为常见的，头大，躯干高度正常，但肢体短小，下半身显著比上半身短，智力发育正常；②垂体性侏儒(pituitary dwarfism)：早衰形貌，身体矮小，但躯干、四肢和头部比例对称，智力正常；③先天性矮小(primordial dwarfism)：躯干和四肢呈比例的缩短，但前臂特别短，另有小头、小耳、头发稀少及膝盖骨缺失等多种畸形；④克汀病(cretinism)：脸部外型发育受阻，塌鼻梁、鼻翼肥厚、鼻孔朝前，舌大常伸口外，下半身短，上半身长，并有智能低下；⑤黏多糖沉积症(mucopolysaccharidosis)：进行性智力低下，皮肤粗厚，毛发干，眼距宽、鼻梁下陷，舌大，常伴有听力障碍，肝脾肿大，头大且方，手指粗而短，参考本书中“大哥，我看你筋骨惊奇，天生是块练武的料”一文；⑥佝偻病(rickets)：可出现多种骨骼异常，如方颅、O 型腿、X 型腿、鸡胸等；⑦MELAS：患者通常比较瘦小，有些患者伴有糖尿病，面容通常呈小精灵状，鼻子尖、下巴尖、耳朵尖。

患者虽然矮小，但与 MELAS 患者相比更敦实，而且面部没有 MELAS 那种尖嘴猴腮的表现，而额头倒更像佝偻病的“方颅”(图 57-4)。

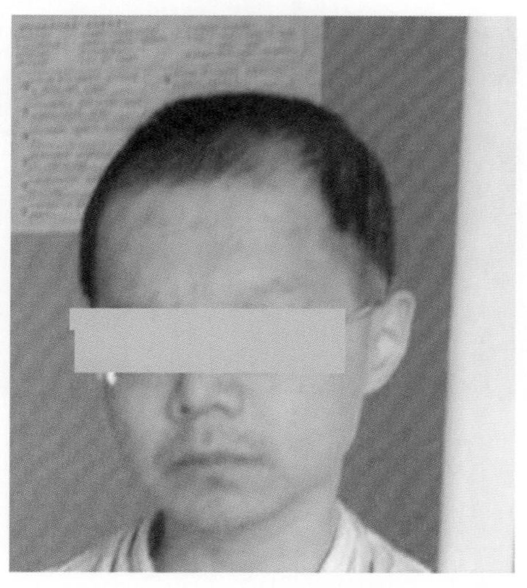

图 57-4 患者呈“方颅”

既往史：患者自小有腹泻史，家属说可能是出生后给予的奶粉有质量有问题，当时拉得相当严重，营养状况差到只剩皮包骨头，医生诊断为佝偻病(我举双手赞同)，后服用中药腹泻有改善，但消化道症状仍然存在，每日嗳气放屁不断，屁臭不可闻，大便每日 2~3 次，便量大，色淡黄，不成形，浮于水上，奇臭无比。询问家属患者吃的奶粉为光明牌的，光明牌是上海的名牌产品，似乎不太会有质量问题。继续追问，得知患者刚出生时是母乳喂养，没有异常，状况是在半年后改为人工喂养后出现的。问除了光明牌奶粉以外有没有添加其他辅食，其母亲说那是有的。

患者还有血液系统疾病，从小就贫血，4 个月前，因为感冒在当地医院查血常规，发现三系下降，血液科明确诊断为骨髓增生异常综合征(myelodysplastic syndromes，MDS)。这是起源于造血干细胞的一组异质性髓系克隆性疾病，特点是髓系细胞分化及发育异常，表现为无效造血、难治性血细胞减少、造血功能衰竭，有向急性髓系白血病转化的风险(图 57-5)，血液科医生给予沙利度胺 4 片/d 治疗。

患者有牛皮癣病史，这是最近 2 年出现的，患者的手很粗糙(图 57-6)。粗看上去，这些病种相互之间都没什么关联，但要说没联系，一个人能罹患这么多种少见病甚至罕见病，那只能说太倒霉了。

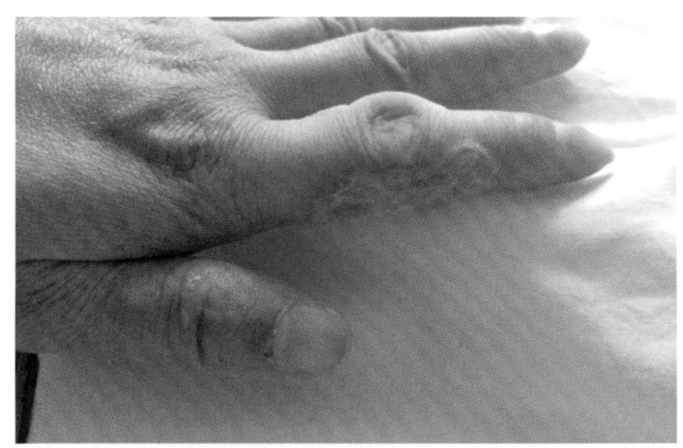

图 57-5　手部皮肤(有牛皮癣)

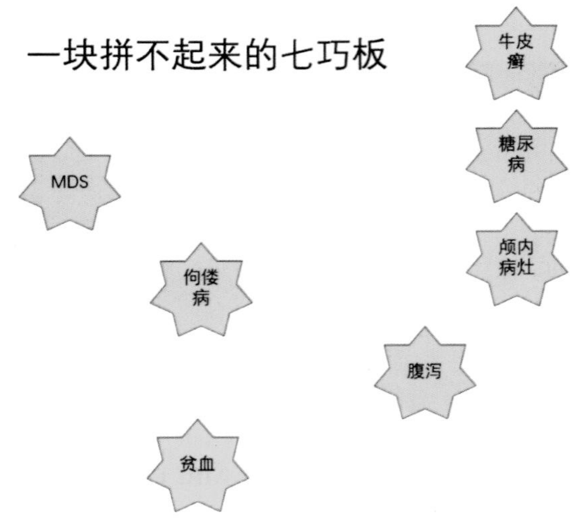

图 57-7　本例症状组合

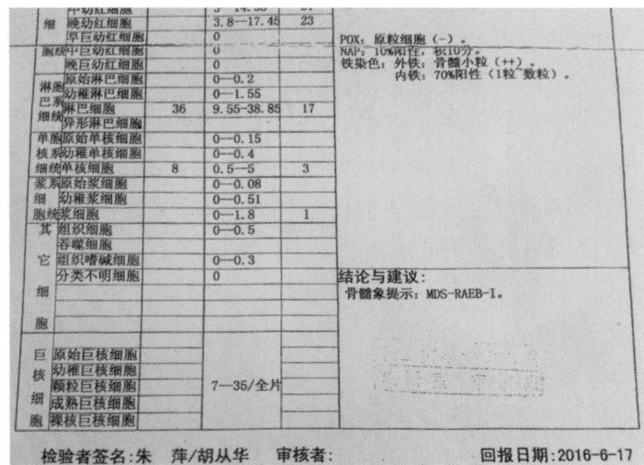

系统	细胞		参考值	
红细胞系统	晚幼红细胞		3.8—17.45	23
	早巨幼红细胞		0	
	中巨幼红细胞		0	
	晚巨幼红细胞		0	
淋巴系细胞系统	原始淋巴细胞		0—0.2	
	幼稚淋巴细胞		0—1.55	
	淋巴细胞	36	9.55-38.85	17
	异形淋巴细胞			
单核系细胞系统	原始单核细胞		0—0.15	
	幼稚单核细胞		0—0.4	
	单核细胞	8	0.5—5	3
浆系细胞系统	原始浆细胞		0—0.08	
	幼稚浆细胞		0—0.51	
	浆细胞		0—1.8	1
其它细胞	组织细胞		0—0.5	
	吞噬细胞			
	组织嗜碱细胞		0—0.3	
	分类不明细胞		0	
巨核细胞	原始巨核细胞		7—35/全片	
	幼稚巨核细胞			
	颗粒巨核细胞			
	成熟巨核细胞			
	裸核巨核细胞			

POX：原粒细胞（-）。
NAP：10%阳性，积10分。
铁染色：外铁：骨髓小粒（++），
内铁：70%阳性（1粒~数粒）。

结论与建议：
骨髓象提示：MDS-RAEB-I。

检验者签名:朱　萍/胡从华　审核者:　回报日期:2016-6-17

提示 MDS-RAEB-I，此型容易演变为白血病。

图 57-6　骨穿报告

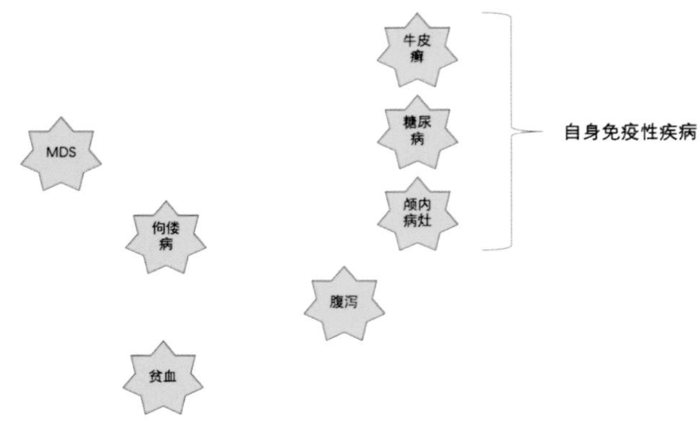

图 57-8　本例症状组合 1

不能归咎于“倒霉”

喝凉水都塞牙的人确实是有，但医生是“一元论”的忠实追随者，能用单一原因解释的，坚决不用“多元论”。只是这个案例症状实在太散了(图 57-7)，如何把它们统一起来呢？我只能试试看了。

首先，1 型糖尿病、牛皮癣和颅内的血管炎有共同的特点，即都是自身免疫性疾病(图 57-8)，画个大括号。

其次，腹泻可以导致营养不良，表现为佝偻病和贫血，佝偻病导致身材矮小和方颅；贫血时间久了什么幺蛾子都能出来，所以演变成 MDS 了(图 57-9)。

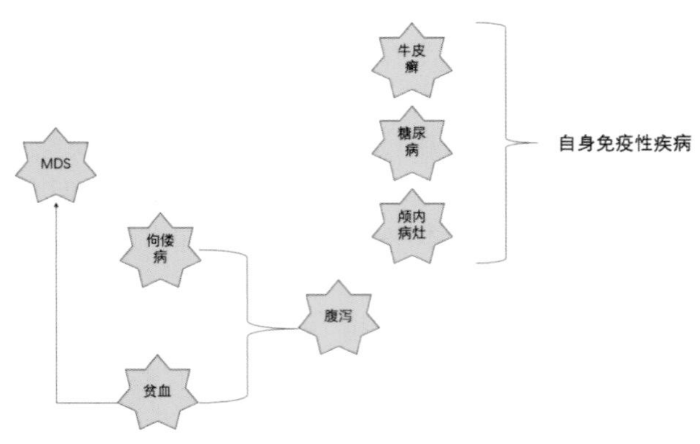

图 57-9　本例症状组合 2

最后，腹泻如果能归到自身免疫性疾病，那这幅结构关系图就完整了（图 57-10）。

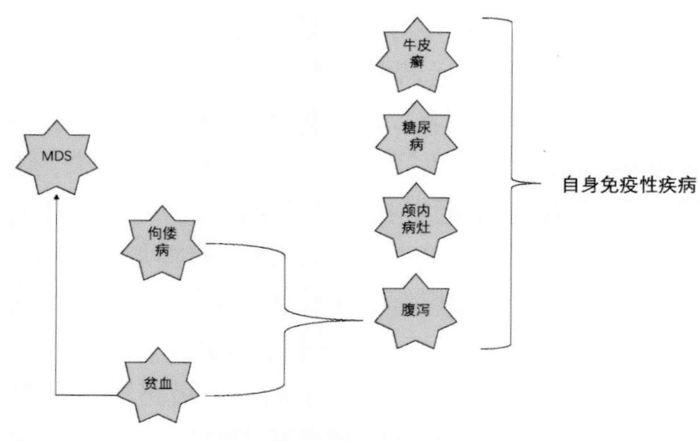

图 57-10　最后的组合图

再从时间轴（图 57-11）看，患者最早出现的是腹泻，因此腹泻一定是这个病例的核心症状。神经科有哪些病会腹泻？这里我罗列了一部分和神经内科有关的腹泻性疾病（欢迎大家补充）：Whipple 病、乳糜泻、肉毒杆菌中毒、卟啉病、空肠弯曲菌感染引起的格林巴利、线粒体病（以线粒体神经胃肠型脑肌病，mitochondrial neurogastrointestinal encephalopathy disease，MNGIE 为代表）。我为什么要问清患者出生时的喂养情况，因为我一开始想到的是“乳糖不耐受症”，这是我们农耕民族和游牧民族的区别，在中国人里面还算比较常见，表现为食用乳制品后出现腹泻，不过此患者似乎不是，他长大了并没有天天喝牛奶，依旧臭屁不断，而且乳糖不耐受并没有神经系统的累及。不过乳糖不耐受这个思路是有点借鉴意义的，牛奶当然不会天天喝，但粮食肯定天天要吃，特别是患者的症状从添加辅食后开始出现的。难道是乳糜泻？

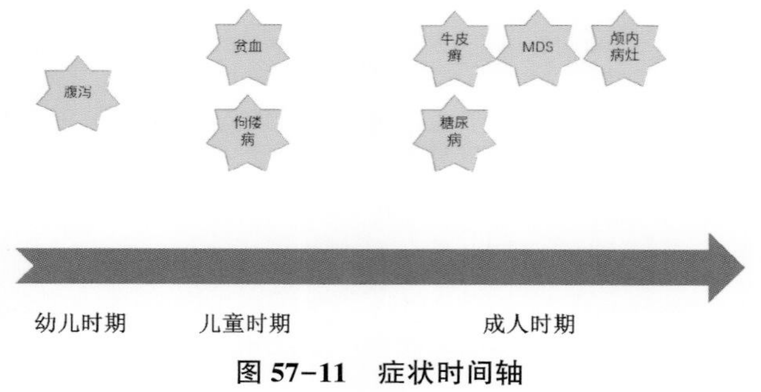

图 57-11　症状时间轴

乳糜泻

乳糜泻又称麦胶性肠病、非热带性脂肪泻，在北美、北欧、澳大利亚发病率较高，国内很少见。男女之比为 1：（1.3~2.0），女性多于男性，发病高峰年龄主要是儿童与青年，但近年来老年人发病率在增高。本病患者对含麦胶（俗称面筋）的麦粉食物异常敏感，大麦、小麦、黑麦、燕麦中的麦胶可被乙醇分解为麦胶蛋白，正常人小肠黏膜细胞内有多肽分解酶，可将其分解为更小分子的无毒物质，但在活动性乳糜泻患者肠黏膜细胞酶活性不足，不能将其分解而致病。其核心症状就是奇臭无比的脂肪泻，因长期腹泻可导致营养缺乏，出现佝偻病、出血倾向、口炎、脚气病、毛囊角化、夜盲、贫血等，其他系统性表现多样，在 Pubmed 里输入 celiac disease 外加糖尿病、牛皮癣、中枢神经系统病变，都可以提供你想获得的案例，甚至于输入 MDS 都不会让你失望。

然而真要判患者是乳糜泻我又心虚了，因为整个推导过程有点异想天开，只能说理论上没错，但此病实在太罕见了。乳糜泻的抗体检测是一线诊断方案，于是我想方设法找到了一家能测乳糜泻相关抗体的第三方机构进行检查，结果如下（表 57-1）。

表 57-1　乳糜泻相关抗体

实验室编号/样本类型	检测方法	检测项目	结果	参考区间
20161118-53 血清	ELISA	抗组织谷氨酰胺转移酶抗体 IgA	2.00 RU/mL	<20.00 RU/mL
		抗组织谷氨酰胺转移酶抗体 IgG	0.05	<1.00
		抗麦胶蛋白（GAR-3X）抗体 IgA	26.02 RU/mL	<25.00 RU/mL
		抗麦胶蛋白（GAR-3X）抗体 IgG	61.98 RU/mL	<25.00 RU/mL

根据既往报道，这个 GAF-3X 抗体的特异性还是很高的(97%~100%)，于是从抗体出来的那一刻起，禁止患者食用一切可能带有麦麸的饮食，如馒头、面包、饺子、馄饨、大饼、油条、酱油(全部改水煮和清蒸)和醋等，患者的饮食一下子变得十分无趣，但是排气明显减少，大便也变得成形起来，原来每天 3~4 次的排便，也减少为 1 次，伴随而来的是影像学和症状上的好转。

后记

人总是要生病的，生病总是要看医生的。老百姓最朴素的思维是——来看病；作为医生最朴素的思维是——看好病。我希望我的公众号能够返璞归真，为“看好病”做一些微薄的贡献。我开始运营公众号和这个乳糜泻的患者不无关系，此患者预后并不好，所罹患的 MDS 最终演变成了红白血病，他们一家和我是很好的朋友，我在感叹如果这个乳糜泻早点诊断出来该有多好，可是，没有可是……所以 1 年前我开始着手运营公众号，当时并没有刻意追求少见病，而是选择了那些更具迷惑性的案例，尽可能地用最朴实的语言还原当时的场景和想法，让同行和患者能够记得住、认得出。这样做善莫大焉。开头的故事没讲完，老太太说“跨瓣厚”，“厚”在什么地方呢？她嘴努了努窗外的两栋房子，我同学翻译：“那两栋楼是村里的村医盖的”。

我跟踪随访了患者 1 年的时间，最终患者还是不幸去世，他生前最后的遗愿是捐献眼角膜。他的姓名被铭刻在那块捐献者的集体墓碑上。

爱因斯坦在一次访谈时说："有些人认为宗教不合乎科学道理。我是一位研究科学的人，我深切知道，今天的科学只能证明某种物体的存在，而不能证明某种物体不存在。因此如果我们现在还不能证明某种物体的存在，并不能断定它就是不存在。"

58. 医生叫我去烧香

"这个医生有意思，叫我去烧香！"老太太在诊室门口不停地说。

这个老太太有什么问题呢？头昏。什么情况下会昏呢？当她训她孙子的时候。如果她的小孙子不听话，老太太就会着急上火要训他，然后就头昏。她来华山前已在多家医院就诊过，把能做的检查做了个遍，都没有问题。不是说华山的神经科好吗，所以就来了。我说你自己控制好情绪，别发脾气啊，老太说她做不到。我说那我没办法，要不你去烧个香拜个佛啥的，调整一下心境。老太一听又着急上火了，"啊？你这个医生倒是有意思，我来看病，你让我去烧香，那我来看什么病！"她出了诊室还愤愤地在向其他患者叨叨。后面的中年男患者和她擦肩而过，用鄙夷的眼神瞟了她几眼，走进来坐定后说："医生，我觉得你说的一点都没错，她就需要这个。"

烧香拜佛之高论非我首创，也是听某教授说的。多年之前我们接手过一个非常难治的癫痫患者，尽了一切努力进行治疗，然而收效甚微，教授喃喃地说他们家里应该去烧烧香。多年之后，这个患者在其他医院通过基因检测手段明确了诊断，在媒体上还引起过一阵骚动。不过诊断明确后怎么样？医生表示"这病没有特效的治疗方案，未来的路还很漫长……"，其实说白了就是治不好，家属听了以后有点懵圈，看来这把香早烧晚烧总要烧的。

比干有七窍玲珑心，没心会怎样？没心会死。信仰于患者如同玲珑心之于比干。今天我要讲述的是一个有关信仰的故事。

某年我在普通门诊时遇到一位代开药的家属，我顺便问了问病情。这是一名 28 岁的女患者，很多年前在我院诊断为肾上腺脑白质营养不良。

女性？有女性肾上腺脑白质营养不良吗？

X 连锁肾上腺脑白质营养不良（X－linked adrenoleukodystrophy，X-ALD）是伴性遗传病，致病基因 ABCD1 位于 X 染色体上，所以理论上只有男性会发病，而女性应该是携带者。然而这条界限不是绝对的，50%的女性携带者在中年以后可以出现类似于痉挛性截瘫的表现。有研究表明 40 岁以下女性携带者出现症状的概率为 18%，而 60 岁以上女性携带者出现症状的概率为 88%。携带者的一般病情比较轻，类似于痉挛性截瘫，但也可能出现较重的临床表现。Charles Marques Lourenç 等报道，9 例女性携带者中有 3 例临床表现为经典 X-ALD，且均有经典的脑白质病变表现；4 例患者有痉挛性截瘫的表现，病程比较漫长；剩余的 2 例无临床症状，但神经系统查体发现反射活跃和振动觉减低。

尽管既往文献中有女性携带者发病的报道，但毕竟不常见，出于好奇心我翻出了患者多年前拍摄的 MRI 结果，片子上可见病灶位于脑白质，以侧脑室前后角附近白质最为明显（图 58-1）。对于肾上腺脑白质营养不良来说，病灶如此分布并无不可，但她的 FLAIR 相表现却有点古怪，侧脑室角周边可见内低外高的病灶。

家属说患者从 2 岁开就出现各种各样的状况：视力下降、听力下降、智力发育迟滞、行动迟缓，随着年龄增长症状越来越明显，四处求诊得到各种各样诊断，如肾上腺脑白质营养不良、视网膜色素变性、神经性耳聋等，都是一堆治不好的病。我感觉很奇怪，肾上腺脑白质营养不良似乎没有这么复杂的症状。患者的母亲是虔诚的佛教徒，在其感召下，十年前患者也信了佛，她们的日子过得极有规律，每天 4~5 点起床，参禅拜佛念经，还经常和信徒们一同参加宗教活动，比如那段时间他们就住在寺院里做义工，过着深居简出的生活。其母亲说自从信了佛，患者的病情基本处于平稳状态。我说她

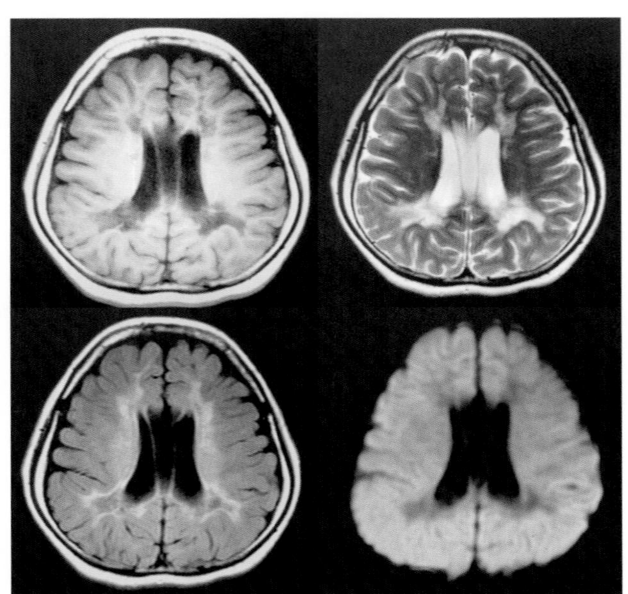

T1WI 呈低信号，T2WI 呈高信号，DWI 为低信号，FLAIR 上病灶更明显些，侧脑室旁有淡淡的高信号，而侧脑室角周边可见内低外高信号的病灶。

图 58-1　头颅 MRI

的情况有些古怪，条件允许的话建议本人过来看一下。

那天门诊结束，正巧是赵教授的专家门诊，我就拿患者的片子请他看，赵教授问这个患者的月经情况。这倒提醒我了，在翻阅患者以往病史时，发现患者有长期妇科就诊的记录，主要是月经不来，追问病史，患者主要是卵巢发育不良，每次月经都是人工的。脑白质病变+卵巢发育不良＝？

聪明的你一定想到了，白质消融性脑白质病。赵教授继续指点："病灶有特点的，当中有空洞(图58-2)"。对啊，我怎么没想到呢？姜还是老的辣。

白质消融性脑白质病

白质消融性脑白质病在儿科并不少见，大部分病例在那时就被截留。上成人医院看病的多数是当年的漏网之鱼或者成人起病的。白质消融性脑白质病是一种常染色体隐性遗传病，最早关于本病的记载是在 1962 年，Eickle 发现 1 例 36 岁女性患者在 5 年时间里出现步态不稳和绝经(所以也叫卵巢脑白质营养不良综合征)，虽然整个病程呈进行性恶化，但患者在几次轻微的头颅外伤后出现阶梯似的

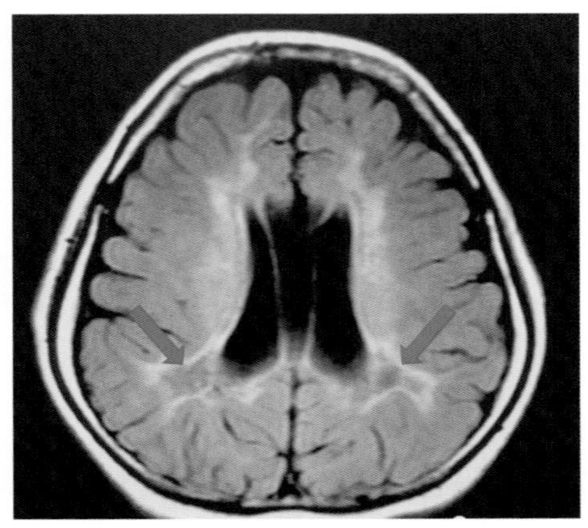

侧脑室后角处接近脑脊液信号的病灶。

图 58-2　头颅 MRI FLAIR

病情加重，该患者去世后进行了尸体解剖，发现患者大脑白质有弥漫性的囊样改变，因而得名。影像学是诊断本病的重要工具，早期改变为大脑白质弥漫对称的异常信号，始于侧脑室周围白质及其边缘的深层白质，一段时间以后才逐渐累及外周的深层白质和皮层下白质，典型的囊变发生在病程晚期，原本正常的脑白质被液体所取代，信号强度接近于脑脊液信号(图 58-3)。白质消融性脑白质病的致病基因为 EIF2B1，EIF2B2，EIF2B3，EIF2B4，EIF2B5，分别编码真核起始因子 2B(eIF2B)的 5 个亚基，90%的患者的突变位于这 5 个基因，其中 EIF2B5 突变最为常见，占了一半以上。

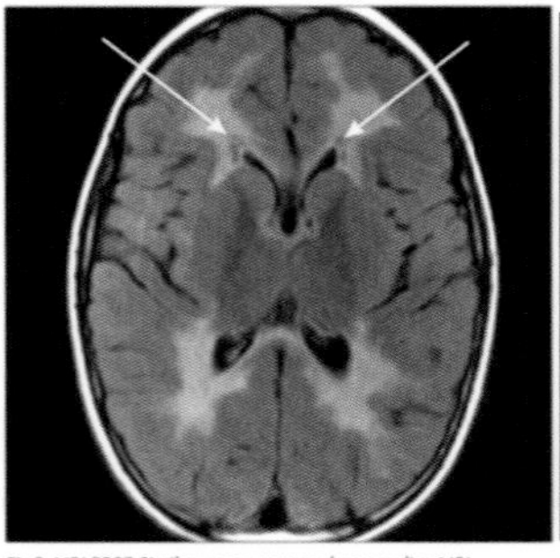

Fig 2. MRI 2007. Similar appearance to the preceding MRI.

还真有那么点像，赵教授真神！

图 58-3　头颅 MRI Flair 文献图片和我们这个病例的对比

http://drugline.org/medic/term/leukoencephalopathy-with-vanishing-white-matter/

1 周之后那位母亲陪着患者来了。患者皮肤白皙，绝不像肾上腺脑白质营养不良那般黑，鼻梁上架着眼镜镜片如同啤酒瓶底一般厚，耳朵里塞着助

听器，牙齿发育十分差，她靠着自己的力量颤颤巍巍走进诊室，由于躯体肌张力障碍，脊柱是侧突的，高低肩看起来特别突兀。患者能够完成一般的交流，但显得比较腼腆。我们再次进行了确认了患者有卵巢发育不良、视网膜色素变性、神经性耳聋等的诊断。患者的牙齿有点古怪(图 58-4)。后来给她进行了基因检测。

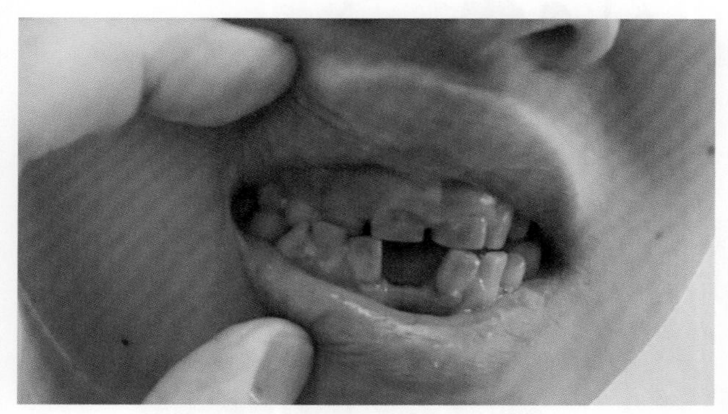

图 58-4　患者的牙齿发育极差

虽然白质消融性脑病没有很好的治疗方法，但此病比较特殊的地方是应激刺激会加重病情，如发热、感染、头部的撞击和惊吓等。所以为了预防病情进展，应尽可能地避免应激刺激。我忽然想起患者母亲说的，患者自从信佛之后，病情基本处于稳定状态。患者当时已经 28 岁了，这个年龄对于白质消融性脑白质病已属高龄，难道如来佛祖显灵了，想想确实有可能，佛系的人一般都无欲无求，情绪是很平和的，如果真是如此，那她母亲真是救了她。

失之东隅收之桑榆

患者的基因检测结果提示，有关白质消融性脑白质病的 5 个基因全都正常，这一巴掌打得清脆响亮。不过其他基因查出问题来了：患者存在 PEX6 基因的双杂合突变，指向 Zellweger 谱系病。我就不装腔作势了，之前我从没听说过这个病。

Zellweger 谱系病

Zellweger 谱系病属于过氧化物酶体生物发生缺陷病。过氧化物酶体是细胞内的一种细胞器，长得和溶酶体差不多，它有很多功能，如产生过氧化氢，消除自由基、脂肪酸氧化代谢等。而这边单表脂肪酸氧化代谢，脂肪酸是人体的供能物质之一，它需要经过 β 氧化才能得到利用。β 氧化对生化还稍许有点印象的会想到线粒体，是的，多数脂肪酸如短链、中链和长链脂肪酸都是通过线粒体代谢的，但有那么一小撮奇形怪状的脂肪酸需要的不是线粒体，而是过氧化物酶体，其中就包括了极长链脂肪酸(very long chain fatty acids，VLCFA)和植烷酸。想象得到，遗传缺陷导致过氧化物酶体装配或者酶系出现问题会导致 VLCFA 和植烷酸水平升高，这两种有机物对神经是有毒性的，因而产生了 Zellweger 谱系病的一系列临床表现。Zellweger 谱系病传统上被分为 3 种亚型：症状由重到轻分别为 Zellweger 综合征、新生儿肾上腺脑白质营养不良、婴儿 Refsum 病。而最新分型则分为重型、中间型和轻型，此综合征由 PEX1-30 基因缺陷造成。搜索既往文献，与 PEX6 有关的文献有 16 篇共计 53 例病例，其中 36 例有临床症状。症状包括精神运动发育迟滞(50%)，肌张力低下(47.2%)，视力障碍(77.8%)，神经性耳聋(66.7%)，癫痫(16.7%)和牙釉质发育不全(36.1%，这是我们当时忽略不计的症状)，发病年龄通常早于 3 岁，病程常超过 18 年，这和这位患者的临床表现是吻合的。

Zellweger 谱系病没有很好的治疗手段，即便控制脂肪酸摄入也不见得能延缓病情。但死马当活马医，那也只有饮食控制了，要限制摄入的一个是极长链脂肪酸，另一个则是植烷酸。

极长链脂肪酸主要存在于高油脂或油炸食物中，如坚果类、植物油、奶油、牛奶、鸡蛋和各种肉类(即便是瘦肉也含有大量脂肪酸)，而蔬菜、水果和粮食作物脂肪酸含量很低。

植烷酸主要源自富含叶绿素的绿色蔬菜，如此说来不是应该限制素食吗？荤也不许吃，素也不许吃，那不是要饿死了。

植烷酸的来源

植烷酸尽管来源于植物，但叶绿素合成植烷酸要经过特殊微生物的发酵处理，这种微生物是人类消化道中没有的。而反刍类动物(牛、羊、骆驼等)的瘤胃中微生物繁多，可将叶绿素转变为植烷酸，然后进入动物体内，所以人类是通过食用乳制品、反刍动物脂肪以及某些鱼类而获得该物质(图 58-5)。

估计西方饮食每天可以提供 50~100 mg 的植烷酸。在一项牛津大学的研究中，食用肉食的人血浆中的植烷酸浓度的几何平均数比纯素食主义者高 6.7 倍。

此患者自从随了其母亲信佛以后改吃素，每天都是清汤寡水，过午不食，她记忆当中最后一次吃肯德基还是 10 年之前的事。

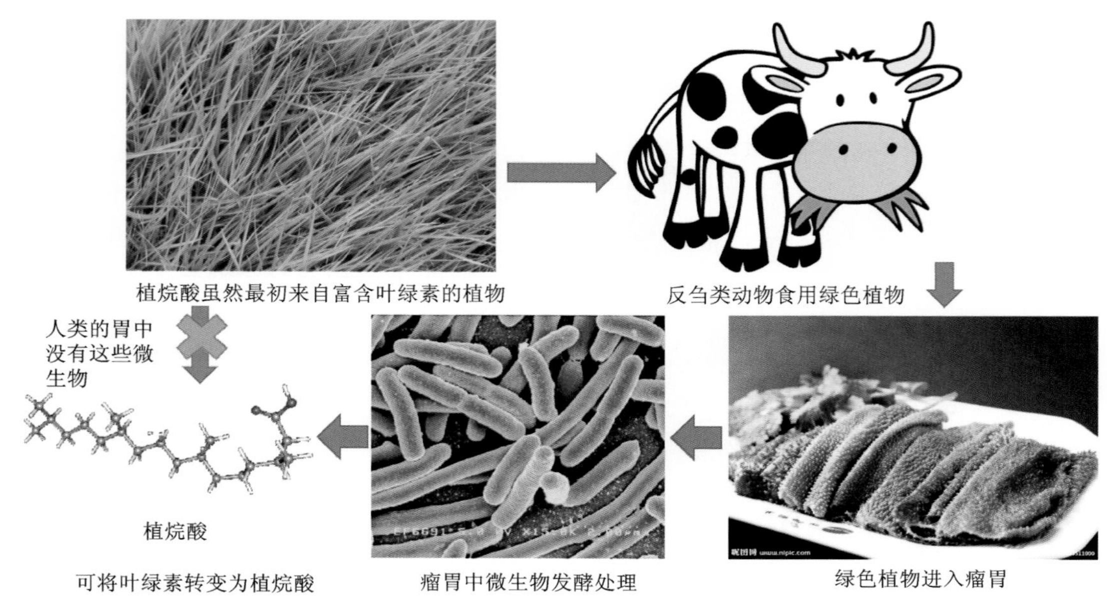

图 58-5　植烷酸的来源

后记

这个患者长时间病情稳定可能得益于她的饮食，经历了这个病例之后，我感触良多，想说些什么，母爱的伟大？信仰的力量？似乎都太肤浅。我想还是用爱因斯坦的话来总结吧，爱因斯坦在一次访谈时说："有些人认为宗教不合乎科学道理。我是一位研究科学的人，我深切知道，今天的科学只能证明某种物体的存在，而不能证明某种物体不存在。因此如果我们现在还不能证明某种物体的存在，并不能断定它就是不存在。"

此病例报道已发表，文章是平铺直叙的，而其中的曲折经历只有我们知道，欢迎届时下载观赏。

参考文献

[1] Engelen M, Barbier M, Dijkstra IM, et al. X－linkedadrenoleukodystrophy inwomen：a cross－sectional cohort study[J]. Brain, 2014, 137(Pt 3)：693-706.

[2] Allen NE, Grace PB, Ginn A, et al. Phytanic acid：measurement of plasma concentrations by gas－liquidchromatography－mass spectrometry analysis and associations with diet andotherplasma fatty acids[J]. Br J Nutr, 2008, 99(3)：653-659.

[3] Yu HL, Shen Y, Sun YM, et al. Two novel mutations of PEX6 in one Chinese Zellweger spectrum disorder and their clinical characteristics[J]. Ann Transl Med, 2019, 7(16)：368.

59. 授人以渔之多发性硬化篇

我问你，想做神医不？

神医是啥样的？神医拿起片子未见其人已将病情猜到七八分。作为临床医生，我自认为水平有限，虽然能说出大概方向，但还是要紧密结合临床，生怕猜错了。我最怕的是下级医生问“为什么是这个病”，理屈词穷之下只能回答：“你还年轻，看多了你就知道了”。其实我也不知道当中的门道。神医则对着读片灯能说出一大堆，这一点我是自叹不如。今天我要谈的是多发性硬化（multiple sclerosis，MS），首先来做几道题目吧。

1. 在 2017 年的 McDonald 标准中，视神经的病灶能不能作为病灶计数？

A. 可以

B. 不可以

2. 在 2017 年的 McDonald 标准中，脊髓上不连续的病灶应按照一个病灶计数还是多个病灶计数？

A. 一个

B. 多个

3. 在 2017 年的 McDonald 标准中，颅内多发病灶应按照一个病灶计数还是多个病灶计数？

A. 一个

B. 多个

答案：B，A，B。

解读一：关于病灶计数。

根据 2017 年的 McDonald 标准，视神经的病灶，无论单侧或双侧均不能作为病灶多发/播散计数，即计数为 0 个。脊髓无论几个不连续病灶，也只能计数为一个病灶。脑内病灶则据实计数，有几个计为几个。

4. MS 诊断标准中要求病灶需要长轴≥（　）。

A. 3 mm　B. 5 mm　C. 6 mm　D. 9 mm

5. 硬化斑是（　　）

A. 平面概念，为薄片或不规则形状

B. 立体概念，多数为球形或椭球型

答案：A，B。

解读二：病灶的大小和形态。

最初的病理研究即显示 MS 病灶是一种边界清楚、质地硬或韧的一个结构，硬化斑（plaque 或 scar）一般不会太大，同时也不会太小，因太小就很难分辨斑的特征。所以 MS 诊断标准中要求病灶有一个长轴大于/等于 3 mm。实际上，MS 病灶长轴以 6 mm 或略大最多见。同时，斑也提示一个立体的概念，病灶类似于球形或椭球形，断面多是圆形或椭圆形。因此，临床上如果多数病灶在主要层面上都表现为薄片状或不规则形，诊断 MS 则需慎重。

6. MS 的病灶多分布在脑室旁，2017 年 McDonald 标准中对“脑室旁”的定义为：

A. 病灶出现在脑室周围，不允许触及脑室壁

B. 病灶出现在脑室周围，必须触及脑室壁

C. 病灶出现在脑室周围，无所谓触不触及脑室壁

7. MS 的病灶也可分布于皮层下，2017 年 McDonald 标准中对“皮层下”的定义为：

A. 病灶出现在皮层下，不允许触及脑皮层

B. 病灶出现在皮层下，必须触及脑皮层

C. 病灶出现在皮层下，无所谓触不触及脑皮层

答案：B，B。

解读三：MS 的病灶有“二触及”。

值得高度注意的是，脑室旁（periventricular）是个广泛区域，而 MS 病灶多数紧紧连接于脑室壁，2017 年诊断标准中要求脑室旁病灶要触及（abut）脑室壁，这和其他脑室旁病变，尤其与缺血所致脑室旁病灶不同。皮层下（subcortical）同样是形容一个广泛区域，MS 病灶的特点是紧贴皮层，2017 年诊断标准要求病灶触及（abut）皮层，即所谓近皮层病灶（juxtacortical lesion）。

8. 以下对黑洞表现表现表述正确的是？

A. T1 低信号，FLAIR 低信号，无强化

B. T1 低信号，FLAIR 高信号，无强化

C. T1 低信号，FLAIR 高信号，有强化

答案：B。

解读四：黑洞的解读。

真正的可用于 MS 患者随访和临床试验评估的黑洞，指无强化的 T1 低信号灶。但其又不同于软化灶，由于有髓鞘再生，一般不出现腔隙(lacunae)，即很少出现 FLAIR 上像软化灶一样的低信号。值得注意的是，急性期病灶/活动性病灶亦表现为 T1 低信号，增强后出现强化，治疗后可能会消失，这种病灶不是真正的黑洞，可以称为黑洞样病灶。

下面是考试部分。

病例一

大学同学介绍熟人来看病，患者为中青年男性，因头昏行头颅 MRI，报告脱髓鞘病灶(图 59-1)，吓得魂不守舍，你会怎么说？

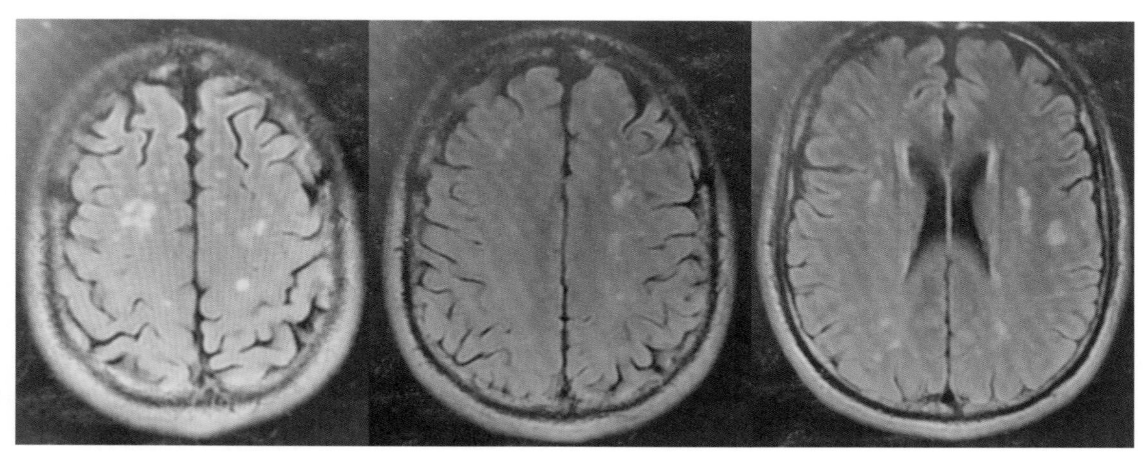

究竟是缺血灶还是脱髓鞘？

图 59-1　病例一的头颅 MRI FLAIR

解析：患者实际上无特别症状，危险因素为吸烟史，这些病灶一不靠侧脑室，二不靠皮层，因而不符合多发性硬化诊断(图 59-2)。

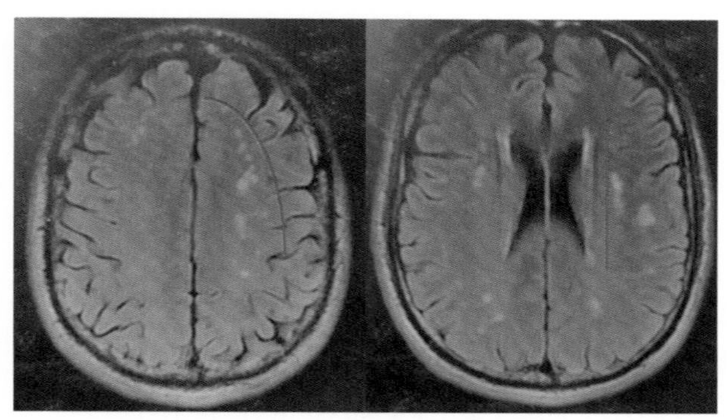

病灶一不粘皮层　　二不粘脑室壁，因此不符合MS

图 59-2　病例一的特征

病例二

患者，女性，因进行性行走困难 2 个月入院，外院全脊髓 MRI 未见异常，但未行头颅的影像学检查，入院后头颅 MRI 如图 59-3 所示。

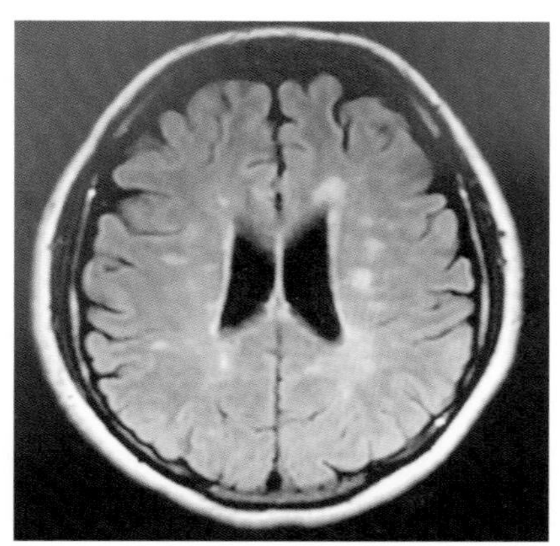

图 59-3　病例二的头颅 MRI FLAIR

解析：患者是比较少见的原发进展型多发硬化(primary progressive multiple sclerosis, PPMS)，影像学上可见病灶位于侧脑室周边，病灶长轴垂直于脑室壁，部分病灶和脑室壁接壤(图 59-4)。

病例三和病例四(图 59-5)

其中 1 例是 MS，1 例是偏头痛的缺血灶，您分得清吗？

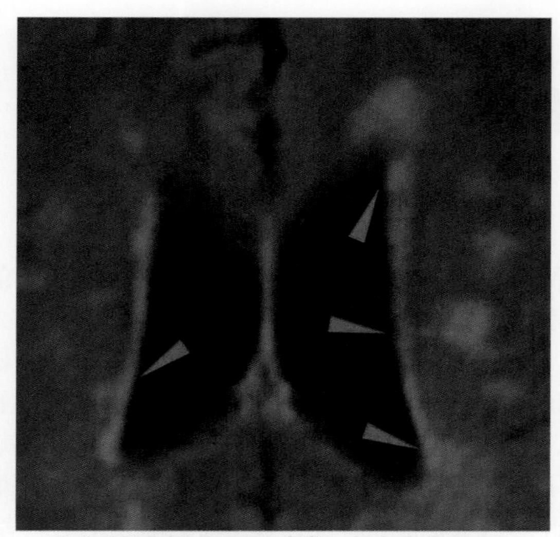

患者病灶和侧脑室是毗邻的，符合多发性硬化

图 59-4　病例二的特征

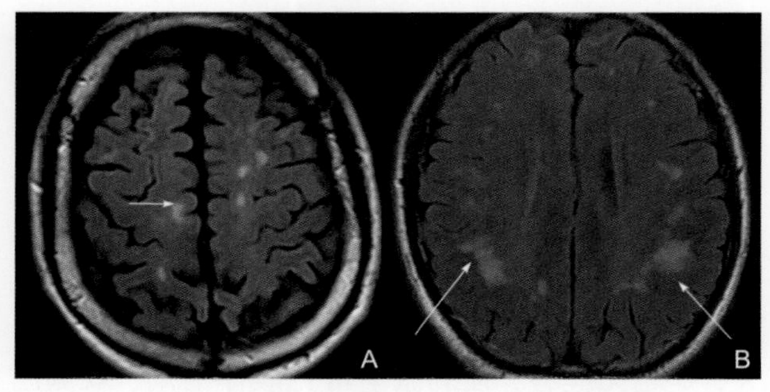

图 59-5　病例三和病例四的头颅 MRI FLAIR

解析：A 为 27 岁确诊 MS 的男性，头部 MRI 可见触及皮层的近皮层病灶。B 为 50 岁女性偏头痛患者的头部 MRI，皮层下病灶靠近皮层但不触及皮层。

病例五和病例六（图 59-6）

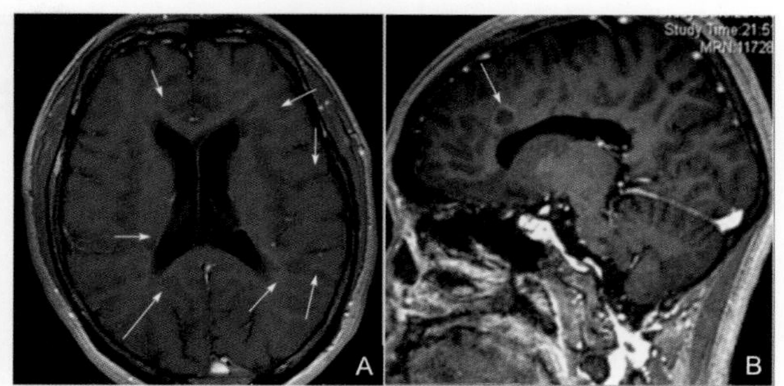

图 59-6　病例五和病例六的头颅 MRI 增强

两例都是多发性硬化，其中 1 例为真正的黑洞，另 1 例为黑洞样表现，您分得清吗？

解析：A 为真的黑洞，为 27 岁确诊 MS 的男性，真正的黑洞是不强化的；B 为 1 例 23 岁确诊 MS 的女性，可见黑洞样病灶表现，T1 低信号、有强化（图中箭头所示），提示病灶为活动性病灶，治疗后病灶可能消失或变为无强化的真正黑洞病灶。

后记

说了这么多估计把你绕晕了，关键点：如果遇到吃不准的病例可以推荐患者去华山医院影像科会诊。

参考文献

[1] 初曙光，李振新，陈向军，等．多发性硬化：正确理解影像术语，选择合适影像检查[J]．中国神经免疫学和神经病学杂志，2019，26(2)：77-79.

[2] Louren 8130CAM3, et al. X-linked adrenoleukodystrophy in heterozygous female patients：women are not just carriers. Arq Neuropsiquiatr. 2012 Jul；70(7)：487-91.

60. 防微杜渐

普天下的病分为 3 种：治不好的、治了能改善的、不治也会好的。

这个患者是谁介绍过来的我已经忘了，只依稀记得有人说她是急性播散性脑脊髓炎，病情比较重，临时在急诊留观，希望能够住院。

急性播散性脑脊髓炎（acute disseminated encephalomyelitis，ADEM）

ADEM 是一种急性或亚急性起病中枢神经系统脱髓鞘病，儿童多见，但亦可发生于任何年龄，70%～93%的患者发病数周前有感染或疫苗接种史，临床表现有头痛、发热、瘫痪、共济失调、颅神经麻痹、视神经炎、癫痫、失语和意识障碍等。MRI 是最重要的诊断工具，T2 和 FLAIR 相表现为片状的边界不清高信号，多发、双侧不对称（图 60-1）。

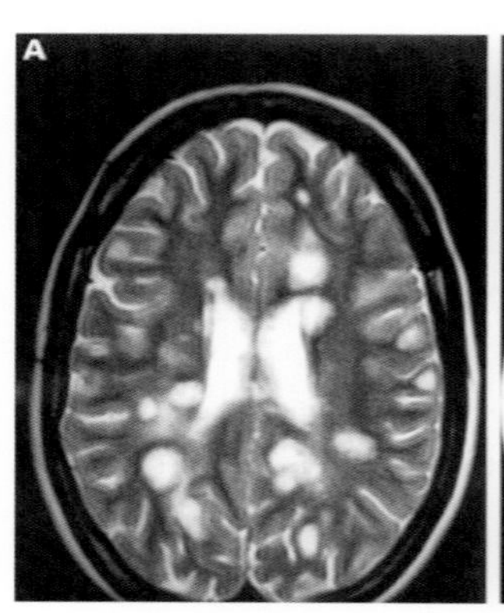

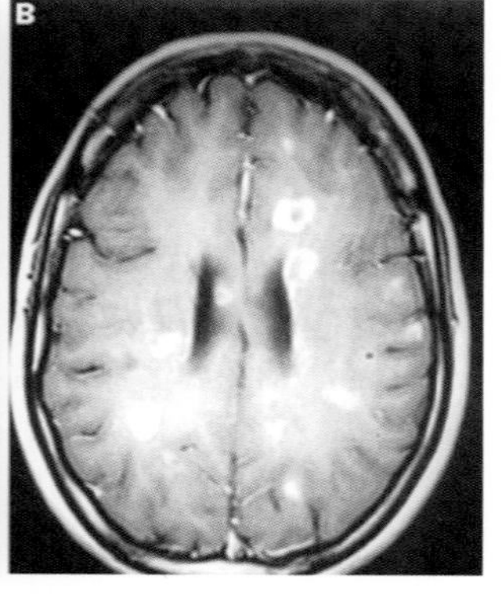

皮层下，侧脑室旁多发异常信号，T2WI 高信号（A）；可呈团块样或环形强化（B）。

图 60-1　ADEM 的影像学表现

入院后，管床位的医生询问病史：患者，女性，59 岁，2 周前出现发热，体温高到 39℃，1 周前出现反应迟钝，右侧肢体乏力，无法行走，当地医院给予阿奇霉素和左氧氟沙星抗感染治疗后体温渐退，4 天前出现神志不清、呼之不应、不能进食和小便失禁，于是转来我院。急诊考虑 ADEM，给予激素治疗，患者意识有所好转。

“嗯，很符合嘛”，我评价道：“先感染，感染之后诱发自身免疫反应，1 个星期后出现神经系统症状，那就是 ADEM 了。外加 1 条，激素有效，就是它了。”得到我的肯定后，管床医生很快写好病史并开好医嘱，就等着我去查房了。查房时，患者给我的印象是：“神知吾知”。“神知吾知”是句上海话，大概意思是说办事心不在焉，糊里糊涂。

查体：神志清楚，但略显淡漠，能说出自己名字和年龄，但反应比正常人慢，问到复杂问题时有点不屑回答，“问这个做啥?”，还报以冷漠的一笑。如果决心一问到底的话，会发现患者根本回答不出，四肢反射活跃，双侧巴氏征阳性，站立和行走不能配合。家属拿出在当地医院做的检查，片子拍得有点模糊，提示以左侧为主的脑白质病变，但不太像 ADEM。随后我又翻了急诊病史记载：第 1 天，呼之无应答，强刺激下可见肢体活动，双侧巴氏征阳性，用的药物有脱水药、抗生素、营养支持及 5 mg 地塞米松。第 2 天，患者意识便清楚了。第 3 天，意识更清楚了，第 4 天转入病房，所以我们观察到的已经不是最差状态了。此时我隐约感觉不太对。

ADEM 的治疗及预后

根据早年文献记载，ADEM 的预后不佳，其死亡率高达 20%，并且致残率高，近年的研究表明 ADEM 有 50%～75%的患者能够痊愈，但 ADEM 依然是神经内科的重症，其治疗比较费神。ADEM 需要免疫抑制治疗，静脉大剂量甲强龙冲击是首选方案（10～30 mg/kg/d 直至 1 g/d，连续使用 3～5 d），50%～80%的患者激素治疗后可以痊愈。有研究表明甲强龙在改善致残方面优于地塞米松，为了防止病情反复，静脉用药结束后需要口服激素，时间不能少于 6 周。如果激素无效应考虑使用血浆置换

(Plasma Exchange, PE)或者免疫球蛋白治疗[0.4 mg/(kg·d), 持续5 d], 对于恶性ADEM需要使用环磷酰胺(Cyclophosphamide, CTX)和低温疗法, 在出现危及生命的脑水肿时应考虑去骨瓣减压术。

所以ADEM的治疗是比较麻烦的, 根据我们以往的经验, 即便全量激素和丙球蛋白均用上, ADEM患者的病情仍会迁移一段时间, 好比飞驰的汽车急刹车之后还要往前冲一段一样。而此患者用了地塞米松5 mg后即刻判若两人, 我感觉太不可思议了。我和家属反复确认了这件事, 越想越感到蹊跷: 我们见过炎性脑白质病变不少, 即便不是ADEM, 多发性硬化、视神经脊髓炎谱系病还是狼疮脑病, 哪有5 mg地塞米松就能控制的。直觉告诉我此病有自愈性。

此时患者家属问需不需要用丙种球蛋白, 说是当时急诊医生建议的, 鉴于患者目前病情在好转, 我们决定不用丙种球蛋白, 只是仍旧每天用5 mg地塞米松, 只见患者情况一天好过一天。终于挨到了做MRI的日子, 这次影像检查终于让我们看清了病灶的全貌(图60-2)。

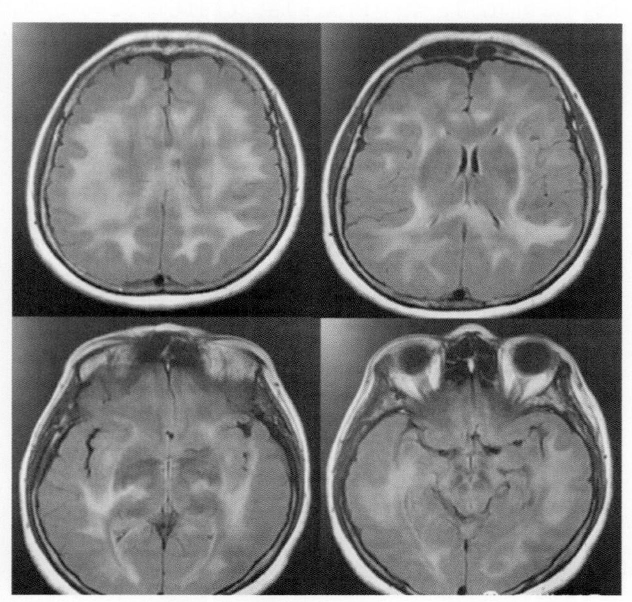

双侧大脑半球弥漫性对称性白质病变。

图60-2 头颅MRI Flair

结果出来是中毒性脑病的影像学表现。此时其他实验室结果也陆续回报, 脑脊液寡克隆带阴性, 血和脑脊液自身免疫性脑炎、AQP4、MOG抗体阴性, 脑脊液二代测序结果阴性, 尽管ANA1：100阳性, 但不具备特异性, 所以风湿科不能下结论。我跟管床医生说此影像表现应该考虑中毒, 特别是有机物和一氧化碳中毒, 请管床医院去挖掘病史。

追问病史的过程是困难的, 因为患者智力受到了影响, 家属说1年半前家里曾经装修过, 除此以外再没问到其他线索。直到有一天查房, 患者突然告诉我她可能煤气中毒了, 患者说她有好几次煤气没点着却没发现, 后来闻到煤气味才赶紧关掉开关, 她回忆说这个情况至少有2个月了。

慢性一氧化碳中毒和迟发性脑病

说到急性一氧化碳中毒, 大家一定不陌生。这里说说慢性一氧化碳中毒。慢性一氧化碳中毒(Chronic CO poisoning)指的是患者多次暴露于低浓度一氧化碳后引起的中毒症状, 当一氧化碳浓度足够高且暴露时间足够长时, 患者会出现一氧化碳中毒的一系列临床表现。我们知道急性一氧化碳中毒会导致迟发性脑病(大于30%的概率), 最容易受累的部位包括苍白球和深部脑白质, 症状包括认知和人格改变、痴呆、精神症状、帕金森、健忘、抑郁和二便失禁, 而慢性低浓度一氧化碳接触同样可以造成迟发性神经系统损害。

这副七巧板终于拼好了: 慢性一氧化碳中毒的患者在最后一次打击后终于由量变到质变(或许感染是个诱因), 送到医院脱离了毒源, 假以时日自行缓解, 碰巧又用了点地塞米松, 冥冥之中又加速病情恢复。我们后续加大了激素的用量(甲强龙80 mg/d), 家属听说丙种球蛋白的不良反应少且对中毒性脑病也有一定好处, 所以后来也给上了半量。短暂的治疗之后, 患者除了四肢稍无力外, 其他症状均消失, 我建议患者后续到职业病医院再去做做高压氧治疗。1个月后随访, 患者已与正常人无差别, 复查头颅MRI, 病灶仅有少量残存(图60-3)。

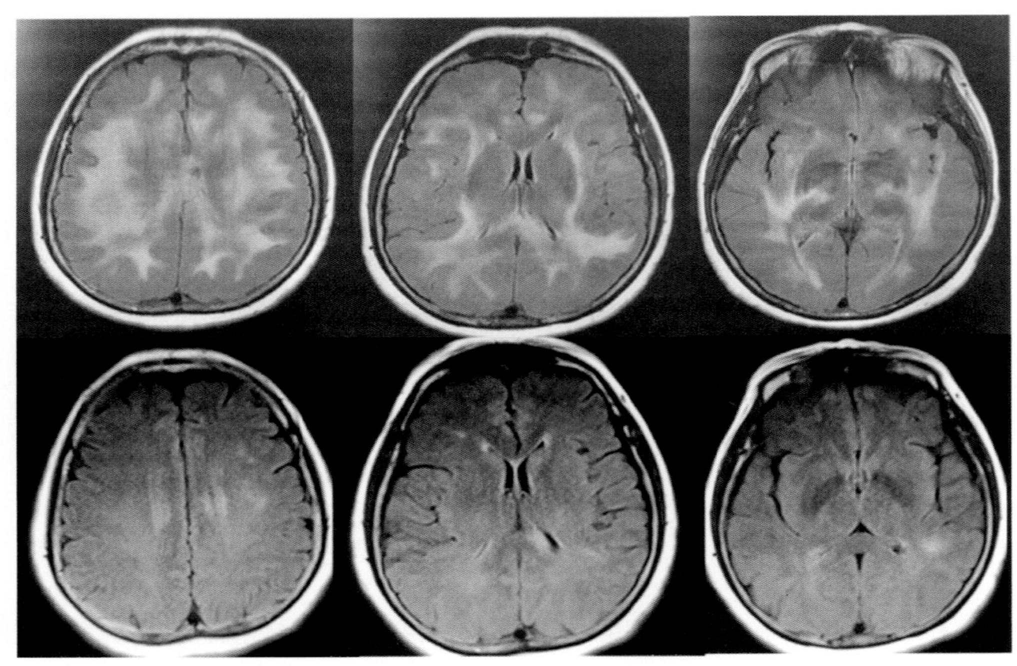

上排为入院时的 MRI 表现，下排为 1 个月后的 MRI 表现，病变几乎完全消失。

图 60-3　头颅 MRI-FLAIR

后记

滑铁卢战役失败后，拿破仑被放逐到圣赫勒拿岛，此后不久便去世了。关于拿破仑死亡这个谜团，历史上一直有几个不同的说法，其中一个说法就是慢性砒霜中毒。最近的几年，人们从拿破仑的头发中发现了大量砒霜的元素，并且它们在头发中都是均匀分布的，这样一来就显示拿破仑有可能是砒霜中毒。人们又在他居住房屋的壁纸上发现了砒霜的痕迹，圣赫勒拿岛上气候非常潮湿，含有砒霜的墙纸受潮后蒸发出水气，水气中也就充满了高浓的剧毒砷化物，整个卧室的空气因此都受到污染，拿破仑长期呼吸这种有毒物质，以致慢性中毒而亡。

参考文献

[1] Schwarz S. Acute disseminated encephalomyelitis afterparenteral therapy with herbal extracts: a report of two cases[J]. J Neurol, Neurosurgery Psychiatry, 2000, 69: 516-518.

[2] Wright J. Chronicand occult carbon monoxide poisoning: we don't know what we're missing[J]. Emerg Med J, 2002, 19: 386-390.

1. 任何事都没有表面看起来那么简单；
2. 所有的事都会比你预计时间长；
3. 会出错的事总会出错；
4. 如果你担心某种情况发生，那么它就更有可能发生。

——墨菲定律

61. 墨菲定律——宿命

患者是我的一个朋友，某天晚上我收到她的求助电话，她因为前胸后背部麻木在当地医院检查，MRI 发现脊髓上长了一个脊膜瘤，拿到这个报告以后她已经吓得全身哆嗦了。

脊膜瘤

脊膜瘤是一种起源于蛛网膜内皮细胞或硬脊膜的纤维细胞的良性脊髓肿瘤，好发年龄为 60～80 岁，女性多见（75%～90%）。临床表现主要为运动障碍，其次为感觉障碍、疼痛和大小便障碍。好发部位为胸椎（约占 80%），通常位于硬膜内、脊髓外，偶尔可向硬膜外生长，而位于髓内者极为罕见。脊膜瘤通常偏于一侧生长。MRI 片子上所示病灶通常边界清楚，硬脑膜附着处有较宽的基底，60%～70%的有鼠尾征（图 61-1）。

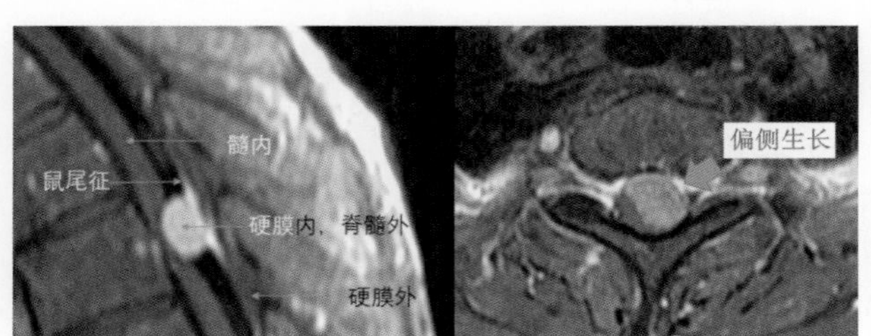

图 61-1　典型脊膜瘤的脊髓 MRI 表现

此时患者已六神无主，说话声音打颤，当天晚上就来找我了。患者拍的是颈胸段的增强 MRI，在台灯下看到病灶位于 C6，在脊髓背侧，奇怪的是病灶并不依附于硬脊膜，而是源自软脊膜（图 61-2）。患者为 40 多岁的女性，2 个月前出现胸背区域条带状的疼痛，起初以为是颈椎间盘突出，自行服用芬必得等止痛药能够缓解，因此也没在意。直到最近疼痛加重服药无效、行走略显不稳才引起重视，去做了 MRI 检查，便出现开场的一幕。

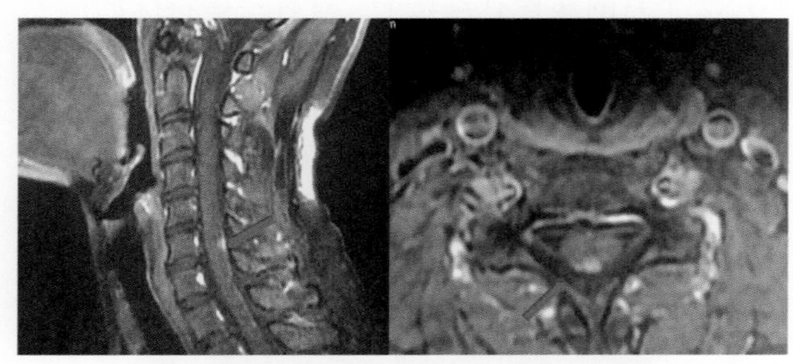

可见病灶贴附于软脊膜，貌似和图 61-1 风格不同。

图 61-2　患者颈髓 MRI 表现

生长在髓内的脊膜瘤

生长于脊髓内的脊膜瘤十分罕见，Davies 等报道过 1 例 15 岁的男性患者，近 4 个月来表现为进行性下肢无力及 1 个月的小便失禁。MRI 发现髓内异常信号及周围水肿（图 61-3），初步考虑不典型室管膜瘤和星形胶质细胞瘤，而手术病理却提示脊膜瘤。作者认为需要鉴别的包括星形细胞肿瘤、室管膜瘤、少突胶质细胞瘤、节细胞瘤、血管母细胞瘤、副节细胞瘤、施旺细胞瘤和转移瘤等。

我将片子发给神经外科的同学会诊，他认为不像脊膜瘤，患者病灶上下的软脊膜有线样的强化（图 61-4），建议先请神经内科检查，必要时行 PET-CT 排除转移性肿瘤。不是脊膜瘤，那又会是什么呢，不过我觉得转移性肿瘤的可能性不大，当然，这并不完全基于理性分析。首先患者无肿瘤病

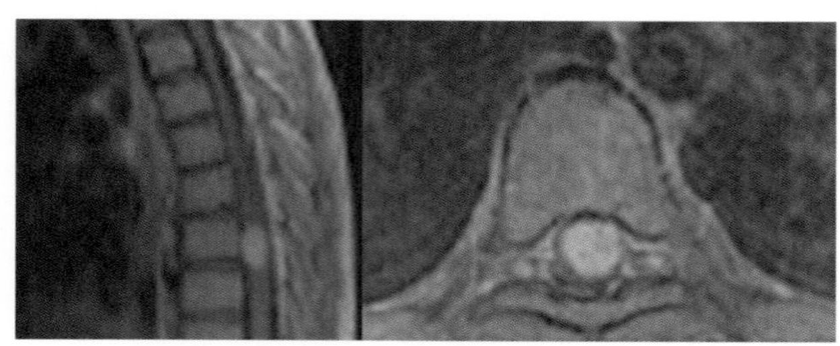

图 61-3　文献病例脊髓 MRI

史，并且每年常规体检，去年曾经发现乳腺小叶增生，手术病理结果也证实如此；其次患者气色尚可，无恶液质的表现；再次脑膜癌虽然可以有脊膜受累，但最常见的表现还是脑膜受累，恰巧5个月前患者曾因头晕做过增强 MRI，提示完全正常。除了肿瘤之外软脊膜强化还见于中枢神经系统感染，不过2个月的病程有点长了，只有一些特殊的病原体如结核、梅毒和真菌等才会这样，可话说感染总要有个感染的表现，但患者没有一点。除了肿瘤和感染，我又想到了自身免疫性的疾病，特别是结节病。

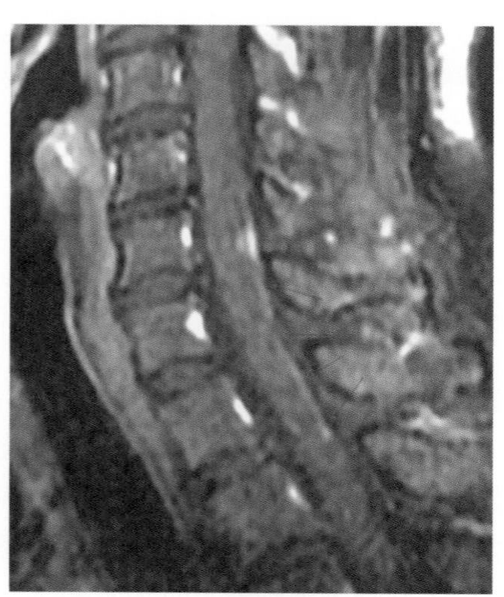

图 61-4　软脊膜上的线样强化

结节病和其他

1. 结节病

结节病是一种原因未明的慢性肉芽肿病，可侵犯全身多个器官，以肺和淋巴结发病率最高，约5%的结节病患者侵犯神经系统。Soni 等研究了 18 例神经结节病患者，发现有 13 例(72%)存在脊髓累及。61%的患者为软脊膜受累，38%的患者为髓内受累，还有 23%的患者为硬脊膜受累。与脊膜瘤不同，结节病最易累及部位为颈段，病变节段较长，平均为 4.2 个节段，背侧好发(图 61-5)。

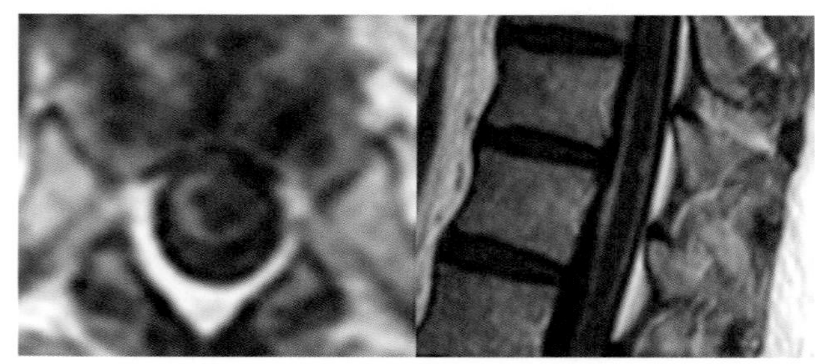

图 61-5　结节病累及软脑膜

2. IgG4 相关疾病

IgG4 相关性疾病是一种慢性、进行性炎症伴纤维化的疾病，可累及多个脏器。中枢神经系统表现多为肥厚性硬脑膜炎，而在脊髓则是硬脊膜炎，IgG4 相关疾病累及软脑膜者较少。Zhang 等进行文献回顾(2009-2015)发现 38 例神经系统受累的患者中有 8 例存在硬脊膜炎，男性多见，病程为 2 周到 12 个月，颈段和胸段容易受累；5 例患者测了血清 IgG4，但只有 1 例升高，而 3 例患者行腰穿均发现脑脊液 IgG4 水平升高(图 61-6)。

3. Rosai-Dorfman 病

巨淋巴结病性窦组织细胞增生症 1969 年首先由 Rosai 和 Dorfman 报道，又称 Rosai-Dorfman 病(Rosai-Dorfman disease，RDD)，是一种原因不明的特发性组织细胞增生性疾病。临床主要表现为双侧对称性无痛性颈部淋巴结肿大，其他表现有发热、中性粒细胞增多，血沉升高，多克隆高免疫球蛋白血症和贫血等。中枢神经系统累及者少于 5%，其中又有 20%~25%的患者有脊髓累及。Xu 等文献回顾，60 例累及脊髓的 RDD，平均年龄为 34.7 岁，男女比：1.48，45.9%患者病变位于硬膜外(图 61-7)，29.5%的患者病变位于硬膜下，6.6%为脊髓内病变，胸段和颈段多见，71.4%的患者为脊髓孤立病灶，21.4%的患者伴有淋巴结肿大，19.7%的患者同时合并颅内病灶。

综上所述，首先考虑结节病。不过我的脑回路有时是颠三倒四的，中枢神经系统结节病非常之罕见，至今为止我经手的只有 1 例，我禁不住怀疑，

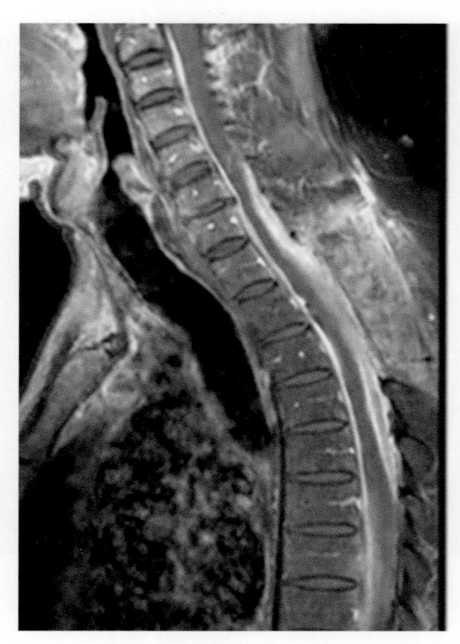

图 61-6　IgG4 相关疾病的硬脊膜增强 MRI 表现

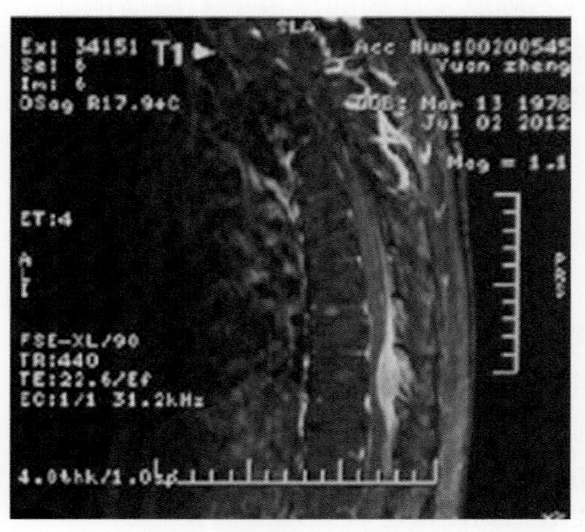

图 61-7　RDD 的影像学表现

真有那么巧。客观地讲，以月进展的病程确实更倾向于肿瘤，不过，这是我认识的熟人啊，哪有那么倒霉的，所以转了一圈又回到原地。

雨过天晴

都说医生不能给自己的熟人看病，因此我把患者委托给周医生诊治，入院之后患者完善了各项辅助检查，肿瘤标志物全套阴性，风湿免疫指标尚未出炉，头颅全脊髓的 MRI 还在预约当中，为了减轻疼痛，患者接受激素和加巴喷丁的联合治疗。用药没几天便传来好消息，患者给我发来一段语音——一段如沐春风般的语音，完全不同于之前的颤音："谢谢章医生和周医生，经过这两天的治疗疼痛已经明显缓解，走路也比之前稳了很多，谢谢，真的十分感谢！"我听了之后松了一口气，看来还真是结节病，然后回了一句："好的，那肿瘤的可能性不大了。"

风云突变

事实证明我高兴得太早。又过了几天，患者发来求救消息，说她又开始痛了，痛得连呼吸都有点受限了，难道病情又反复了，此时周医生给我发来一张新做的头颅增强 MRI 图片（图 61-8）。

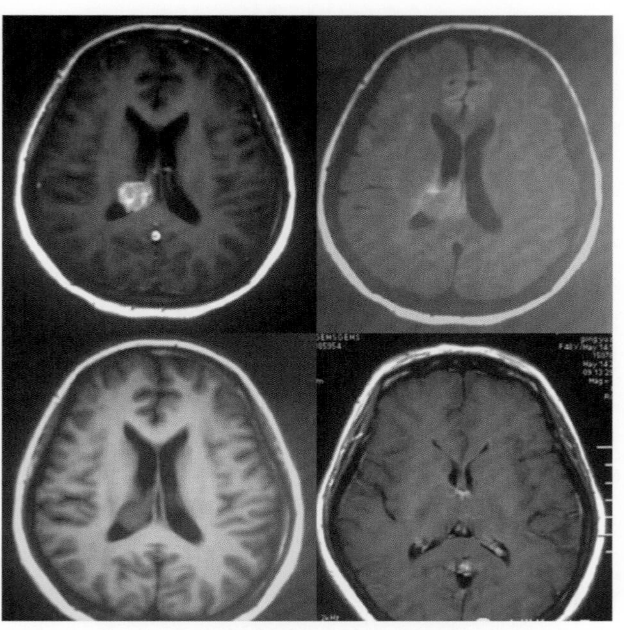

右侧侧脑室内一弹丸样均匀强化的占位，右下图为半年前做的头颅 MRI，当时啥都没有。

图 61-8　头颅 MRI

见右侧侧脑室里长着一颗玻璃弹珠大小的占位，这是怎么回事？患者在半年前才拍过 MRI，半年之内就长出个瘤，又会是什么瘤呢？中枢神经系统原发肿瘤不太可能，胶质瘤、脑膜瘤、室管膜瘤和脉络膜瘤似乎都没长这么快的，也许是个转移性肿瘤。追问家族史，母亲曾有原位肺癌，但手术切除后一直体健，母亲的两个哥哥有胃癌，可这都是间接提示。PET-CT 对转移性肿瘤有比较强的敏感性，建议做 PET-CT，如果能找到原发灶的话或许能放化疗及靶向治疗，我宽慰家属说。不过出乎意料的是 PET-CT 除了那两个已知部位外，并未发现更多部位有肿瘤的证据(图 61-9)。

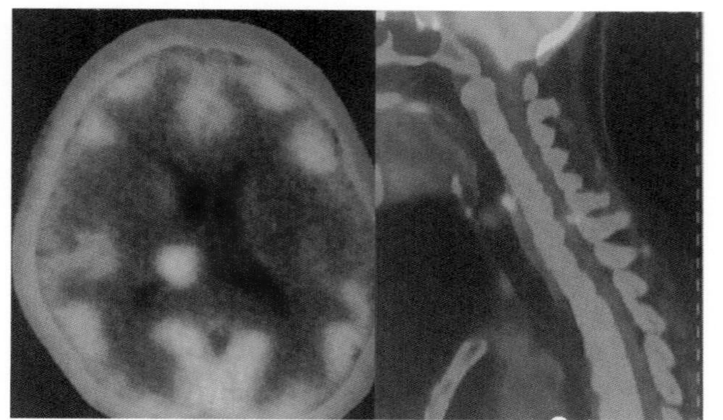

右侧侧脑室和颈段脊髓有高代谢病灶，其他部位都是正常的。

图 61-9　PET-CT

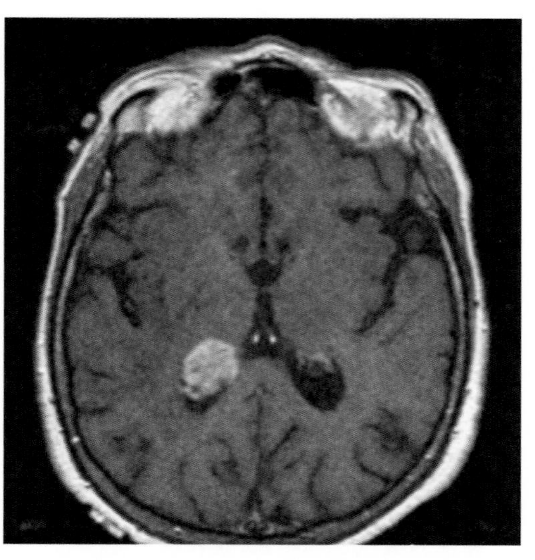

图 61-10　文献病例脑室淋巴瘤

最后的曙光

那会不会是原发性中枢神经系统系统淋巴瘤(primary central nervous system lymphoma，PCNSL)？周医生他们讨论下来觉得 PCNSL 可能性很大。如果是淋巴瘤是能够化疗的，预后相对其他实体性肿瘤来说要好些，这正是我求之不得的。不过我又隐隐觉得不太对，迄今为止我没见过孤立长在脑室里的 PCNSL，这个位置还能长淋巴瘤？根据文献报道，PCNSL 多数生长在幕上，尤以额叶多见，而生长在侧脑室里原发中枢淋巴瘤仅有 4 例(图 61-10)。

这道曙光很快湮灭了，腰穿细胞学检查发现了腺癌样细胞，倾向于乳腺癌，病理科建议详查乳腺。不过患者乳腺 B 超并没见异常，PET-CT 也没有相应提示。随后患者接受了脑室占位摘除术，而病理检查依旧不能确定肿瘤的来源。

系统性崩溃

俗话说，冤有头债有主，找不到债主的脑膜癌别人没法接手，肿瘤科专家建议挖地三尺，把乳腺钼靶和 MRI 检查都做了，可是这两项检查均没有发现乳腺有占位，经过讨论，肿瘤科提议对病理组织进行肿瘤组织起源基因筛查。

肿瘤组织起源基因

找不到原发灶的肿瘤占所有肿瘤的 3%~5%，不过对于脑膜癌来说这并不多见，在一项包含了 500 多例脑膜癌患者的研究中，找不到债主的仅有 3 例。Xu 等建立了一个基于 16674 例肿瘤患者(覆盖 22 中常见肿瘤)的数据库，确认了 154 种可以用于鉴别肿瘤组织来院的基因表达签名，其准确性高达 96.5%。作者又对 1248 例来源诊断困难的肿瘤进行测试，其准确性也高达 92%。我们的这个患者即采用这种方案(图 61-11)。

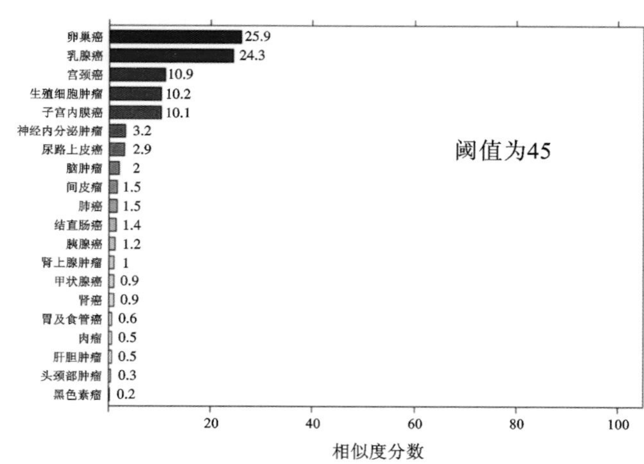

图 61-11　肿瘤组织起源基因筛查

希望越大，失望越大。基因检测结果依然无法明确肿瘤的来源。此时患者一般情况尚可，准备过一段时间放疗。而随着时间推移，患者性格变得越来越沉闷，家属起初以为患者抑郁了，直到有一天发现患者右眼眼睑下垂，眼球外斜，声音嘶哑，送过来就诊时我一看，完了，肿瘤已经侵犯颅底，已经不可能再接受更激进的治疗了。此时离患者发出求助信号仅1个月，收入病房，数天之后患者去世。

后记

患者走后，我翻出之前她发给我的语音消息，听到这如沐春风般的声音我头皮直发麻，谁能想到脊髓上这一小小的病灶居然是这样一个结果。我从医这么些年从来没见过这样的情形，即便到Pubmed上去搜索也鲜有这样的案例。我无力去解释这一切，我忽然想到了墨菲定律。美军一个叫墨菲的空军上尉，他有一个经常会遇到倒霉事的同事，墨菲对别人开玩笑说："如果有一件事情有可能被弄糟，让他去做就一定会弄糟"，这句话迅速流传，经过多年这一"定律"被大家广泛知晓，并衍生出不少新的内涵，其最简单的表达形式是："怕什么，来什么！"不是吗？当你猜是结节病时，它是肿瘤；当你猜是淋巴瘤时，它是腺癌；当你想着一定能找到原发灶时，它就是找不到债主；当你再准备努力一把的时候，已然穷途末路。还有比这个更糟的结局吗？半个世纪以来，墨菲定律如同魔咒一般萦绕人们心头，为什么呢？按照我的理解，那是因为人都有种趋利避害的心理，事实还是那个事实，破绽还是那个破绽，而当我们带着主观情绪去看待时，难免会出现偏差。

参考文献

[1] Pant I. Intramedullary meningioma of spinal cord: Case report of a rare tumorhighlighting the differential diagnosis of spinal intramedullary neoplasms[J]. Indian J Pathol Microbiol, 2014, 57: 308-310.

[2] Soni N, Bathla G, Pillenahalli Maheshwarappa R???. Imaging findings in spinal sarcoidosis: a report of 18 cases and review of the currentliterature[J]. Neuroradiol J, 2019, 32(1): 17-28.

[3] Makino T, Ito S, Mori M, et al. Diffuseneurosarcoidosis involving only the leptomeninges of the brainstem and spinal cord[J]. Inter Med, 2009, 48: 1909-1913.

[4] Lu Z, Tongxi L, Jie L, et al. IgG4-related spinal pachymeningitis[J]. Clin Rheumatol, 2016, 35: 1549-1553.

[5] Xu HC, Zhang F, Lu FZ, et al. Spinal Rosai-Dorfman disease: case report and literature review[J]. Eur Spine J, 2017, 26 (Suppl 1): S117-S127.

[6] Cecchi PC, Billio A, Colombetti V, et al. Primary high-gradeb-cell lymphoma of the choroid plexus[J]. Clin Neurol Neurosurg, 2008, 110(1): 75-79.

[7] Xu Q, Chen J, Ni S, et al. Pan-cancer transcriptome analysis reveals a gene expression signature for the identification of tumortissue origin[J]. Mod Pathol, 2016, 29: 546-556.

62. 举棋不定

骨科医生过来会诊，“嗯，这个患者要手术，准备一下吧。”我看着患者的颈椎 MRI（图 62-1）有点举棋不定，究竟要不要手术呢？

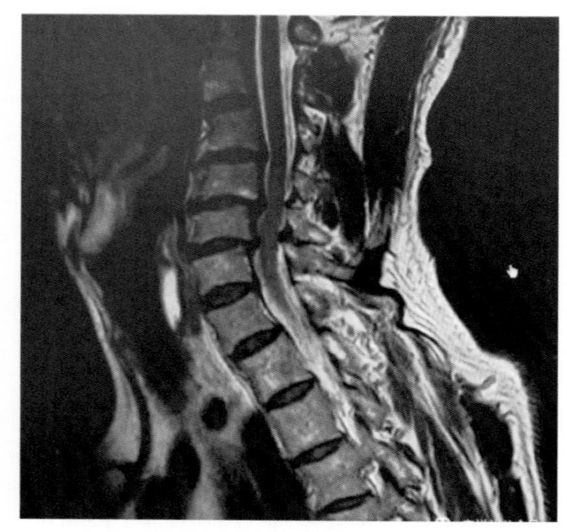

C3~C4，C4~C5，C5~C6 椎间盘突出，压迫脊髓。

图 62-1　患者颈椎 MRI T1WI

患者是位老先生，因进行性行走困难 20 余年来遗传病门诊就诊。进诊室时步履蹒跚，划着剪刀步，坐定后开门见山，说他怀疑自己有遗传病，而且他已故的父亲生前走路也走不好，但问及具体情况时他表示已记不清楚。他有一个哥哥，由于历史原因很早就搬到外地了，但通过电话交流得知这几十年来走路也不好。那能不能让他来一趟，患者说离得太远不方便。

查体：神志清楚，对答切题，颅神经无特殊，掌颌反射阳性，双上肢肌无力 5 级，无肌萎缩，双上肢二头肌腱和三头肌腱反射强阳性，Hoffman 反射双侧阳性，上肢深浅感觉正常，下肢肌张力极高，而近端肌力 4 级，远端 5 级，膝反射踝反射亢进，有踝阵发性痉挛，双侧病理征阳性，下肢深浅感觉正常，双足内翻，大小二便尚可，偶尔有尿不尽感。

根据患者的临床表现和所提供的病史，基本诊断为遗传性痉挛性截瘫。“你做过什么辅助检查吗？”患者说一直没查过，虽然怀疑自己有遗传病，但一直没有去探究，现在活到这个岁数了，他想解开心里这个谜团，所以鼓足勇气来到我们医院。

颈膨大及其以上节段病变的症状

颈膨大是指脊髓上段一个膨大的部位，位置在颈髓 4 到胸髓 1 节段。颈膨大内有大量支配上肢运动的前角神经元，如果此处的前角细胞受损，可以导致所支配的上肢肌肉无力和萎缩，而颈膨大处的锥体束受累，又可导致下肢的痉挛，因此颈膨大病变最突出的表现是上肢下瘫（下运动神经元瘫痪），下肢上瘫（上运动神经元瘫痪）。而颈膨大以上的锥体束受损，导致的是四肢痉挛性瘫痪。

饭要一口口吃，路要一步步走，根据一个症状来定位，推理太快了容易出错。静下心来分析，患者双上肢腱反射活跃且无肌肉萎缩（图 62-2），病变部位应在 C4 节段以上的锥体束，但究竟是脊髓还是颅脑不能确定，大家可能会说双侧症状应该考虑脊髓，诚然大概率如此，但也有例外，我想起前不久遇到的一个案例。

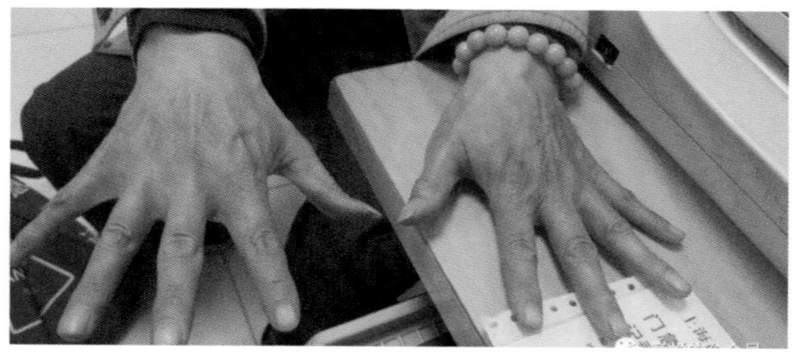

图 62-2　患者双手手内肌无萎缩

意外的结局

患者，女性，43 岁，因进行性行走困难 4 个月入院。查体发现四肢腱反射活跃，双侧巴氏征阳性。脊髓，一定是脊髓病变！外院完善了 MRI 检查，对整条脊髓上上下下进行了仔细的扫描，未见异常，遂转到华山医院。管床医生懵了，无病灶那是什么诊断？梅毒？痉挛性截瘫？亚急性联合变性？肝性脊髓病？艾滋病脊髓病？越来越离谱了，我说你怎么知道一定是脊髓病变？按照目前查体的情况至多定位到 C4 以上，“以上”也包括头部，先约头颅 MRI 吧。我原本猜测此患者是痉挛性截瘫或是原发性侧索硬化，MRI 可能会看到锥体束异常信号，也或者什么都看不到，不过我猜错了，MRI 提示是多发性硬化(图 62-3)，只不过不是常见的缓解复发型，而是慢性进展型(primary-progressive MS，PPMS)。

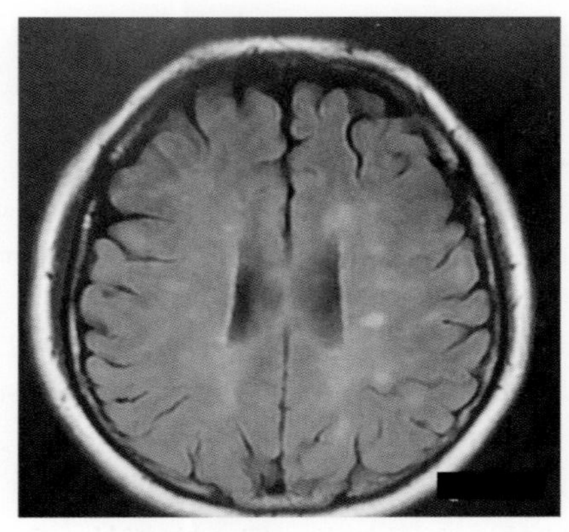

颅内有多发病灶，病灶长轴垂直于侧脑室壁，符合多发性硬化表现。

图 62-3　头颅 MRI FLAIR 相

以往的经历不禁让我胡思乱想，在没有完善辅助检查前先不要下结论，也许患者不是遗传病，为了方便检查让患者先住院。入院后完善了头颅和整个脊髓的 MRI 检查。头颅 MRI 无异常，但颈髓 MRI 提示：C3～C4 有严重的椎间盘突出。从定位角度说，此位置的卡压无疑可以解释四肢反射腱活跃，见到 MRI 时瞬间有种庆幸的感觉，差点把颈椎病给漏了！

骨科医生会诊，觉得有手术指征。不过我这人可能心眼比较多，得来太容易反倒让我感到不踏实，我又想到了之前的另一个案例。

真正的颈椎病

患者，女性，77 岁，因颈部疼痛，四肢麻木无力 2 周入院，查体：颈部活动受限，双上肢肌力 3 级，双侧掌颌反射阳性，Hoffman 征阳性，双手手内肌明显萎缩，尺侧半浅感觉减退。胸 4 以下浅感觉减退，掐右腿基本无痛感，掐左腿有痛觉，而震动觉正好相反。双下肢肌力均减退，左侧 2 级，右侧下 3 级，膝反射活跃，双侧巴氏征阳性。这是一个高颈段病变，有点脊髓半切的感觉：左侧肌力和本体觉更差，右侧浅感觉更差，后来做了 MRI，证实是高颈段的椎间盘突出症(图 62-4)，术后患者症状缓解。

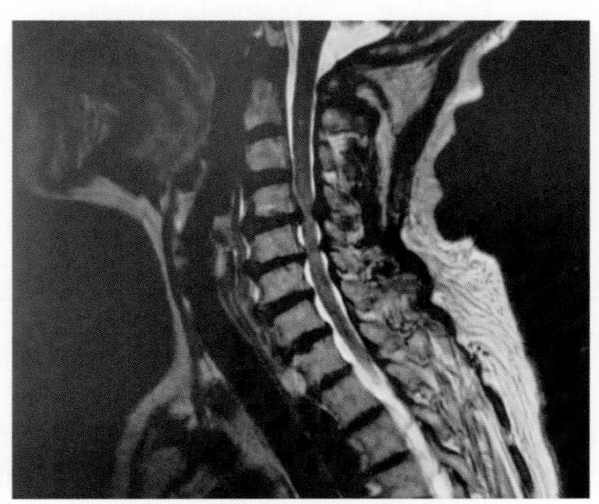

C3～C4，C4～C5，C5～C6 椎间盘突出，压迫脊髓，此图和图 62-1 比较相似。

图 62-4　颈椎 MRI

要说这两例患者的 MRI 片子并无很大不同，可临床症状差别为什么这么大呢？颈椎病和痉挛性截瘫有哪些鉴别点呢？

遗传性痉挛性截瘫和高颈段颈椎病的鉴别要点如下。

①病程：遗传性痉挛性截瘫通常为慢性、进行性恶化的病程；而颈椎病的自然病程有 3 种形式，最常见的阶梯状恶化，每次加重之后患者病情趋于稳定，这种形式约占 70%多；第 2 种为慢性进行性恶化，类似于痉挛性截瘫，约占 20%多；第 3 种为快速进行性恶化，约占 5%。

②症状：遗传性痉挛性截瘫分为单纯型和复杂型，单纯型的突出表现是下肢上运动神经元性损害，1/3 的患者伴有括约肌功能障碍，感觉症状不

明显，33%～59%的患者踝震动觉稍弱；颈椎病也有四肢无力僵硬，尿频尿急、痉挛步态和本体感觉障碍，和痉挛性截瘫相似，但颈椎病患者常会出现明显的颈痛、双手灵活度下降、肌肉萎缩和手套样感觉障碍，容易和周围神经病混淆。Chiles 等研究了 76 例患者，其中有 82.9%的患者有双上肢感觉异常。

③对称性：遗传性痉挛性截瘫症状通常两侧对称；而颈椎病则可以不对称，甚至出现脊髓半切综合征。

所以此患者的临床表现更倾向于痉挛性截瘫，但影像学表现却无法回避，不手术，怕错过一个可治性疾病；手术吧，万一无效果，那不是白挨一刀。我举棋不定，最后还是决定先测下遗传性痉挛性截瘫的基因，手术暂缓。尽管基因检测阴性不完全排除遗传病，但做出来阳性的话可以避免患者白挨一刀。

1 个多月后，基因检测报告 SPAST 全基因杂合缺失，突变指向遗传性痉挛性截瘫 4 型。

遗传性痉挛性截瘫 4 型（hereditary spastic paraplegia 4，HSP4 或 SPG4）

遗传性痉挛性截瘫这一大类疾病中，SPG4 是最为常见的。此病是常染色显性遗传疾病，故而患者的父亲和哥哥都有类似表现。SPG4 发病通常在成年以后，临床表现为单纯性痉挛性截瘫，病情一般进行性加重，但程度轻重不一，最终需要坐轮椅者占 17%，而只需要稍稍扶一下就可以自己走的也有 20%。大多数患者认知功能不受影响，癫痫、周围神经病及共济失调等比较罕见。SPAST 基因突变形式多为序列突变（75%～80%），少数为缺失/重复突变（20%～25%），比如我们这个案例。

根据这份基因检测报告，我们建议患者不要手术，家族中其他成员如有意向也可以来检测。

后记

遗传病多数无法治愈，因此基因检测带来的获益比较有限，而这个病例却是个例外。尽管从症状上我们已经倾向遗传性痉挛性截瘫，但要说百分之百是它，却也不敢专断。何况骨科已经磨刀霍霍，刀下夺人还是要有充分证据的。幸亏现在有基因检测手段，这事搁在以往，他很可能就被送上手术台了，而结果可想而知。

参考文献

[1] Chiles BW 3rd, Leonard MA, Choudhri HF, et al. Cervical spondyloticmyelopathy: patterns of neurological deficit and recovery after anteriorcervical decompression [J]. Neurosurgery, 1999, 44(4): 762-769

[2] de Oliveira Vilaça C, Orsini M, Leite MA, et al. Cervical Spondylotic Myelopathy: What the Neurologist Should Know[J]. Neurol Int, 2016, 8(4): 6330.

彼之蜜糖我之砒霜!

63. 试试就试试

是药三分毒，即便是记性再好的人也记不住所有药物的不良反应，对于某些少见和罕见的不良反应，我们如何去判断是不是药物引起的呢(表 63-1)？

表 63-1 不良反应因果关系判断(naranjio 法)

项目	是	否	不知道
1. 起前有报告吗?	+1	0	0
2. 用药以后出现吗?	+2	-1	0
3. 停药后是否减轻?	+2	0	0
4. 再次给药是否重视?	+2	-1	0
5. 能否用其他原因解释?	-1	+2	0
6. 给安慰剂是否重视?	-1	+1	0
7. 血液浓度是否达中毒水平?	+1	0	0
8. 增减剂量，反应是否改变?	+1	0	0
9. 过去是否有该药反应史?	+1	0	0
10. 无客观证据	+1	0	0

注：肯定：≥9 分，很可能：5~8 分，可能：1~4 分，可疑≤0 分。

患者，女性，26 岁，入院前 1 个月开始出现发烧、咳嗽和咳痰，体温最高可达 40℃，当地医院按照肺炎治疗效果不理想，1 周前患者极端高热状态下出现癫痫样发作，此后发作逐渐频繁而严重，以至发作间期意识混乱。患者家属曾带着病例资料来我院求诊，考虑自身免疫性脑炎，在当地完善了腰穿检查，并用上了丙种球蛋白，家属说患者症状并无明显缓解。在一次体温高达 41℃后，家属匆忙带患者踏上华山求医之路。

那天是星期五，家属原本说好上午能来，但路上出了点状况直到傍晚才到医院，此时患者体温高达 40℃，精神萎靡，情绪低落，查体不能合作，连自己的姓名都搞不清楚，对时间、空间、计算力和记忆力更是不清楚。颈软，克氏征阴性，四肢肌力佳，病理征阴性。结膜色淡，提示有贫血，脉细弱，皮肤可见花斑。此时家属已经哭成一团，希望赶快用药，降温。医院向来是哭闹不断的地方，这种焦虑情绪是会影响一个人的判断力的，所以作为医生首先需要有强大的内心，不乱了方寸。逐步稳住家属情绪后，我套出来一些患者的情况：患者既往有多年的贫血史和颈部淋巴结肿大病史，当地医院检查发现有诸多的系统性问题，如甲状腺功能减退、心包积液、肺结节、胸椎椎骨改变、高免疫球蛋白血症(在使用丙种球蛋白前，球蛋白水平是正常上限的一倍)。而患者使用丙种球蛋白时还用过 3 天小剂量的地塞米松，也就是在这 3 天里患者体温曾经下降过，然而一停药体温立刻反弹，即出现了最开始的那一幕。

显然，这是一个风湿免疫系统疾病，需要鉴别的是某些血液系统肿瘤，特别是多发性骨髓瘤。因临近周末了，辅助检查很快出来有困难，当务之急是怎么处理。鉴于患者用地塞米松有效，建议索性正规地用一把激素，如果是风湿免疫性疾病那就控制住了，即便是血液系统肿瘤，激素也是不可或缺的，于是当天晚上就给患者用了大剂量甲强龙。

没有消息就是最好的消息。周一得知经过上周五的处理，患者周六体温便降到 37℃，之后也没出现过癫痫发作，周一查体患者精神较前明显好转，不过近事记忆和计算力还是明显减退，行 PET-CT 检查，未发现肿瘤证据。实验室检查提示风湿指标全面飙升：ANA 1：3200(+)，p-ANCA，SSA，SSB，RF 等均不同程度阳性，C3 和 C4 明显降低，IgG 为 43.4g/L，是正常上限的 1 倍多，并有轻度的贫血和白细胞计数下降。

主角登场

此后 1 周患者认知功能改善明显，能够记住自己的姓名，头颅 MRI 和脑电图都均无异常，家属焦急的心终于放下来了。风湿科医生会诊，问出患者有脱发、关节痛等表现，加上之前的贫血、皮肤网状青斑、心包积液等线索，综合考虑为结缔组织病（狼疮前期可能），建议加用羟氯喹 200 mg，口服，每日 2 次。患者病情继续好转，转眼又到了周末，突然接到值班医生的电话，说患者又发癫痫了。我仔细询问了值班医生，患者无发烧、不说胡话、激素减量不快，但 3 天前加了羟氯喹。我立即要值班医生停掉羟氯喹。到周一上班时再次询问病情，患者说自己坐在那里忽然感到一股仙气往上涌，之后就什么都不知道了，家属补充说，患者意识丧失之后就出现面部和肢体抽搐，大约 5 min 停止，与以往发作不同，抽搐完后没有出现长时间的意识混乱。这次发作我认为是羟氯喹引起的，不过也有人认为是结缔组织病还没控制好导致的，我无以反驳。但停用羟氯喹后，患者再没出现这种发作，直至出院。出院前家属表示以后要去某医院风湿科继续就诊，谨慎起见我在出院小结里详细地记录下了这段病程，以供同行参考。

试试？试试就试试！

患者出院以后一切安好，1 个月后复查，家属给我看了患者在某院风湿科的门诊病历记录。咦，羟氯喹 200 mg 口服，每日 2 次，咋又吃上去了？家属说是上午去看门诊时医生新开的，还没吃。我担心会诱发癫痫发作，但也不敢太执着于自己的观点，于是没有提出十分明确的反对意见，只说如果有什么问题及时跟我联系。3 天之后家属来消息了，患者的癫痫又发了，而且 1 天发了 2 次，问我怎么办。此时患者激素在逐步减量中，这是狼疮复发还是羟氯喹诱发的癫痫呢？鉴于患者不发热，发作间期意识清晰，我更倾向于后者，我建议他们再用几天，如果再发癫痫就停药。算命都不带这么准的，4 天之后患者癫痫又发作了，家属哭成一堆。

羟氯喹和癫痫发作

羟氯喹和氯喹是奎宁的衍生物，自然界的奎宁来自金鸡纳树的树皮，因此奎宁又称金鸡纳霜。金鸡纳树原产于南美洲，奎宁在当地印第安语里即“树皮”的意思，是印第安人治疗疟疾的神药。17 世纪之后奎宁被带到欧洲，拯救了无数生命，奎宁在二战期间是重要的战略物资，直到 1945 年之后才完全由人工合成，奎宁除了能够治疗疟疾外还能用于风湿性疾病的治疗，羟氯喹和氯喹是其减毒衍生物。奎宁略带苦味，是汤力水的成分之一，此物不可过量饮用，因为它是有一定毒性的。

羟氯喹常见的不良反应有胃肠道反应、头晕、耳鸣、皮疹和瘙痒等，而最严重的不良反应包括视网膜色素沉着变化和视野缺损。不良反应当中的确有惊厥这一提法，但没有重点描述，且相关文献也很少。Malcangi 等报道过 1 例 17 岁女性红斑狼疮脑病患者，在服用羟氯喹（200 mg/d）2 周后出现强直阵挛发作，而在停药之后再也没有发作过，作者最终对这层关系很谦虚地用“possible”一词去形容。

我告诉患者家属立即停用羟氯喹（表 63-2），以后这药无论如何不能再吃了。患者停药以后，过了一个月又一个月，我的手机一直是安安静静的。

表 63-2　该患者药物不良反应关系判断（naranjio 法）

naranjio法

项目	是	否	不知道
1.起前有执行吗?	+1	0	0
2. 用药以后出现吗?	+2	-1	0
3. 停药后是否减轻?	+2	0	0
4. 再次给药是否重现?	+2	-1	0
5. 能否用其他原因解释?	-1	+2	0
6. 给安慰剂是否重现?	-1	+1	0
7. 血液浓度是否达中毒水平?	+1	0	0
8. 增减剂量，反应是否改变?	+1	0	0
9. 过去是否有该药反应史?	+1	0	0
10. 无客观证据	+1	0	0

注：肯定：≥9分，很可能：6～8分，可能：1～4分，可疑≤0分，总分10分。

后记

有些药物容易诱发癫痫，比如喹诺酮类抗生素、碳青霉烯类抗生素及三环类抗抑郁药等，大家都已熟知。不过还有些药物偶尔可以诱发癫痫，这就需要临床医生注意观察了。我曾经在夜班时观察到一位病毒性脑炎的患者静脉滴注阿昔洛韦注射液引起癫痫发作，一用就发，一停就好。不过早上跟上级医生汇报后并没得到认可，所以也只能停留在"possible"这个层面。联想到小时候时看的动画片"我的小怪物"，片子里那条狗公主每每发现小怪物的踪迹就狂吠不止，而它的主人从来就没意识到小怪物的存在，反倒觉得狗公主有神经质。这种"possible"的关系难登大雅之堂，想要发表文章是有难度的，不过对于临床一线医生来说这些信息却是非常重要的。

参考文献

[1] Malcangi G, Fraticelli P, Palmieri C, et al. Hydroxychloroquine - inducedseizure in a patient with systemic lupus erythematosuss[J]. Rheumatol Int, 2000, 20(1): 31-33.

人生活在当下不可能领悟到未来的知识，所以相对于未来，我们还是愚昧的，而且还会相对愚昧下去。

64. 魔窟云

这三个字是小时候听家里老人讲起过，这两年已经很少听到。这几个字究竟怎么写，“魔窟云”、还是“墓窟云”抑或是“蘑菇云”？现已无从查考，是上海话还是江浙某地方言，我也给不出答案，诸位可以自行认领。“魔窟云”大意是倒霉倒到家，做什么事情都是困难重重，如果翻译成北方话，大约对应的是“喝凉水都塞牙”。我在2016年收过一个患者，这个病例刷新了我对疾病本质的认识。

武疯子

事情发生在2016年。患者，男性，41岁，入院前2周开始出现记忆力下降、头痛及书写踌躇忘字。当然，这也是事后问出来的，正所谓事后诸葛亮，事前猪一样，如果没有后续，大概没人会把这些症状当回事。话说1周之后画风便更改了，患者先是脾气暴躁，接着出现胡言乱语，再后来彻底疯了。为啥这么说？患者平时性格十分内向，甚至有些惧内，而如今吃了熊心豹子胆，居然敢对老婆挥起老拳，什么？这不是疯了吗？他老婆一看制不住他，便将他送往精神病医院，五花大绑，并用了大量镇静药。稍微镇静之后，精神科医生建议先去神经科去排除器质性疾病，这便是患者来这边的缘由。

入院后，患者依然十分暴躁，查体无法配合，勉强用安定后行头颅MRI未见明显异常。住院期间，我们发现患者家属对医院的布局了如指掌，一问才知道，原来3年前，患者曾来我院住过1个月时间的院。

尘封往事

调出患者以往的病史，那是2013年的三伏天，患者因为反复肢体抽搐20余天，左侧肢体无力4天入院。入院前20天无明显诱因下出现发作性意识丧失，摔倒在地，四肢抽搐，口吐白沫，伴舌咬伤及头面部擦伤，约10 min后逐渐清醒，清醒后对发作过程不能回忆；10天前又发作1次；而4天前发完第3次之后，患者出现左侧肢体乏力，并在此后3天里逐渐发展致左手不能握拳，左下肢不能活动；1天前患者出现癫痫持续状态被送来我院就诊。入院查体：安定持续泵入下呈昏睡状态，左侧中枢性面瘫，左上肢肌力约4-3-0-2级，左下肢约3-2-0-0级，肌张力增高，左侧病理征阳性。当时诊断考虑为病毒性脑炎可能，继发性癫痫，予以相应的抗病毒（更昔洛韦）和抗癫痫治疗。1个星期过去了，患者病情却加重了，呼吸不规则，指脉氧降至84%，最后行气管插管，经过3天的护理和治疗后，患者病情好转，神志转清，呼吸平稳，拔去了插管，奇怪的是之后再未出现抽搐。病情平稳后做了相关的检查：头颅MRI示右额叶皮层异常信号影（图64-1），PET-CT结果示右额叶脑回周围条状低密度影，右额叶、左颞顶枕叶皮质FDG代谢降低。鉴于疾病的自限性，大家认为病毒性脑炎可能大些，于是最后的结论如下：可疑病毒性脑炎，继发性癫痫。出院给予抗癫痫药继续维持。不过患者并没有坚持服用。

二进宫

患者出院后还算风平浪静，转眼到了2014年4月的某天，患者突发右侧肢体无力，又来我院急诊。因当时床位紧张，患者只能前往其他医院住院，外院颅MRI未见明显异常。按照MIDNIGHS规则，急性起病，迅速达到高峰，所以诊断为脑梗死，治疗上使用阿司匹林和他汀类药物，另外再予以补液和康复治疗，perfect！要知道，患者在当地医院做MRI的时间点已经是发病第3天了，这时候弥散加权相难道一点提示都没有？

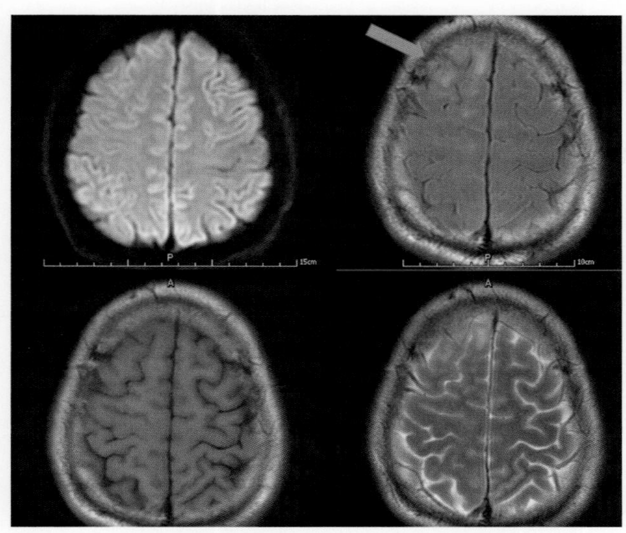

右侧额叶异常信号，以 FLAIR 相(箭头指向)最为明显。

图 64-1 头颅 MRI

弥散加权相正常的脑梗

“弥散加权相(diffusion weighted imaging，DWI) MRI 是诊断急性缺血性卒中最为准确的方法”，这是 2010 年美国神经病学学会对此的表述。不过近些年来，DWI 阴性的脑卒中案例时有出现，这些案例大体分为 3 类：①第 1 类是后循环缺血，Edlow 等对 12 项研究 3236 例患者进行 Meta 分析，结果提示 6.8%的患者 DWI 表现可以正常，其中 5 项研究描述了梗死的部位，结果发现后循环梗死较前循环梗死更容易出现假阴性(OR=5.1)。②第 2 类是缺血灶特别小，一项研究进行前后多次磁共振检查，发现这些后出现的病灶平均体积为 0.19 cm^2。③第 3 类是超急性期的病例(发病<6 h)。一项研究认为 3h 以内行 MRI 出现 DWI 假阴性的概率更高(*OR*=5.8)。

因而 DWI 正常并不能完全除外急性脑梗死，所以患者便按照脑梗治疗了 2 周，住院期间患者右侧肢体肌力逐渐恢复，出院后又自行康复锻炼了 2 周，完全恢复正常，这次病程约 1 个月。

恶灵退散

2 年之后的 2016 年，也就是这次，“魔窟云”再次飘到他头顶。我觉得很奇怪，第 1 次是病毒性脑炎，第 2 次是脑梗死，这次是精神病，3 个八竿子打不着的疾病怎么会凑到一块？相信这绝不是巧合，我直觉认为患者是自身免疫性脑炎，不过让我疑虑的是自身免疫性脑炎怎么会自己好，但此时也想不出更好的解释方法，于是尝试予给予甲强龙冲击治疗，患者精神症状很快好转。血清和脑脊液自身免疫性脑炎抗体回报：NMDAR 抗体+++，原来这是一个 NMDAR 相关脑炎。患者出院后长期服用激素，病情未再反复。

后记

大家对 NMDAR 相关脑炎已经很熟悉了，见到此病大家一定会选择激素、丙种球蛋白、血浆置换或免疫抑制药等治疗。但是，敢不敢什么都不用，恐怕没人敢这么试，包括我。在此病例之前，总觉得病都是医生治好的，但经历这个案例之后，我认为医生没有那么大能耐，有些疾病是可自愈的。第 1 次按照病毒性脑炎用更昔洛韦，好了；第 2 次更夸张，按照脑梗死用阿司匹林和他汀类药物，也好了；我很怀疑第 3 次，如果不上激素，会不会也可以自己好。当然，我不敢试。NMDAR 脑炎是最近几年才流行起来的，在 2013 年遇到这种患者恐怕谁都不能免俗，可能有些患者自然而然地就好了，功劳归于医生；有些患者也可能就那么死了，然后归咎于命。6 年过去了，相信我们比那时候知识更丰富一些，但人生活在当下不可能领悟到未来的知识，所以相对于未来，我们还是愚昧的，而且还会相对愚昧下去。我觉得我们现在能为做的，只有详尽而真实地记录好病史，尽管我们不能渗透其中的奥秘，但可以为后人的研究做些铺垫。

参考文献

[1] Edlow BL, Hurwitz S, Edlow JA. Diagnosis of DWI-negative acute ischemic stroke: a meta-analysis [J]. Neurology, 2017, 89(3): 256-262.

题目虽然是盲人猜象，但实质却是黑箱效应！

65. 盲人猜象

有王告大臣："汝牵一象来示众盲者。"……时彼众盲各以手触，大王即唤众盲各各问言："象类何物?"触牙者即言"象形如萝菔根"；其触耳者言象"如箕"；其触头者言象"如石"；其触鼻者言象"如杵"；其触脚者言象"如臼"；其触脊者言象"如床"；其触腹者言象"如瓮"，其触尾者言象"如绳"。

赵教授常跟大家说，有多少证据看多少病，但有时候出于某些原因，证据拿不全，那该如何是好？此时恐怕只能靠"猜"了。

患者是个老太太，我接手时患者已经住院将近1个月，当时的诊断是"亚急性联合变性"，在过去的1个月里每日接受甲钴胺和维生素B1肌注治疗，那效果如何呢？老太太说好了一些。

亚急性联合变性

亚急性联合变性是由于维生素B12的摄入、吸收、结合、转运或代谢障碍导致体内含量不足而引起的中枢和周围神经系统变性的疾病。病变主要累及脊髓后索、侧索及周围神经等，临床表现为双下肢深感觉缺失、感觉性共济失调、痉挛性瘫痪及周围性神经病变等，常伴贫血。

"好了一些？好在哪里呢?"我追问。"好像麻的感觉好了一些"。麻是主观感受，我觉得这一点不能完全采信，"那走路怎么样?"，坐在椅子上的患者用手扒着床头板吃力地支撑起来，着力点完全是在双臂上的，艰难地挪动几步，一时间我联想到大猩猩的走路姿势，前肢为主后肢辅助，太惨了。

与患者的对话仍在继续，言语间我感觉这个老太太十分友善，友善得有点像故意讨好我们。说上个月的医生和护士对她非常关心，下肢肌肉好像松一点了。"到底好了没有，说实话。"，我被绕得有点急了，然而患者依旧顾左右而言他，家属在一旁沉默不语，我转过头问家属感觉如何，他们摇摇头说觉得没有什么好转，所谓的好转都是患者自己说的。

七里传八里

患者之前的病史经询问让我如坠入云雾之中，经过艰难的询问最终只知晓了一个大概轮廓：5个月前，无外伤、弯腰、感冒和发烧等前情况下，出现(不知道是突然地还是慢慢地)左侧腰部至腹股沟区域条带状的不适，同时伴有右侧小腿至脚底的麻木及跛行，后来左侧下肢也受到影响，麻木感逐步上升到肚脐水平，下肢无力也越来越严重。这个进展过程具体有多久？后来有没有达到一个平台或是好转？家属和患者的表述不一致。对于医生来说病史是非常重要的，病史准确度有多高，诊断准确率就有多高；病史表述不清楚，诊断准确度就要打折扣。单纯拿着检查报告和片子来看病，那是在赌运气。

学院派作风

患者起病和发展的模式并不明晰，我设想了几种可能(图65-1)，具体如下：①突发起病，后来进入平台期，考虑脊髓血管病；②隐匿起病，逐步加重，考虑遗传病、退行性疾病、代谢性疾病乃至肿瘤；③突发起病，后来好转或者呈波动状态，考虑炎性疾病。当然，这种模式图不可能涵盖一些特殊情况，如肿瘤破裂出血、动静脉瘘、特殊病原体感染及慢性进展性多发性硬化等。

脊髓病变的诊断策略

(1)起病方式：急性或亚急性起病者提示炎症或血管性疾病，以月或以年进展者可能性非常多。

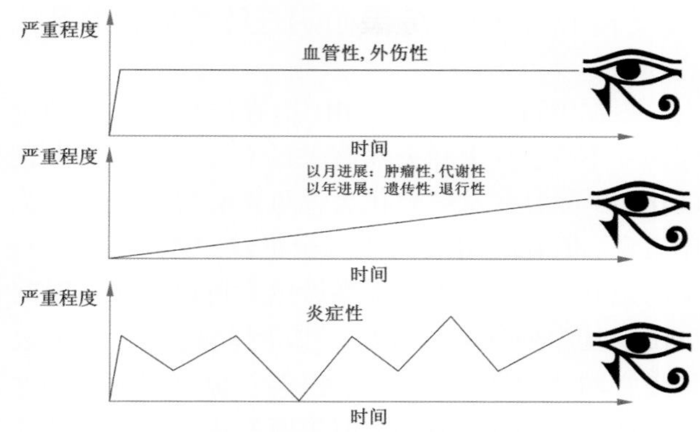

图 65-1　设想的疾病发生发展模式图

(2)恶化和好转的方式：阶梯状恶化者和复发缓解者提示血管性或炎症。

(3)发病时有疼痛：有背痛或者根痛者提示血管性或感染性疾病。

(4)早期括约肌功能受累者，提示髓内病变。

(5)Lhermitte's 征：提示后索受累，见于脊髓压迫或脊髓炎症，如多发性硬化和亚急性联合变性。

(6)起病年龄：存在血管危险因素的中年男性患血管性疾病可能较大，年轻人常考虑炎性或遗传性疾病。

(7)家族史：遗传性痉挛性截瘫。

(8)旅游史、冶游史和输血史：感染性疾病。

(9)皮疹、眼干口干、反复流产、静脉血栓、口腔溃疡：提示干燥综合征、红斑狼疮、抗心磷脂抗体综合征及结节病等。

(10)昼夜波动性：多巴反应性肌张力障碍。

(11)注意副癌综合征。

病史不够查体补

由于病史非常不可靠，所以需要通过查体获得额外证据。脊髓病变分为横贯性脊髓损伤和不完全性脊髓损伤，这张图出现于神经科的教科书中，展示的是不同脊髓疾病的病变分布模式(图 65-2)。

我们用指甲狠狠掐了一下患者小腿上的皮肤，患者面无表情，接着我转过身，以同样的力度拧了一把管床医生，“啊！痛!”。亚急性联合变性选择性累及后索和侧索，因而疼痛觉应该保留，所以亚急性联合变性这个诊断有问题。同时鉴于患者有严重的痛觉障碍，诊断的范围可以缩小，像痉挛性截瘫、肝性脊髓病、运动神经元病之类可不考虑。进一步的查体发现患者肚脐以下疼痛觉消失，触觉明显减退；髋关节及以下关节位置觉和振动觉消失；下肢肌力 3 级，巴氏征阳性，所以这是一个没被一竿子打到底的脊髓横贯性损害。选择范围进一步缩小为：①炎症性疾病没有选择性，容易出现横贯性损害；②脊髓前动脉综合征在大多数情况下后索保留，表现为疼痛觉消失，而深感觉保留，不过在病程后期也可表现为横贯性损害；③肿瘤，需影像学证据。

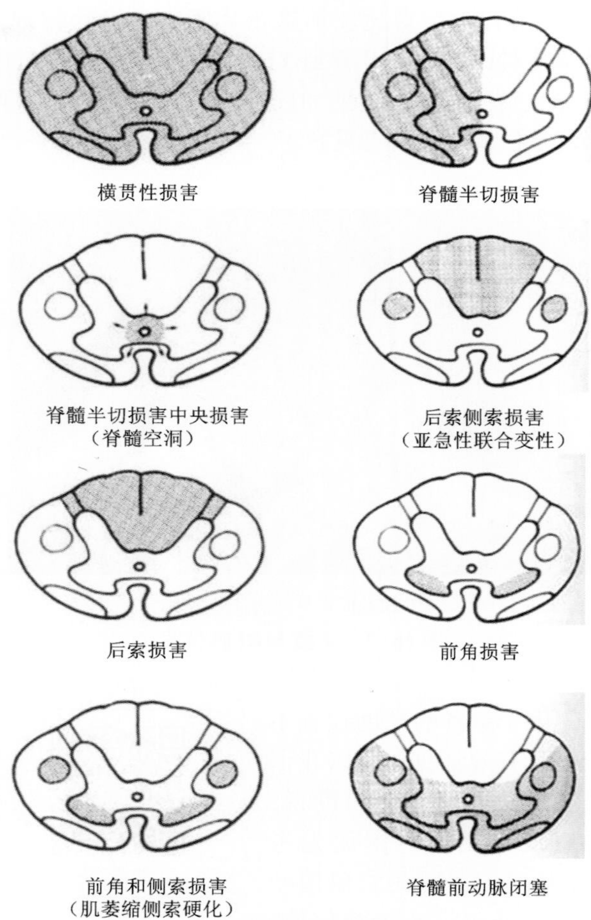

图 65-2　不同脊髓疾病的病变分布模式图

盲人猜象

患者在 1 个月中已经做了很多检查，包括全身 PET-CT 显像，自身免疫性抗体、副肿瘤抗体，脑脊液寡克隆带、AQP4 抗体、血维生素浓度，肌电图和脊髓 MRI 平扫，结果均无明显异常。鉴于患者的感觉平面在 T10 水平，我们特意关注了下胸段 MRI 平扫，在没调节对比度前这个片子实在没啥特别，而调节对比度后则可看到 T10 节段有以下表现（图 65-3），有点像蛇眼征，但这样调对比度是否合理那就是仁者见仁智者见智了。

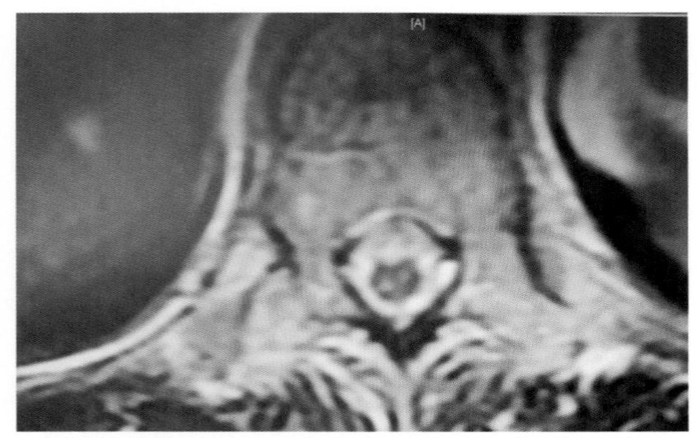

调高对比度后，T10 横截面可见到病灶。

图 65-3　脊髓 MRI 轴位图

由于患者的辅助检查不能提供有效证据，所以我们只能先猜。从实用角度说，肿瘤没得治，不作优先考虑；历时 5 个月的脊髓前动脉综合征也没有治疗价值，听天由命；如果是炎症则可试着用点激素，尽管胜算不大，但这是唯一值得尝试的方案了。因此给患者用了 10 mg 地塞米松，用药第 2 天，患者说症状有好转（二维码 65-1）。

二维码65-1

患者使用激素 2 天后的行走姿势，比入院时好，难道是小宇宙爆发？

不过我打心底里不相信她的话，怀疑她会不会又是在讨好我们。不过事实证明我错了，1 周之后患者真的能走了（二维码 65-2），此时查体发现患者下肢肌力恢复到了 4 级+，巴氏征消失，我狠狠地掐了一下她腿上的皮肤，“噢哟！”，患者惨叫一声，痛觉也恢复了。

二维码65-2

使用地塞米松 1 周后的表现。

有没有 MRI 检查结果为阴性的脊髓炎症?

根据 Wong 的综述，MRI 检查结果为阴性的脊髓病变不少，其中和炎症有关的有 4 种。①多发性硬化：少部分多发性硬化患者虽然有脊髓受累的临床表现，但脊髓 MRI 可以完全正常，尤其是场强较小的磁共振机器，为了提高敏感度可以采用短时间反转恢复序列（fast-STIR）。②干燥综合征：主要表现为脊髓急性横贯性损害，但偶尔也可表现为慢性进展性脊髓病变，表现类似于原发进展性多发性硬化（primary progressive multiple sclerosis，PPMS）。症状通常从偏侧开始，表现为感觉异常和括约肌障碍，25% 患者的脊髓 MRI 无阳性发现，并且头颅 MRI 通常也无异常表现，而 PPMS 通常有颅内病灶，这点和 PPMS 不同。③系统性红斑狼疮：偶尔可以累及颈段和胸段脊髓，但即便在急性期，脊髓 MRI 也通常正常。④视神经脊髓炎，在急性发作时病灶一般都比较明显，MRI 上表现为长节段脊髓病变，但过了急性期后可能会变得不明显。

后记

患者后来吃着激素和维生素出院了，我对此病例的评价是“一片混沌”，病史没搞清，检查没发现，诊断不知道，最终治好了。这就是所谓的乱拳打死老师傅吧。但要仔细回想整个过程，却也不是一点章法没有，至少查体大大缩小了考虑范围，实用性至上原则把激素推送到治疗一线，最后奇迹发生了。望着患者出院远去的背影，我心中依旧不踏实，疾病未来会怎么演变，这个问题依然萦绕心头。

参考文献

[1] Wong SH，Boggild M，Enevoldson TP，et al. Myelopathy but normal MRI：where next? [J] Pract Neurol 2008；8：90-102.

66. 像雾像雨又像风（上）

你对我像雾像雨又像风，来来去去只留下一场空。

你对我像雾像雨又像风，任凭我的心跟着你翻动。

今天的主人公是一位 24 岁的女性，发病前在国外某知名大学深造，因为学习成绩优秀，所以早早地被某大公司锁定，锦绣前程正等着她，而就在临近毕业之时出事了。某天凌晨其室友回寝室看到患者倒在地上，意识丧失，牙关紧闭，全身抽搐，叫来救护车送到当地医院后患者还在不停地抽搐，外国医生考虑为癫痫持续状态，因此立即给予气管插管，同时予静脉滴注咪达唑仑和左乙拉西坦抗癫痫治疗。当晚做了腰穿，脑脊液压力、生化、常规和细菌涂片等检查结果均正常。经过 1 天的抗癫痫治疗，患者发作停止，神志逐渐转清。第 2 天行影像学检查，CT 和 MRI 发现左侧额叶异常信号，影像科考虑炎症，肿瘤可能性不大（图 66-1），CTA 和 CTV 都未见明显异常。

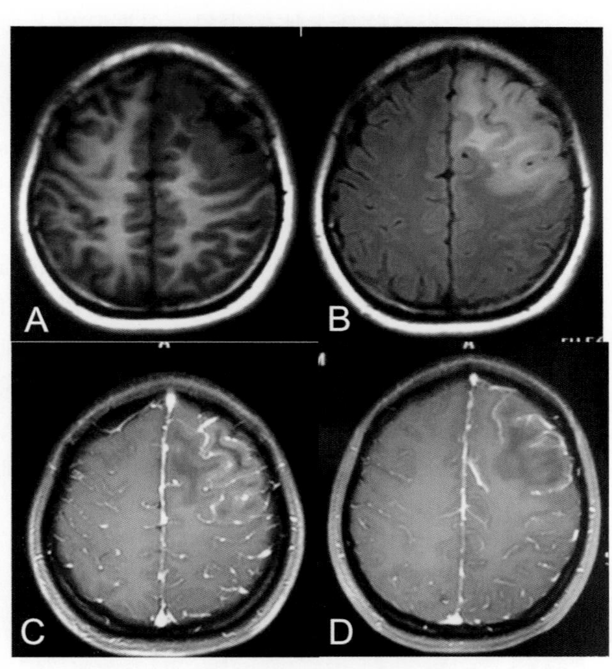

A 为 T1WI 相，B 为 T2WI 相，C 和 D 为增强相，可见软脑膜表面强化灶。

图 66-1　头颅 MRI

在国外看病费用高昂，于是患者冒险回国了，旅途中也没出现癫痫发作。回国后先去脑外科就诊，行 MRS 检查发现肿瘤证据不足，遂转到我科。入院查体：患者右侧鼻唇沟稍浅，其他无特别。三大常规及生化全套正常，风湿免疫全套阴性，心电图提示频发房性期前收缩，肺 CT 提示心包少量积液，MRI 可见左侧额叶有一病灶，但没占位效应，MRS 可见病灶 Cho/NAA 比值最大为 1.768（图 66-2），因此不支持肿瘤。这一点我认同国内外的意见。

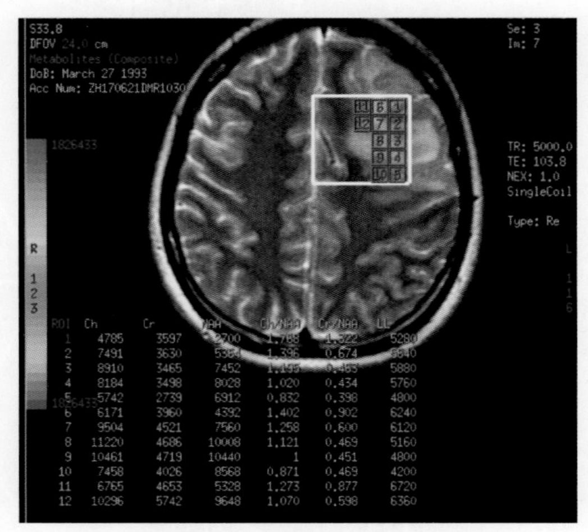

病灶 Cho/NAA 比值最大为 1.768。

图 66-2　头颅 MRS

不是肿瘤会是什么呢？患者增强 MRI 可见脑沟内有异常强化信号，扭来扭去像蚯蚓，似乎是血管，所以我考虑是血管性疾病，比如血管炎或者脑表面静脉血栓形成。那么如何去证实呢？我想到了磁敏感加权成像（Susceptibility Weighted Imaging，SWI）。

血管炎的 SWI 表现

SWI 以 T2 加权梯度回波序列作为序列基础，根据不同组织间的磁敏感性差异提供图像对比增强。该技术最初被称作高分辨率血氧水平依赖静脉成像，主要应用于颅内小静脉的显示，现已广泛用于静脉分布、出血灶和矿物质沉积等的检测。中枢神经系统血管炎在临床上比较少见，根据其累及血管的直径大致分为大血管、中血管、中小血管和小血管炎，其中尤以小血管炎最难诊断，因为血管造影的作用有限，而普通磁共振缺乏特异性。Harsha 等采用 SWI 和增强磁共振联合诊断小血管炎，其中 3 例淋巴细胞性血管炎 SWI 表现为线样或花边样信号降低，增强相上则可见相应的线样或花边样的强化（图 66-3A，B），作者认为这种表现缘自渗出白细胞释放的自由基的作用。还有 1 例为肉芽肿性血管炎，SWI 上可见病灶呈粗糙的颗粒状，相位图像提示为出血，增强相表现为厚环形强化（图 66-3，C-H），既往报道 10%～12.5% 的中枢神经系统血管炎患者可有出血。

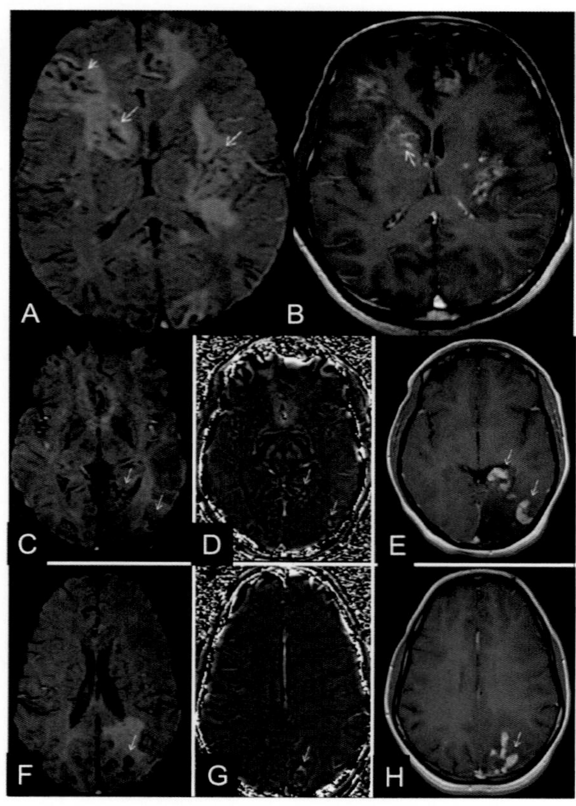

图 66-3　文献中血管炎的 SWI 表现

SWI 检查提示：左额叶占位伴多发微出血灶可能，右侧额叶、枕叶、左侧颞叶深部、小脑半球及脑干多发微出血灶可能（图 66-4）。病变范围比我们预想的还要广。

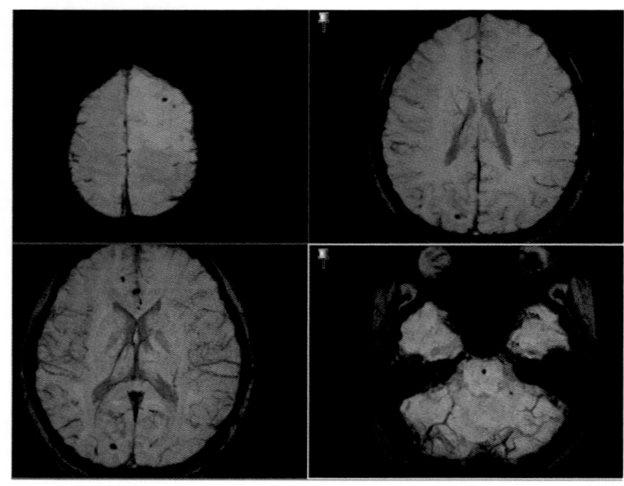

除了左侧额叶有微出血灶外，右侧额叶、枕叶、左侧颞叶深部、小脑半球及脑干还有多发微出血灶。

图 66-4　SWI

接着患者做了 DSA，结果提示左侧额叶局部动脉分支走形僵直，额部静脉部分通过颅外静脉代偿（图 66-5），因此我们更倾向于血管炎。接下来面临的问题是治疗，此时离患者入院已 1 周，服用抗癫痫药也未再出现癫痫发作，吃喝拉撒正常。那究竟要不要作治疗？有人建议用激素，我不太主张，因为此时患者状态非常好，且治疗目的不明确，不如先观察，也许这个病有自愈性。和家属沟通后约定 1 个月后再复查 MRI。

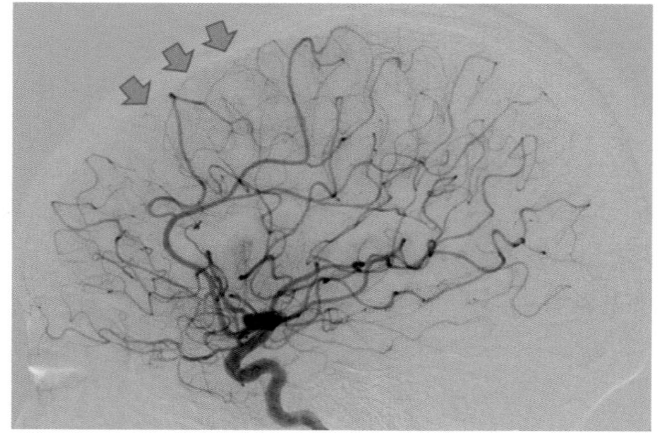

左侧额叶局部动脉分支走形僵直。

图 66-5　DSA

1个月后复查，在此期间发过1~2次癫痫，不严重，平时状态可。我很好奇患者病灶会怎么变，或许已经消散了吧。复查增强MRI，原来的小蚯蚓居然膨胀成了若干个气球(图66-6)，影像科考虑左侧额叶炎性肉芽肿或者免疫性脱髓鞘可能性大，建议血清学检查，除外寄生虫。

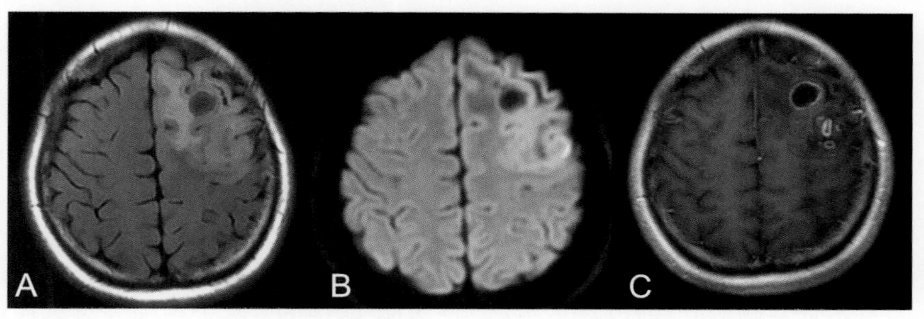

A、B和C分别为FLAIR、DWI和增强相，可见左侧额叶病灶出现囊变。

图66-6　头颅MRI

详细询问患者的疫源接触史，患者突然记起发病前曾经去过墨西哥旅游。墨西哥有什么特别的寄生虫吗？这个我们并不熟悉。翻阅患者上次入院的检查结果，发现只有房性期前收缩和心包积液还值得说道。墨西哥、心脏受累、脑炎，这些信息能统一起来吗？将这些信息输入搜索网站，结果发现美洲锥虫病。那段时间感染科正好收治了1例从非洲回国的罹患脑炎的患者，结果发现是非洲锥虫病，为此他们特地推出了一篇公众号文章，叫“战狼3”。美洲锥虫是非洲锥虫的亲戚，不过临床表现不同，我想一家医院同时收治了非洲锥虫病和美洲锥虫病那是件多么有趣的事情，所以，篇名我都想好了，就叫“绝代双骄”。

美洲锥虫病(Chagas病)

锥虫主要分布在非洲和中南美洲，美洲锥虫即枯氏锥虫，主要分布于南美和中美洲，它是导致美洲锥虫病的病原体，于1908年由Chagas医生发现，因此美洲锥虫病也称为Chagas病。美洲锥虫的传播媒介为锥蝽，多于夜间吸血，当锥蝽自人体或哺乳动物吸入含有锥鞭毛体的血液后便受到感染，当它再吸血时，锥虫鞭毛体便随锥蝽粪便经皮肤伤口或黏膜进入人体。

急性期，锥虫侵入部位的皮下结缔组织出现炎症反应，局部出现结节，称为夏氏肿(Chagoma)，其主要临床表现有头痛、倦怠和发热、广泛的淋巴结肿大以及肝脾肿大。还可出现呕吐、腹泻或脑膜炎症状。心脏症状为心动过缓、心肌炎等。此期持续4~5周，大多数患者自急性期恢复，病程进入隐匿期，有些患者则转为慢性期。慢性期常在感染后10~20年后出现，主要病变为心肌炎、食管与结肠的肥大和扩张，患者进食和排便均感严重困难。中枢神经系统Chagas病多见于免疫缺陷患者，通常表现为脑脓肿(图66-7)和脑膜炎，症状包括头痛、局灶神经症状、发热、脑膜刺激征、癫痫和意识改变。

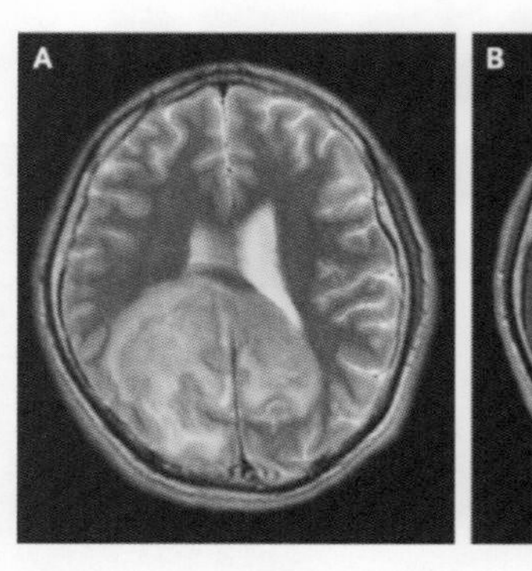

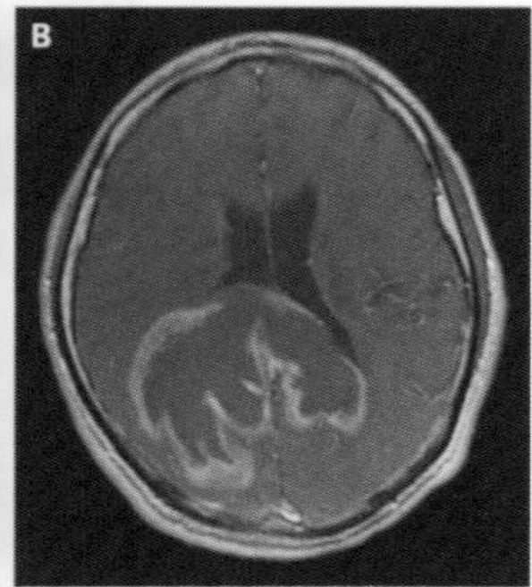

以脑脓肿为表现的Chagas病。

图66-7　头颅MRI(A：头颅MRI；B：增强)

参考文献

[1] Harsha KJ, Jagtap SA, Kapilamoorthy TR, et al. CNS small vesselvasculitis: distinct MRI features and histopathological correlation[J]. Neurol India, 2017, 65: 1291-1294.

[2] Gomez CA, Banaei N. Trypanosoma cruzireactivation in the brain[J]. N Engl J Med, 2018, 378(19): 1824.

时间才是检验真理的唯一标准。

67. 像雾像雨又像风（下）

上回我们说到“美洲锥虫病”和“绝代双骄”，如果确诊了那绝对是一段佳话。美洲锥虫病？可总觉得哪里不对劲。暂且不管左侧额叶病灶（图 67-1）是什么性质，照理说这么大块病灶总应该出现一些额叶相应的症状，如淡漠、认知功能下降、肢体肌力减退或运动性失语。但看着患者躺在病床上若无其事地玩着手机，又给她做了完整的一整套查体，包括 MMSE 评分，结果跟第 1 次入院一样，完全正常。国外的影像诊断意见是用“unlikely”去形容肿瘤可能性的，鉴于是国外著名医院出具的报告，因而我没有去质疑他们的意见。但仔细想想，患者的临床表现和影像表现是不吻合的，病灶重症状轻是很多颅内肿瘤的共性，因此这很可能就是肿瘤。那 SWI 和 DSA 的异常结果怎么解释？

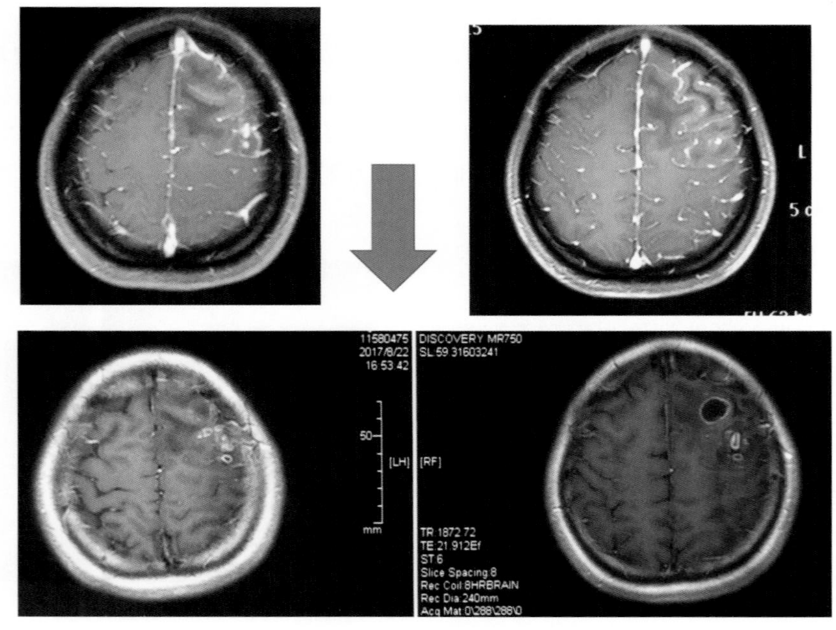

图 67-1　头颅 MRI 增强

真相大白

入院后又完善了一遍感染性疾病的相关检查，包括结核、真菌以及寄生虫，检查均为阴性。和家属分析沟通后，准备行穿刺活检。我们准备了各类微生物的培养瓶，希望能从病理组织里培养到一些病原体。病理结果提示：中枢神经胚胎性肿瘤，NOS（NOS，not otherwise specified 即非特指）。这是什么诊断？胶质瘤吗？原来 2016 年 WHO 对中枢神经系统肿瘤施行了全新的命名法，大约就等于原来的原始神经外胚层肿瘤（Primitive neuroectodermal tumor，PNET）（图 67-2）。

中枢神经胚胎性肿瘤，NOS

2016 修订版废弃了 cPNET 及其亚型室管膜母细胞瘤的命名，将 2007 版的 cPNET 及其亚型（CNS

PNET影像学表现

- 多为单发大病灶，额叶多见，圆形或分叶状，周围水肿较轻，多有囊变，T1T2信号混杂，多数有强化，少数钙化
- 多起源于侧脑室周围白质，可侵犯灰质
- 容易沿脑脊液种植播散，预后不佳

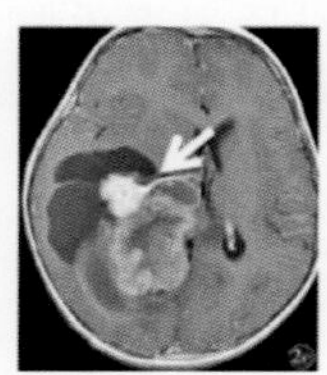
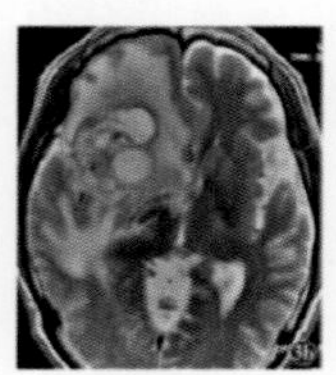
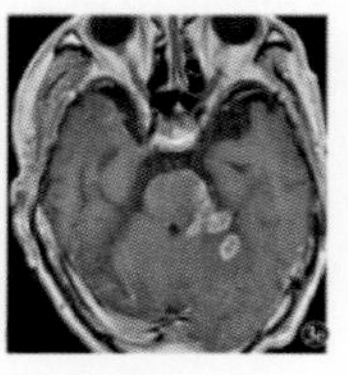

杨风，郑小勇，马卫波，幕上中枢神经系统胚胎源性肿瘤NOS型的MRI分析，影像诊断与介入放射学 2016，25（6）：476-481

图 67-2　PNET 影像学表现

神经母细胞瘤、CNS 神经节细胞神经母细胞瘤、髓上皮瘤、室管膜母细胞瘤)做了重新分类和/或命名。具体变化如下：①将有 C19MC 基因座扩增或融合的髓上皮瘤和室管膜母细胞瘤并入 ETMR 的 C19MC 变异型；②将 C19MC 基因座正常的室管膜母细胞瘤并入 ETMR 的 NOS 型；③将 CNS 神经母细胞瘤、CNS 神经节细胞神经母细胞瘤及 C19MC 基因座正常的髓上皮瘤由 cPNET 的亚型升格为 CNS 胚胎性肿瘤的独立亚类；④将小脑以外无其他 CNS 肿瘤组织学及分子遗传学变异特征的“cPNET”重新命名为“CNS 胚胎性肿瘤，NOS”。

CNS 胚胎性肿瘤，NOS 的定义：①位于小脑以外罕见的胚胎性神经上皮肿瘤；②偶见神经细胞、星形胶质细胞、肌细胞、黑色素细胞分化；③无其他 CNS 肿瘤的组织学和/或分子遗传学变异特征；④多数相当于原先的 cPNET 经典型。鉴于以上诊断条件，“CNS 胚胎性肿瘤，NOS”为排除性诊断。

尽管以上内容不知所云，但 PNET 之凶险我是有体会的。十多年前有 1 例 PNET 患者手术后才 1 个月就去世了。根据文献报道其 5 年无进展生存率仅为 20%～50%。将情况告知家属，最后决定还是手术。手术切下来一质地坚韧的灰红色肿块(图 67-3)。病理结果可见(图 67-4)：小圆细胞，细胞密度极高，细胞异型性不大，小血管丰富伴血管内皮细胞增生，小血管丰富，偶见血管内皮增生。免疫组化见 NeuN 染色为阳性，而 P53 阳性率低，IDH 为阴性(图 67-5)，考虑诊断为中枢神经胚胎性肿瘤，NOS。

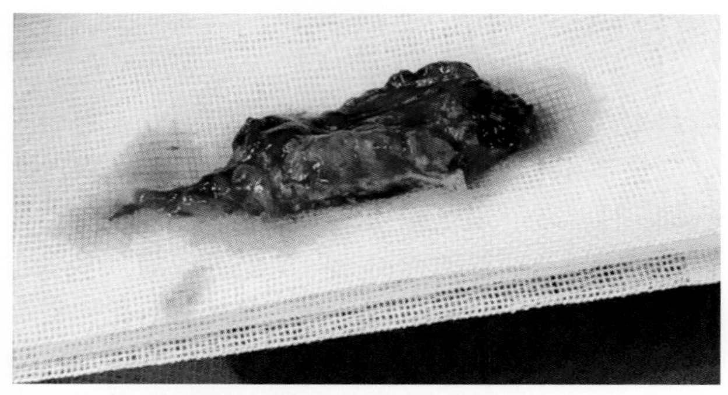

质地韧，切面多呈灰红色。

图 67-3　大体活检

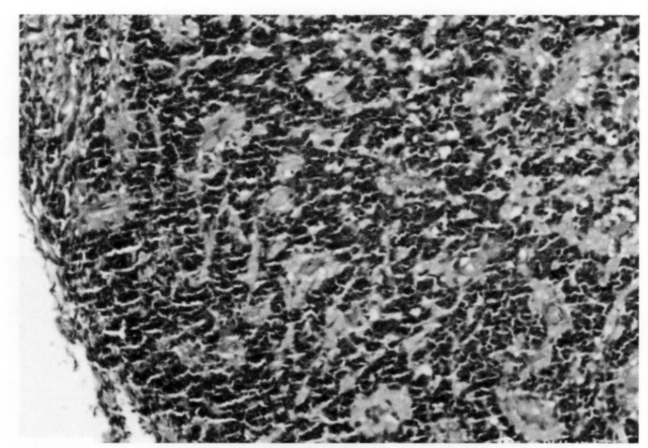

小圆细胞，细胞密度极高，细胞异型性不大。

图 67-4　活检病理结果

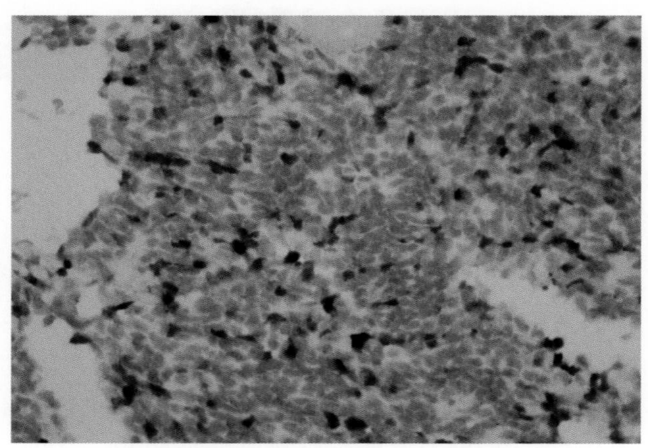

NeuN 染色阳性。

图 67-5　活检病理结果(免疫组化)

最后一块拼图

患者术后接受放疗，电话随访过几次，一切安好。这是一个非常好的案例，我曾拿此病例讲过一次课，课后有人提问，如何解释 SWI 上这些小黑点？这些黑点在普通 MRI 和 CT 上都没有反映，它们会怎么演变？会不会最终变成肿瘤呢？我望着会场天花板出神，“我不知道，随访看吧”。

2 年后，突然接到患者家属电话，患者脑干出血，医院已发病危通知。家属发了一张 CT 给我（图 67-6A），显示桥脑出血。按照教科书上的描述，桥脑出血有高热、针尖样瞳孔和昏迷三联征，这绝对是要命的事，我不禁担心起来。“目前患者情况怎样？意识还清楚吗？”我问道。“人是很清楚的，就是左手左脚无力，走路有一点点瘸，原本没想去医院，早上有点加重就去拍 CT 了，那边的医生说脑干出血，不排除肿瘤转移的可能。”哦，明白了！

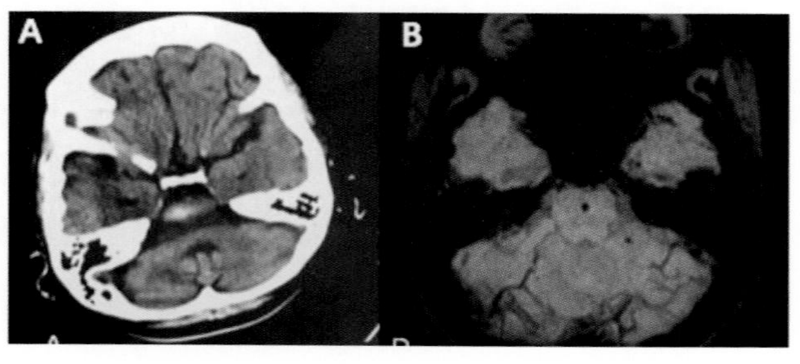

A. 头颅 CT 见桥脑出血；B. 2 年前头颅 SWI 可见桥脑中央有一黑点。

图 67-6　头颅 MRI

海绵状血管瘤

海绵状血管瘤是指由众多薄壁血管组成的海绵状异常血管团，由于血管造影检查时常无异常血管团的发现，故将其归类于隐匿型血管畸形。这是一种缺乏动脉成分的血管畸形。随着医学影像学的发展，有关该病的报道日渐增多。在人群中的发生率为 0.5%~0.7%，占所有脑血管畸形的 8%~15%。海绵状血管瘤通常出血量很小，导致临床症状较轻，出血吸收后症状能改善，在局部会形成钙化灶，海绵状血管瘤会随着时间的推移缓慢生长，一旦出血，往往会再次发生出血。在 SWI 上表现为在低信号中伴有点状、条状、桑葚状高信号，并周围有较宽的低信号环，出现明显的“铁环征”。SWI 对颅内海绵状血管瘤的诊断有重要价值。

“没关系的，这是海绵状血管瘤，还记得当年拍的 SWI 吗（图 67-6B），脑干出血的位置就是当时出现黑点的地方。”我安慰家属说。患者后续的病情变化也确实如我所料，大约 1 个月后患者手脚力气完全恢复了，还去莫干山玩了一圈。

后记

这是一个有头有尾的故事，患者的每一个细节最终都得到了完美的解释。回想这个案例，我觉得真是步步惊心，从迷雾中走出来回望，我不禁感叹“随访”两字的重要性，我们的前辈教导我们病例上一定要写“随访”二字，这不仅仅是自我保护，也是自我提高必不可少的一环，在疾病面前我们太无知了，以致我们的第一印象往往和真相相差十万八千里，所以我们不得不用时间去修正自己的认识，邓小平说得好，时间才是检验真理的唯一标准。

参考文献

[1] 2016 世界卫生组织中枢神经系统肿瘤分类第 4 版修订版胚胎性肿瘤部分介绍；中华医学会病理学分会脑神经病理学组；中华病理学杂志．2017，46（7）：449-452.

人有亡斧者，意其邻之子，视其行步，窃斧也；颜色，窃斧也；言语，窃斧也；动作态度，无为而不窃斧也。俄而掘其谷而得其斧，他日复见其邻人之子，动作态度，无似窃斧者。

——《列子·说符》

68. 疑邻盗斧

带状疱疹

带状疱疹是由水痘带状疱疹病毒引起的急性炎症性皮肤病，其主要特点为簇集状疱疹沿着周围神经走行，伴有明显神经痛。面部较常受累的为三叉神经，其中以三叉神经第一支最常累及，分布于一侧额面部，严重者可侵犯角膜导致失明。该病毒初次感染表现为水痘，以后病毒可长期潜伏在神经节，当免疫功能减弱时诱发水痘带状疱疹病毒可再度活动，沿周围神经波及皮肤发生带状疱疹。

患者是一名老年女性，因意识障碍 1 周转至我院急诊，曾有面部带状疱疹病史，因此当地医院拟诊疱疹性脑炎，予以抗病毒治疗并无好转。患者入院时呈昏睡状，强力唤醒能够对答，定位可，知道自己在华山医院；定人可，儿女问患者认识他们吗？白了他们两眼，生气地说“不认识!”，定时佳，问她是上午还是下午，她说今天吃过两顿饭了，在场的人一时没反应过来。记忆力和计算力佳，左侧面部见带状疱疹，符合三叉神经第一支和第二支的分布(图 68-1)。左侧角膜反射较右侧弱，颈软，克氏征阴性，巴氏征阴性，四肢肌张力低，腱反射弱，肌力 3 级，有可能是不合作所致。患者在外面已经住院 1 周，外院检查脑电图正常，MRI 正常，腰穿示脑脊液白细胞 26×10^6/L，生化正常。我问管床医生应该考虑什么病？她回答“脑炎”。“啥道理?”“疱疹，还有腰穿细胞高哩。”

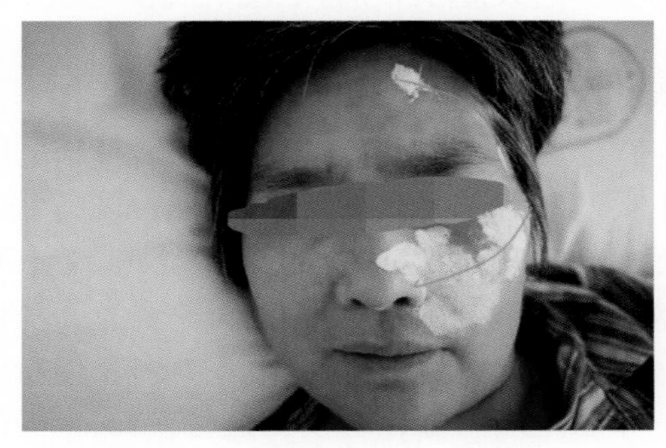

患者左侧三叉神经第一支和第二支受累，白色粉末为炉甘石洗剂。

图 68-1　患者的面部照片

带状疱疹相关脑炎

水痘和带状疱疹为同一种病毒感染的表现，水痘阶段就有 0.01%~0.25%的患者出现神经系统症状。带状疱疹阶段较水痘阶段神经并发症更多，如疱疹后神经痛，其他还包括颅神经麻痹、运动神经损害、脊髓炎、脑炎、脑血管病、急性上升性神经根神经炎和无菌性脑膜炎。带状疱疹性脑炎较少见，仅占病毒感染者的 0.1%~0.2%，以下患者容易并发脑炎：①有免疫缺陷者；②有糖尿病；③带状疱疹广泛分布者；④三叉神经受累者；⑤反复多次发生带状疱疹者。脑炎发生的时间通常在疱疹后数天到数周后，有时也可间隔数月，少数病例可发生在疱疹前或者没有疱疹发生。Chamizo 等研究了 26 例带状疱疹病毒累及中枢神经者，表现为脑膜炎者占 46.2%，脑膜脑炎者占 53.8%。De Brouckera 等研究了 20 例带状疱疹脑炎患者，最常见症状为发热(90%)、意识混乱(70%)、定向力障碍(70%)、脑膜刺激征(60%)、局灶体征(55%)和淡漠(50%)。腰穿脑脊液有核细胞一般轻度增高，平均为 150×10^6/mL，以淋巴细胞为主，蛋白平均为 0.99 g/L，葡萄糖水平通常正常。此病的诊断通常基于临床表现带状疱疹、皮疹和脑炎出现的先后顺序。

“可患者如此冷幽默你不觉得奇怪吗?”我问道。管床医生想了想，是的，通常意识障碍的脑炎患者很少有认知功能完好的。“或者是脑膜炎呢?”“没有头痛和发热啊。”管床医生顿时语塞。此患者很久以前患过带状疱疹，2 周前患者受到惊吓后旧病复发，左侧面部疱疹疼痛不已，就诊于当地住院，入院时诊断为带状疱疹，就诊时患者神志清楚，第 3 天出现昏迷了，无法叫醒，大小二便不自知。查脑电图可见 α 节律完好，调节调幅均正常，头颅 MRI 和 MRA 也未见明显异常。我说此中必有蹊跷，必须深挖病史。

带状疱疹相关脑炎的脑电图和磁共振表现

大多数的带状疱疹相关脑炎患者脑电图会表现异常，石金荣报道 11 例患者中 9 例出现脑电图异常，主要表现为弥漫性慢波。Peterslund 等报道 5 例患者中有 4 例慢波表现. De Brouckera 统计了 14 例脑炎患者的脑电图，其中 13 例表现为弥漫性慢波，4 例出现颞叶局灶慢波，还有 2 例表现为痫样放电。带状疱疹病毒容易侵犯血管，Nagel 等综述了 23 例血管性损害的患者，血管造影见 70%存在异常，大小血管广泛累及者占 50%，小血管受累者 37%，单独大血管受累者 13%。因此，MRI 所见到相关病损大体可分为血管性和非血管性两类。血管性损害包括无症状性血管狭窄、血管炎、脑梗死和脑出血等(图 68-2)；非血管性损害特异性不强，如脑干脑炎、小脑炎、脑叶病灶和皮层萎缩等(图 68-3)。但也有 35%的患者 MRI 表现正常。

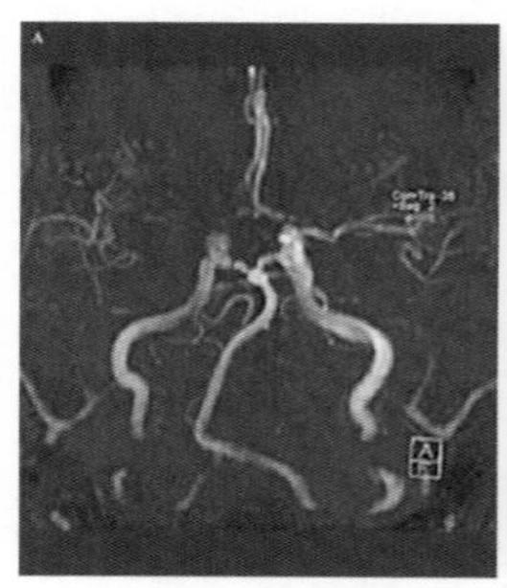

无症状大动脉狭窄

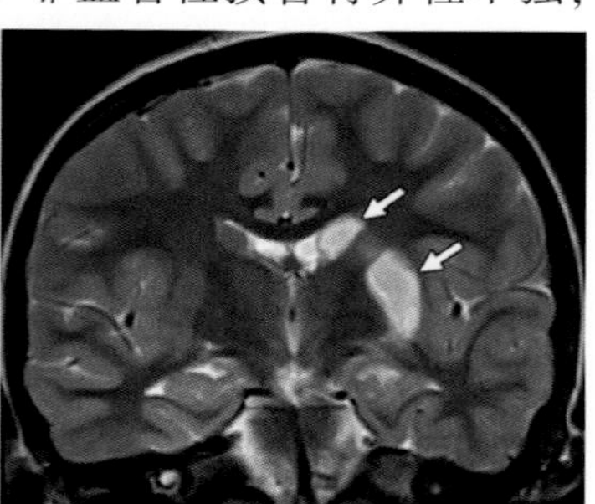

脑梗死

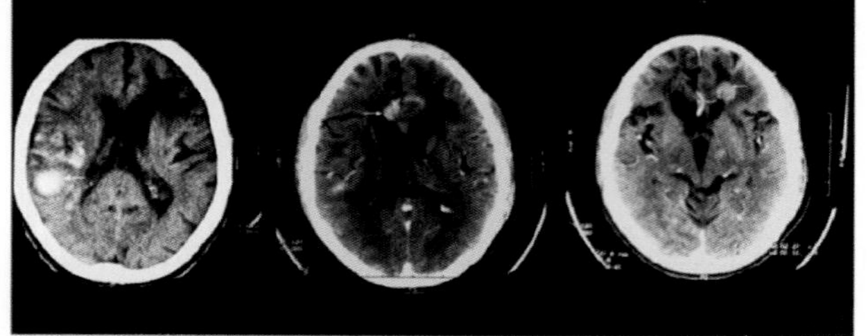

多发脑出血

图 68-2　疱疹病毒导致的血管性损害

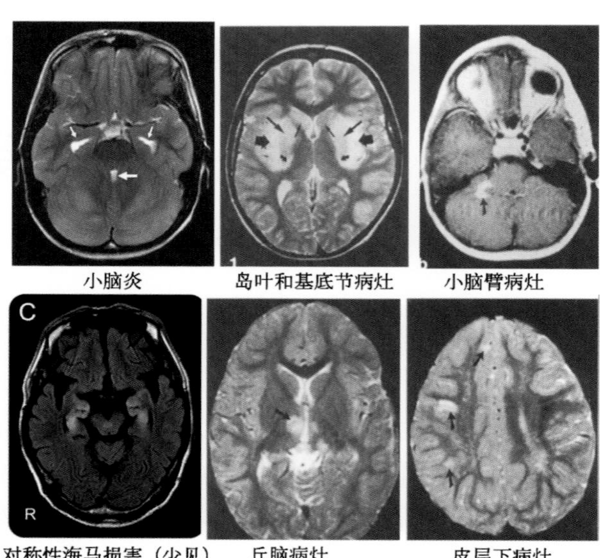

图 68-3　疱疹病毒导致的非血管性损害

因此辅助检查并不能证明头部有问题，你或许要问脑脊液里不是还有 $26\times10^6/L$ 的白细胞吗? 据 Skripuletz 等研究报道，18%的三叉神经节炎、80%的背根神经节炎和 63%的面瘫患者可存在轻度的脑脊液细胞增高，因此光凭白细胞也不能断定是脑炎。那会是啥呢? 此患者意识程度下降，而不是认知功能下降，看来患者更像是睡着了，因此要警惕代谢性或者中毒性脑病，我嘱咐管床医生继续深挖病史。

经过这么一点拨，管床医生果然问出了重要的情况(图 68-4)。患者 1 周前因面部带状疱疹剧痛住院，入院第 1 天给予普瑞巴林 75 mg 口服，每日 3 次，第 3 天出现意识障碍了，但意识障碍并非持续性，大约 6 小时后患者又醒过来一些，于是患者家属将其转至上级医院，住院后紧急按照脑炎处理，也没顾得上用普瑞巴林，后面两天患者意识有些好转，但一清醒患者就喊痛，于是又用了普瑞巴林(75 mg 口服，每日 2 次)，用了两天后患者再次陷入昏睡状态，于是送至我院急诊，至此患者还在服用普瑞巴林。

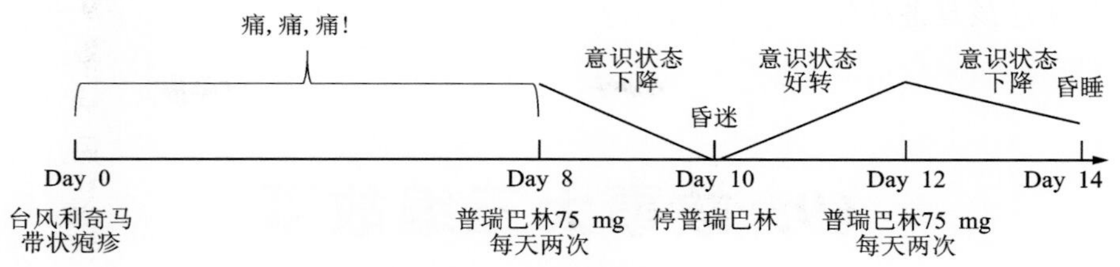

图 68-4　疾病时间轴

普瑞巴林和嗜睡

普瑞巴林的确有嗜睡和意识障碍的不良反应，但发生率极低，在 150 mg/d 时嗜睡发生率仅 12%，300 mg/d 时也只有 18%，而意识障碍者更低，150 mg/d 时仅 2%，300 mg/d 时为 3%。Kato 等分析 204 例服用普瑞巴林的患者在服药第 1 周出现头晕和嗜睡的危险因素有两个：同时服用鸦片类药物（OR：5.507）和年龄大于 65 岁（OR：2.507）。那普瑞巴林是不是不敢再用了，其实不然，用于治疗神经痛的药物，诸如卡马西平、苯妥英钠、加巴喷丁和巴氯芬等均有类似不良反应，而且不少种类嗜睡发生率远高于普瑞巴林。普瑞巴林作为新一代治疗神经痛的药物，其有效率和安全性都比较好，李银华报道普瑞巴林治疗痛性糖尿病神经病效果最为显著；周风坤等报道普瑞巴林改善带状疱疹后神经痛的速度及效果明显优于卡马西平和加巴喷丁，不良反应也较两者少。

我们嘱咐患者家属停用普瑞巴林，过了一晚上患者精神好很多，我们又给患者用了一些盐酸纳美芬催醒，到了第 3 天，患者神志完全恢复正常，而此时患者疱疹又开始痛了，不过鉴于患者特殊的体质，我们没有再给他上任何止神经痛的药，普瑞巴林尚且如此，那其他药物岂不是更不堪？痛就痛吧，总比昏过去好。患者后来又复查了脑电图和头颅 MRI，依然一切正常。

后记

我猜想很多人没有料到是这个结局，带状疱疹——脑炎，拉肚子——格林巴利，畸胎瘤——自身免疫性脑炎，胸腺瘤——重症肌无力，心房颤动——脑栓塞……大家去想想这些顺理成章的组合吧，当我们“扣其谷而得其斧”时，是不是有点“动作态度，无似窃斧者”的感觉？是为疑邻盗斧也。

参考文献

[1] Chamizo FJ, Gilarranz R, Hernúndez M, et al. Central nervous system infections caused byvaricella-zoster virus [J]. J Neurovirol. 2016, 22(4): 529-532.

[2] De Broucker T, Mailles A, Chabrier S, et al. Acute varicella zoster encephalitis withoutevidence of primary vasculopathy ina case-series of 20 patients [J]. Clin Microbiol Infect, 2012, 18(8): 808-819.

[3] 石金荣. 带状疱疹性脑炎 11 例脑电图报告[J]. 实用心脑肺血管杂志, 2002, 10(3): 189-190.

[4] Peterslund NA, Hansen JH. Electroencephalographic change in patients with herps zoster [J]. Acta Neurol Scand, 1989, 79(5): 407-411.

[5] Nagel MA, Cohrs RJ, Mahalingam R, et al. The varicella zoster virus vasculopathies [J]. Neurology, 2008, 70 (11): 853-860.

[6] Saxena A, Khiangte B, Tiewsoh I, et al. Herpes zosterencephalitis presenting as multiplecerebral hemorrhages-a rare presentation: a case report [J]. J Med Case Rep, 2013, 7: 155.

[7] Soares BP, Provenzale JM. Imaging ofHerpesvirus Infections of the CNS [J]. American Journal of Roentgenology, 2016, 206: 39-48.

[8] Ryuji, Yajima, Kota, et al. Varicella-zoster virus encephalitis localized to the bilateral medialtemporal lobes [J]. Neurol Neuroimmunol Neuroinflamm. 2015, 2 (4): e108.

[9] Kato H, Miyazaki M, Takeuchi M, et al. A retrospective study toidentify risk factors for somnolence and dizziness in patients treated with pregabalin [J]. J Pharm Health Care Sci, 2015, 1: 22.

[10] 李银华. 普瑞巴林，加巴喷丁，卡马西平治疗痛性糖尿病神经病变效果及安全性分析[J]. 糖尿病新世界, 2015, 5, 38.

[11] 周风坤, 明少鹏. 普瑞巴林、加巴喷丁、卡马西平治疗带状疱疹后神经痛的疗效比较[J]. 实用疼痛学杂志, 2015, 11(4): 261-265.

临床神经科医生应该具备良好的“叙事”能力！

69. 故事大王编故事

以下情节如有雷同纯属巧合。

某天我听说有一位重症肌无力的患者因脑出血前来急诊救治，想想这两个八竿子打不着的病是怎么凑到一块去了？于是我就把患者收住入院，但病史依然问不清楚。

患者，男性，65 岁，平时独居，以务农为生，来院 3 天前家属探望他时发现患者行走不稳，言语混乱，于是带他来我院检查，头颅 CT 发现左侧颞叶和右侧枕叶两处出血灶(图 69-1，黑色箭头)。既往有恶性胸腺瘤手术史和眼肌型重症肌无力病史，由于胸腺瘤贴近主动脉，因此没有切除干净(图 69-1，白色箭头)。入院后患者处于一问三不知的状态，所以我们得到的信息仅此而已。查体：神志清楚，反应迟钝，对答不切题，双侧瞳孔等大等圆，眼球运动检查不配合，双侧鼻唇沟对称，吞咽有困难，伸舌不配合，抬头肌力 2 级，双上肢肌力近端 4 级，远端 5 级，双下肢肌力 3 级-，四肢反射对称++，病理征未及。

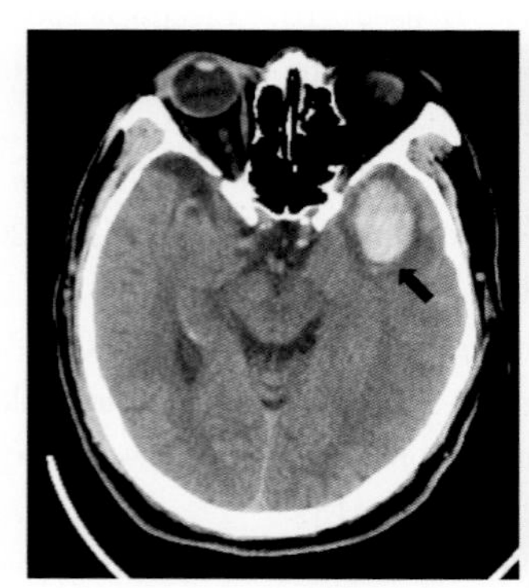
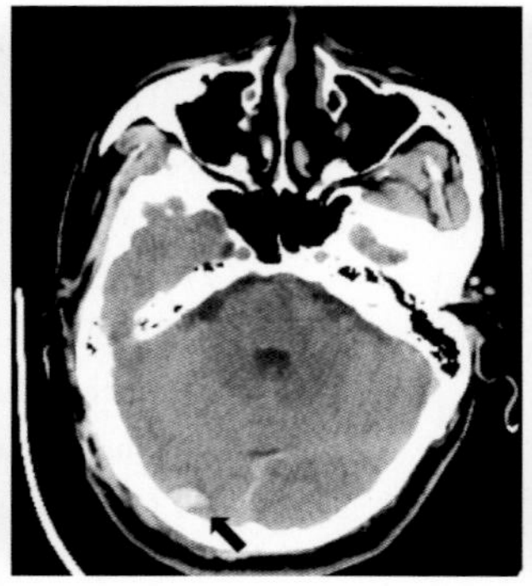
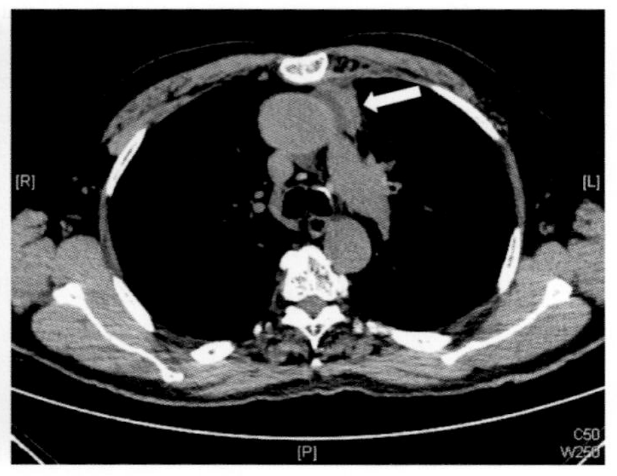

左侧颞叶及右侧枕叶见血肿(黑色箭头)，胸部 CT 见残存的胸腺瘤(白色箭头)。

图 69-1　头颅 CT

这究竟是怎么回事呢?

故事 1：胸腺瘤脑转移。

脑出血一般为单发病灶，造成多发出血灶的原因有很多，其中之一就是转移性肿瘤出血，患者曾患恶性胸腺瘤，急诊 CT 见残存的胸腺瘤紧贴主动脉弓，难道是血源性播散？

胸腺瘤脑转移

胸腺瘤脑转移者极其罕见，Haryu 等报道，截至 2014 年总共有 40 例左右的胸腺瘤脑转移案例见于文献，而伴随出血的仅有 3 例，1 例为出血性坏死，1 例为肿瘤周边出血，Haryu 等报道的 1 例 55 岁男性，既往有 8 年侵袭性胸腺瘤病史，肿瘤已经胸腔播散和骨转移，在发现骨转移后 6 个月患者突发左侧肢体瘫痪，CT 见右侧额叶出血灶(图 69-2)。患者接受了血肿清除术，术后病理报血肿内少量类上皮样细胞，免疫组化见 keratin 阳性，CD5 和 CD117 阴性，支持 B3 型胸腺瘤的诊断。

故事 2：胸腺瘤引起静脉窦血栓。

CT 上可见血肿位于脑叶近皮层处，会不会是静脉窦血栓呢？

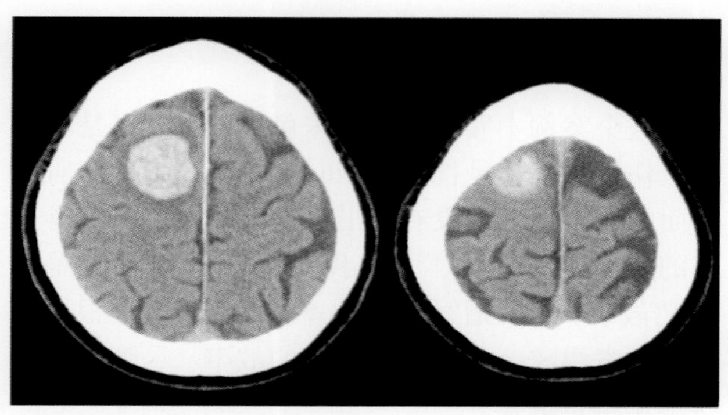

右侧额叶出血灶。

图 69-2　头颅 CT 示脑出血

肿瘤和静脉窦血栓

30%～40%的静脉窦血栓患者会出现脑出血，原因可分为单纯的脑出血和静脉梗塞性出血，静脉梗塞性出血分布范围不符合血管分布，CT 上可见血肿位置近大脑表面，血肿周围常有大面积的低密度影。静脉窦血栓患者群体中罹患肿瘤的比例为7%～10%，而肿瘤患者出现静脉窦血栓的概率为0.3%～4%，肿瘤的来源有肺癌、卵巢癌、乳腺癌、淋巴瘤、白血病及颅内肿瘤。肿瘤导致静脉窦血栓的原因有：肿瘤直接堵塞静脉窦；血液系统肿瘤直接导致高凝状态；非血液系统实体肿瘤间接导致高凝状态。

故事 3：二元论。

当然二元论也是需要考虑的，重症肌无力患者合并高血压、脑血管畸形或者脑淀粉样变性都不是没可能的事，这样一来考虑范围就更广了……

故事归故事，让我们回归最基本的定位分析，尽管脑出血和重症肌无力都可以导致肌力减退，但对于此患者肌无力应如何解释呢？患者出血的部位有两处，主要的病灶位于左侧颞叶，通常来说颞叶受损应该出现精神行为异常和认知功能障碍，显然目前患者混沌状态可以用颞叶出血解释；另一个小的出血灶位于右侧枕叶，枕叶病灶可引起偏盲，但此时患者查体不能合作，所以有无视野缺失还不好说。但这两处病灶均远离皮质脊髓束，显然都不会引起肢体瘫痪。因此，患者的无力症状很有可能是重症肌无力所致，但不是眼肌型的吗？家属表示他们并不了解患者平时的生活状态。

眼肌型重症肌无力的预后

眼肌型重症肌无力指肌无力症状局限于眼外肌，可发生于任何年龄，但相对的发病高峰是<10岁的儿童和>40 岁的男性，50%～80%的眼肌型重症肌无力患者在发病的 1～2 年后可继发全身型重症肌无力，眼肌表现起病时间晚、AChR 抗体滴度高和伴随胸腺瘤都是继发全身型重症肌无力的危险因素，而早期免疫抑制治疗(糖皮质激素和/或硫唑嘌呤)可能会降低此种风险。

患者进行了重复电刺激检查，结果为阳性，而血清中 AChR 抗体也呈强阳性，因此证实了重症肌无力的诊断。那患者会不会是全身型重症肌无力未控制好发生跌倒，进而导致外伤性脑出血呢？尽管患者和家属都说不清楚，但血肿分布的位置说明了问题(图 69-3)。

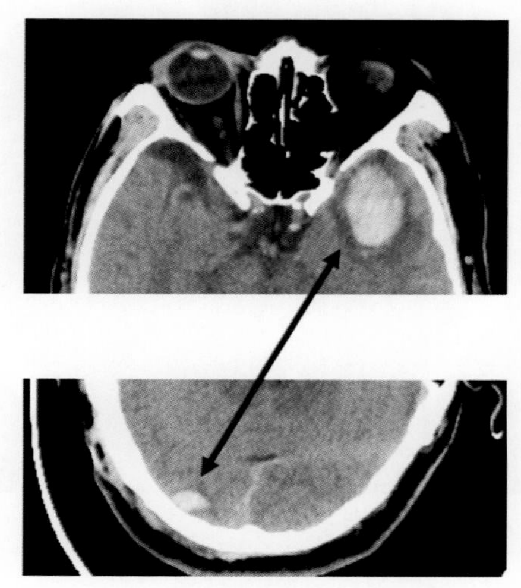

图 69-3　头颅 CT 示血肿的部位

对冲伤

患者的出血灶一个位于左侧颞叶，另一个位于右侧枕叶，正好是相对的位置，符合对冲伤的分布特点。对冲伤指的是头部受外力作用时，于着力处的对侧部位的脑组织发生损伤。对冲伤比较容易出现在前颅窝和中颅窝，因为前颅凹窝有如刺器的鸡冠和粗糙不平的眶面，颅中凹窝有锐利的蝶骨嵴向上突起，因此受到外伤时，脑组织前后活动，可造成额极、额叶眶面、颞极及颞叶底面的挫伤。Banga

等报道最常见的对冲伤部位为颞叶（40.5%），其次为额叶（29.7%），再次为顶叶（18.9%），枕叶最少见（6.6%）。

不过此时我们无论怎么询问患者就是闭口不言，因此我们只能先给予溴吡斯的明和 20 mg 强的松治疗重症肌无力，再给予甘露醇减轻因脑出血导致的脑水肿，患者四肢肌力迅速得到改善，1 周后已能够下地行走，此时记忆功能也逐渐恢复。据患者回忆，发病前的某天种地时好像摔过一跤，至于哪天摔的、怎么摔的、摔在哪里了？他说不清楚了，只感觉那次摔得有点严重，摔下去以后脑子恍惚了一段时间，以至于后来怎么回家的也不知道，线索至此戛然而止。

临近出院，患者依然无法描述发病前的情况，出院前我们又复查了头颅 CT，影像科报告：右侧枕叶骨折（图 69-4）。至此，故事结束。

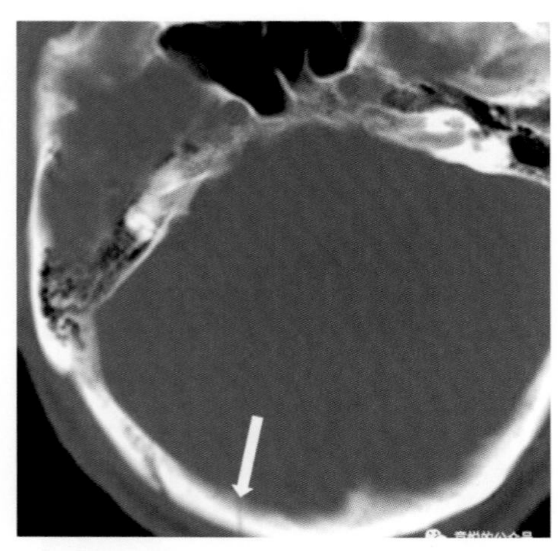

白色箭头示骨折线。

图 69-4　头颅 CT 示骨折

后记

这个案例中实则有许多未解之谜，是不是脑外伤？伤及的是不是枕部？当时是不是因为重症肌无力而跌倒？病史并没有给出肯定的答案，神经科这样的病例并不少见，所以我说医生看病有时需要“编”故事，但所谓“编”绝非率性为之，而是根据有限的线索组成一个最符合逻辑的故事，尽管这个故事不见得是事实。

参考文献

[1] Haryu S, Saito A, Inoue M, et al. Brain Metastasis from Invasive Thymoma Mimicking IntracerebralHemorrhage: Case Report[J]. Neurologia medico-chirurgica, 2014, 54(8): 673-676.

[2] Sun J, He Z, Nan G. Cerebral venous sinus thrombosis presenting with multifocal intracerebral hemorrhage and subarachnoid hemorrhage[J]. Medicine (Baltimore), 2018, 97(50): e13476.

[3] Wang L, Zhang Y, He M. Clinical predictors for the prognosis of myasthenia gravis[J]. BMC Neurol, 2017, 17(1): 77.

[4] Banga MS, Sandeep BV, Kaushik Roy, et al. Contrecoup Head Injury[J]. Indian J Neurosurg, 2017, 6: 103-106.

我们强调要个体化治疗，个体化首先就要了解某个个体有什么与众不同的地方，在共性中找到个性是需要有点“神经搭错”的精神的。

70. 神经搭错

上海有句骂人的话：“侬啊一根神经搭错啦？”在老百姓眼中，人的神经和电器的电线大概是差不多的，电线搭错引起短路，而神经搭错便是神经病。然而实际情况并非如此，脑子底面能看到的电线线头也就十二对，而剖开脑子只有糨糊一堆，不搞这个专业的人根本分辨不出啥是啥。

那神经会不会搭错？宽泛地说会，如果神经和血管贴得比较紧，的确可引起神经刺激性症状，比如三叉神经痛。

三叉神经痛

三叉神经痛表现为一侧面部三叉神经分布区内反复发作的阵发性剧烈疼痛，多发生于中老年人，疼痛骤发骤停，呈闪电样、刀割样、烧灼样、顽固性、难以忍受的剧烈性疼痛，说话、洗脸、刷牙或微风拂面，甚至走路时都会导致发作。尽管其发病原因不明，认可度比较高的是三叉神经微血管压迫导致神经脱髓鞘学说及癫痫样神经痛学说。

患者，老年女性，2 周前早上起床时发现左侧眼睑抬举困难，伴有复视及轻微头胀，否认眼球疼痛、视力下降、搏动性耳鸣等，4 天后逐步发展为左侧眼睑完全下垂。既往有高血压和糖尿病，但控制得挺好。查体：左眼睑下垂，除了外展之外其他方向均无活动；右眼瞳孔直径 2 mm 对光反射灵敏，左眼瞳孔直径 3 mm 对光反射迟钝（图 70-1）。进修医生们考虑诊断为后交通动脉动脉瘤。

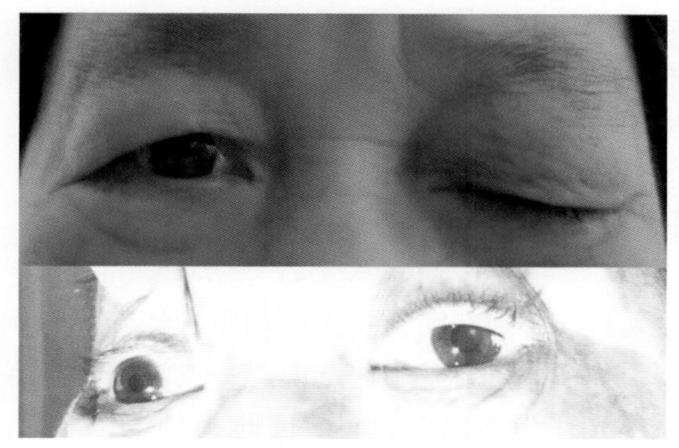

患者左眼睑下垂，左侧瞳孔直径大于右侧。

图 70-1　眼征

瞳孔和动眼神经麻痹

动眼神经麻痹时瞳孔可以受累也可以回避（pupil-sparing），瞳孔受累者通常提示动眼神经受到机械性压迫，比如动脉瘤；瞳孔回避通常见于缺血性的动眼神经疾病，原因有糖尿病、高血压和高血脂等，通常伴有疼痛，常在 3 个月内好转。这种差别可能来自动眼神经独特的血供特点：动眼神经接受外围软脑膜血管（pia matter）和内部神经滋养血管（vasa nervorum）的双重血供，动眼神经的副交感神经纤维分布于神经主干的外上方，接受来自软脑膜动脉的血供，外界压迫容易导致副交感在内的动眼神经全局性损害，而糖尿病等造成的微血管病变主要累及神经滋养血管，因而造成瞳孔回避现象（图 70-2）。

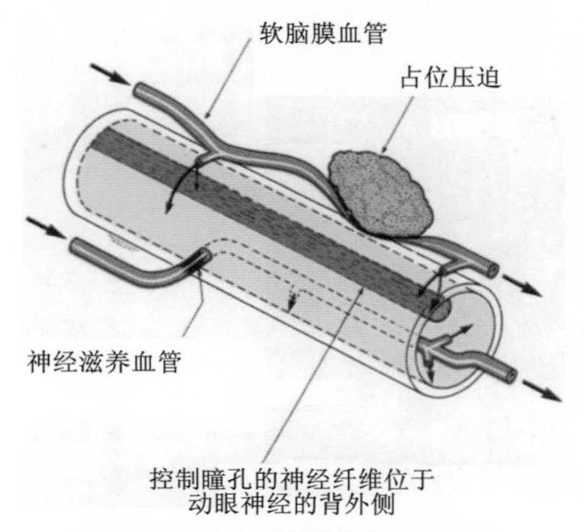

图 70-2　动眼神经的血供

当然这种规律是个概率问题，糖尿病造成瞳孔扩大的概率一般为14%~32%。Dhume等研究了35例糖尿病动眼神经麻痹的患者，其中25.7%的患者有瞳孔受累，但双侧瞳孔直径差距小于2 mm。那动脉瘤压迫却瞳孔回避可以吗？也可以。Chen等研究报道33例动脉瘤造成的动眼神经麻痹患者中有3例存在瞳孔回避（9%），而Keane等的研究提示瞳孔回避概率更低（2/143）。除了糖尿病和动脉瘤还有一些少见的累及动眼神经的疾病，如ChenH等研究报道的垂体瘤的瞳孔回避率1/6，脑外伤回避率0/7，海绵窦病变回避率3/6，痛性眼肌麻痹回避率10/12。

和尚摸到，我摸不得么？

所以，遇到有瞳孔扩大的动眼神经麻痹案例首先要警惕颅内动脉瘤，这点说得一点没错。患者发病后首先在当地医院就诊，已行头颅MRI和血管CTA而一无所获，这也是患者上华山医院来就诊的原因。面对这样的情况，通常的做法可能认为是糖尿病，不管血糖控制得如何，只要有糖尿病就有可能出现动眼神经麻痹，这是有文献可查的，有些学者将其归咎于胰岛素的作用。就当我打算盖棺定论之时，最新MRI的检查结果提示有一根血管有异样，见基底动脉到了中脑突然90°转向扎进了脚间窝，上行一段后转向左前方（图70-3）。此时我们

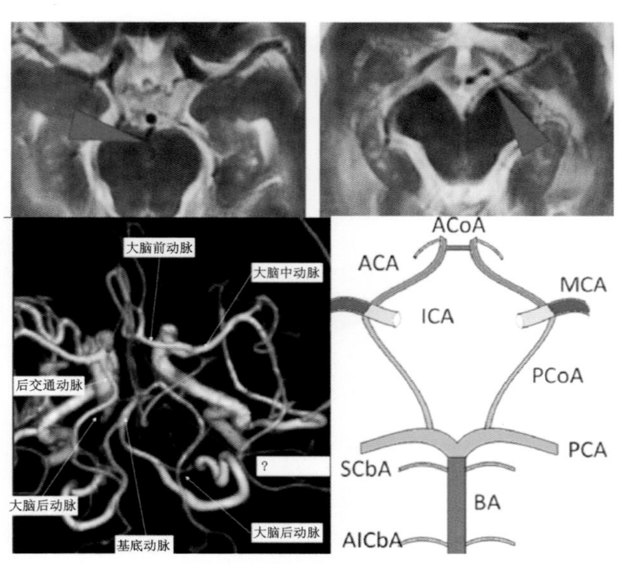

图70-3　脚间窝中的血管的走行

突然有了一种大胆的想法，脚间窝是双侧动眼神经出颅的地方，这根插入脚间窝的无名血管会不会压迫左侧动眼神经？当我将提出此想法并举例三叉神经痛，为啥三叉神经可以，动眼神经就不可以？我忽然想到阿Q的一句话：“和尚摸到，我摸不得么？”大家被我的理论唬得一愣一愣的，不过话讲完我还是有点心虚的，为了支持我的观点，特意找了文献。

血管压迫引起的动眼神经麻痹

这种情况的确有零星报道。2016年Kheshaifati等报道1例16岁的男性右侧动眼神经麻痹1年，查体发现有瞳孔累及，MRI发现右侧大脑后动脉与动眼神经关系密切，减压术后半年患者眼球活动障碍逐渐恢复。2015年Jo-YS等报道1例48岁男性出现右侧动眼神经麻痹，MRA发现右侧大脑后动脉发出位置较低，容易卡压动眼神经。2014年Tan等报道1例24岁女性出现瞳孔受累的右侧动眼神经麻痹，MRA发现右侧大脑后动脉位置较低，MRI发现右侧动眼神经受压扭曲（图70-4），患者症状在24小时之后自然缓解。

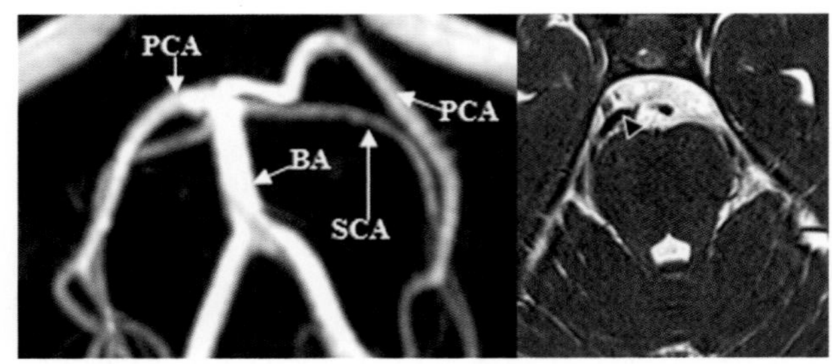

图70-4　右侧低位大脑后动脉及受压的右侧动眼神经

找到相关文献后我心里稍许踏实了一些，接下来要证明血管和神经的关系，首先想到了断层血管成像磁共振（magnetic resonance tomographic angiography，MRTA），这种特殊序列磁共振常用于检查三叉神经和血管的关系，那动眼神经大概也能用。最后结果没让我失望，影像科报告动眼神经和血管关系密切，请结合临床（图70-5）。

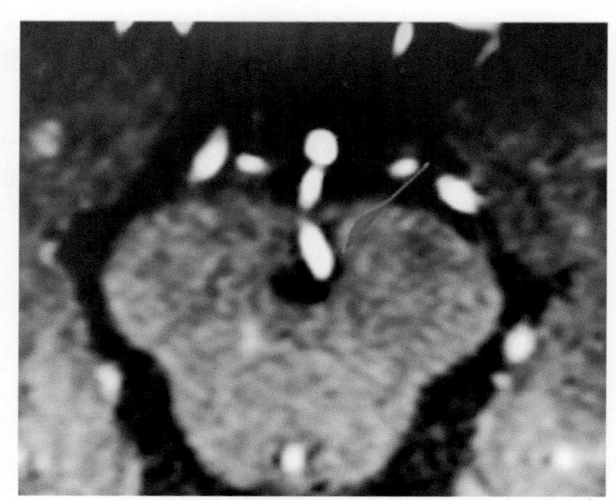

图 70-5　患者动眼神经和血管关系密切

又要编故事了

看来一切进展顺利，不过我还有小疑问，那根扎入脚间窝的究竟是什么血管，大脑后动脉、丘脑穿通动脉还是后交通动脉？为此我们动员患者去做一个 DSA 检查，结果动脉期并没有见到这样一根血管（图 70-6A）。难道我们诊断错了，再查看患者的磁共振，那根脚间窝的血管确实是存在的，难道它不是从基底动脉发出来的？

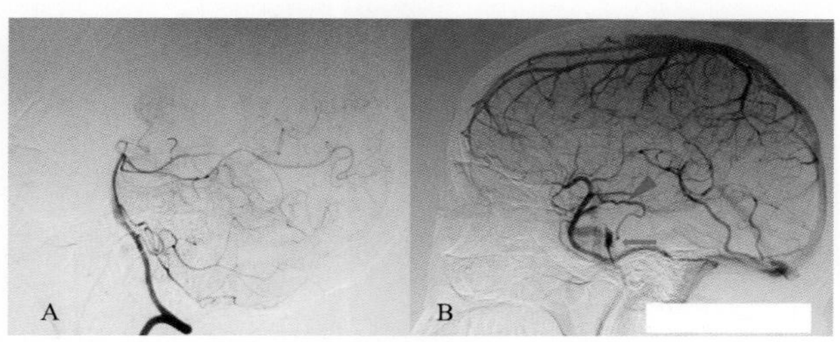

A. 动脉期并未见到想象当中的异常血管；B. 红色三角指示插入脚间窝的异常静脉，它连接左侧颞叶和左侧海绵窦，蓝色箭头指示左侧海绵窦。

图 70-6　DSA

随后我们在 CTA 上追踪这根血管，结果证实此血管的确不是源自基底动脉，而是和基底动脉贴得很近，其最终汇入了左侧海绵窦（图 70-7），CTA 尽管理论上只显示动脉，但如果延迟成像的话也可以看到静脉，果不其然，在 DSA 的静脉期我们发现了这根异常的静脉，其行走路径和 MRTA 或 CTA 上完全一致（图 70-6B）。那整个事情就能弄清楚了：患者存在一条先天异常的静脉，一头接着海绵窦，一头插入脚间窝，虽然它和动眼神经擦肩而过，平时倒也相安无事，而海绵窦一有风吹草动，静脉压力便增高，导致这条异常的静脉扩张迂曲，最终压迫动眼神经导致眼睑下垂。

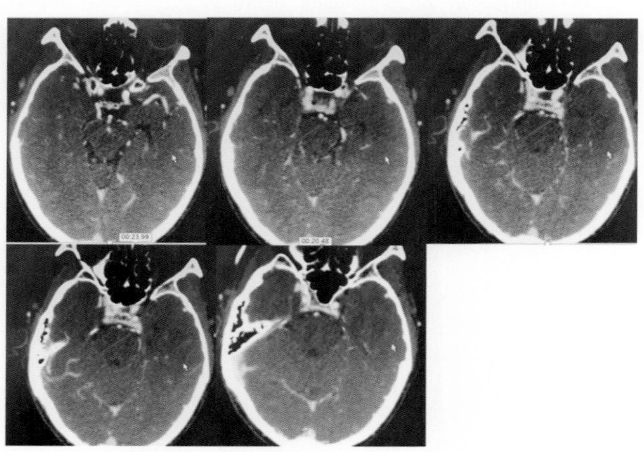

异常血管一头连接左侧海绵窦，一头深入脚间窝。

图 70-7　头颅 CTA

我们给予抗凝治疗，但效果不佳。由于患者年龄太大，血管减压手术无论是我们还是家属都不愿意接受。

后记

动眼神经麻痹是再平常不过的症状，然而就在这寻常之中我们玩出了新花样。暂且不论这个故事是不是真相，那位进修医生的认真仔细就值得我们学习。我们强调要个体化治疗，个体化首先就要了解某个个体有什么与众不同的地方，在共性中找到个性是需要有点“神经搭错”的精神的。

参考文献

[1] Jacobson DM. Relativepupil-sparing third nerve palsy: etiology and clinical variables predictive ofa mass[J]. Neurology, 2001, 56(6): 797-798.

[2] O'Connor PS, Tredici TJ, Green RP. Pupil-sparing third nerve palsies caused by aneurysm[J]. Am J Ophthalmol, 1983, 95(3): 395-397.

[3] DhumeKU, Paul KE. Incidence of pupillaryinvolvement, course of anisocoria and ophthalmoplegia in diabetic oculomotornerve palsy[J]. Indian J Ophthalmol, 2013, 61(1): 13-17.

[4] Chen H, Wang X, Yao S, et al. The aetiologies of unilateral oculomotor nerve palsy: a clinical analysis on 121 patients [J]. Somatosensory and Motor Research, 2019, 36(2): 102-108.

[5] Kheshaifati H, Al-Otaibi F, Alhejji M. Microvascular decompression for oculomotor nerve palsy: A case report and literature review [J]. World Neurosurg, 2016, 88: 695. 1-3.

[6] Jo YS, Kim SK, Kim DH, et al. Complete oculomotor nerve palsy caused by direct compression of the posterior cerebral artery [J]. J Stroke and Cerebrovasc Dis, 2015, 24(7): e189-e190.

[7] Tan T, Tee JW, Wang YY. Oculomotor nerve palsy secondary to aberrant posterior cerebralartery [J]. BMJ Case Rep 2014, 2014: bcr2014205063.

学而不思则罔，思而不学则殆。

71. 学无止境

周五上午，是每隔 2 月例行召开的读书报告会。

小凌在台上叭叭叭讲得唾沫横飞。今天讲的是《新英格兰医学杂志》上的一个病例，一个马凡综合征长相的患者发生静脉窦血栓和癫痫，辅助检查发现高同型半胱氨酸血症，然后牵出一个遗传病。同型半胱氨酸高太多见，都查基因去。一节课我倒有半节没听明白，不过有一句话我还是听进去了的，同型半胱氨酸大于 100 μmol/L 需要小心遗传代谢病。知道一下就行了，这种罕见案例只能当故事听听。

同型半胱氨酸

同型半胱氨酸是一种含硫氨基酸，为蛋氨酸和半胱氨酸代谢过程中产生的重要中间产物。正常情况下，血同型半胱氨酸在体内能被分解代谢，浓度维持在较低水平。但在日常生活中由于原发性和继发性原因会影响血同型半胱氨酸代谢导致血同型半胱氨酸浓度堆积升高，即高同型半胱氨酸血症。这会大幅增加冠心病、外周血管疾病及脑血管疾病的发病风险。但是，根据 Gottlieb 等的研究，降低同型半胱氨酸水平并不能降低卒中再发风险。

周五下午，专病门诊。

科良从隔壁痴呆门诊转过来一个男患者，是被他的亲属一左一右架着过来的，把他安放到椅子上，只见患者瘫坐在上面，上肢不住地颤抖，口角流涎，两眼直勾勾地看着地板。科良说这个患者去精神病医院看过，越看越重，所以就带到痴呆门诊来了。显然这不是单纯的痴呆，患者在精神病院吃过抗精神药，难道是药物导致的锥体外系反应？我告诉家属可以收进病房。家属千恩万谢，看到他们的背影，我不禁联想到犯人挨了一顿板子后被衙役架出去的场景。

患者 28 岁，是一名在仓库开叉车的工人。平时性格内向木讷，1 个月前被领导“怼”了几句后心中怏怏不快，脾气变得更为内向，并连续几日睡不着觉，脾气变得非常暴躁易怒，家人起初以为是工作不顺心所致，于是就向单位告假，准备在家里休息一段时间。但逐渐发现患者不单纯是生气，有一天他开车送小孩去上学，送完回来之后没多久就开始在家里到处找小孩，老婆问他干什么，他说忘了小孩是不是被送去学校了，类似匪夷所思的事情每天都在发生。1 周前，患者开始出现嗜睡，终日闭着眼睛躺在床上睡觉，除了吃饭上厕所外什么都不干，家人将其送到精神病院就诊，考虑精神分裂症，服用奥氮平每日剂量 10 mg，但症状并没有得到改善。由于患者嗜睡出现在用药前，显然症状不能用奥氮平解释。我们将奥氮平停掉，观察情况确实也无好转。

入院后患者整日睡觉，询问病史时，除了听出他叫 CYY 之外其他一无所获。有次在家属的配合下终于把他从床上叫了起来，患者勉强坐起来之后用拳头狠狠地擂了一记床板，不情愿地站起身，踉踉跄跄地往外冲，叫他回来，他一转身便直接往隔壁床位上躺，吓得相邻患者惊叫。家属把他迎回自己的床位，一倒头便又继续呼呼大睡。管床医生趁他吃饭的功夫完成了简易智力状态检查(Mini-mental State Examination，MMSE)，分数只有 13 分。连续几天下来患者都是如此，其父亲说患者从小就不聪明，初二没毕业就辍学了，十多年来以打工为生，有一个弟弟脑子很聪明，在一个单位里做小头头，8 年前结的婚，生了一个儿子也很聪明，照他爷爷的说法，他就没见过孙子读过书，而成绩一直是班里数一数二。

患者的影像学和实验室检查逐个回报，脑电图提示弥漫性低波幅慢波，MRI 发现和他年龄不相称的脑萎缩(图 71-1)。

大多数验血报告无异常，但同型半胱氨酸高得惊人，达 170 μmol/L(正常上限 15 μmol/L)，高出

异　常　波：双侧见较多散在和阵发性低幅4～7 Hz　θ 波。

印　　象：不正常脑电图。

脑电地形图检查意见（供临床参考用）：异常脑电地形图。

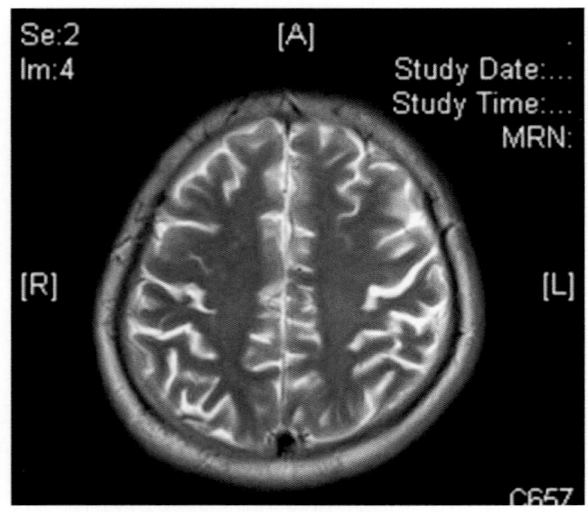

脑电图异常，头颅 MRI 轻度脑萎缩。

图 71-1　辅助检查

10 多倍。叶酸和维生素 B12 浓度正常，血常规也未见巨幼细胞性贫血。此时我脑海中回荡着小凌说的话：“同型半胱氨酸大于 100 μmol/L 需要小心遗传代谢病”。于是给患者做了血尿串联质谱分析，复查同型半胱氨酸飙到 240 μmol/L，血氨和血乳酸轻度升高，动脉血气基本正常。串联质谱分析才送检，我们马上把弥可保，维生素 B6 片，叶酸片以及能想到的维生素都用上。

周末是最容易发生奇迹的时刻，周五给药，到周一查房，只见患者盘坐在床上，和他亲戚谈笑风生，和我们能作简单的交流，MMSE 评分 23 分，再问之前发生了什么事，他只有一个模糊的印象。经过 1 周的治疗，恢复到了发病前的状态，内向，腼腆，偶尔还会冲着我微笑，不过想到 1 周前往床上擂的那一拳，我仍心有余悸。此时串联质谱分析回报：尿中甲基丙二酸和甲基枸橼酸水平升高，血中丙酰肉碱与乙酰肉碱比值水平升高，提示甲基丙二酸血症。我们建议患者进行基因检测，但家属拒绝了，出院前我们给患者复查血同型半胱氨酸，数值已下降至 45 μmol/L。

还债

小凌讲课时我在开小差，于是现在只能自己开小灶，这真是个痛苦的过程。看着钴胺素代谢途径的示意图，英文字母密密麻麻，实线虚线眼花缭乱，不过我还是硬着头皮把它看完了，照我的理解，这本葵花宝典可以分为上半部和下半部。

葵花宝典上半部——甲基丙二酸增高之路(图 71-2)。

此图上半部是关于一些特殊氨基酸和脂类物质代谢的，甲基丙二酸（methylmalonic academia，MMA）在这个代谢过程中不是正常产物，它在这套酶系出现问题时才会异常升高。至于这些酶叫什么，背后的基因又是哪些，这里不展开。重要的是钴胺素是这条路径中不可或缺的物质。

葵花宝典下半部——同型半胱氨酸增高之路(图 71-3)。

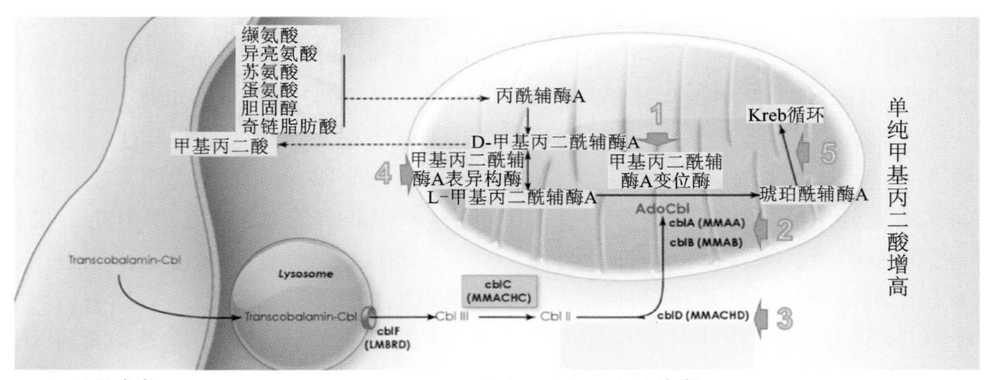

1. MUT突变
2. MMAA或MMAB突变
3. MMACHD突变
4. MCEE突变
5. SUCLA2/SUCLG1突变

图 71-2　钴胺素代谢之甲基丙二酸增高

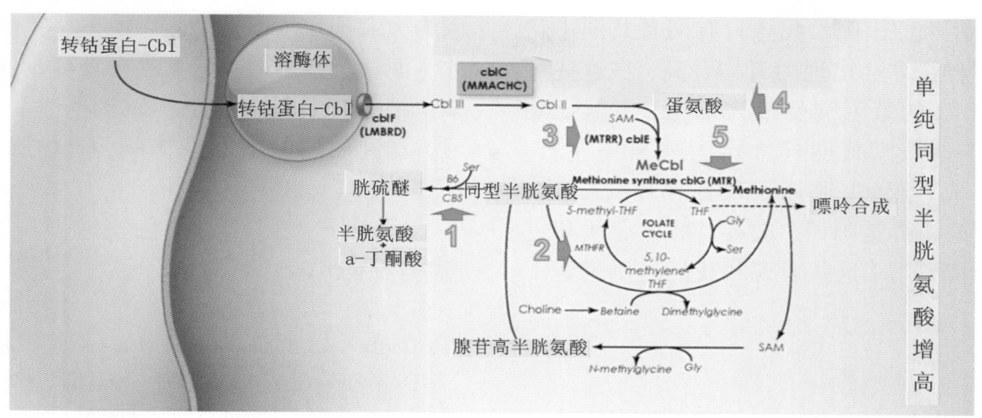

1. CBS突变
2. MTHFR突变
3. MTRR突变
4. MMACHD突变
5. MTR突变

图 71-3　钴胺素代谢之同型半胱氨酸增高

首先让我们目光聚焦在同型半胱氨酸上，如何才能使同型半胱氨酸升高呢？往左走，需要有胱硫醚合酶(systathionine beta-synthase，CBS)基因催化，而这个 CBS 正是小凌在台上口若悬河说的内容，CBS 突变时患者会出现身材瘦高、皮肤松软、晶状体脱落、发育迟缓、认知障碍和血栓事件(图 71-4)，维生素 B6 在当中起着一定的作用。往右走，似乎更复杂，又牵扯到许多基因，其中亚甲基四氢叶酸还原酶(methyleneterahydrofolate reductase，MTHFR)是相对常见的致病基因，可造成轻重不一的认知功能减退和脑白质病变，这条途径涉及叶酸代谢，同时也需要钴胺素参与。

合二为一，例如图 71-5 所示。

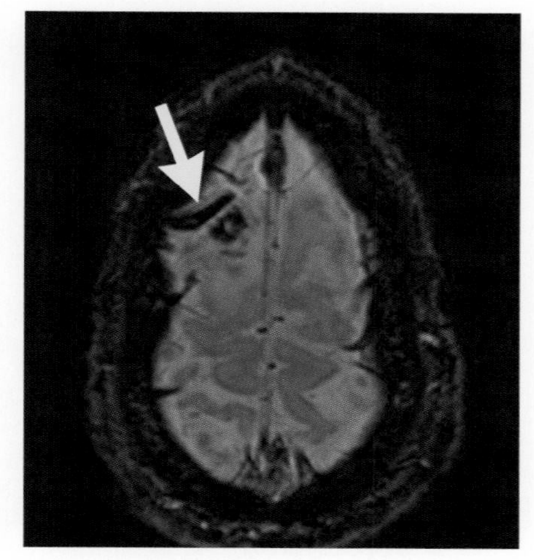

右侧浅表静脉血栓形成。

图 71-4　头颅 SWI

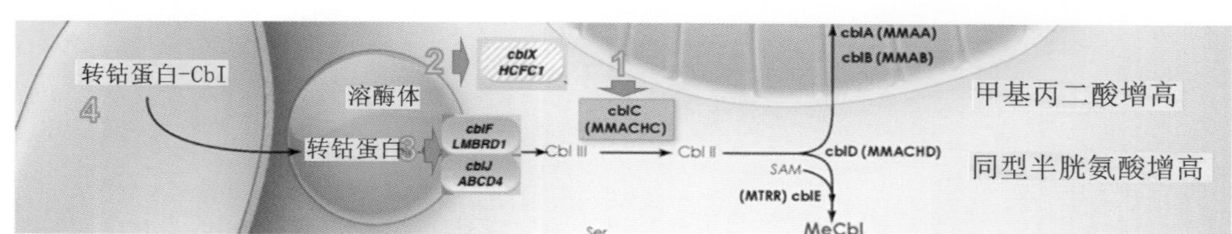

1. MMACHC突变 最常见
2. HCFC1突变
3. LMBRD1或ABCD4突变
4. 内因子、钴胺传递蛋白或受体基因突变

图 71-5　钴胺素代谢

我们这个案例的甲基丙二酸和同型半胱氨酸同时增高，会是什么原因呢？我想只有两者共同通路即钴胺素代谢异常才会出现两者均升高，在这些可能性中，以 cbIC 的基因突变最为常见，文献记载 cbIC 的突变占钴胺素代谢异常疾病的 80%左右。这种疾病可以成人起病，临床表现有行为和人格改变、退缩、视觉和听觉障碍、谵妄、精神症状和进行性认知功能障碍等，这些表现和我们这例患者十分相似。

后记

学而不思则罔，思而不学则殆。苏珊作为读书报告会的组织者，她曾经问过我对这种学习形式有何看法，我很直接地告诉她，不会有很多人听的，因为大家都在忙于自己的一摊事，后来证实确实如此。而这个案例似乎冥冥之中在警示我们，我们的知识结构其实是欠缺的，如果平时我们不注意学习，真到要用时临时抱佛脚，恐怕脚在哪里都找不到。

参考文献

[1] Gottlieb S. Reducing homocysteine levelsdoes not prevent stroke recurrence[J]. BMJ, 2004, 7, 328(7435): 307.

[2] Camargo EC, Huang SY, Karaa A, et al. Case 7-2018: A25-Year-Old Man with New-Onset Seizures[J]. N Engl J Med, 2018, 378: 941-948.

72. 扮猪吃虎

先请大家看一个视频（二维码 72-1）。

二维码72-1

台词：是变绿了，好绿啊！

塑料杯里装着一杯金灿灿的水，接着有人往里面加入同样金灿灿的一管水，结果，“变绿了”。

今天的主角是一名 25 岁女性，跟我祖上是同乡，老乡遇老乡总有种说不出的亲切感。这个姑娘因精神行为异常 1 年来我院就诊，影像学提示为广泛脑白质病变（图 72-1），在外院已辗转了大半年，依然没有结果，作为半个老乡，我决心把这件事情彻查清楚。

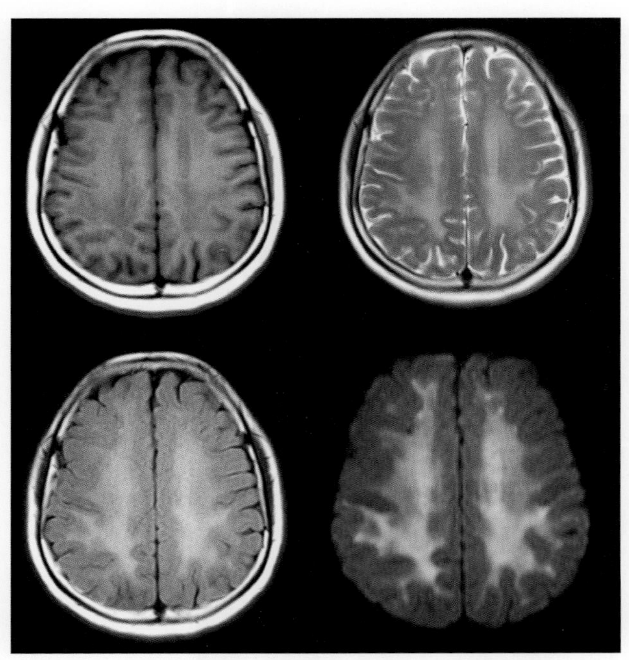

T1WI 低信号，T1WI 和 Flair 呈高信号，DWI 也为高信号。

图 72-1　头颅 MRI

据患者母亲反映，患者从小就“不太聪明”，加之性格内向，在学校里经常会受到同学捉弄，勉强初中毕业后在当地工厂做小工。我一眼看到这个姑娘感觉挺水灵：皮肤白皙，头发微黄，深目高鼻，眼珠棕褐，要不是因为吃奥氮平有点发福，那绝对是洋娃娃般的西式美女。患者或许比较腼腆，或许是看到我的眼神害怕，跟我没什么话好讲。神经科查体无特殊，认知功能检查也不算太差（MMSE：27/30）。既往有皮肤湿疹，长在后颈部和前额发际，发的时候有点痒，其他病史没有问出。

病史汇报完毕，那诊断考虑什么呢？我们先从影像学出发，此患者 MRI 影像比较特别，弥散加权相信号非常高，哪些遗传性脑白质病可以这样呢？

DWI 明显增高的遗传性脑白质疾病

①遗传性弥漫性白质脑病变伴轴索球样变（hereditary diffuse leukoencephalopathy with spheroids，HDLS）。

这个疾病的中文名实在太难记，因此江湖就流传着几种速效记忆法，如“回到拉萨”“洪都拉斯”等，以至于它的原名没几个人说得清楚。这是一个常染色体显性遗传病，因其病理表现为轴索肿大球样变而得名，致病基因为 CSF1R 或 AARS2。患者通常在 40 岁左右起病，表现为执行功能下降、记忆力下降、人格改变、运动障碍、癫痫样发作和额叶症状等。影像表现为额顶叶白质为主的非对称性斑片（点）样或连续性病灶，DWI 常呈持续性升高。半数患者在 CT 上可见钙化（图 72-2）。

②脑干脊髓受累伴高乳酸的白质营养不良（Leukoencephalopathy with brain stem and spinal cord involvement and high lactate，LBSL）。

这也是一个很难记的病，江湖诨名“萝卜熟了”，“萝卜熟了”是常染色体隐性遗传白质脑病，致病基因为 DARS，临床特征为始于儿童期或青春期缓慢进展的小脑共济失调、肢体痉挛及脊髓后索功能障碍。头颅 MRS 表现为特征性的乳酸峰升高。DWI 信号明显升高，除了脑白质外，脊髓和脑干常受到波及（图 72-3）。

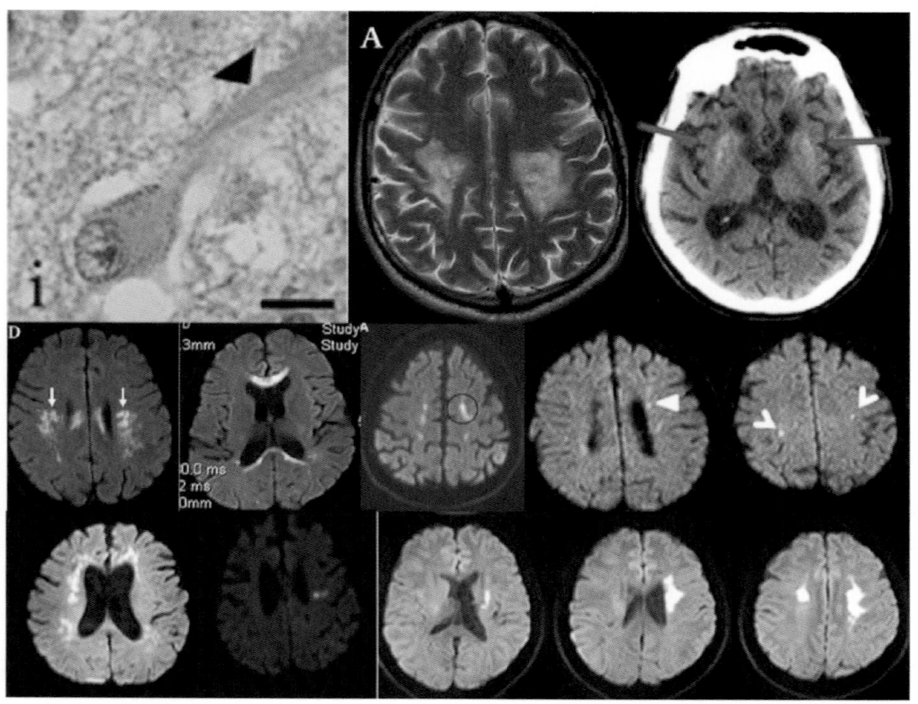

HDLS

图 72-2　HDLS 患者的病理结果及头颅影像

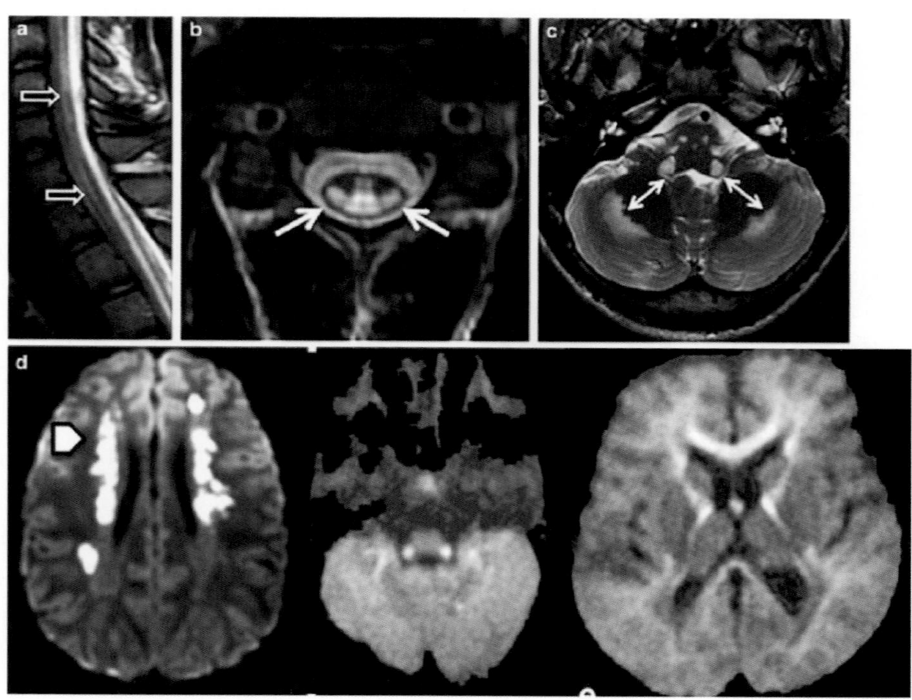

LBSL

图 72-3　LBSL 患者的 MRI

③枫糖尿症。

枫糖尿症是一种罕见的常染色体隐性遗传病，致病基因为 BCKDHA，BCKDHB 和 DBT，是线粒体支链氨基酸代谢障碍疾病。患者通常为新生儿，表现为低血糖、酮症酸中毒及各种神经系统症状。影像上容易受累的部位为小脑、小脑臂、内囊后肢、丘脑、苍白球及脑干等，DWI 通常表现为高信号（图 72-4）。

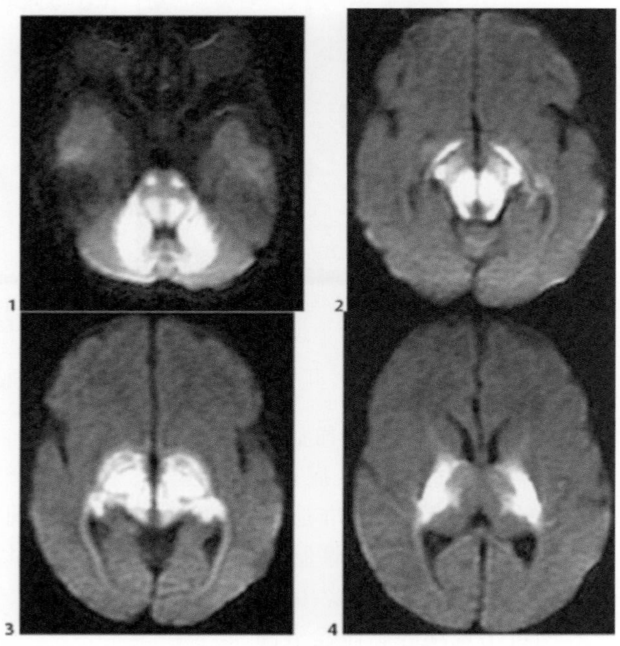

图 72-4　枫糖尿症患者的头颅 DWI

④Cavnavan 病。

Canavan 病又称海绵状脑白质营养不良，是常染色体隐性遗传病，致病基因为 ASPA，尿代谢筛查 N-乙酰天冬氨酸（NAA）明显增高，本病主要临床表现为出生 3~5 个月出现头大、发育迟缓及严重肌张力低下。MRI 上病灶弥漫而对称，易累及皮层下 U 形纤维，DWI 呈现高信号（图 72-5）。

⑤Krabbe 病。

Krabbe 病为常染色体隐性遗传病，致病基因 GLAC，基因缺陷导致脑白质中 β-半乳糖脑苷沉积。MRI 上可见广泛的从深部起始的脑白质病变，DWI 可见病灶边缘高信号，到疾病后期高信号逐步消失，有文献报道患者锥体束可呈现高信号（图 72-6）。

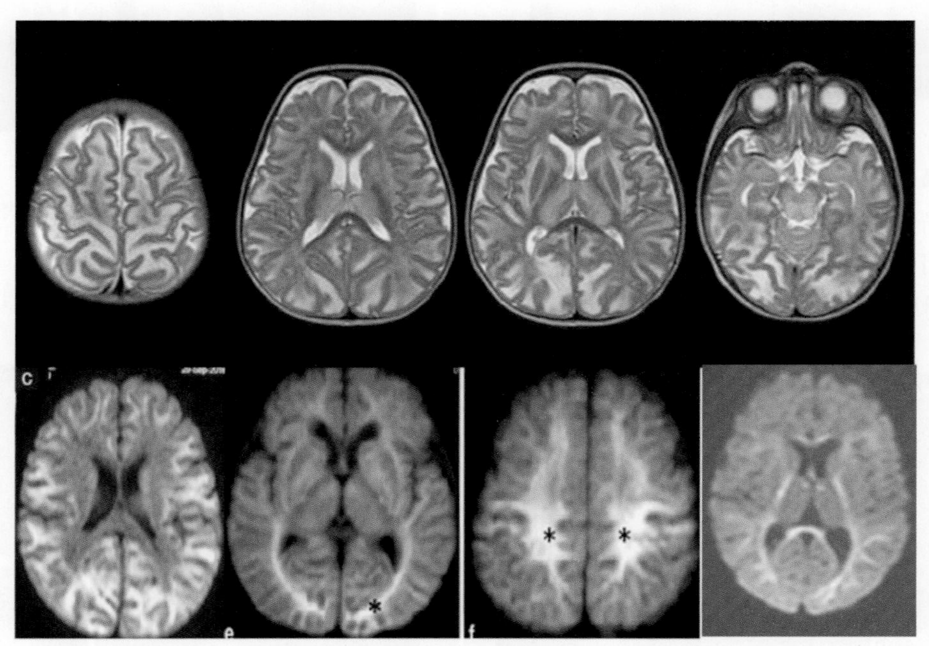

图 72-5　Canavan 病患者的头颅 MRI

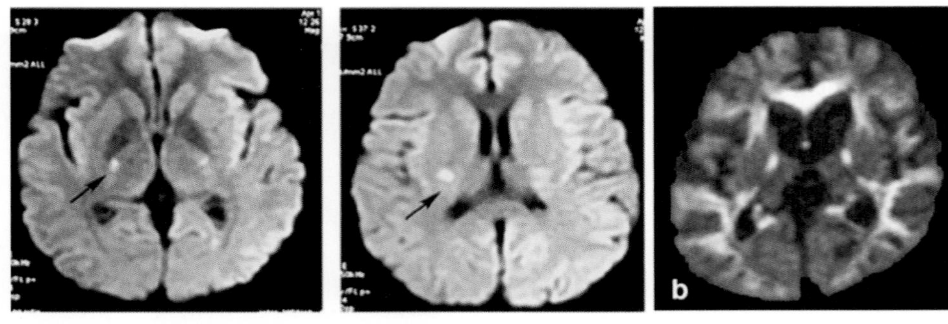

Krabbe病

图 72-6　Krabbe 病患者的头颅 DWI

6. 高同型半胱氨酸血症。

高同型半胱氨酸血症在“学无止境”中做过介绍，包括几种遗传性和非遗传性的疾病。MRI 表现可轻可重，当出现弥漫性脑白质病变时，DWI 常呈显著高信号（图 72-7）。由于同型半胱氨酸增高，患者尚可出现动静脉血栓事件。

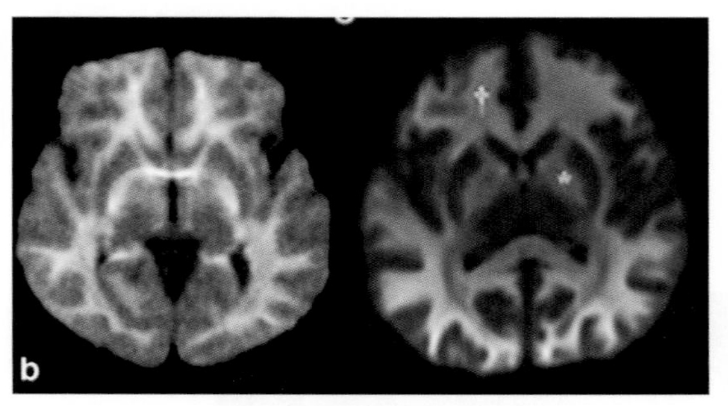

高同型半胱氨酸血症

图 72-7　高同型半胱氨酸血症患者的头颅 DWI

7. X-连锁肾上腺脑白质营养不良。

此症出现于教科书中，因此不作赘述。活动期病灶边缘可呈 DWI 高信号（图 72-8）。

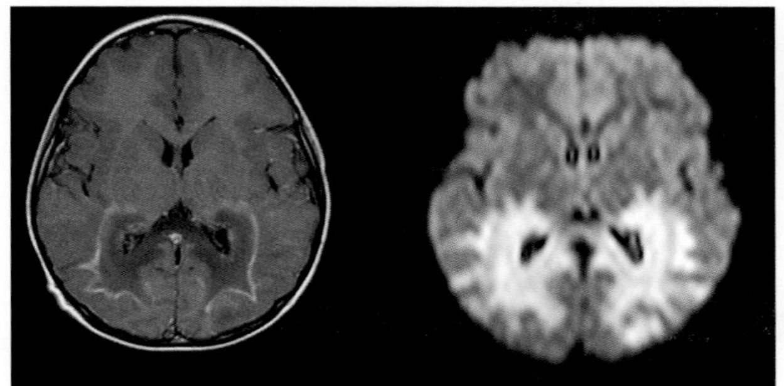

X连锁肾上腺脑白质营养不良

图 72-8　X-连锁肾上腺脑白质营养不良患者的头颅 MRI

8. 异染性脑白质营养不良。

此症出现于教科书中，因此不作赘述。当疾病处在活动期时，DWI 可呈高信号，但其中部分原因为 T2 穿透效应（图 72-9）。

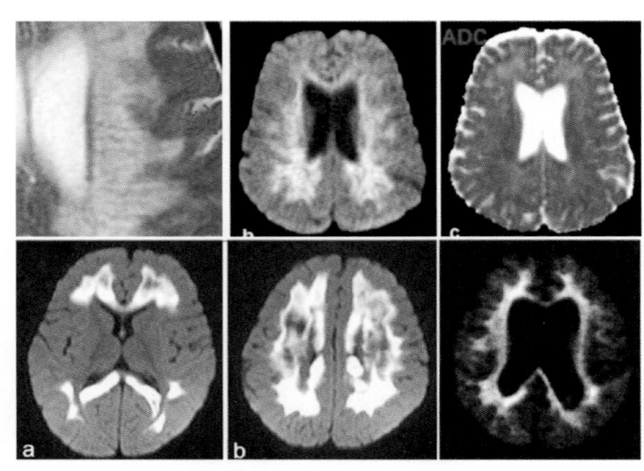

异染性脑白质营养不良

图 72-9　异染性脑白质营养不良患者的头颅 MRI

9. CMT-X（X 型腓骨肌萎缩症）

常见的 CMT-X 影像学表现如图 72-10 所示。

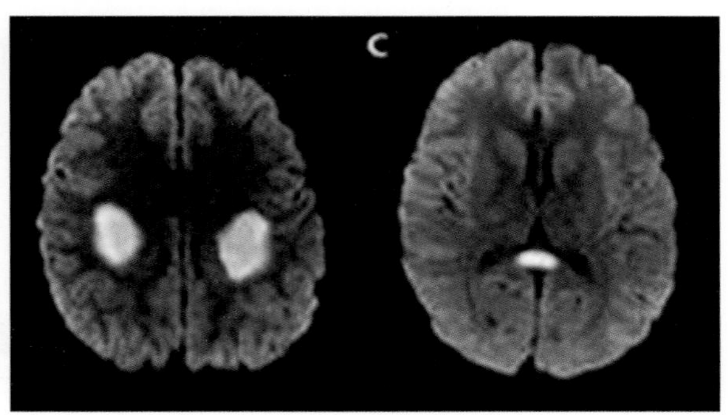

CMTX

图 72-10　CMT-X 患者的头颅 DWI

这几种疾病的 DWI 信号特征对比如表 72-1 所示。

表 72-1 脑白质病变的 DWI 信号特征

DWI 高亮	DWI 中亮	DWI 低亮/不亮
Krabbe 病	异染性脑白质营养不良	黏多糖沉积症
Canavan 病	X 连锁肾上腺脑白质营养不良	GM2 神经节苷脂沉积症
LBSL		Zelleger 谱系病
HDLS		2-羟基戊二酸尿症
高同型半胱氨酸血症		Van der Knaap 病
枫糖尿症		消融性白质脑病
CMT-X		…

请大家不要低估外院的手段，自从有了二代测序之后，以上疾病的检测早已不是遥不可及之事，所以外院将遗传性脑白质病变的基因都筛了一遍，且头部小血管病也检查，但也没有结果，否则患者不会来华山。

过了几天教授查房，一看患者长相就断定其祖上有外国人，家属笑笑表示或许吧。查完房，管床医生私下跟我说，患者会不会是苯丙酮尿症呢，其实我心里也是这么想的。在神经科皮肤会发黑的疾病很多，如肝豆状核变性、肾上腺脑白质营养不良和 POEMS 综合征等；而皮肤发白的并不多，我知道的有 Menkes 病和苯丙酮尿症（Phenylketonuria，PKU），可我为什么没说出来呢，觉得不可能，因为 PKU 是目前新生儿的法定检查项目，一般不会到成人医院来。印象中 PKU 患者身上有股“鼠尿味”，之前查体时我好像没闻到啥味道。明确诊断则需要做串联质谱分析和基因检测，但其临床和影像表现我的确没有深究过，因为我深信在成人医院是遇不到的。

话说“鼠尿味”是啥味呢？大城市的我们没有这种经验。我借着查看皮肤湿疹之机凑近狠狠闻了几下，的确感觉到患者身上有一股异于常人的气味，但又很难描述，“味道如何？”有医生问我，我回答：“谁闻谁知道！”

苯丙酮尿症

苯丙酮尿症是一种常见的常染色体隐性遗传病，由于苯丙氨酸代谢途径中的酶缺陷，使得苯丙氨酸不能转变成为酪氨酸，导致苯丙氨酸及其酮酸蓄积，并从尿中大量排出。主要临床特征为智力低下、精神神经症状、湿疹、皮肤抓痕征、毛发色淡呈棕色、汗尿霉臭味或鼠气味等。

主要的检查手段有以下几种。①新生儿期筛查：新生儿喂奶 3 日后足跟采血，采用 Guthrie 细菌生长抑制试验半定量测定。②尿三氯化铁试验：用于较大婴儿和儿童的筛查。③血浆氨基酸分析和尿液有机酸分析：可为本病提供直接生化诊断依据。④尿蝶呤分析：用以鉴别各型 PKU。⑤基因诊断：最终确诊手段。

患者临床表现的确倾向 PKU，但怎么去证实呢，串联质谱和基因检测当然是首先考虑的，但太贵，做出来阳性倒也罢了，做出来阴性岂不是钱打水漂。作为半个老乡我于心不忍，于是我想到了三氯化铁试验。

三氯化铁试验

尿三氯化铁试验是检测尿中苯丙酮酸的化学呈色法，用于可疑的较大婴儿和儿童的苯丙酮尿症筛查。将三氯化铁（图 72-11A）滴入新鲜尿液中，尿中如含苯丙酮酸则三氯化铁试验呈绿色，放置后退色。本方法有一定的假阳性率，如尿中含尿黑酸、组氨酸或氯丙嗪代谢产物，亦可显绿色；本方法也有一定假阴性，如血清苯丙氨酸浓度低于 900 μmol/L，尿中可无苯丙酮酸排泄。

三氯化铁便宜，只要在盐酸里点铁锈就能制备，于是让还医生到实验室去弄，但发现实验室没有这些原材料，于是就上淘宝网上去买了。到货后的那天晚上，我就拿着患者的尿液，加入一试管的三氯化铁，旁白就响起来了：“是变绿（图 72-11B）了，好绿啊！”

尽管三氯化铁试验有一定的假阳性率，但这已经是小概率事件，后面的事情进行得很顺利，质谱分析和基因检测均为阳性。患者后来进行饮食控制，并购买了特殊的蛋白粉，病情逐步得到了控制。

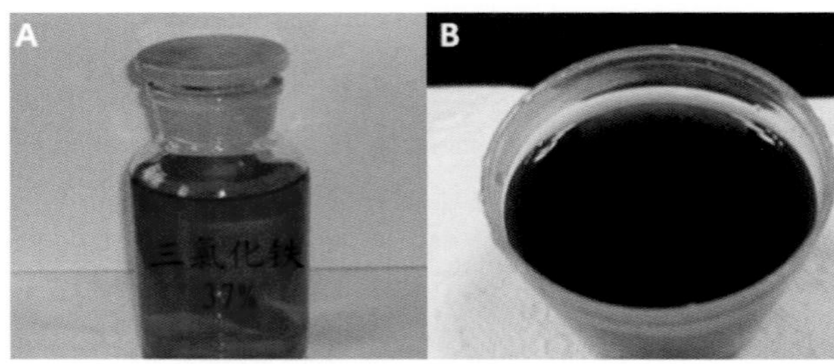

图 72-11　三氯化铁试验

后记

来华山之前，患者为了看病钱已经花得差不多了，最后没想到几滴三氯化铁上演了一场扮猪吃虎的大戏。在病房的那几个月，我们收了不少有意思的案例，而当我要离开病房时，下面年轻的医生颇有沮丧之情，好似袁公要被绑走一样。善学者尽其理，善行者究其难，探索精神是与生俱来的品质，而不是师傅能带出来的。我谨以毛主席之言勉励："世界是你们的，也是我们的，但是归根结底是你们的。你们青年人朝气蓬勃，正在兴旺时期，好像早晨八、九点钟的太阳。希望寄托在你们身上。世界是属于你们的。"

参考文献

[1] Kawakami I, Iseki E, Kasanuki K, et al. A family with hereditary diffuse leukoencephalopathy with spheroids caused by anovel c. 2442+2T>C mutation in the CSF1R gene[J]. J Neurol Sci, 2016, 367: 349-355.

[2] Bender B, Klose U, Lindig T, et al. Imaging features in conventionalMRI, spectroscopy and diffusionweighted images of hereditary diffuseleukoencephalopathy with axonal spheroids (HDLS)[J]. J Neurol, 2014, 261, (12): 2351-2359.

[3] Leng C, Lu L, Wang G, et al. A novel dominant-negative mutation of the CSF1Rgene causes adult-onset leukoencephalopathy with axonal spheroids and pigmentedglia[J]. Am J Transl Res, 2019, 15, 11(9): 6093-6101.

[4] Shi T, Li J, Tan C, et al. Diagnosis of hereditary diffuse leukoencephalopathy with neuroaxonal spheroidsbased on next-generation sequencing in a family: Case report and literature review[J]. Medicine (Baltimore). 2019, 98 (22): e15802.

[5] Kraya T, Quandt D, Pfirrmann T, et al. Functionalcharacterization of a novel CSF1R mutation causing hereditary diffuseleukoencephalopathy with spheroids[J]. Mol Genet Genomic Med, 2019, 7 (4): e00595.

[6] Miura T, Mezaki N, Konno T, et al. Identification and functional characterization of novelmutations including frameshift mutation in exon 4 of CSF1R in patients withadult-onset leukoencephalopathy with axonal spheroids and pigmented glia[J]. J Neurol, 2018, 265 (10): 2415-2424.

[7] Sorte DE, Poretti A, Newsome SD, et al. Longitudinally extensivemyelopathy in children[J]. Pediatr Radiol, 2015, 45: 244-257.

[8] Cheng A, Han L, Feng Y, et al. MRI and clinical features ofmaple syrup urinedisease: preliminary results in 10 cases[J]. Diagn Interv Radiol, 2017, 23(5): 398-402.

[9] Israni AV, Mandal A. Canavan disease withtypical brain MRI and MRS findings[J]. Neurol India, 2017, 65(5): 1191-1192.

[10] Zhang T, Yan C, Ji K, et al. Adult-onset Krabbe diseasein two generations of a Chinese family[J]. Ann Transl Med, 2018, 6(10): 174.

[11] Li CQ, Barshop BA, Feigenbaum A, et al. Brainmagnetic resonance imaging findings in ioorly controlled homocystinuria[J]. J Radiol Case Rep, 2018, 31, 12 (1): 1-8.

[12] Sener RN. Metachromaticleukodystrophy: diffusion MR imaging findings[J]. AJNR Am J Neuroradiol, 2002, 23: 1424-1426.

[13] Patay Z. Diffusion-weighted MRimaging in leukodystrophies[J]. Eur Radiol, 2005, 15: 2284-2303.

73. 最熟悉的陌生人

某天我突发奇想，问几个进修的医生，觉得来华山医院进修有必要吗？热火朝天地忙几个月，他们一直无暇考虑这个问题。想想是啊，基层医院哪有这么复杂的病种。

今天的故事主角是一位35岁的男性患者，1个月前在打篮球时突然感觉右腿发麻打颤，走路不稳，同时伴有轻微的头痛和头晕，停下来休息了一个多小时腿麻的现象逐渐消失，但头晕和头痛一直存在，遂到当地医院行头颅MRI，结果显示左侧额叶内侧面一个病灶影(图73-1)。

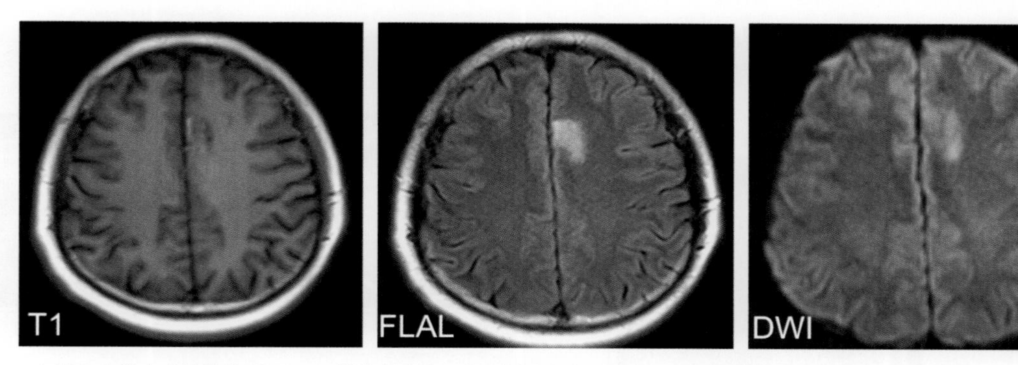

左侧中央旁小叶异常信号，T1WI低信号为主，病灶周围略高，Flair/DWI高信号。

图73-1 患者的头颅MRI

增强后病灶有强化(图73-2)。有说肿瘤的，有说炎症的，还有说感染的，寄生虫不除外的。患者带着资料到华山医院就诊。初教授看到影像资料也觉得四不像，遂将患者收住入院。

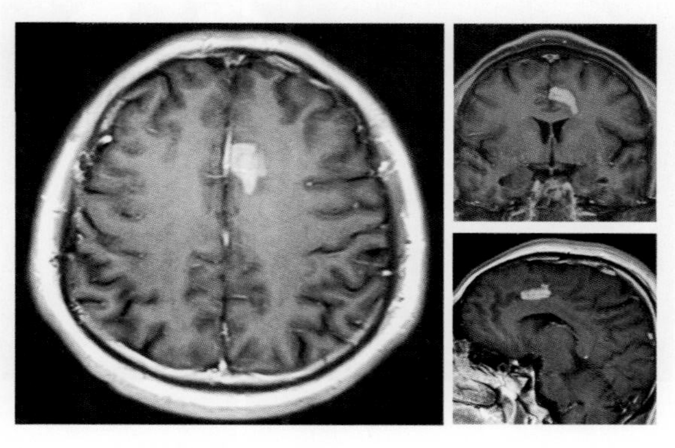

病灶均匀强化。

图73-2 头颅MRI增强

开玩笑呢，初老师都不知道，我能知道？

我看到这个1 cm的小东西心里感叹："完了，又是无头案。"因为这个案例当中，能用来推断案情的资料太少了。病史：1个月前短暂的右下肢麻木，充其量推断左侧中央旁小叶有病变，虽说半年来打麻将时记性不太好，但这也只能说脑子有病；查体：没有阳性发现；实验室检查：除了腰穿没做，其他能做的都做了，没有任何感染、肿瘤或者自身免疫性疾病的证据；影像检查：左侧额叶内侧面一个病灶影。

我们能做的：①腰穿，压力200 mmH_2O，生化、常规、细菌、结核、真菌，乃至TSPOT、乳胶凝集试验、寄生虫抗体全部阴性；各种脑炎的抗体也查了一遍没发现阳性结果；肿瘤脱落细胞送病检也无果。②特殊的磁共振序列，SWI未见病灶出血迹象，MRS见Cho/NAA比值1.7，胶质瘤不除外。

③建议做 18FDG PET-CT，结果未见病灶有高代谢表现，但仍然考虑颅内原发低代谢肿瘤可能性大，建议必要时行蛋氨酸 PET。我认为可以到此为止了，即便蛋氨酸 PET 做了也得不到肯定答案，摆在面前的路就两条，要么等，要么活检。患者思量再三决定还是做蛋氨酸 PET，结果显示蛋氨酸代谢轻度增高，建议随访，仍然没有结论。

皮层孤立性病灶会考虑啥？

①局灶性皮层发育不良(focal cortical dysplasia，FCD)。

FCD 是脑皮质神经元移行障碍或细胞增殖障碍所导致的一种疾病，是皮质发育畸形的一种，也是导致难治性癫痫的最常见病因。MRI 上表现为皮层增厚，灰质白质界限不清，T2 和 FLAIR 呈高信号，高信号呈楔形指向侧脑室，一般不强化(图 73-3)。

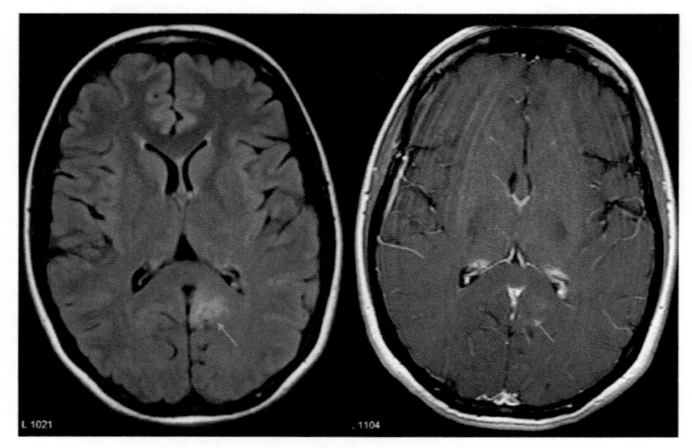

FCD局灶性皮层发育不良

图 73-3　头颅 MRI FLAIR

②海绵状血管瘤。

海绵状血管瘤是指由众多薄壁血管组成的海绵状异常血管团。T2 或 FLAIR 上可见桑葚样或爆米花样表现，大多数情况下病灶不强化，SWI 上表现最为明显(图 73-4)。

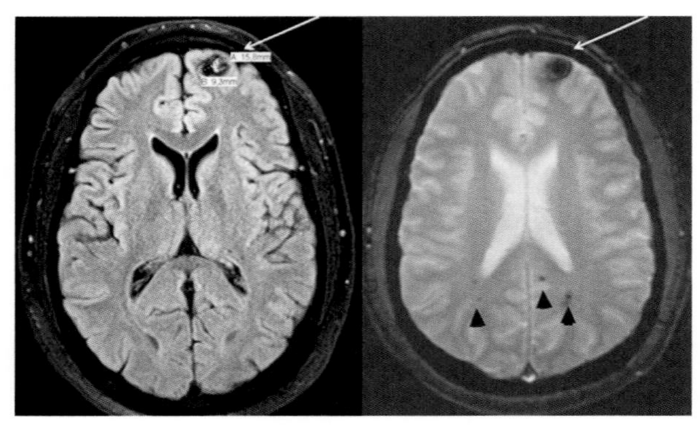

海绵状血管瘤

图 73-4　头颅 MRI FLAIR 及 T2WI

③节细胞瘤。

节细胞瘤是一种少见的低级别中枢神经系统肿瘤，多出现在颞叶。常见临床表现为癫痫。MRI 可表现为囊壁结节状强化的囊性占位或者伴强化的实质性占位(图 73-5)。

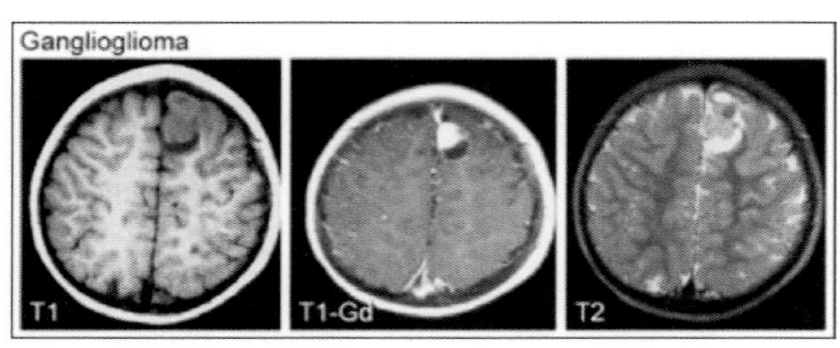

节细胞瘤

图 73-5　头颅 MRI(节细胞瘤患者)

④胚胎发育不良性神经上皮瘤(Dysembryoplastic Neuroepithelial tumor，DNT/DNET)。

DNT 或 DNET 是一种属于少见的神经元和神经胶质混合性肿瘤，以颞叶多见。MRI 表现为皮层上边界清楚、楔形囊泡状肿块，FLAIR 上可见病灶边缘信号增高，20%～30% 的病例可出现强化(图 73-6)。

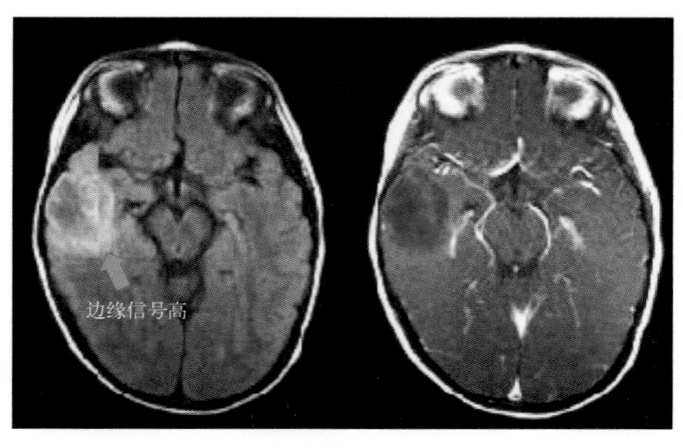

DNET

图 73-6　头颅 MRI Flair 及增强

⑤多形性黄色星形细胞瘤。

多形性黄色星形细胞瘤是一种 WHO Ⅱ级的星形细胞起源肿瘤，病灶多位于大脑半球浅表部位，以颞叶多见，影像学常表现为囊性变和囊壁结节，增强相上可见肿瘤实性部分呈中度强化(图 73-7)。

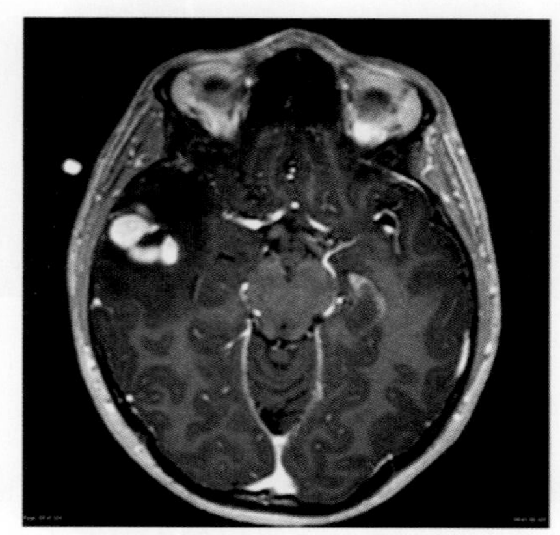

多形性黄色星形细胞瘤

图 73-7　头颅 MRI 增强

⑥结节性硬化。

结节性硬化为一种相对常见的神经皮肤综合征，颅内病灶多分布于皮层和皮层下，病灶核心区域在 T1WI 上呈低信号或等信号，T2WI 上表现为高信号，3%～4%的病例存在强化。结节性硬化表现为孤立性皮层病灶者时有报道，5%的患者表现为单发病灶(图 73-8)。

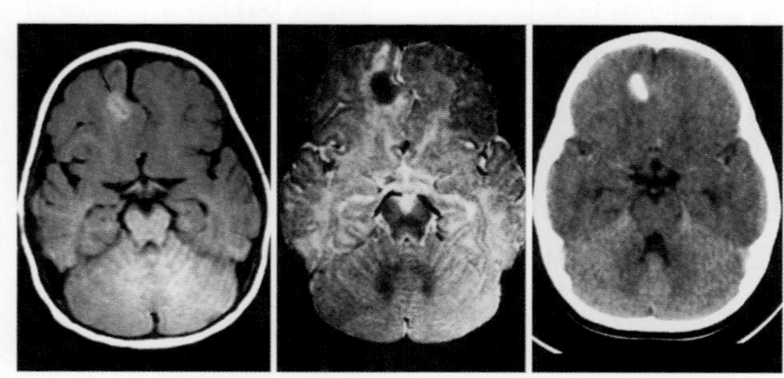

结节性硬化

图 73-8　头颅 MRI 及 CT

以上这些疾病说像都有点像，说不像又都有点不一样。说到底，还是要活检。再仔细看片子(图 73-9)，感觉大脑镰强化得有些异样，似乎和病灶有着一衣带水的关联，如果是脑膜瘤，但病灶占据着脑实质，而且也没有脑膜尾征；转移性肿瘤，但

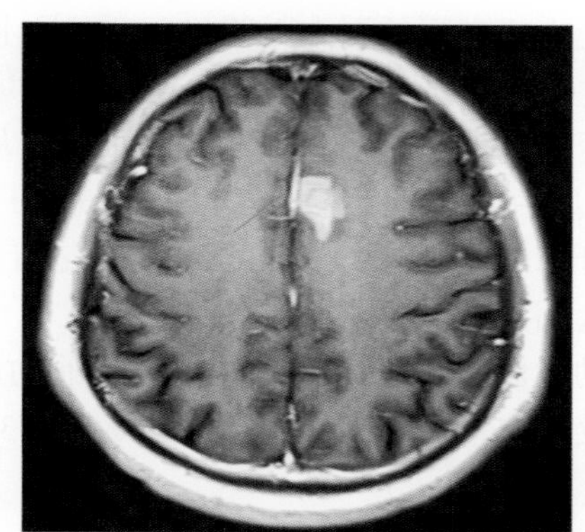

大脑镰异常强化。

图 73-9　头颅 MRI 增强

又没有发现原发灶；脑膜胶质瘤病也不像，此病通常是软脑膜广泛性播散。

我们不能吊死在一棵树上，此处除了大脑镰外，还可能有大脑前动脉或下矢状窦，难不成是血管病？还真别说，之前做的 SWI 细看还是有点小问题的，位于大脑镰的线段样强化病灶在 SWI 上显得又粗又黑(图 73-10)。SWI 对出血或血栓形成是理

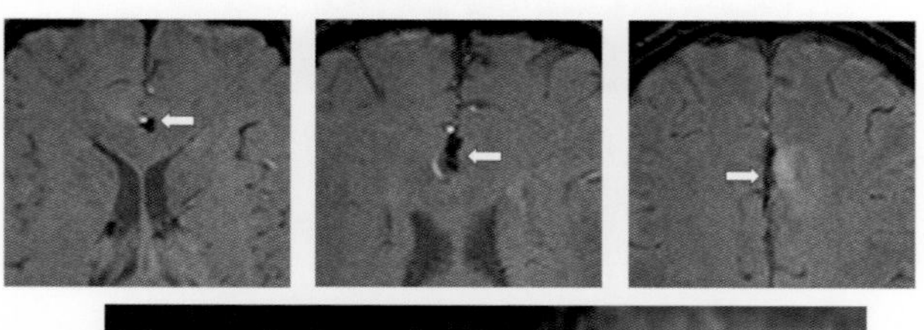

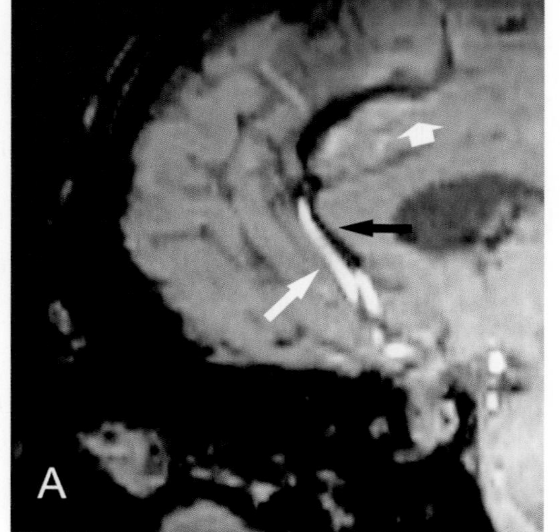

水平位可见大脑镰处异常增粗的信号，矢状位可见大脑前动脉增黑增粗(黑色箭头)，提示血栓形成。

图 73-10　头颅 SWI

想的检查方法，因为有晕染效应(blooming effect)，病灶看上去比实际的更大更明显，不过从水平切面观察，这根血管到底来自动脉还是静脉，并不容易判断。于是做了 SWI 三维重建，只见左侧大脑前动脉 A2 段以后全程变得乌黑锃亮(图 73-10)。回到患者最开始的常规 MRI 表现，DWI 还是有点高的，原来是大脑前动脉梗死引起的脑梗死。

行动脉血管造影，只见左侧大脑前动脉从 A2 段以后变得非常纤细，考虑为血管炎(图 73-11)。

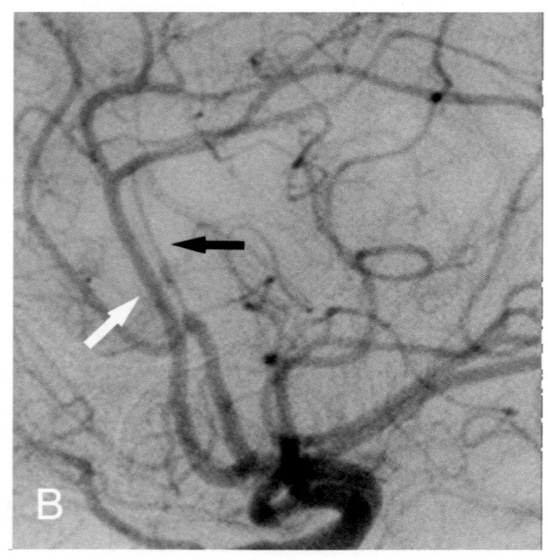

左侧大脑前动脉自 A2 段以后全程狭窄，粗细不均(黑色箭头)，符合血管炎表现。

图 73-11　DSA

中枢神经系统血管炎是临床上比较少见的疾病，根据诊断标准，高度疑似的案例需要临床表现、MRI 及血管造影佐证；但确诊的案例需要活检。有人提议为了明确诊断进行活检，对此我表示异议。我们为什么要煞费苦心做这么多分析工作，无非是让患者免于挨刀，如果说最终还是要活检，那我们的付出不是没价值了，况且活检对血管炎真那么有意义吗？据一项回顾性研究分析发现，活检的阳性率其实并不高。

最后谈到治疗问题，传统上认为血管炎的治疗需要使用激素和免疫抑制药，但患者此时没有任何症状，况且诊断也不肯定，过于激进的治疗似乎没有必要。于是我们给患者每天服 100 mg 阿司匹林，1 个月后再复查发现病灶消失(图 73-12)。我们最后的诊断为：脑梗死，血管炎可疑。

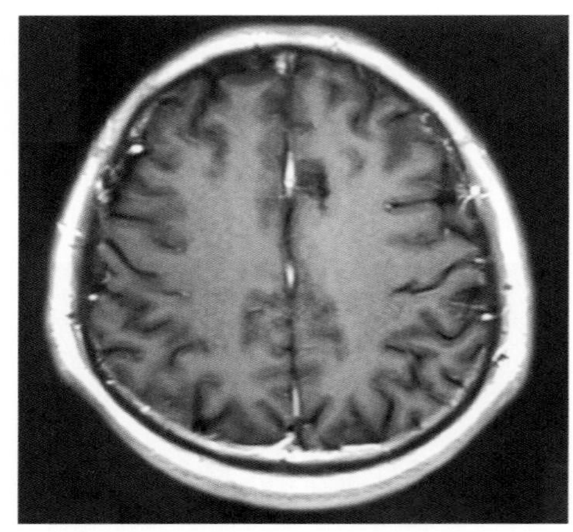

1 个月后随访，强化病灶消失。

图 73-12　1 个月后复查头颅 MRI 增强

脑梗是再寻常不过的病种，基层医院也常见，但我估计这个案例能分辨得出的人寥寥无几。最熟悉的陌生人，天天相见，却视而不见。

后记

讲完这个案例，我阐述一下我对开篇这个问题的理解。的确，从病种上说，来华山进修没有必要，某些特殊案例或许基层医院一辈子都遇不上，那跑来学什么呢？第一，“死磕”的精神。在“扮猪吃虎”中，氯化铁试剂是管床医生自己掏钱买的，而试验是夜半三更做的。第二，思路，神经科的诊断思路的无非定位、定性、MIDNIGHTS 等，但多听听教授们查房，立刻能体会到什么叫差距。第三，直觉。某大牛说过，临床问题并不完全靠流程，很大程度靠的是直觉，说不清道不明的直觉，直觉哪里来，恐怕只有用心体会了。明年世界杯又要开战，可问题没国足什么事。话说球还是那个球，门还是那个门，人也不缺胳膊少腿的，可为啥就混不进世界杯呢，我感觉这是人文和精神层面上的事。

参考文献

[1] DiPaolo D, Zimmerman RA. Solitary cortical tubers[J]. AJNR Am J Neuroradiol, 1995, 16(6): 1360-1364.

[2] McVerry F, McCluskey G, McCarron P, et al, Diagnostic test results in primary CNS vasculitis[J]. Neurol Clin Pract, 2017, 7(3) 256-265.

74. 求业之精，唯专而已

最近遇到一件特别感人的事情。

十多年前，我曾在急诊抢救回来一个患者，前天其亲戚突然出现在我的诊室门口，当他问道："章医生，您还记得 10 年前的那天晚上吗?"，"XHL!" 我俩顿时热泪盈眶，双手紧握。10 年前那个惊心动魄夜晚我仍记忆犹新，当时患者的儿子还只有 2~3 岁，他爱人说如果孩子走了他们娘俩也活不成了。当然，结局是圆满的，现在孩子都已经上中学了。那患者是什么病呢？请允许我暂时把这话题搁一下，让我们转换到今天的主角。

魂没了

患者，男性，30 岁，因头痛 1 月余，发作性意识丧失、肢体抽搐 1 次入院。患者是一名汽车修理工，2014 年 11 月底出现间断性头痛，起初并没有在意，12 月 9 日中午 12 点患者在行走时突发右侧上肢不受控制屈曲，接着倒在地上，意识丧失，全身抽搐，工友立刻将他送到当地医院。行急诊头颅 CT 发现左侧额顶部占位性病变，此时患者已经苏醒，医生建议去门诊进一步检查。次日，患者完成了 MRI 检查，提示左侧额叶病灶如图 74-1 所示，放射科考虑胶质瘤可能性大；MRS 提示细胞增殖代谢相对轻度增高。脑外科医生看了建议手术切除，但由于床位紧张，建议先回家等通知。

我问起当时的情况，他说只有 3 个字能概括："魂没了。"那天他是怎么从医院出来的，后来又是怎么回家的，他完全没有印象了。倒不是因为癫痫发作，而是吓坏了，说那天他满脑子在想他死了老婆和小孩怎么办。回家之后，定了定神，就开始写遗嘱了。

过了 20 多天，脑外科医生通知住院手术，此时他已经抱定横竖一死不如搏一把，来到了医院，剃了光头，等待手术。而术前行定位行 MRI 检查却发现病灶消失了(图 74-2)，脑外科医生百思不得其解，患者更是丈二和尚摸不着头，但总之不可能是肿瘤了。究竟是什么呢？请让华山神经内科答疑解惑。

患者入院时查不出任何神经科体征，比较显眼的是那光头，在太阳的照射下闪闪发光，他盘坐在床上颇有点"鲁智深"的感觉。辅助检查也无特别发现。因此只能从影像上推断了：一大块的，又能自己好，有人说是脱髓鞘，建议大剂量激素冲击。此时患者有种死里逃生的感觉，至于是什么、该怎么处理任凭我们说了。

各位读者，你们察觉出什么了吗(图 74-3)？

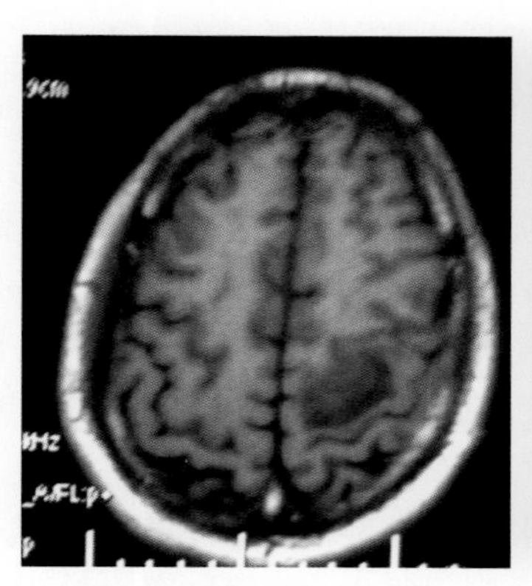
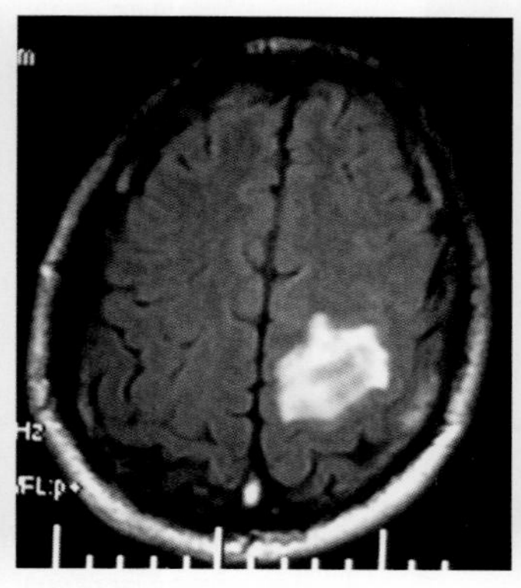
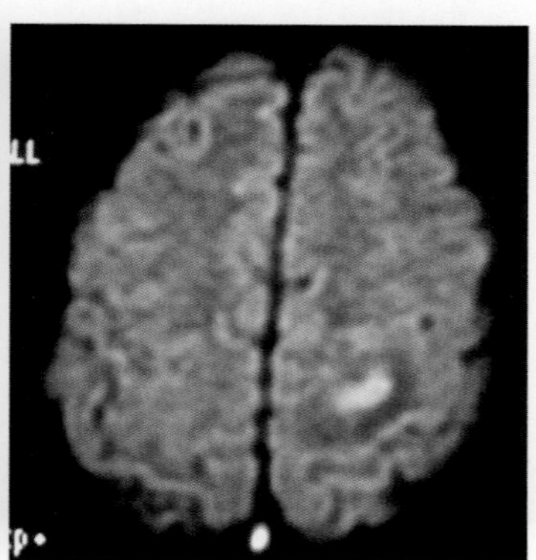

左侧额叶病灶，T1WI 低信号，Flair/DWI 高信号。

图 74-1　头颅 MRI

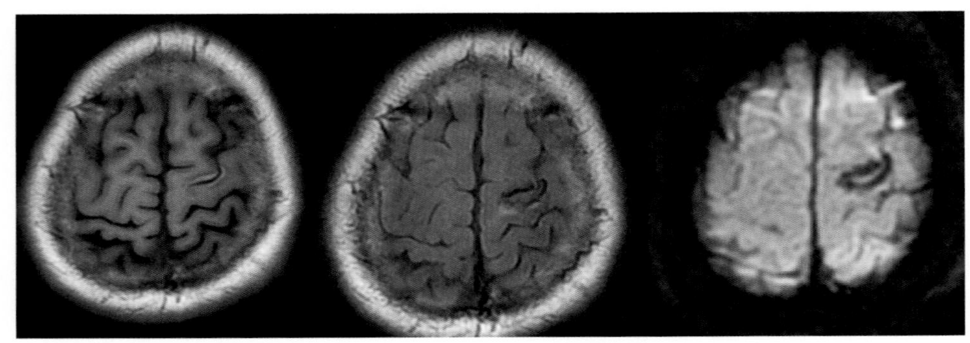

图 74-2　头颅 MRI 病灶消失

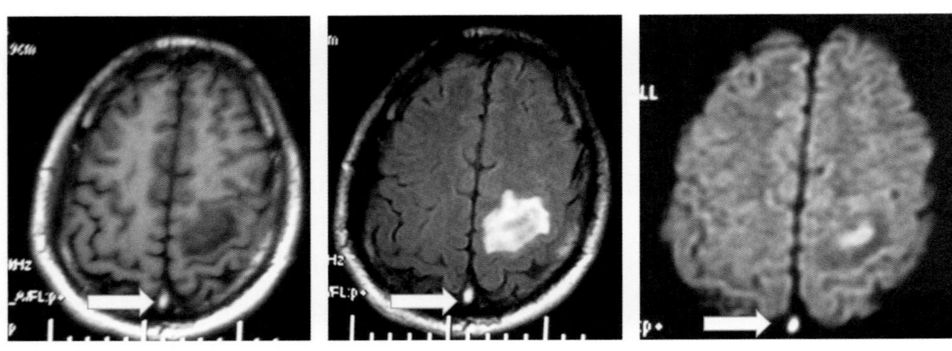

注意那一个亮点，稍纵即逝，后来再也没出现过。

图 74-3　头颅 MRI

大家有没有留意到大脑后部一个亮点，这是一个静脉窦血栓，类似案例在各大神经科杂志上出现过。但这事搁在 5 年前，认识的人可不多。后来做了 MRV，结果如我们所料（图 74-4）。后来服用抗凝药，患者症状一直稳定。

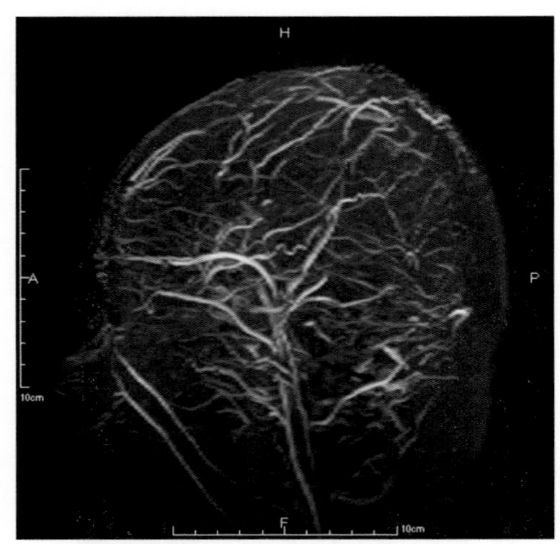

所有的静脉窦消失。

图 74-4　头颅 MRV

下乡去

某年夏天，我的车雨刮器坏了，此车属于小众品牌，平时我就不去 4S 店，加上那一年该品牌彻底退出了中国市场，于是我连修车的地方都找不到。要问我修车技术如何，我纯属那种只会打开前车盖，装腔作势探头张望的人。但我想着只是换个雨刮器应该不是难事，于是就在网上淘了一对，后来旧雨刮器拆是拆下来了，可新的却怎么也装不上去。没办法，我只能向“鲁智深”求助。好在那天没下雨，我很快就赶到了他开在城乡结合部的修车摊，修车摊是个没有空调的两间门面。那是一个三伏天，加上汽车排出来的热气，一般人恐怕承受不了这种高温。只见他三下五除二就把雨刮器装好了。那天我在修车摊观摩了挺久，一个上午他就没停过，连喝水的机会都没有。据患者回忆，他发病那年确实喝水喝得很少，而静脉窦血栓很重要的成因就是脱水。等他闲下来我跟他聊了起来。我问他，你为啥技术这么好。他说，从事这个行业也有十多个年头了，后来辗转几个修车摊当学徒，实践了这么些年已然是老师傅了。现在他都带徒弟了。我又问，你有没有上大公司进修过，他摇摇头。我又问，你们这个行当有证书吗，他说有中级证书，但没啥大用，干这行需要的是熟练工，证书其实没啥用。“你技术这么出色，就没想着写篇修车心得甚至申请个维修基金?”面对我连珠炮似的发问，他茫然不知所措。不过我倒是悟出一个道理，求业之精，唯专而已！

后记

开篇那个患者罹患的就是颅内静脉窦血栓，那天来急诊时已陷入昏迷，我只用了一支低分子肝素就把他“打”醒了。然而这世上是不是所有类似的病危患者都能“打”醒，我没有信心。

疾病有其自然病程，“及时治”比“谁来治”更重要。

75. 两眼一抹黑

“章老师，那个患者视力恢复了！”当见到这条消息时我一下子没反应过来，这是哪位患者？沉思片刻，我不禁惊呼：“啊，原来是他！”

这个患者是在门诊遇见的。男性，70 岁，因双眼视力下降 2 天来院就诊。老爷子 3 天前开始发病，最初表现为无诱因的头晕、恶心及低热（体温 37.5℃）；2 天前出现视物模糊，但不伴眼球疼痛，无眼球活动障碍，在随后的 2 天中，视力急剧下降，来门诊时已经失明。

在很久之前我曾写过一篇公众号文章“我可能想多了”，对这种急性双眼全盲我做过一些肤浅的分析，结果闹到后来那是个青光眼，吃一堑长一智，此时此刻我首先想到的是眼科问题，比如青光眼、葡萄膜炎。不过患者首诊的就是眼科，眼压眼底没有问题。

从神经科定位角度分析，患者最可能的病变部位是双侧视神经或双侧枕叶皮层，区分两者并不难，电筒一照便知。一查，患者双侧瞳孔直径为 4.5 mm，直接、间接对光反射消失。显然这是一个视神经的问题。凭着经验我立马想到假酒中毒，多年之前我遇到过不慎饮用工业酒精致盲的案例，先喝酒再头晕，几天后暴盲。该患者发病前 2 天确实跟几个老哥喝过一顿酒，根据其儿子的描述，喝的是白酒且酒是“网购”的。甲醇中毒的救治必须争分夺秒，而那天病房没有床位，所以建议患者迅速转诊到中国人民解放军海军第 905 医院（前解放军第八五医院）神经内科，我手上唯一一例视力被挽救过来的患者就是在那里治疗的，或许你要问他们有何诀窍，我说无他，唯“及时”两字。患者走后，我曾预想过结局会如何，总体说来我表示不乐观。

甲醇中毒性眼病

甲醇对人体的毒性作用是由甲醇的代谢产物甲醛和甲酸引起的，甲酸损害视神经乳头和视神经，导致视神经乳头水肿、视神经髓鞘破坏和视神经损害，眼科检查常可见到视盘充血水肿、视网膜水肿及眼底血管扩张等表现（图 75-1）。

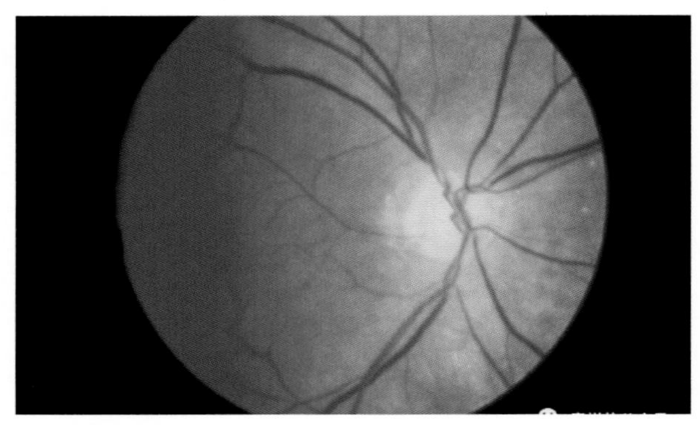

甲醇中毒的眼底表现。

图 75-1　眼底摄片

1 周后，905 医院的卫医生给我发来消息说患者视力恢复了，又创造奇迹了，我说你们开一个甲醇中毒特色门诊吧，必定能造福芸芸众生。卫医生接着说，患者情况是不断在好转，但诊断不知道怎么下，因为血清里查出来一个奇怪的抗体，GFAP 抗体，而且小脑上还有病灶（图 75-2）。

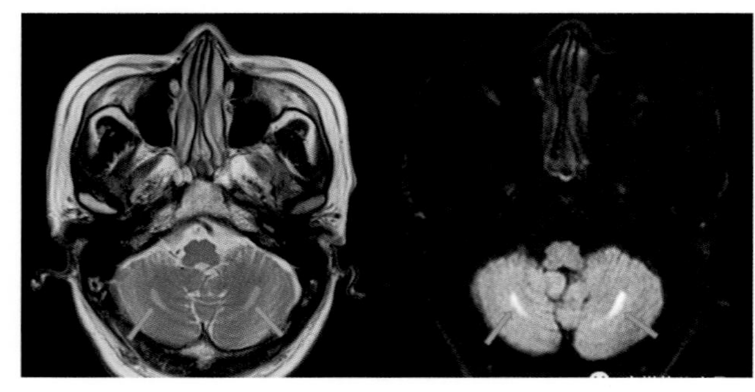

T2WI 相和 DWI 相上可见小脑异常高信号。

图 75-2　头颅 MRI

GFAP 星形细胞病

自身免疫胶质纤维酸性蛋白（glial fibrillary acidicprotein，GFAP）是星形细胞表达非常丰富的蛋白，广泛分布于大脑、小脑、脑干、视神经和脊髓。GFAP 星形细胞病是 GFAP 抗体介导的自身免疫性疾病，男女比例基本对等，发病年龄常在 40 岁之后，临床表现多样，最常见的表现类型为脑膜脑炎或脑膜脑脊髓炎，发病可为急性、亚急性或者慢性，发病前 1~2 周常有流感样症状，临床表现有头痛、谵妄、颈项强直、发热、精神异常、视力模糊、脊髓炎、共济失调、运动障碍、癫痫、自主神经功能紊乱及脑干症状（几乎囊括了黄皮书上所有的病况）。最为经典的 MRI 表现为弥漫而连续的脑室旁白质异常信号，造影剂增强可见垂直于脑室线样放射状强化灶（图 75-3）。GFAP 星形细胞病通常对激素治疗敏感，部分对激素抵抗者通常合并恶性肿瘤或有其他抗体并存。据报道 34% 的患者可合并肿瘤，最常见的是卵巢畸胎瘤，其他有腺癌、胶质瘤、多发性骨髓瘤及甲状腺癌等。

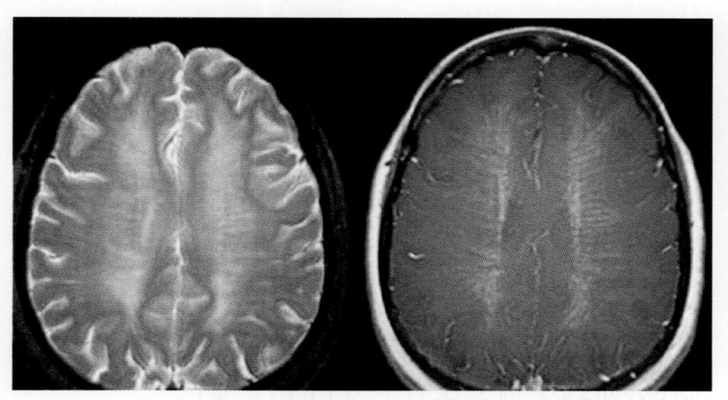

图 75-3　GFAP 星形细胞病典型头颅 MRI 表现

卫医生将抗体报告发给我，看得两眼一抹黑，想想自己真是低估了老头的网购能力。患者入院后进行了详细的检查，眼底照相发现双侧视神经乳头水肿（图 75-4）。

难道是急性颅高压？颅高压也是导致双眼失明的原因之一，不过转念一想颅高压一般会有剧烈头痛、喷射样呕吐甚至脑疝等表现。该患者从来没有，和家属争辩的时候精神也好。颅压不高，腰椎穿刺压力 70 mmH_2O。再细看头颅 MRI，发现眼球后方的视神经肿胀（图 75-5），眼科对此的诊断是：视神经乳头炎。

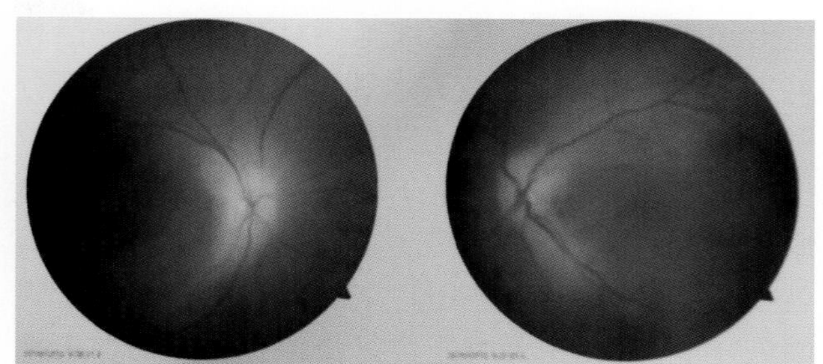

图 75-4　眼底照相可见双侧视神经乳头水肿

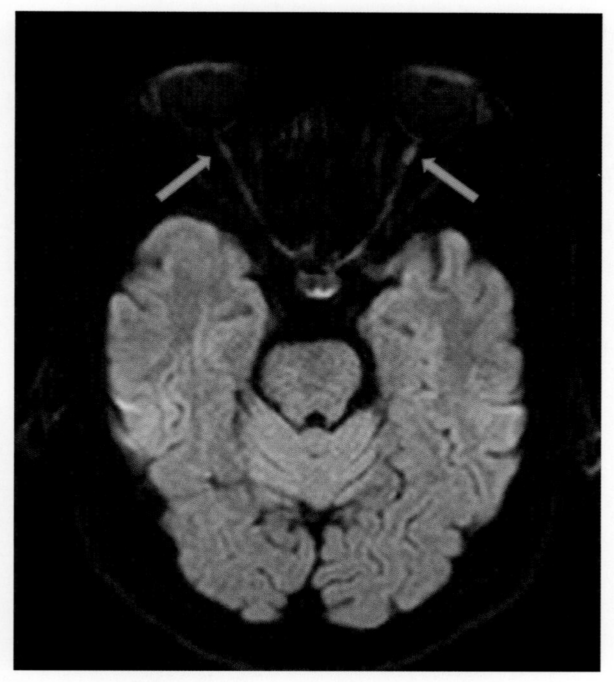

双侧视神经前端肿胀。

图 75-5　头颅 MRI

GFAP 星形细胞病和视神经乳头水肿

视神经乳头水肿在 GFAP 星形细胞病中发生率不低，Flanagan 的研究发现，视神经乳头水肿在患者中的发生率为 32%（12/37），而视神经乳头水肿的原因并非常见的颅高压。因为大多数患者腰穿压力并不高，而即便有压力升高者，其增高幅度也不足以解释视力下降，在使用激素后患者视神经乳头水肿都能改善，因此视神经乳头水肿是视神经乳头炎的表现。视神经乳头炎是视神经头端的炎性改变，常见的原因有多发性硬化、病毒感染、梅毒、巨细胞多动脉炎、糖尿病和甲亢等，再加上 GFAP 星形细胞病。GFAP 星形细胞病对激素效果一般较好，在治疗后视神经乳头水肿一般能消失，少部分患者会遗留轻度视神经萎缩。

患者入院后是怎么治疗的呢？对于甲醇中毒性眼底病变的治疗，激素是不可或缺的。患者入院后就接受了大剂量激素冲击治疗，治疗 3 天，患者眼睛恢复了光感；5 天时能数得清手指；到第 7 天视力基本恢复正常，又经过 1 周的治疗，患者双眼视力完全恢复正常，然后就开开心心地回家了。

后记

这个患者无疑是幸运的，GFAP 星形细胞病也好，甲醇中毒性眼底病变也罢，治疗上异曲同工，而关键在于“及时”二字。我不禁联想到之前在门诊遇到的一些患者，他们对于大医院过分信赖，为了等候住院而错过了最佳治疗时机，殊不知“及时治”比“谁来治”更重要。

参考文献

[1] Desai T, Sudhalkar A, Vyas U, et al. Methanol poisoning: predictors of visual outcomes [J]. JAMA Ophthalmol, 2013, 131(3): 358-364.

[2] DavidCallanan, MD. https://imagebank. asrs. org/file/15735/methanol-toxicity?

[3] Shan F, Long Y, Qiu W. Autoimmune glial fibrillary acidic protein astrocytopathy: a review of the literature [J]. Front Immunol, 2018, 9: 2802.

[4] Flanagan EP, Hinson SR, Lennon VA, et al. Glial fibrillary acidic protein immunoglobulin Gas biomarker of autoimmune astrocytopathy: Analysis of 102 patients[J]. Ann Neurol, 2017, 81(2): 298-309.

[5] Chen JJ, Aksamit AJ, McKeon A, et al. Opticdisc edema in glial fibrillary acidic protein autoantibody - positive meningoencephalitis[J]. J Neuroophthalmol. 2018; 38(3): 276-281.

76. 打死都不说

近几个月懒癌发作，外带杂事不少，所以公众号没及时更新，不过这倒没影响我的声望，搞不定的案例找他，这似乎已经成了大家的共识。所以得亏兄弟姐妹们信任，他们近来变本加厉地送来不少有意思的案例，让我刹那间丈二和尚摸不着头脑。而等我弄明白了已然过了好久，因而忘记了向他们汇报。今天我就给大家讲述其中一桩事情。

这个患者是王 Y 医生诊治的。患者，男性，39 岁，快递大哥。10 天前患者正吃午饭，突然出现牙关紧闭，无法撬开，饭已吃不进，后面几天都靠灌粥维持。恐怖的是在晚上熟睡时，会“咬舌自尽”。患者睡着的时候下巴会略有松动，而这种松动更像是引蛇出洞，在嘴里憋了许久的舌头禁不住探头探脑地往外张望，说时迟那时快，咔嚓一声下巴就这么咬下去了，这一下去不得了，患者顿时从床上蹦起三尺高，嘴里鲜血四溅。听到这里我不禁一紧。

想吃不能吃，想睡不敢睡，于是找医生看病。因为牙关咬的时间长了，引起颞颌关节疼。第一站颌面外科，颌面外科医生拍了颞颌关节平片，结果完全正常，患者只能回家，但症状没有丝毫改善。1 周前晚上患者突然出现全身肌肉强直，无双眼上翻，意识丧失等。患者发作的时候意识始终清楚，据回忆当时只感觉背后肌肉抽紧，肚子前突，气喘不上气，急将他送医院。

在我上学时，癫痫那节课的老师十分风趣，说世上癫痫种类万万千，菜鸟遇到别惊慌，安定一针先放倒，然后赶紧拿本教科书上厕所去看该用什么药。估计那天急诊医生也秉承了这种精神，强直嘛，直接给静注 1 支安定，用上安定患者不但肢体强直缓解了，就连久违的下巴也能张开了，好转持续了大约数小时。次日患者去看神经内科，根据患者在急诊的经历，医生给开了氯硝西泮 0.5 mg，每晚口服，至于病因需去上级医院明确。

患者来院时症状已经较前缓解，不过这张脸看上去总有点似笑非笑，嘴张开时最多只能容一根手指，舌头表面伤痕累累惨不忍睹（图 76-1）。肢体也有问题，感觉身上栗子肉紧得很，行走如同机器人（二维码 76-1）。

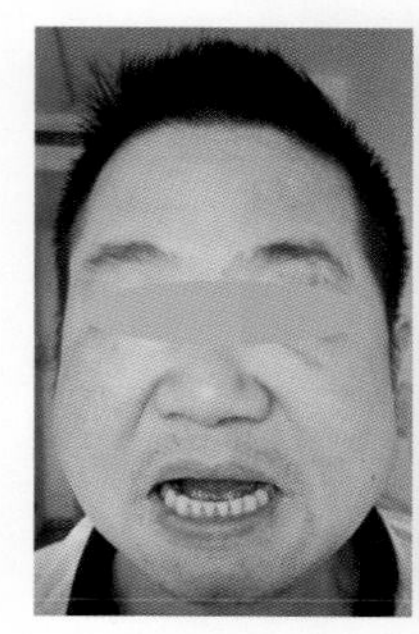
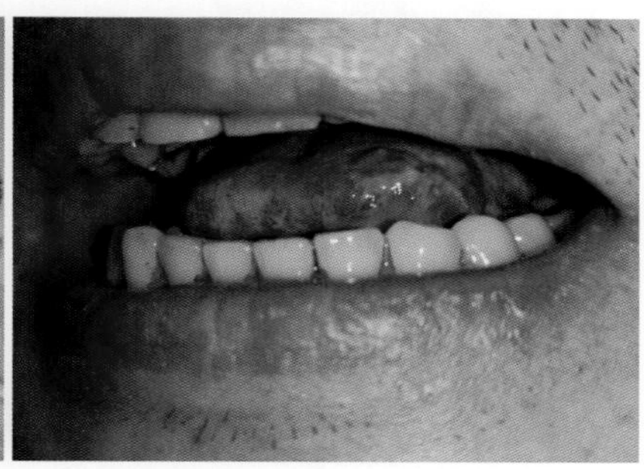

张口受限，舌面咬痕。

图 76-1　患者面容

二维码76-1

行走姿势僵硬。

诊断考虑什么呢？

①僵人综合征：肌肉紧张+苯二氮䓬有效，首先想到僵人综合征，不过有“僵嘴”综合征吗？给患者做了肌电图，发现咬肌在静止状态下确实有运动电位发放，但血清中的谷氨酸脱羧酶 GAD 抗体是阴性的。

②癫痫：不太可能，无意识丧失，后续脑电图检查完全正常。

③帕金森病：动作迟缓加上夜间咬舌（姑且认为是 RBD 吧），但帕金森有急性的吗？除非药物性或中毒性的，而患者矢口否认服药或中毒的可能。

④狂犬病：狂犬病可出现发作性咽喉肌痉挛，尤其是见到水或者饮水时出现，但狂犬病是致死性的，整个病程一般不超过 6 天，偶见超过 10 日。

⑤破伤风：破伤风之前多数有外伤史，伤口多

数深邃，而患者否认一切跌打损伤。经典症状“角弓反张”(图 76-2)，这显然这也对应不上。

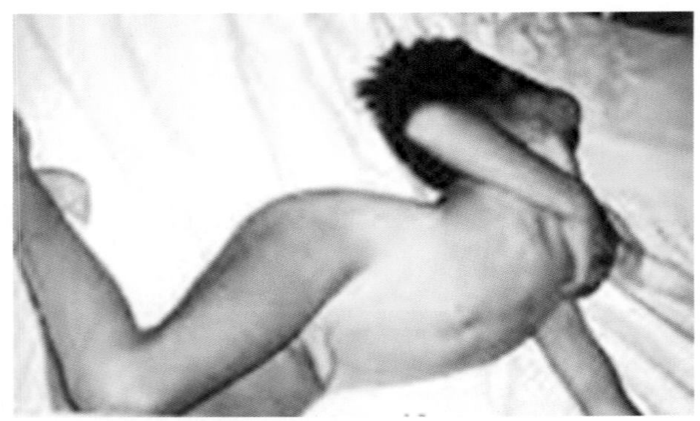

图 76-2　教科书上的角弓反张

老司机建奇功

正当我们没辙的时候，患者隔壁床的病友来献计了。他是个特别能侃的老司机，说他是老司机因为他真的是车队里开车的。疫情期间管控严，他出不了病房，亲戚朋友也进不来看他，于是他闲着没事就跟患者天天聊，就算主人公讲不出话也聊。某天上午他听我在谈诊断和鉴别诊断，有意无意间听到“破伤风”3 个字，下午他特地跑来跟我们说有重要情况：“患者在发病前两天抠过脚气”。抠脚气还能抠出破伤风？继续听，患者趾缝间的癣旷日持久，天暖奇痒无比忍不住要抠(图 76-3)，还抠得特别猛，好几次都抠出血来了。发病前 2 天，脚被抠得血肉模糊。抠完第 2 天，患者左脚、脖子就僵硬了，只能脚跟踮着地走路，发病当天中午出现牙关紧闭的那一幕。

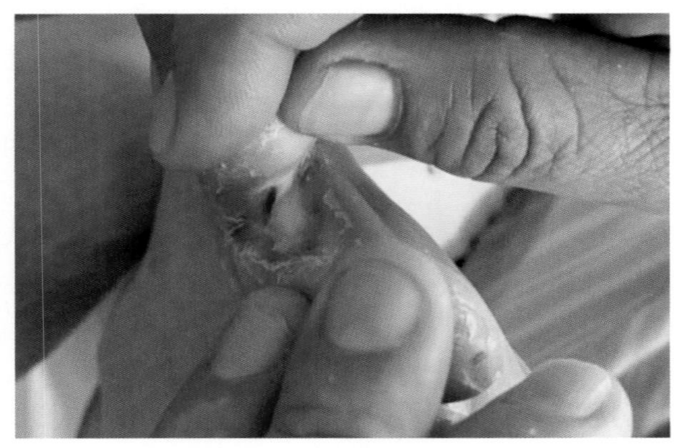

图 76-3　患者趾之间的脚癣

破伤风

破伤风(tetanus)是破伤风梭菌经由皮肤或黏膜伤口侵入人体，在缺氧环境下生长繁殖，产生破伤风毒素而引起肌痉挛的一种特异性感染。破伤风毒素主要侵袭神经系统中的运动神经元，主要波及的肌群包括咬肌、背棘肌、腹肌、四肢肌，通常最先受影响的肌群是咀嚼肌，因此本病以牙关紧闭、阵发性痉挛、强直性痉挛的为临床特征。破伤风潜伏期通常为 7～8 天，可短至 24 小时或长达数月、数年。当背、腹肌同时收缩时，因背部肌群较为有力，躯干因而扭曲成弓，形成“角弓反张”，面部肌肉痉挛则表现为苦笑面容。局限性破伤风是一种特殊发病类型，首发症状是创伤邻近肌肉的局部痉挛，由此持续性或间歇性痉挛扩散至邻近肌肉，严重可发展至四肢、头部与躯干。

局部痉挛，牙关紧闭，苦笑，角弓反张，这一幕幕在我们脑海中盘旋，此患者临床表现确实像破伤风。请感染科会诊他们也倾向此诊断。破伤风通常是临床诊断，实验室检查很难提供有效证据，伤口组织的破伤风梭菌培养或 PCR 检测阳性可确诊破伤风，但伤口阴性亦不能排除本病。我们决定：①伤口组织送二代测序；②拟行破伤风治疗。于是管床位医生戴着双层口罩去患者伤口处刮点脚皮下来。

破伤风的治疗

破伤风梭菌属于厌氧菌，需要使用甲硝唑或青霉素杀灭，甲硝唑一般为 500 mg/8 h，青霉素用量为 400 万单位/6 h，使用 7～10 天。破伤风抗毒素则是用于中和游离破伤风毒素的免疫球蛋白，系由破伤风类毒素免疫马所得。抗毒素应尽早使用，毒素如已与神经组织结合则难以收效，由于部分患者对抗毒素产生过敏反应，在使用前应行破伤风皮试。其他处理包括伤口处理、控制痉挛(药物包括苯二氮䓬类，氯丙嗪、苯巴比妥及水合氯醛)等，重症患者需要行气管切开。

确认破伤风皮试阴性后，给予甲硝唑和破伤风抗毒素治疗，3 天之后患者夜间不再咬舌，行走也自如许多(二维码 76-2)。第 7 天，患者张口能容一拳，伸舌不再困难(图 76-4)，不过脚皮的二代测序并没检测到破伤风梭菌。到了第 10 天患者基本恢复正常出院了。1 个月后随访，患者一切正常。

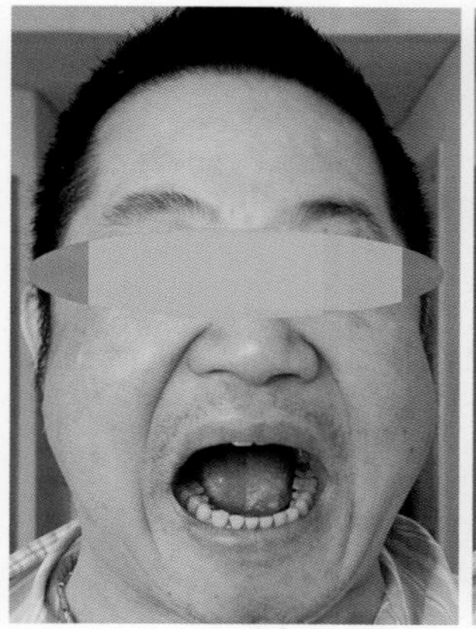
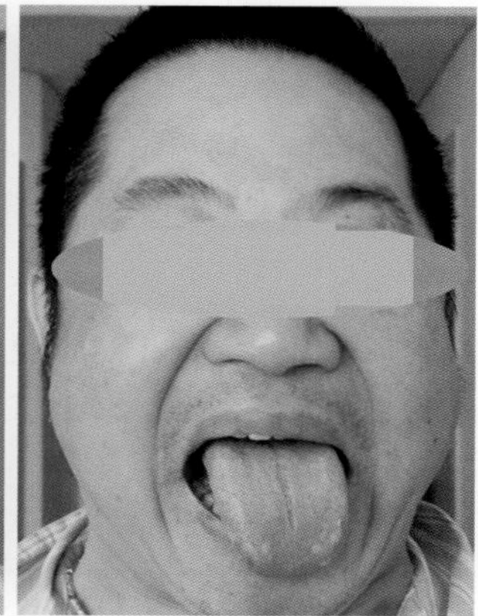

治疗 10 天之后，口大容拳，神舌自如。

图 76-4　患者面容

二维码76-2

治疗 10 天之后，患者行走自如。

后记

疫情以来几乎所有人的心情都有些压抑，我抽空写点诊治体会，仅供参考。

图书在版编目(CIP)数据

神内病例拍案惊奇 / 章悦，王蓓主编. —长沙：中南大学出版社，2022.3

ISBN 978-7-5487-4582-2

Ⅰ. ①神… Ⅱ. ①章… ②王… Ⅲ. ①神经系统疾病—病案 Ⅳ. ①R741

中国版本图书馆 CIP 数据核字(2021)第 150411 号

神内病例拍案惊奇

SHENNEI BINGLI PAIAN JINGQI

主编　章悦　王蓓

□**出 版 人**　吴湘华
□**策划编辑**　陈海波
□**责任编辑**　孙娟娟
□**封面设计**　李芳丽
□**责任印制**　唐　曦
□**出版发行**　中南大学出版社
社址：长沙市麓山南路　　邮编：410083
发行科电话：0731-88876770　　传真：0731-88710482
□**印　　装**　湖南鑫成印刷有限公司

□**开　　本**　889 mm×1194 mm 1/16　□**印张** 18.5　□**字数** 573 千字
□**互联网+图书 二维码内容**　视频 11 分 51 秒　图片 1 张　字数 500 字
□**版　　次**　2022 年 3 月第 1 版　□**印次** 2022 年 3 月第 1 次印刷
□**书　　号**　ISBN 978-7-5487-4582-2
□**定　　价**　168.00 元

图书出现印装问题，请与经销商调换